U0293481

孕早期超声图谱
综合指南

First-Trimester Ultrasound
A Comprehensive Guide

主　编　Jacques S. Abramowicz

主　译　刘　艳

河南科学技术出版社
·郑州·

内容提要

目前还没有专门针对孕早期的超声图书,本书填补了这一空白。本书着重阐述了孕早期阶段正常和异常的超声表现,内容包括胚胎学概念、可以早期诊断的孕产妇疾病、致畸因素、检查指南、胎儿正常和异常解剖、胎儿心脏、多胎妊娠、遗传学概念、可存活妊娠和异位妊娠诊断的新标准、妊娠滋养细胞疾病、侵入性手术和妇科偶然发现的疾病,以及关于多普勒和3D超声的应用。本书适合在妇产科应用超声检查及诊疗的医疗专业人员,包括超声科医师、妇产科医师、内科医师等,以及相关领域的学生和研究人员阅读参考。

图书在版编目（CIP）数据

孕早期超声图谱/（美）雅克·S. 阿布拉莫维奇（Jacques S. Abramowicz）主编；刘艳主译. —郑州：河南科学技术出版社，2023.5
ISBN 978-7-5725-1160-8

Ⅰ.①孕… Ⅱ.①雅… ②刘… Ⅲ.①妊娠诊断－超声波诊断－图谱 Ⅳ.①R714.15-64

中国国家版本馆 CIP 数据核字（2023）第 048939 号

First published in English under the title First-Trimester Ultrasound：A Comprehensive Guide edited by Jacques S. Abramowicz

Copyright © Springer International Publishing Switzerland，2016

This edition has been translated and published under licence from Springer Nature Switzerland AG.

Springer Nature Switzerland AG. 授权河南科学技术出版社独家发行本书中文简体字版本。
版权所有，翻印必究
备案号：豫著许可备字-2022-A-0081

出版发行：河南科学技术出版社
北京名医世纪文化传媒有限公司
地址：北京市丰台区万丰路 316 号万开基地 B 座 115 室　　邮编：100161
电话：010-63863186　010-63863168
策划编辑：曲秋莲
文字编辑：郭春喜
版权编辑：刘英杰
责任审读：周晓洲
责任校对：龚利霞
封面设计：吴朝洪
版式设计：崔刚工作室
责任印制：程晋荣
印　　刷：河南瑞之光印刷股份有限公司
经　　销：全国新华书店、医学书店、网店
开　　本：787 mm×1092 mm　1/16　　**印张**：25.75　　　**字数**：591 千字
版　　次：2023 年 5 月第 1 版　　2023 年 5 月第 1 次印刷
定　　价：358.00 元

如发现印、装质量问题，影响阅读，请与出版社联系并调换

译者名单

主　　译　刘　艳　大连市妇女儿童医疗中心(集团)

副 主 译　岳庆雄　大连市中心医院

　　　　　林忠英　中国医科大学附属盛京医院

　　　　　姜　瑜　大连市妇女儿童医疗中心(集团)

译　　者　(以姓氏笔画为序)

　　　　　马佳丽　大连市妇女儿童医疗中心(集团)

　　　　　王　彬　大连市妇女儿童医疗中心(集团)

　　　　　史婧文　中国医科大学附属盛京医院

　　　　　庄连婷　中国医科大学附属盛京医院

　　　　　汤冰冰　大连市妇女儿童医疗中心(集团)

　　　　　孙源辰　中国医科大学附属盛京医院

　　　　　李丽娜　大连市中心医院

　　　　　杨　丹　大连市妇女儿童医疗中心(集团)

　　　　　杨官辉　大连市中心医院

　　　　　张　茜　中国医科大学附属盛京医院

译者代理　白雅君　大连正方式版权咨询服务有限公司

原著者名单

Jacques S. Abramowicz，MD Department of Obstetrics and Gynecology，Wayne State University School of Medicine，Detroit，MI，USA

Alfred Abuhamad，MD Division of Maternal-Fetal Medicine，Department of Obstetrics and Gynecology，Eastern Virginia Medical School，Norfolk，VA，USA

Henry Adekola，MD Department of Obstetrics and Gynecology，Detroit Medical Center，Hutzel Women's Hospital，Detroit，MI，USA

Rochelle F. Andreotti，MD Department of Radiology and Radiological Sciences，Vanderbilt University Medical Center，Nashville，TN，USA

Stephanie Andriole，MS，CGC Comprehensive Genetics，New York，NY，USA

Shilpa Babbar，MBBS Department of Obstetrics and Gynecology，Truman Medical Center，Kansas City，MO，USA

Eran Barzilay，MD，PhD Motherisk Program，Division of Clinical Pharmacology and Toxicology，The Hospital for Sick Children，Toronto，ON，Canada

Terri-Ann Bennett，BS，MD Department of Obstetrics and Gynecology，New York University Medical Center，New York，NY，USA

Timothy L. Bennett，MD Fetal Health Center，Children's Mercy Hospital，Kansas City，MO，USA
Department of Obstetrics and Gynecology，UMKC School of Medicine，Kansas City，MO，USA

Ross S. Berkowitz，MD Division of Gynecologic Oncology，Department of Obstetrics and Gynecology，Harvard Medical School，Boston，MA，USA
The New England Trophoblastic Disease Center，Boston，MA，USA
Dana Farber Cancer Institute，Brigham and Women's Hospital，Boston，MA USA

Elena Bronshtein，MD Division of Maternal Fetal Medicine，Department of Obstetrics and Gynecology，Hutzel Women's Hospital，Wayne State University，Detroit，MI，USA
Troy，MI，USA

Timothy P. Canavan，MD，MSc Division of Ultrasound，Department of Obstetrics，Gynecology and Reproductive Sciences，University of Pittsburgh School of Medicine，Pittsburgh，PA，USA
The Center for Advanced Fetal Diagnostics，Magee Women's Hospital，University of Pittsburgh School of Medicine，Pittsburgh，PA，USA

Jude P. Crino，MD Department of Gynecology and Obstetrics，Johns Hopkins University School of Medicine，Baltimore，MD，USA

Jenifer Curtis, RDMS Comprehensive Genetics, New York, NY, USA

Linda Do, MD Department of Obstetrics and Gynecology, University of Mississippi Medical Center, Jackson, MS, USA

Margaret Dziadosz, MD Department of Obstetrics and Gynecology, NYU School of Medicine, New York, NY, USA

Robert M. Ehsanipoor, MD Department of Obstetrics and Gynecology, Sinai Hospital of Baltimore, Baltimore, MD, USA

Katharine M. Esselen, MD, MBA Division of Gynecologic Oncology, Department of Obstetrics and Gynecology, Brigham and Women's Hospital, Harvard Medical School, Boston, MA, USA

Mark I. Evans, MD Comprehensive Genetics, New York, NY, USA
Fetal Medicine Foundation of America, New York, NY, USA
Department of Obstetrics and Gynecology, Mt. Sinai School of Medicine, New York, NY, USA

Shara M. Evans, MSc, MPH Comprehensive Genetics, New York, NY, USA

Arthur C. Fleischer, MD Department of Radiology, Vanderbilt University Medical Center, Nashville, TN, USA

Phyllis Glanc, MD Department of Medical Imaging, Sunnybrook Health Sciences Centre, Toronto, ON, Canada
University of Toronto, Toronto, ON, Canada
Obstetrical Ultrasound Center, Toronto, ON, Canada

Donald P. Goldstein, MD Division of Gynecologic Oncology, Department of Obstetrics and Gynecology, Harvard Medical School, Boston, MA, USA
The New England Trophoblastic Disease Center, Boston, MA, USA
Dana Farber Cancer Institute, Brigham and Women's Hospital, Boston, MA USA

Luís F. Gonçalves, MD Divisions of Fetal Imaging and Pediatric Radiology, Departments of Obstetrics & Gynecology and Radiology, Oakland University William Beaumont School of Medicine, Royal Oak, MI, USA

Kalesha Hack, MD, FRCPC Department of Medical Imaging, Sunnybrook Health Sciences Centre, Toronto, ON, Canada

Edgar Hernandez-Andrade, MD Division of Maternal Fetal Medicine, Department of Obstetrics and Gynecology, Hutzel Women Hospital, Detroit, MI, USA

Melissa A. Hicks, MS Department of Obstetrics and Gynecology, Center for Fetal Diagnosis and Therapy, Wayne State University Physician Group, Detroit, MI, USA

Neil S. Horowitz, MD Division of Gynecologic Oncology, Department of Obstetrics and Gynecology, Harvard Medical School, Boston, MA, USA
Dana Farber Cancer Institute, Brigham and Women's Hospital, Boston, MA, USA

Cresta W. Jones, MD Division of Maternal-Fetal Medicine, Department of Department of Obstetrics and Gynecology, Medical College of Wisconsin, Wauwatosa, WI, USA

Sana N. Khan, MD, CPH Department of Obstetrics and Gynecology, Wayne State University, Detroit, MI, USA

Gideon Koren, MD, FRCPC, FACMT, FAACT Motherisk Program, Division of Clinical Pharmacology and Toxicology, The Hospital for Sick Children, Toronto, ON, Canada

Randall S. Kuhlmann, MD, PhD Division of Maternal-Fetal Medicine, Department of Obstetrics and Gynecology, Froedtert Hospital, Medical College of Wisconsin, Milwaukee, WI, USA

Joan M. Mastrobattista, MD Division of Maternal-Fetal Medicine, Department of Obstetrics and Gynecology, Baylor College of Medicine, Texas Children's Hospital-Pavilion for Women, Houston, TX, USA

Dev Maulik, MD, PhD, FACOG, FRCOG Department of Obstetrics and Gynecology, Truman Medical Center, UMKC School of Medicine, Kansas City, MO, USA
Department of Maternal Fetal Medicine, Children's Mercy Hospital, Kansas City, MO, USA
Women's Health, Department of Biomedical and Health Informatics, TMC Medical Centers, Kansas City, MO, USA

Devika Maulik, MD University of Kansas Medical Center, Kansas City, KS, USA

Ana Monteagudo, MD Department of Obstetrics and Gynecology, NYU School of Medicine, New York, NY, USA

Manasi S. Patwardhan, MD Division of Maternal Fetal Medicine, Department of Obstetrics and Gynecology, Wayne State University, Detroit, MI, USA

Deborah Penzkover, RDMS Department of Obstetrics and Gynecology, Froedtert Hospital, Milwaukee, WI, USA

Rachel Pollard, RDMS, RDCS Department of Obstetrics and Gynecology, Froedtert Hospital, Milwaukee, WI, USA

Lea M. Porche, MD Division of Maternal-Fetal Medicine, Department of Obstetrics and Gynecology, Eastern Virginia Medical School, Norfolk, VA, USA

Blake Porter, MD Department of Obstetrics and Gynecology, Truman Medical Center, Kansas City, MO, USA

Karoline S. Puder, MD Harper University Hospital/ Hutzel Women's Hospital, Detroit, MI, USA
Division of Maternal-Fetal Medicine, Department of Obstetrics and Gynecology, Wayne State University School of Medicine, Detroit, MI, USA

Elizabeth E. Puscheck, MD, MS Department of Obstetrics and Gynecology, Hutzel Women's Hospital, Detroit, MI, USA

Kristen M. Rauch, MS Department of Obstetrics and Gynecology, Center for Fetal Diagnosis and Therapy, Wayne State University Physician Group, Detroit, MI, USA

Glynis Sacks, MD Department of Radiology, Center for Women's Imaging, Vanderbilt University Medical Center, Nashville, TN, USA

Chelsea R. Samson, BE Vanderbilt University Medical Center, Vanderbilt University School of Medicine, Nashville, TN, USA

James M. Shwayder, MD, JD Department of Obstetrics and Gynecology, University of Mississippi Medical Center, Jackson, MS, USA

Ilan E. Timor-Tritsch, MD Department of

Obstetrics and Gynecology, NYU School of Medicine, New York, NY, USA

Rifat A. Wahab, DO Department of Radiology and Radiological Sciences, Vanderbilt University Medical Center, Nashville, TN, USA

Steven Warsof, MD Division of Maternal-Fetal Medicine, Department of Obstetrics and Gynecology, Eastern Virginia Medical School, Norfolk, VA, USA

前　言

据我们所知，目前尚缺少专门针对孕早期的超声图书。本书的作者们可以说是该领域的佼佼者，他们创作的本书填补了这一空白。本书专门阐述了孕早期阶段出现的正常和异常情况，内容包括胚胎学概念、可以早期诊断的孕产妇疾病、致畸因素、检查指南、胎儿正常和异常解剖、胎儿心脏、多胎妊娠、遗传学概念、可存活妊娠和异位妊娠诊断的新标准、妊娠滋养细胞疾病、侵入性手术和妇科偶然发现的疾病，以及关于多普勒和3D超声的应用。这些优秀的作者没有受到严格的限制，而是被给予了"创作自由"，因此章节之间不可避免地存在重叠。在此，我向读者们致歉。但我想，大多数人不会从头到尾一次性读完本书，因此每一章都可以独立地提供有关整个主题的内容，甚至扩展主题。应用妇产科超声的医疗专业人员，如内科医师、超声科医师和护士的数量在不断增加，大量的妇产科学、母胎医学、放射学、急诊医学和家庭医学的专家们每天都在应用这项技术。希望本书能为所有这些领域的医师、医学生和研究者提供参考。

非常感谢所有为本书做出贡献的作者，感谢多年来与我共事的所有超声科医师们，还要感谢我的患者们及他们的孩子，他们教会了我很多。

本书也献给我的父母 Sarah 和 Theo，我的孩子 Shelly 和 Ory（及他们的爱人 Garrett 和 Esther），我的孙子 Sarah 和 Noah-Theo；更要献给我的妻子 Annie，她是我最好的朋友，也是我一生的挚爱。

Jacques S. Abramowicz，MD

Detroit，MI，USA

目　录

第 1 章

孕早期的超声波检查：如何保证安全

Jacques S. Abramowicz

"超声检查不同于 X 线检查，超声检查是安全的。超声设备都是经美国联邦食品和药物管理局（FDA）批准的。"这些是讨论超声安全性问题时最常说的话，也是超声成为医学基本检查方法的原因之一（再加上相对便宜和实时性）。诊断性超声在妇产科的应用已经超过半个世纪[1]，该技术的好处是多方面的[2]。大多数孕妇在怀孕期间会接受2～3 次超声检查（在某些国家甚至更多）。在妊娠早期和妊娠前期（即在人工辅助生殖技术中），包括在排卵诱导期间[3]和妊娠早期[4]对发育中的卵泡进行连续监测，妊娠早期超声检查存活率和（或）非整倍体筛查（测量颈后透明层厚度），以及在早期解剖结构的筛查中超声检查越来越多地被应用[5]。超声的安全性已经普遍被接受，它的应用也已经蔓延到商业领域，商场商店可以提供非医疗超声扫查或制作"纪念品"。诊断性超声的安全性也非常好，目前没有流行病学研究证实超声检查会对胎儿有不良影响[6]。然而，迄今为止发表的大多数流行病学研究都是基于1991/1992 年以前的超声设备获得的。那时，美国联邦食品和药物管理局允许用于胎儿的超声输出强度从 94 mW/cm^2 增加到 720 mW/cm^2，几乎增长了 8 倍[7,8]。妊娠早期是对外界因素最敏感的时期，是否有足够的证据来验证常规超声和多普勒可以在此期间使用[9]，以及是否会对胎儿产生有害影响呢？如果有超声检查的临床适应证（如果没有，本书就没有存在的理由），就有必要指导操作者如何尽可能少地将卵泡/卵子和妊娠早期胎儿暴露在超声波下，从而减低风险，保证安全[2]。

超声波的生物效应

超声波是一种具有正负振幅的连续波[10]。当超声波在体内传播时，会产生两种效应：热效应和非热效应（也称为机械效应）。只要使用超声波，都会发生这种情况。当声波在组织中传播时，由于吸收和散射而振幅消失。通过吸收，声能转化为热能，产生热效应[11]，即声波的间接效应。声波通过组织时产生的直接影响，继发于连续的正负振幅压力称为非热效应或机械效应[12]。

热效应

一般认为，人体正常核心温度通常为37℃，昼夜变化为±0.5～1℃[12]。在妊娠早期（前 3 个月），胎儿的体温略高于母体体温0.3～0.5℃。在妊娠晚期，胎儿体温比母体高 0.5℃。超声波可能导致体内组织温度升高[13]。如果遵守预防措施（详见下文），这种温度升高将很小，而且很可能在临床上微不足道。为什么这很重要？因为在许多怀孕的动物研究和一些对照人体研究中[14]，已经证实一些特殊的结构异常是由温度升高引起的，而不是由超声波本身引起的。例如，病毒感染可使妊娠早期母体温度升高，会增加先天性异常的发生率[15]。Edwards 等已经证明，高热对包括人类在内的许多动物（如豚鼠、大鼠、猴子等）都有致畸作用[14,16]。观察到的严重异常包括小头畸形、脑膨出、小眼畸形、骨骼异常及生长迟缓。有人建议，将高于正常体温 1.5℃ 的温度视为通用阈值[17]。为避免超过阈值，我们应遵循最低有效辐射量的原则（ALARA 原则）：在尽可能短的时间内，以尽可能低的声输出量，获得足够的诊断信息[18]。然而，一些科学家认为，任何一段时间内的温度升高都有一定的影响，温差越高或温度升高的时间越长，产生影响的可能性就越大，即对于高温导致的出生缺陷没有热阈值[19,20]。无论阈值是否存在，有两个事实不可否认：超声波扫查有可能提高组织的温度[21-24]；母体温度升高，无论是由于疾病还是暴露在高温下，都可能产生致畸效应[14,25-27]。因此，出现了一个明显的问题：诊断性超声波是否能使胎儿产生有害的/致畸性的体温升高[11,22,28]？有人认为，这种温度升高实际上是超声波生物效应的主要作用机制[12,29]。长时间超声照射可使温度升高高达 5℃[28]。受热组织的温度变化取决于热量产生和散失之间的平衡。局部灌注是一种特殊的组织状态，它会明显影响热量散失，可以明显降低风险。在妊娠早期 6－8 周，母胎循环和胎儿灌注极小，潜在地减少了热量的散失[30]。只有在妊娠 10－11 周时，胚胎循环才真正与母体循环相联系[31]。因此，早期缺乏灌注可能导致对妊娠早期超声实际引起温度升高的低估。有趣的是，这种灌注不足也存在于眼科应用中，因此眼科超声的空间峰值时间平均强度（I_{SPTA}）一直保持非常低，远低于外周、血管、心血管，甚至产科扫查，即使在 1992 年允许声功率普遍增加之后（表

1.1）。应该注意的是，妊娠早期胚胎和眼在生理特征上有一些相似之处：两者都无灌注；大小相似；含有蛋白质（在胎儿中的比例越来越高）。在妊娠 4－5 周时，孕囊的大小约为眼大小（直径 2.5cm），到第 8 周时，孕囊的直径约为 8cm[32]。妊娠早期的超声成像相当于"全身"扫查，因为胎儿的尺寸小于声束的横截面（图 1.1）。在临床上还有几乎被忽略的因素，就是母体和胎儿的环境温度，会使组织温度发生变化。母体体温升高会立即引起胎儿体温升高，这可能会加重超声波引起的热负荷[33]。另一方面，检查者的手部运动（即使是很小的动作）及患者的呼吸和身体运动（在产科超声检查中，母体和胎儿的活动）都会使产热区扩大。然而，对于频谱（脉冲）多普勒，条件可能不同（见下文）。如上所述，温度升高与声束特征之间存在数学/物理关系。温度升高与波幅、脉冲长度和脉冲重复频率（PRF）的乘积成正比。因此，通过仪器调节其中的任何一个条件，温度都将改变。在常规扫查中很容易达到 1℃ 的温度升高[34]。在没有发育效应的任何证据下，建议将温度升高的一般阈值定为 1.5～2℃[12]。如果暴露于超声波 1 小时后，温度可能升高 2.5℃ 或以上[12]。当使用腹部探头时，皮肤表面接近室温，热能通过空气对流排出。但在经阴道扫查时，组织的平均温度为 37℃——发热患者的平均温度可能更高——几乎没有热能排出[35]。此外，所有超声探头

表 1.1　多年来 I_{SPTA}（mW/cm^2）在各种医疗应用中的变化[a]

超声临床应用	1976	1986	1991
眼科	17	17	50
胎儿、新生儿、儿科成像	46	94	720
心脏（成人）	430	430	720
周围血管	720	720	720

[a] 适应于各种来源[8,12,59,166,170]。

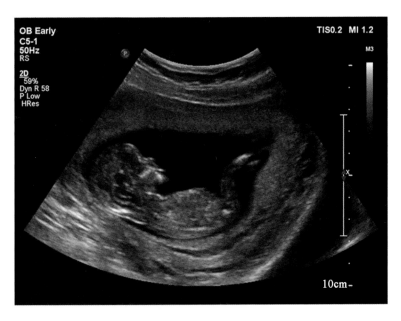

图 1.1　妊娠早期，整个胎儿处于超声束内（胎龄 12 周）

（包括经阴道探头）的表面都会自行变热[36]，尤其需要特别注意在辅助生殖技术和妊娠早期 10－12 周期间，此时阴道内扫查通常是首选的方法。正如世界医学和生物学超声联合会（WFUMB）得出的结论，如果热效应引起的温度升高不超过正常生理水平 1.5℃，超声就可以任意使用[37]。

非热效应

超声波生物效应也可通过非热或机械过程发生[38,39]。这些过程包括声波空化作用（存在气泡时），以及超声波传播产生的辐射扭矩、辐射力及声波流力等。这类效应包括物理效应（冲击波）或化学效应（释放自由基）。气泡空化效应是机械效应的主要因素[40,41]，已被证明在受超声波作用的活体组织中发生[42,43]。非热机制与超声波在动物体内的生物效应有关，如引起局部肠道[44]、肾[45]和肺出血[46]，尽管空化并不总是与之相关。此外，由于卵巢血管系统或实质中几乎没有气泡，胎肺和肠道中也没有（其影响已

在新生儿或成年动物中描述过），因此机械效应对卵泡和胎儿的风险似乎最小[47]。然而，使用超声造影剂（包括震荡生理盐水）对输卵管或子宫内膜腔进行成像时，会出现潜在的空化灶[48]。关于空化现象的详细介绍可在各种文献中找到[38,40,43,49,50]。机械效应引起的另一个结果是溶血[51]。很明显，空化核的存在是溶血发生的必要条件。在造影剂的存在下，胎儿红细胞更容易因体外超声照射而溶解[52]。除此之外，超声（多普勒）会刺激胎儿，与空化效应无关[53]。这种效应可能继发于超声产生的声辐射力。在早期研究超声波时[54]，就已知声辐射力可能刺激听觉[55]和其他感觉组织[56]。非热损伤的主要影响已在哺乳动物含气组织中观察到毛细血管出血而得到证实[39,42,57]。这可能影响到新生儿肺、肠道，以及上文所述的与超声造影剂微泡有关。另外几个与空化无关的非热机制：声辐射力、声流力、电位改变对心脏功能的影响及刺激骨修复[12]。这些都没有在人体上得到证实，也没有诊断超声及继发的非热效应

对胎儿有损害的报道。

声输出功率显示标准

1992 年之前临床超声仪器的声输出功率都有特定的限制。例如,成人使用的空间峰值-时间平均强度或 I_{SPTA}(确定声功率最有临床价值的指标)的上限为 720 mW/cm²,胎儿使用的上限为 94 mW/cm²,事实上,该上限已比过去的最大值增加了 46 mW/cm²。较高的声输出将产生较好的图像,从而提高诊断准确性。因此,操作者要求超声设备厂家提高设备的声输出功率。然而,有人对超声检查过程中胎儿实际吸收的能量表示担忧。吸收的能量无法精确地计算。主要问题是缺乏内部记录设备。此外,母体体质、胎位变化和胎龄增长等因素也使得无法精确计算。为了使临床超声操作者能够使用比初始设置更高的功率,并体现出超声的两大潜在生物效应(热效应和机械效应),美国医学超声学会(AIUM)、美国电气制造商协会(NEMA)、美国食品和药物管理局(FDA),以及加拿大健康保护局、国家辐射防护和测量委员会(NCRP)和其他 14 个医疗组织的代表共同制定了一项与超声波潜在生物效应相关的标准[12]。超声设备上会实时显示热指数和机械指数,也就是声功率输出显示标准,旨在提供定量的安全信息。这些信息将在检查过程中实时显示在屏幕上,以便操作者调节设备时能够看到输出功率的变化,从而从临床角度粗略评估不同检查所需要的超声照射量。因此,用于表示胎儿声输出功率的 I_{SPTA},从先前的 94 mW/cm² 变为 720 mW/cm²(见表 1.1)。有趣的是,从表中可以观察到,在胎儿成像方面,从 1976 年到 1992 年,I_{SPTA} 增加了近 16 倍;但几乎所有关于声输出功率对胎儿影响的流行病学资料都是在 1992 年之前获得的。另一个值得注意的事实是,眼科检查的声输出功率从最初

的 17 mW/cm² 增加到 50 mW/cm²,比目前允许的胎儿扫查最大值低了约 12 倍。此外,该标准中分析的临床类别包括了眼科、胎儿(无胎龄说明)、心脏和周围血管检查。盆腔成像(经腹或经阴道),自然包括排卵诱导中的卵巢检查,未被提及。屏幕上显示的指数(图 1.2)有热指数(TI),用于提示温度的升高;机械指数(MI),用于提示非热(即机械)效应[58,59]。TI 计算基于以下公式:

$$TI = W/W_{deg}$$

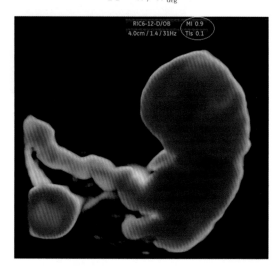

图 1.2 常规超声检查期间显示器屏幕上显示的 TI 和 MI 声学指数(图中 MI 为 0.9,TI_S 为 0.1)

其中 W 是扫描时的声功率,W_{deg} 是在同条件下温度升高 1℃ 所需的声功率[60]。热指数 TI 有下列三种变量[35]:软组织热指数(TI_S),主要用于骨化程度较低的妊娠早期(及辅助生殖技术时排卵监测);骨骼热指数(TI_B),用于妊娠中晚期和晚期,超声波作用于骨骼时,在超声束焦点处或在焦点附近产生;经颅热指数(TI_C),主要用于成人患者的经颅检查时,探头基本靠在骨骼上。这些指数在等于或大于 0.4 时需要显示出来。需要非常明确的是,TI 并不代表实际或假设的温度升高。它与温度升高(以摄氏度为单位)有一定的相关性,但绝不能用于对组织中的温

度变化进行估测。TI 代表了对超声照射导致温度上升"最坏情况"的合理估计。因此,可通过热机制评估潜在危害,TI 越高,潜在危害就越高。长期超声照射达到的极限温度也可计算出来。如果声束窄并且组织灌注良好,超声照射时间会很短(＜5 分钟),如在妊娠早期后一个月扫查。当存在骨骼时,超声照射时间会更短,大约 30 秒。需要记住的重要一点是,实验数据清楚地表明,这种最坏情况下的温度升高可能被严重低估达 2 倍,甚至 6 倍,而不是高估[12]。此外,超声照射时间不是方程的一部分,也不是机械指数 MI 的一部分。MI 表示组织空化的可能性,不是基于实际测值。MI 定义为:

$$MI = P / \sqrt{f}$$

它是一种理论公式,即超声峰值压力与探头中心频率平方根之比(因此,频率越高,机械效应的风险越小,这是经阴道超声扫查的优势)。至于 TI,超声照射时间不是计算的一部分。TI 和 MI 都可以而且应该作为临床检查期间声输出功率改变的指标。输出显示标准实施的一个主要组成部分应该是对操作者的培训。不幸的是,输出显示标准在这一方面并不成功,因为操作者缺乏对生物效应、安全性和输出指数的了解。在欧洲[61]和美国[62],大约 70％的临床医师(内科医师和超声医师,包括进行超声检查的护士)对生物效应和安全性问题知之甚少,或一无所知,不知道 TI 和 MI 代表什么,甚至不知道这些指标在检查时会出现在屏幕上。在其他一些国家[63-65],无论是住院医师/研究员[66]还是超声医师,无论他们的资历如何[67],都是如此。此外,在制定这些指数时,进行了一些假设,这对其临床价值提出了疑问[68]。详细信息可在国家辐射防护和测量委员会报告 140 条[12]中进行了解。然而,目前这些指数仍是实时评估声输出功率变化最好的指标,尽管进行了各种修改,特别是在超声照射时间方面[69,70]。事实上,在

临床产科超声中关于声输出功率和照射的信息很少。直到最近才有研究表明,如果 TI 和 MI 作为声输出功率指标,那么在妊娠早期[71,72]、中期、晚期[73]即使应用了多普勒[74]及 3D/4D 检查[75],声输出功率都很低,尽管在多普勒模式中 TI 水平较高。还应注意的是,在一些国家,产前超声检查的次数已达到每孕期 10 次,目前尚不清楚超声照射是否存在累积剂量效应[76]。

超声波与卵泡

超声波已经渗入到不孕不育和生殖内分泌学领域,从诊断子宫异常[77],卵泡发育[78],评估输卵管通畅性[79],到用于胚胎移植[80]。1982 年的一项研究表明,患者在排卵晚期接受卵巢超声检查(B 型超声)会出现提前排卵[81]。研究人员比较了激素诱导排卵周期的两组患者,分为超声检查随访组(研究组)和无超声检查随访组(对照组)。分析了两组在促黄体生成素或绒毛膜促性腺激素刺激后卵泡破裂的时间。对照组患者在 37 小时内未发生卵泡破裂(期间无超声照射)。然而,在研究组中,约有 50％的病例在 26～36 小时观察到(过早)排卵(排卵刺激前 3 天或排卵刺激后 36 小时内有过超声检查)。这项研究非常令人关注,但从未被重复过。超声引导下的卵母细胞抽吸用于体外受精和胚胎移植在 20 世纪 80 年代早期就有报道[82,83],现在已成为一种常规操作[84]。只有少数并且相对过时的研究在探讨超声波照射对成功受精的影响。事实上,大多数研究关注的是受孕过程中的成功与不足,而不是可能存在的生物效应。一些研究人员报道了超声波对月经周期的不利影响,特别是小鼠排卵率的降低[85]和过早排卵[81],以及小鼠[86]和人类[87]的累积受孕率的降低。另一些研究表明,超声波对排卵过程或卵泡质量(包括 DNA 和 RNA 合成)[88]没有影响,同时对体

外受精后的受精率和胚胎移植后的胚胎发育没有影响[89]。目前临床上关于卵母细胞在减数分裂期间受到超声照射的影响还没有相关数据。一些研究认为,人工授精患者的生育能力会受到不利影响,会导致累积怀孕率下降[87]。有研究表明,对具有减数分裂活性的排卵前卵母细胞进行超声照射,促黄体生成素刺激后超声照射组大鼠与对照组比较,在妊娠第 22 天尸检时,两组的妊娠率、黄体数量、着床率、产子数量及产子和胎盘平均重量方面没有差异[90]。另有研究表明,通过超声监测卵泡生长,成功率有所增加[91],而显然,这并不是超声的直接影响,而是改善了干预时机。Mahadevan 及其同事曾试图对此进行鉴别[89],想要确定在超声引导下获得的卵母细胞如何影响妊娠率。应用 3.5MHz 探头研究结果表明,人类卵母细胞在减数分裂的不同阶段,超声波照射对体外受精胚胎的发育并没有明显影响。除了超声波频率外,再没有先前讨论的任何有关超声照射参数的研究。

妊娠早期超声检查

在妊娠早期进行超声检查有许多适应证[2,92]。这些在本书的不同章节都有描述,其中包括确认妊娠位置、准确的妊娠时间、发育情况、胎儿数量和早期解剖结构探查。通常,这些检查都是在 B 超模式下进行,B 超模式是声输出功率相对较低的模式。而最近有文献报道了在妊娠早期(11—15 周)进行基因异常筛查,如 NT 和早期结构异常评估[5,93,94]。虽然大多数检查采用 B 超模式进行,但多普勒也经常用于检测血管和(或)观测心脏瓣膜[95],多普勒检查使胎儿暴露在了更高的能量水平下(见下文)。需要注意,B 超模式停留时间也很重要,因为长时间的检查会导致更高的暴露水平[96]。令人关注的是,关于人工辅助生殖技术导致胎儿异常发生率增加的数据已经发表,这些数据有点令

人担忧和无法解释[97,98]。据报道,在妊娠早期接受经阴道超声检查会对绒毛膜产生一些影响[99]。超声照射时间为 20 分钟和 30 分钟时,线粒体通路激活负责凋亡的酶通路具有时间-效应关系,而超声照射时间为 0(对照组)或 10 分钟时,则不存在时间-效应关系。

胎儿对外界损害的易感性

生长中的胎儿对外界影响非常敏感,尤其在妊娠的前 10—12 周时[100,101]。已知的致畸因素包括,孕妇服用的某些药物或滥用药物,暴露于 X 线,以及因感染性疾病引起的体温升高等[102]。因此,在考虑可能的生物效应时,胎龄是一个至关重要的因素。在着床前期间较轻的超声照射,在胚胎和胎儿发育期间较重的超声照射会产生相类似的后果,并可导致胚胎/胎儿死亡和流产,或导致广泛的结构和功能缺陷。由于未受损的神经母细胞缺乏代偿性生长,因此最危险的是中枢神经系统。在动物实验中,最常见的缺陷是神经管畸形、小眼症、白内障和小头畸形,伴有相关的功能和行为障碍[14]。在颅面发育中还可以看到其他突出的缺陷,如面裂[103]、骨骼[104]、体壁、牙齿和心脏[105]。长期以来,人们都知道子宫内温度过高(如由于孕妇流感引起)可能导致胎儿结构异常[106-108],也有报道为心理/行为障碍的环境风险因素[109],尤其是精神分裂症[107]。需要强调的是,这些热效应都不是超声引起的。然而,超声波已被证明可引起体内温度升高[11,21,24,29,110-112],尽管在人类身上并没有发生。但也可能存在一些细微的影响,如异常神经元迁移伴有不清楚的潜在结果。在各种文献中描述了单一具体的影响:接受产前超声检查的男性儿童中,在没有其他神经、智力、行为或身体异常的情况下,左撇子的发生率轻度增加[114-116]。超声已被牵涉其中,孵

出前接受超声波照射的小鸡在学习和记忆方面有障碍[117]。一项研究未能证实子宫内受超声照射与智力下降有关[118]。在小鼠中，类似于自闭症的病因归因于超声照射[119]。在人类身上的发生情况不能机械地推断，尽管有些人认为，在过去 20 年左右的时间里，这种疾病在儿童中的发病率增加是继发于产科中超声使用的增加[120]。一项研究报告了大约 750 名儿童，其中一半患有自闭症谱系障碍，另一半没有[121]。结论是，妊娠早中晚期的超声检查与自闭症谱系障碍风险增加无关。事实上，在严格排除其他混杂因素的同时，还严重缺乏研究超声在自闭症病因中作用的数据[122]。然而，如果考虑高热可能对胎儿有害，结合超声波在某些情况下可能会升高组织温度的事实，那么就必须建议采取预防措施，特别是在妊娠早期，尤其是在使用发出较高声能的模式下（如脉冲多普勒）。

多普勒是否有所不同，是否会对妊娠早期的胎儿产生不利影响

超声检查可导致扫查状态或非扫查状态的超声照射。扫查状态与灰阶 B 型图像（最常用的实时应用）和组织横切面的多普勒图像相关。非扫查状态为 M 型评价组织运动（如心脏瓣膜）或脉冲多普勒获取血流速度频谱。这在临床上非常重要，因为对于非扫查声束，能量仅限于声束横截面的区域，聚焦区域非常狭窄（1 mm²）。对于扫查状态声束，声能量不限于狭窄区域，而是可以覆盖横向的较大范围，因此在特定点受高照射的风险较小。此外，在 B 型模式成像过程中，会有多种运动干扰，如胎儿的身体运动、观察者的手部运动和孕妇的呼吸。而在多普勒模式下，必须使探头保持稳定。这是因为，与一般

脏器或身体相比，血管或心脏瓣膜都很小，即使是很小的运动也会对结果产生不良影响。如下所述，与多普勒超声相关的最常用强度（空间峰值-时间平均强度，I_{SPTA}）是所有模式中最高的，脉冲多普勒为 1180 mW/cm²，而 B 型模式为 34 mW/cm²，相差 35 倍。停留时间（超声检查持续时间）也非常重要。Ziskin[123]报道在 15 973 例多普勒超声检查中，平均持续时间为 27 分钟（最长为 4 小时）。一项在鸡身上进行的研究似乎清楚地表明了多普勒效应[117]。在 21 天的孵化期的第 19 天对鸡蛋进行超声照射。暴露在 B 型模式下 5 分钟或 10 分钟，或在脉冲多普勒模式下 1～5 分钟。让蛋孵化，并在第 2 天对雏鸡进行学习和记忆测试。暴露在 B 型模式后，未观察到学习能力损害或短期、中期和长期记忆的损害，但暴露在多普勒模式后的雏鸡明显表现出这种损害，并具有剂量-效应关系。此外，在完成初始测试 5 分钟后，小鸡仍然无法通过第二次训练进行学习。听到胎儿心脏跳动对准父母来说无疑是一种非常令人兴奋的经历。这通常是通过使用脉冲多普勒来实现的。这一点在大众头脑中根深蒂固，以至于每次电视剧或电影中提到超声波时，人们都能听到背景中的心脏跳动声，尽管屏幕上的图像只是 B 超图像。事实上，使用多普勒"听"胎儿心脏并不是什么新鲜事[124,125]。

这应该被 M 型模式评估所取代。如果使用多普勒，"听到"3～4 次心跳就足够了，从而限制超声照射时间[126,127]。超声波的主要用途之一是产前检测胎儿畸形。主要遗传性疾病最常影响的器官是心脏，因此在心脏的成像和功能评估方面进行了广泛的研究。B 型模式常用于评估心脏结构，脉冲多普勒和彩色多普勒是检查心脏功能的理想技术。关于胎儿心脏超声检查的价值，已经发表了大量的文献，使用了各种技术，包括多普勒分析心脏瓣膜血流和多普勒测量各种胎儿血管

的流速[128-130]。直到最近,绝大多数已发表的报道都是在 18－20 周进行 B 超检查。然而,一些研究者已经证明了在怀孕期间可以更早地检查心脏,大约在妊娠 10 或 11 周就可以开始[131-134]。长期以来,多普勒一直是研究心脏功能的工具,尽管其主要应用在胎盘、脐动脉或子宫动脉[135]。已发表的对心脏瓣膜血流的多普勒研究从孕 6 周开始[136,137]。应该注意的是,在技术上很难进行追踪,因此可能需要延长停留时间。有些人描述了在"5 周后"测量心脏直径、心率及流入和流出道频谱[138]。目前还没有关于超声照射水平的详细信息。要知道,在妊娠的早期阶段,胎儿的长度为 1～2cm,完全包含在声束中,因此在 B 型模式下会产生"全身扫描",多普勒取样框适当定位非常必要。静脉导管血流频谱及三尖瓣血流特征作为 NT 测量的辅助手段,已被证实有助于筛查妊娠早期染色体异常。静脉导管频谱可降低筛查

试验的假阳性率[139,140]。例如,在 NT 增加但核型正常的胎儿中,从 11－13[6/7] 周,静脉导管中 A 波(由心房收缩产生)缺失或逆转与发生主要心脏缺陷的可能性增加三倍相关,而导管血流正常与发生此类缺陷的风险降低 50％ 相关[141-143]。显然,多普勒是研究妊娠早期(和晚期)[130]胎儿健康的重要工具,但需要采取适当的预防措施,以限制不必要适应证的超声照射、减少超声照射时间和降低声输出功率[144]。

声输出功率

各种文献报道,多普勒模式下的声输出功率(以不同强度表示)比 B 型模式下高很多,如 B 型模式下的输出功率为 34 mW/cm^2,而频谱多普勒的输出功率为 1080 mW/cm^2[35,145]。此外,如表 1.2 所示,历年来所有模式的声输出功率都有所增加[35]。声输出功率值(由 TI

表 1.2　不同超声模式下 I_{SPTA}(单位:mW/cm^2)、平均值(和范围)的历年变化[a]

超声模式	1991	1995	1998
B 型模式	17(0.3～177)	34(0.3～991)	94(4.2～600)
脉冲多普勒	1140(110～4520)	1659(173～9080)	1420(214～7500)
彩色多普勒	148(25～511)	344(21～2050)	470(27～2030)

[a] 选自参考文献[35]。

和 MI 表示,MI 是一种临床上易于使用但不太常用的输出功率表达方式)在妊娠早期、中期、晚期差异不大[72],但切换到多普勒模式时 TI 值更高[74]。TI 值的增加通常很小,但随着新机器的出现,TI 值在多普勒模式下增至 5～6(图 1.3)。研究表明,低输出功率可以获得良好的诊断图像,即 TI 值为 0.5,甚至 0.1[146]。如图 1.4 所示。因此,在开始检查时,应设置好默认值,以便为每个患者启动低声输出功率。只有当图像不满意不能诊断时,才应增加输出功率。在各种学会安全委员会的压力下,一些超声设备厂商已经实行

了这项建议。三篇评论表达了对多普勒应用中声输出功率过高的担忧[9,147,148]。其中一篇的作者提出了这样一个问题:是否应该考虑发表关于妊娠早期多普勒的研究[147]。基于这些担忧,有些人建议在妊娠早期使用多普勒时要格外谨慎[149]。此外,各种超声设备制造商公布的声输出功率可能达不到要求,另一个值得关注的原因是担忧近年来仪器输出功率的增加[151]。尽管如此,如上所述,近年多普勒在妊娠早期的应用已经出现了很大的回升。但不幸的是,造成这种情况的原因之一是许多操作者基于"没有任何证

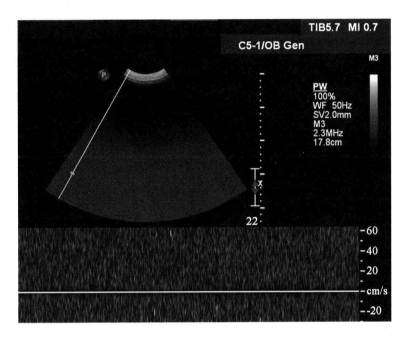

图 1.3　在多普勒模式下可获得非常高的 TI(5.7)
非实际临床检查,注意这是常规产科设置。

据显示"的原则,对潜在的生物效应一无所知。因此,风险在于,在某些人的推动下,这种模式将成为一种常规标准,他们不一定了解这种模式潜在的安全问题。而且缺乏经验的操作者愿意效仿和崇拜这些"专家",他们会在极易受到外界伤害的妊娠阶段进行长时间的多普勒检查。事实上,正如前面提到的,主要问题是无论美国[62]还是其他国家[61,63,64],超声临床操作者对声输出功率、生物效应和安全性缺乏了解和认知。

3D/4D 超声检查

　　3D 和 4D 超声在妇产科应用越来越得到认可。在产前诊断中,它增加了对各种异常情况的检测率,如颜面部、骨骼和四肢的异常。在妊娠早期的作用不太明显[152]。其特点是采集时间短,可以后处理分析,因此减少了超声照射。由 TI 和 MI 表示的声输出功率在 3D/4D 检查期间并不过多[75]。图 1.5 显示了 3D 采集期间的低 TI 和 MI。很明显,得到的重建图像是一个后处理过程。Sheiner 等的研究表明,3D(0.27±0.1) 和 4D 检查(0.24±0.1)期间的平均 TI_S 值与 B 型模式扫描期间的 TI 值相当(0.28±0.1; $P = 0.343$)[75]。3D 容积采集增加了 2.0± 1.8 分钟的实际超声扫描时间(既不包括数据处理和操作,也不包括 3D 显示,这都是后处理步骤)。4D 超声检查时间增加了 2.2± 1.2 分钟。未记录选择适当扫描平面和获取诊断 3D 容积所需的额外扫描时间。例如,面部三维成像在要求进行非医学超声检查("纪念性超声")的孕妇中广受欢迎。这通常在非医疗机构中进行,不是为了诊断目的,而是为了家庭相册提供图像。这一问题在很久以前就有[153],但一直受到不同学者和专业科学组织的反对[154-164],尽管并非所有人都反对[165],而且对于抵制这一活动的意见不一[166]。

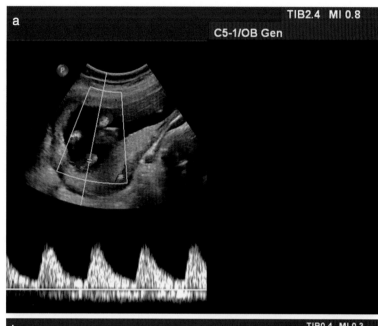

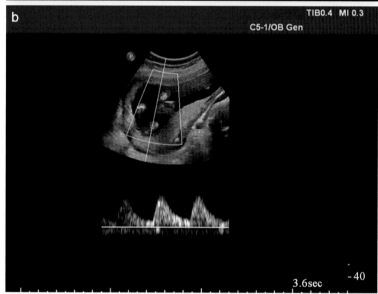

图 1.4　脐动脉多普勒测速

（a）TI_B 为 2.4。（b）TIB 为 0.4，图像具有同等的诊断性能。

如何限制胎儿超声照射和安全声明

答案很简单：只有在明确指征的情况下进行超声波检查，保持最小的声输出功率和时间，与充分的诊断（应用 ALARA 原则）相兼容，在屏幕上监测 TI（在较小程度上）和 MI，不要"仅仅因为你可以"就使用新技术进行检查，除非被科学证明具有诊断优势[96,127,144,167]。一般来说，在开始检查时使用低功率输出，必要时再增加功率[167,168]。一些学者明确指出，在妊

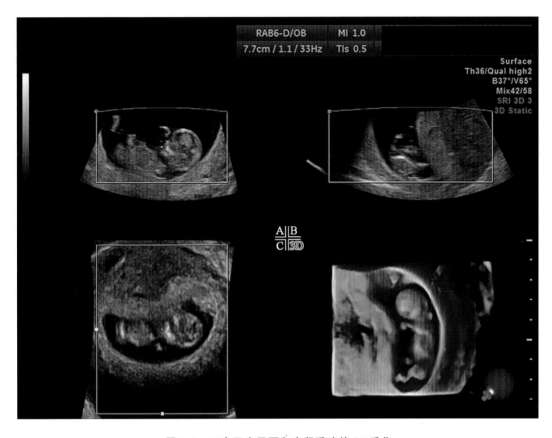

图 1.5　三个正交平面和容积重建的 3D 采集

输出功率由采集平面(一般为平面 A)确定,因为另外两个平面(B、C)和重建容积是计算机生成的。在本次采集中,TI_S 为 0.5。

娠早期应该避免使用多普勒超声。然而,一些超声组织已经发表了针对妊娠早期超声检查的声明和指南,特别强调了多普勒在妊娠早期的应用。以下总结了各种指南的声明,摘自 AIUM 网站,可供公众查阅。

AIUM[169]:目前,在妊娠早期应用多普勒超声作为筛查和诊断先天性畸形的重要手段目前正被推广。这个过程需要相当高的技术能力,并使胎儿长时间处于相对较高的超声暴露水平。由于有害风险增加,在妊娠早期使用高 TI 的频谱多普勒超声应非常谨慎。只有当有明显的利益/风险优势且 TI 和检查时间都保持较低时,才应该使用频谱多普勒。通常涉及 TI 值低于 1.0 的协议反映了最小的风险。根据 WFUMB 声明,我们建议:

1. 脉冲多普勒(频谱、能量和彩色血流成像)超声不应常规使用。

2. 脉冲多普勒超声可用于一些临床指征,如降低三体综合征的风险。

3. 进行多普勒超声检查时,显示的热指数(TI)应小于或等于 1.0,且暴露时间应尽可能短(通常不超过 5~10 分钟),且不超过 60 分钟。

4. 当使用多普勒超声进行研究、教学和培训时,显示的 TI 应小于或等于 1.0,暴露时间应尽可能短(通常不超过 5~10 分钟),且不超过 60 分钟。并取得知情同意。

5. 在教学中,讨论妊娠早期脉冲或彩色多普勒时,应附带有关安全性和生物效应的信息(如 TI、暴露时间及如何降低输出功率)。

6. 在妊娠早期扫描母体子宫动脉时,只要胚胎/胎儿位于多普勒超声束之外,就不太可能有任何胎儿安全问题。

应当指出,以上是 AIUM、欧洲医学和生物学超声联合会(EFSUMB)、国际妇产科超声学会(ISUOG)和世界超声医学和生物学联合会(WFUMB)的共同观点。

总结

超声可以说是近 50 年产科临床实践中最重要的技术。它的优点很多,其用途已从简单的测量双顶径扩展到对大脑或心脏解剖的 3D 研究或"实时 3D"(又称 4D)评估胎儿行为。多普勒应用不仅可以进行结构分析,还可以进行心功能的功能性评估。事实上,这并不是在没有控制或限制的情况下进行的全面许可,特别是在妊娠早期,这个时期的胎儿非常容易受到外界伤害。使用诊断性超声对人体没有严重的有害生物效应,但进行检查的适应证应明确,并且应在尽可能短的时间内使用尽可能低的声输出功率,同时与准确的临床诊断相适应[18]。临床最终操作者应该了解生物效应和如何确保胎儿安全方面的知识。

教学要点

- 超声波在动物身上的生物学效应已经得到证实,但在人类身上没有。
- 流行病学数据来自 1992 年以前,当时声输出功率已经增加了几倍。
- 胎儿早期是一个易受外界因素影响的时期,如温度升高是一种公认的致畸因子,对中枢神经系统风险最大。

- 超声波的生物效应可能继发于两种主要机制:热效应(间接的,由声能转化为热能引起)和非热效应(也称为机械效应,由气泡空化和其他机械现象引起的直接效应)。
- 声功率输出显示标准旨在为最终操作者提供一个超声强度的概念,包括热指数和机械指数(TI 和 MI)。
- 为了确保妊娠早期超声检查的安全性,应具有明确有效的使用适应证。
- 新的适应证包括遗传性疾病的筛查、静脉导管、三尖瓣多普勒和心功能分析,这些疾病具有潜在的生物效应,继发于妊娠早期,这是易感性和(或)声功率增加的时期。
- 为限制辐射强度和潜在的有害影响,仅在需要时使用超声,检查时间应尽可能短,以最低的输出量达到最高的诊断准确率(ALARA 原则),并将 TI 和 MI 保持在 1 以下。

参 考 文 献

[1] Donald I, Macvicar J, Brown TG. Investigation of abdominal masses by pulsed ultrasound. Lancet. 1958;1(7032):1188-95.

[2] Abramowicz JS. Benefits and risks of ultrasound in pregnancy. Semin Perinatol. 2013;37 (5):295-300.

[3] Baerwald AR, Walker RA, Pierson RA. Growth rates of ovarian follicles during natural menstrual cycles, oral contraception cycles, and ovarian stimulation cycles. Fertil Steril. 2009;91(2):440-9.

[4] Younis JS, Jadaon JE, Haddad S, Izhaki I, Ben-Ami M. Prospective evaluation of basal stromal Doppler studies in women with good ovarian reserve and infertility undergoing in vitro fertilization-embryo transfer treatment: patients with polycystic ovary syndrome ver-

sus ovulatory patients. Fertil Steril. 2011;95 (5):1754-8.

[5] Timor-Tritsch IE，Fuchs KM，Monteagudo A，D'Alton ME. Performing a fetal anatomy scan at the time of first-trimester screening. Obstet Gynecol. 2009;113(2 Pt 1):402-7.

[6] Abramowicz JS，Fowlkes JB，Stratmeyer ME，Ziskin MC. Bioeffects and safety of fetal ultrasound exposure:why do we need epidemiology? In:Sheiner E，editor. Textbook of epidemiology in perinatology. New York，NY: Nova Science Publishers，Inc. ;2010.

[7] Abramowicz JS，Fowlkes JB，Skelly AC，Stratmeyer ME，Ziskin MC. Conclusions regarding epidemiology for obstetric ultrasound. J Ultrasound Med. 2008;27(4):637-44.

[8] FDA. US Food and Drug Administration. 510 (k) diagnostic ultrasound guidance update of 1991. Rockville，MD:FDA;1991.

[9] Duck FA. Is it safe to use diagnostic ultrasound during the first trimester? Ultrasound Obstet Gynecol. 1999;13(6):385-8.

[10] Duck F. The propagation of ultrasound through tissue. In: ter Haar G，editor. The safe use of ultrasound in medical diagnosis. 3rd ed. London:The British Institute of Radiology;2012. p. 4-18.

[11] Abramowicz JS，Barnett SB，Duck FA，Edmonds PD，Hynynen KH，Ziskin MC. Fetal thermal effects of diagnostic ultrasound. J Ultrasound Med. 2008;27(4):541-59. quiz 60-3.

[12] NCRP(National Council on Radiation Protection and Measurements). Exposure criteria for medical diagnostic ultrasound: Ⅱ. Criteria based on all known mechanisms. Report no. 140. Contract No. : 140. Bethesda，MD: NCRP;2002.

[13] Duck FA，Starritt HC. A study of the heating capabilities of diagnostic ultrasound beams. Ultrasound Med Biol. 1994;20(5):481-92.

[14] Edwards MJ，Saunders RD，Shiota K. Effects of heat on embryos and foetuses. Int J Hyperthermia. 2003;19(3):295-324.

[15] Botto LD，Panichello JD，Browne ML，Krikov S，Feldkamp ML，Lammer E，et al. Congenital heart defects after maternal fever. Am J Obstet Gynecol. 2014;210(4):359e1-11.

[16] Clarren SK，Smith DW，Harvey MA，Ward RH，Myrianthopoulos NC. Hyperthermia-a prospective evaluation of a possible teratogenic agent in man. J Pediatr. 1979;95(1):81-3.

[17] Edwards MJ. Hyperthermia as a teratogen:a review of experimental studies and their clinical significance. Teratog Carcinog Mutagen. 1986;6(6):563-82.

[18] AIUM. AIUM as low as reasonably achievable (ALARA) principle 2014. http://www. aium. org/publications/viewStatement. aspx? id=39.

[19] Miller MW，Brayman AA，Abramowicz JS. Obstetric ultrasonography:a biophysical consideration of patient safety-the "rules" have changed. Am J Obstet Gynecol. 1998; 179 (1):241-54.

[20] Miller MW，Miller HE，Church CC. A new perspective on hyperthermia-induced birth defects:the role of activation energy and its relation to obstetric ultrasound. J Therm Biol. 2005;30:400-9.

[21] Abraham V，Ziskin MC，Heyner S. Temperature elevation in the rat fetus due to ultrasound exposure. Ultrasound Med Biol. 1989; 15(5):443-9.

[22] Barnett SB. Can diagnostic ultrasound heat tissue and cause biological effects. In:Barnett SB，Kossoff G，editors. Safety of diagnostic ultrasound. Canforth:Parthenon Publishing; 1998. p. 30-1.

[23] Barnett SB. Routine ultrasound scanning in first trimester:what are the risks? Semin Ultrasound CT MR. 2002;23(5):387-91.

[24] Nyborg WL，Steele RB. Temperature elevation in a beam of ultrasound. Ultrasound Med Biol. 1983;9(6):611-20.

[25] Moretti ME，Bar-Oz B，Fried S，Koren G. Maternal hyperthermia and the risk for neural

tube defects in offspring: systematic review and meta-analysis. Epidemiology. 2005; 16 (2):216-9.

[26] Shaw GM, Todoroff K, Velie EM, Lammer EJ. Maternal illness, including fever and medication use as risk factors for neural tube defects. Teratology. 1998;57(1):1-7.

[27] Dreier JW, Andersen AM, Berg-Beckhoff G. Systematic review and meta-analyses:fever in pregnancy and health impacts in the offspring. Pediatrics. 2014;133(3):e674-88.

[28] Miller MW, Ziskin MC. Biological consequences of hyperthermia. Ultrasound Med Biol. 1989;15(8):707-22.

[29] Miller MW, Nyborg WL, Dewey WC, Edwards MJ, Abramowicz JS, Brayman AA. Hyperthermic teratogenicity, thermal dose and diagnostic ultrasound during pregnancy: implications of new standards on tissue heating. Int J Hyperthermia. 2002; 18 (5): 361-84.

[30] Jauniaux E. Intervillous circulation in the first trimester:the phantom of the color Doppler obstetric opera. Ultrasound Obstet Gynecol. 1996;8(2):73-6.

[31] Makikallio K, Tekay A, Jouppila P. Uteroplacental hemodynamics during early human pregnancy:a longitudinal study. Gynecol Obstet Invest. 2004;58(1):49-54.

[32] Bottomley C, Bourne T. Dating and growth in the first trimester. Best Pract Res Clin Obstet Gynaecol. 2009;23(4):439-52.

[33] Church CC, Barnett SB. Ultrasound-induced heating and its biological consequences. In:ter Haar G, editor. The safe use of ultrasound in medical diagnosis. 3rd ed. London:The British Institute of Radiology;2012. p. 46-68.

[34] O'Brien WD, Siddiqi TA. Obstetric sonography: the output display standard and ultrasound bioeffects. In: Fleischer AC, Manning FA, Jeanty P, Romero R, editors. Sonography in obstetrics and gynecology-principles and practice. 6th ed. New York, NY:

McGraw-Hill;2001. p. 29-48.

[35] Shaw A, Martin K. The acoustic output of diagnostic ultrasound scanners. In:ter Haar G, editor. The safe use of ultrasound in medical diagnosis. 3rd ed. London:The British Institute of Radiology;2012. p. 18-45.

[36] Calvert J, Duck F, Clift S, Azaime H. Surface heating by transvaginal transducers. Ultrasound Obstet Gynecol. 2007; 29 (4): 427-32.

[37] Barnett SB. WFUMB symposium on safety of ultrasound in medicine. Conclusions and recommendations on thermal and non-thermal mechanisms for biological effects of ultrasound. Ultrasound Med Biol. 1998; 24 Suppl 1:8.

[38] Dalecki D. Mechanical bioeffects of ultrasound. Ann Rev Biomed Eng. 2004; 6: 229-48.

[39] Fowlkes JB, Holland CK. Mechanical bioeffects from diagnostic ultrasound:AIUM consensus statements. American Institute of Ultrasound in Medicine. J Ultrasound Med. 2000;19(2):69-72.

[40] Carstensen EL. Acoustic cavitation and the safety of diagnostic ultrasound. Ultrasound Med Biol. 1987;13(10):597-606.

[41] Church CC. Spontaneous homogeneous nucleation, inertial cavitation and the safety of diagnostic ultrasound. Ultrasound Med Biol. 2002;28(10):1349-64.

[42] Holland CK, Deng CX, Apfel RE, Alderman JL, Fernandez LA, Taylor KJ. Direct evidence of cavitation in vivo from diagnostic ultrasound. Ultrasound Med Biol. 1996;22(7): 917-25.

[43] Kimmel E. Cavitation bioeffects. Crit Rev Biomed Eng. 2006;34(2):105-61.

[44] Dalecki D, Raeman CH, Child SZ, Carstensen EL. Intestinal hemorrhage from exposure to pulsed ultrasound. Ultrasound Med Biol. 1995;21(8):1067-72.

[45] Wible Jr JH, Galen KP, Wojdyla JK, Hughes

MS，Klibanov AL，Brandenburger GH. Microbubbles induce renal hemorrhage when exposed to diagnostic ultrasound in anesthetized rats. Ultrasound Med Biol. 2002;28(11-12): 1535-46.

[46] Dalecki D，Child SZ，Raeman CH，Cox C，Carstensen EL. Ultrasonically induced lung hemorrhage in young swine. Ultrasound Med Biol. 1997;23(5):777-81.

[47] Stratmeyer ME，Greenleaf JF，Dalecki D，Salvesen KA. Fetal ultrasound: mechanical effects. J Ultrasound Med. 2008;27(4):597-605. quiz 6-9.

[48] Bij de Vaate AJ，Brolmann HA，van der Slikke JW，Emanuel MH，Huirne JA. Gel instillation sonohysterography (GIS) and saline contrast sonohysterography (SCSH):comparison of two diagnostic techniques. Ultrasound Obstet Gynecol. 2010;35(4):486-9.

[49] Miller MW，Miller DL，Brayman AA. A review of in vitro bioeffects of inertial ultrasonic cavitation from a mechanistic perspective. Ultrasound Med Biol. 1996;22(9):1131-54.

[50] Wu J，Nyborg WL. Ultrasound，cavitation bubbles and their interaction with cells. Adv Drug Deliv Rev. 2008;60(10):1103-16.

[51] Dalecki D，Raeman CH，Child SZ，Cox C，Francis CW，Meltzer RS，et al. Hemolysis in vivo from exposure to pulsed ultrasound. Ultrasound Med Biol. 1997;23(2):307-13.

[52] Abramowicz JS，Miller MW，Battaglia LF，Mazza S. Comparative hemolytic effectiveness of 1 MHz ultrasound on human and rabbit blood in vitro. Ultrasound Med Biol. 2003;29(6):867-73.

[53] Fatemi M，Ogburn Jr PL，Greenleaf JF. Fetal stimulation by pulsed diagnostic ultrasound. J Ultrasound Med. 2001;20(8):883-9.

[54] Harvey EN，Harvey EB，Loomis RW. Further observations on the effect of high frequency sound waves on living matter. Biol Bull. 1928;55:459-69.

[55] Siddiqi TA，Plessinger MA，Meyer RA，Woods Jr JR. Bioeffects of diagnostic ultrasound on auditory function in the neonatal lamb. Ultrasound Med Biol. 1990;16(6):621-5.

[56] Dalecki D，Child SZ，Raeman CH，Carstensen EL. Tactile perception of ultrasound. J Acoust Soc Am. 1995;97(5 Pt 1):3165-70.

[57] Church CC，O'Brien Jr WD. Evaluation of the threshold for lung hemorrhage by diagnostic ultrasound and a proposed new safety index. Ultrasound Med Biol. 2007;33(5):810-8.

[58] Abbott JG. Rationale and derivation of MI and TI-a review. Ultrasound Med Biol. 1999;25(3):431-41.

[59] AIUM/NEMA. American Institute of Ultrasound in Medicine and the National Electrical Manufacturers' Association. Standard for real-time display of thermal and mechanical acoustic output indices on diagnostic ultrasound devices. Laurel，MD:AIUM/ NEMA;1992.

[60] National Council on Radiation Protection & Measurements (NCRP). Exposure criteria for medical diagnostic ultrasound: I. Criteria based on thermal mechanisms. Bethesda，MD:NCRP;1992.

[61] Marsal K. The output display standard:has it missed its target? Ultrasound Obstet Gynecol. 2005;25(3):211-4.

[62] Sheiner E，Shoham-Vardi I，Abramowicz JS. What do clinical users know regarding safety of ultrasound during pregnancy? J Ultrasound Med. 2007;26(3):319-25. quiz 26-7.

[63] Akhtar W，Arain MA，Ali A，Manzar N，Sajjad Z，Memon M，et al. Ultrasound biosafety during pregnancy: what do operators know in the developing world? national survey findings from Pakistan. J Ultrasound Med. 2011;30(7):981-5.

[64] Meizner I. What do doctors understand regarding ultrasound safety during pregnancy? Harefuah. 2012;151(4):234-6，52.

[65] Piscaglia F，Tewelde AG，Righini R，Gianstefani A，Calliada F，Bolondia L. Knowledge of

the bio-effects of ultrasound among physicians performing clinical ultrasonography: results of a survey conducted by the Italian Society for Ultrasound in Medicine and Biology (SIUMB). J Ultrasound Med. 2009;12:6-11.

[66] Houston LE, Allsworth J, Macones GA. Ultrasound is safe… right? Resident and maternal-fetal medicine fellow knowledge regarding obstetric ultrasound safety. J Ultrasound Med. 2011;30(1):21-7.

[67] Bagley J, Thomas K, DiGiacinto D. Safety practices of sonographers and their knowledge of the biologic effects of sonography. J Diagn Med Sonogr. 2011;27:252-61.

[68] Bigelow TA, Church CC, Sandstrom K, Abbott JG, Ziskin MC, Edmonds PD, et al. The thermal index:its strengths, weaknesses, and proposed improvements. J Ultrasound Med. 2011;30(5):714-34.

[69] Karagoz I, Kartal MK. A new safety parameter for diagnostic ultrasound thermal bioeffects:safe use time. J Acoust Soc Am. 2009;125(6):3601-10.

[70] Ziskin MC. The thermal dose index. J Ultrasound Med. 2010;29(10):1475-9.

[71] Sheiner E, Abramowicz JS. Acoustic output as measured by thermal and mechanical indices during fetal nuchal translucency ultrasound examinations. Fetal Diagn Ther. 2008;25(1):8-10.

[72] Sheiner E, Shoham-Vardi I, Hussey MJ, Pombar X, Strassner HT, Freeman J, et al. First-trimester sonography: is the fetus exposed to high levels of acoustic energy? J Clin Ultrasound. 2007;35(5):245-9.

[73] Sheiner E, Freeman J, Abramowicz JS. Acoustic output as measured by mechanical and thermal indices during routine obstetric ultrasound examinations. J Ultrasound Med. 2005;24(12):1665-70.

[74] Sheiner E, Shoham-Vardi I, Pombar X, Hussey MJ, Strassner HT, Abramowicz JS. An increased thermal index can be achieved when performing Doppler studies in obstetric sonography. J Ultrasound Med. 2007;26(1):71-6.

[75] Sheiner E, Hackmon R, Shoham-Vardi I, Pombar X, Hussey MJ, Strassner HT, et al. A comparison between acoustic output indices in 2D and 3D/4D ultrasound in obstetrics. Ultrasound Obstet Gynecol. 2007;29(3):326-8.

[76] Bellieni CV, Buonocore G, Bagnoli F, Cordelli DM, Gasparre O, Calonaci F, et al. Is an excessive number of prenatal echographies a risk for fetal growth? Early Hum Dev. 2005;81(8):689-93.

[77] Rackow BW. Congenital uterine anomalies. In:Stadtmauer LA, Tur-Kaspa I, editors. Ultrasound imaging in reproductive medicine. Heidelberg:Springer;2014. p. 101-15.

[78] Wiser A, Gonen O, Ghetler Y, Shavit T, Berkovitz A, Shulman A. Monitoring stimulated cycles during in vitro fertilization treatment with ultrasound onlypreliminary results. Gynecol Endocrinol. 2012;28(6):429-31.

[79] Vinayagam D, Ohja K. Evaluation of tubal patency (HyCoSy, Doppler). In:Stadtmauer LA, Tur-Caspa I, editors. Ultrasound imaging in reproductive medicine. Heidelberg:Springer;2014. p. 179-87.

[80] Buckett WM. A meta-analysis of ultrasound-guided versus clinical touch embryo transfer. Fertil Steril. 2003;80(4):1037-41.

[81] Testart J, Thebault A, Souderes E, Frydman R. Premature ovulation after ovarian ultrasonography. Br J Obstet Gynaecol. 1982;89(9):694-700.

[82] Lenz S, Lauritsen JG, Kjellow M. Collection of human oocytes for in vitro fertilisation by ultrasonically guided follicular puncture. Lancet. 1981;1(8230):1163-4.

[83] Gleicher N, Friberg J, Fullan N, Giglia RV, Mayden K, Kesky T, et al. EGG retrieval for in vitro fertilisation by sonographically controlled vaginal culdocentesis. Lancet. 1983;2(8348):508-9.

[84] Wongtra-Ngan S, Vutyavanich T, Brown J.

Follicular flushing during oocyte retrieval in assisted reproductive techniques. Cochrane Database Syst Rev. 2010;2010(9):CD004634.

［85］ Heyner S，Abraham V，Wikarczuk ML，Ziskin MC. Effects of ultrasound on ovulation in the mouse. Gamete Res. 1989；22（3）：333-8.

［86］ Bologne R，Demoulin A，Schaaps JP，Hustin J，Lambotte R. Influence of ultrasonics on the fecundity of female rats. C R Seances Soc Biol Fil. 1983;177(3):381-7.

［87］ Demoulin A，Bologne R，Hustin J，Lambotte R. Is ultrasound monitoring of follicular growth harmless? Ann N Y Acad Sci. 1985；442:146-52.

［88］ Heyner S，Abraham V，Wikarczuk ML，Ziskin MC. Effects of ultrasound on DNA and RNA synthesis in preimplantation mouse embryos. Mol Reprod Dev. 1990;25(3):209-14.

［89］ Mahadevan M，Chalder K，Wiseman D，Leader A，Taylor PJ. Evidence for an absence of deleterious effects of ultrasound on human oocytes. J In Vitro Fert Embryo Transf. 1987；4（5）:277-80.

［90］ Williams SR，Rothchild I，Wesolowski D，Austin C，Speroff L. Does exposure of preovulatory oocytes to ultrasonic radiation affect reproductive performance? J In Vitro Fert Embryo Transf. 1988;5(1):18-21.

［91］ Kerin JF. Determination of the optimal timing of insemination in women. In：Richardson D，Joyce D，Symonds M，editors. Frozen human semen. London：Royal College of Obstetrics and Gynaecology;1979. p. 105-32.

［92］ AIUM. AIUM practice guideline for the performance of obstetric ultrasound examinations 2007. http：//www. aium. org/publications/guidelines. aspx. Accessed 20 Dec 2014.

［93］ Ndumbe FM，Navti O，Chilaka VN，Konje JC. Prenatal diagnosis in the first trimester of pregnancy. Obstet Gynecol Surv. 2008；63（5）:317-28.

［94］ Nicolaides KH. First-trimester screening for chromosomal abnormalities. Semin Perinatol. 2005;29(4):190-4.

［95］ Carvalho JS. Fetal heart scanning in the first trimester. Prenat Diagn. 2004；24（13）：1060-7.

［96］ ter Haar G. Guidelines and recommendations for the safe use of diagnostic ultrasound：the user's responsibilities. In：ter Haar G，editor. The safe use of ultrasound in medical diagnosis. 3rd ed. London：British Institute of Radiology;2012. p. 142-57.

［97］ Allen VM，Wilson RD，Cheung A，Genetics Committee of the Society of O，Gynaecologists of C，Reproductive Endocrinology Infertility Committee of the Society of O，et al. Pregnancy outcomes after assisted reproductive technology. J Obstet Gynaecol Can. 2006；28（3）:220-50.

［98］ Budziszewska P，Wloch A，Rozmus-Warcholiniska W，Czuba B，Kuka-Panasiuk D，Ilski A，et al. Heart defects and other anomalies in fetuses conceived by assisted reproduction techniques. Ginekol Polska. 2007;78(11):865-8.

［99］ Zhang J，Zhou F，Song Y，Ying W，Zhang Y. Long dwell-time exposure of human chorionic villi to transvaginal ultrasound in the first trimester of pregnancy induces activation of caspase-3 and cytochrome C release. Biol Reprod. 2002;67(2):580-3.

［100］ Brent RL，Beckman DA，Landel CP. Clinical teratology. Curr Opin Pediatr. 1993；5（2）：201-11.

［101］ Thorpe PG，Gilboa SM，Hernandez-Diaz S，Lind J，Cragan JD，Briggs G，et al. Medications in the first trimester of pregnancy：most common exposures and critical gaps in understanding fetal risk. Pharmacoepidemiol Drug Saf. 2013;22(9):1013-8.

［102］ Barzilay E，Koren G. Elements of teratology. In：Abramowicz JS，editor. First-trimester ultrasounda comprehensive guide. Heidelberg：Springer;2015.

［103］ Shahrukh Hashmi S，Gallaway MS，Waller DK，Langlois PH，Hecht JT，National Birth Defects Prevention S. Maternal fever during early pregnancy and the risk of oral clefts. Birth Defects Res A Clin Mol Teratol. 2010；88(3)：186-94.

［104］ Martinez-Frias ML，Garcia Mazario MJ，Caldas CF，Conejero Gallego MP，Bermejo E，Rodriguez-Pinilla E. High maternal fever during gestation and severe congenital limb disruptions. Am J Med Genet. 2001；98(2)：201-3.

［105］ Aoyama N，Yamashina S，Poelmann RE，Gittenberger-De Groot AC，Izumi T，Soma K，et al. Conduction system abnormalities in rat embryos induced by maternal hyperthermia. Anat Rec. 2002；267(3)：213-9.

［106］ Acs N，Banhidy F，Puho E，Czeizel AE. Maternal influenza during pregnancy and risk of congenital abnormalities in offspring. Birth Defects Res A Clin Mol Teratol. 2005；73(12)：989-96.

［107］ Edwards MJ. Hyperthermia in utero due to maternal influenza is an environmental risk factor for schizophrenia. Congenit Anom. 2007；47(3)：84-9.

［108］ Saxen I. The association between maternal influenza，drug consumption and oral clefts. Acta Odontol Scand. 1975；33(5)：259-67.

［109］ Dombrowski SC，Martin RP，Huttunen MO. Association between maternal fever and psychological/behavior outcomes：a hypothesis. Birth Defects Res A Clin Mol Teratol. 2003；67(11)：905-10.

［110］ Atkins TJ，Duck FA. Heating caused by selected pulsed Doppler and physiotherapy ultrasound beams measured using thermal test objects. Eur J Ultrasound. 2003；16(3)：243-52.

［111］ Barnett SB. Intracranial temperature elevation from diagnostic ultrasound. Ultrasound Med Biol. 2001；27(7)：883-8.

［112］ Horder MM，Barnett SB，Vella GJ，Edwards MJ，Wood AK. Ultrasound-induced temperature increase in guinea-pig fetal brain in utero：third-trimester gestation. Ultrasound Med Biol. 1998；24(9)：1501-10.

［113］ Ang ESBC，Gluncic V，Duque A，Schafer ME，Rakic P. Prenatal exposure to ultrasound waves impacts neuronal migration in mice. Proc N Y Acad Sci. 2006；103：12903-10.

［114］ Kieler H，Cnattingius S，Palmgren J，Haglund B，Axelsson O. First trimester ultrasound scans and left-handedness. Epidemiology. 2002；13(3)：370.

［115］ Salvesen KA. Ultrasound in pregnancy and non-right handedness：meta-analysis of randomized trials. Ultrasound Obstet Gynecol. 2011；38(3)：267-71.

［116］ Salvesen KA，Vatten LJ，Eik-Nes SH，Hugdahl K，Bakketeig LS. Routine ultrasonography in utero and subsequent handedness and neurological development. BMJ. 1993；307(6897)：159-64.

［117］ Schneider-Kolsky ME，Ayobi Z，Lombardo P，Brown D，Kedang B，Gibbs ME. Ultrasound exposure of the foetal chick brain：effects on learning and memory. Int J Dev Neurosci. 2009；27(7)：677-83.

［118］ Kieler H，Haglund B，Cnattingius S，Palmgren J，Axelsson O. Does prenatal sonography affect intellectual performance? Epidemiology. 2005；16(3)：304-10.

［119］ McClintic AM，King BH，Webb SJ，Mourad PD. Mice exposed to diagnostic ultrasound in utero are less social and more active in social situations relative to controls. Autism Res. 2014；7(3)：295-304.

［120］ Rodgers C. Questions about prenatal ultrasound and the alarming increase in autism. Midwifery Today Int Midwife. 2006；80：16-9. 66-7.

［121］ Grether JK，Li SX，Yoshida CK，Croen LA. Antenatal ultrasound and risk of autism spectrum disorders. J Autism Dev Disord. 2010；

40(2)：238-45.

[122] Abramowicz JS. Ultrasound and autism：association，link，or coincidence? J Ultrasound Med. 2012;31(8):1261-9.

[123] Ziskin MC. Intrauterine effects of ultrasound：human epidemiology. Teratology. 1999;59(4):252-60.

[124] Jouppila P，Piironinen O. Ultrasonic diagnosis of fetal life in early pregnancy. Obstet Gynecol. 1975;46(5):616-20.

[125] Resch B，Herczeg J，Altmayer P，Sztano P. The efficiency of Doppler-technique in the first trimester of pregnancy. Ann Chir Gynaecol Fenn. 1971;60(2):85-8.

[126] AIUM. AIUM official statement：measurement of fetal heart rate 2011. http://www.aium. org/publications/ statements. aspx. Accessed 20 Dec 2014.

[127] WFUMB/ISUOG. WFUMB/ISUOG statement on the safe use of Doppler ultrasound during 11-14 week scans（or earlier in pregnancy）. Ultrasound Med Biol. 2013；39（3）：373.

[128] Herberg U，Breuer J，Gembruch U，Willruth A. Imaging in fetal cardiology. Minerva Pediatr. 2014;66(5):453-71.

[129] Turan S，Turan O，Desai A，Harman C，Baschat A. First-trimester fetal cardiac examination using spatiotemporal image correlation，tomographic ultrasound and color Doppler imaging for the diagnosis of complex congenital heart disease in high-risk patients. Ultrasound Obstet Gynecol. 2014;44:562-7.

[130] Maulik D. The use of Doppler in early pregnancy. In：Abramowicz JS，editor. First-trimester ultrasounda comprehensive guide. Heidelberg：Springer;2015.

[131] Achiron R，Rotstein Z，Lipitz S，Mashiach S，Hegesh J. First-trimester diagnosis of fetal congenital heart disease by transvaginal ultrasonography. Obstet Gynecol. 1994；84(1)：69-72.

[132] Carvalho JS. Screening for heart defects in the first trimester of pregnancy：food for thought. Ultrasound Obstet Gynecol. 2010；36(6)：658-60.

[133] DeVore GR. First-trimester fetal echocardiography；is the future now? Ultrasound Obstet Gynecol. 2002;20(1):6-8.

[134] Gembruch U，Knopfle G，Chatterjee M，Bald R，Hansmann M. First-trimester diagnosis of fetal congenital heart disease by transvaginal two-dimensional and Doppler echocardiography. Obstet Gynecol. 1990；75(3 Pt 2)：496-8.

[135] Dillon EH，Case CQ，Ramos IM，Holland CK，Taylor KJ. Endovaginal pulsed and color Doppler in first-trimester pregnancy. Ultrasound Med Biol. 1993;19(7):517-25.

[136] Leiva MC，Tolosa JE，Binotto CN，Weiner S，Huppert L，Denis AL，et al. Fetal cardiac development and hemodynamics in the first trimester. Ultrasound Obstet Gynecol. 1999;14(3):169-74.

[137] Makikallio K，Jouppila P，Rasanen J. Human fetal cardiac function during the first trimester of pregnancy. Heart（Br Cardiac Soc）. 2005;91(3):334-8.

[138] Wloch A，Rozmus-Warcholinska W，Czuba B，Borowski D，Wloch S，Cnota W，et al. Doppler study of the embryonic heart in normal pregnant women. J Matern Fetal Neonatal Med. 2007;20(7):533-9.

[139] Borrell A，Grande M，Bennasar M，Borobio V，Jimenez JM，Stergiotou I，et al. First-trimester detection of major cardiac defects with the use of ductus venosus blood flow. Ultrasound Obstet Gynecol. 2013；42（1）：51-7.

[140] Matias A，Gomes C，Flack N，Montenegro N，Nicolaides KH. Screening for chromosomal abnormalities at 10-14 weeks：the role of ductus venosus blood flow. Ultrasound Obstet Gynecol. 1998;12(6):380-4.

[141] Florjanski J，Fuchs T，Zimmer M，Homola W，Pomorski M，Blok D. The role of ductus

venosus Doppler flow in the diagnosis of chromosomal abnormalities during the first trimester of pregnancy. Adv Clin Exp Med. 2013;22(3):395-401.

[142] Maiz N, Valencia C, Kagan KO, Wright D, Nicolaides KH. Ductus venosus Doppler in screening for trisomies 21, 18 and 13 and Turner syndrome at 11-13 weeks of gestation. Ultrasound Obstet Gynecol. 2009;33(5):512-7.

[143] Papatheodorou SI, Evangelou E, Makrydimas G, Ioannidis JP. First-trimester ductus venosus screening for cardiac defects: a meta-analysis. BJOG. 2011;118(12):1438-45.

[144] Abramowicz JS. Fetal Doppler: how to keep it safe? Clin Obstet Gynecol. 2010;53(4):842-50.

[145] Duck FA, Henderson J. Acoustic output of modern instruments: is it increasing? In: Barnett SB, Kossoff G, editors. Safety of diagnostic ultrasound. London: The Parthenon Publishing Group;1998. p. 15-25.

[146] Sande RK, Matre K, Eide GE, Kiserud T. Ultrasound safety in early pregnancy: reduced energy setting does not compromise obstetric Doppler measurements. Ultrasound Obstet Gynecol. 2012;39(4):438-43.

[147] Campbell S, Platt L. The publishing of papers on first-trimester Doppler. Ultrasound Obstet Gynecol. 1999;14(3):159-60.

[148] Chervenak FA, McCullough LB. Research on the fetus using Doppler ultrasound in the first trimester: guiding ethical considerations. Ultrasound Obstet Gynecol. 1999;14(3):161.

[149] ter Haar GR, Abramowicz JS, Akiyama I, Evans DH, Ziskin MC, Marsal K. Do we need to restrict the use of Doppler ultrasound in the first trimester of pregnancy? Ultrasound Med Biol. 2013;39(3):374-80.

[150] Martin K. The acoustic safety of new ultrasound technologies. Ultrasound. 2010;18:110-8.

[151] Cibull SL, Harris GR, Nell DM. Trends in diagnostic ultrasound acoustic output from data reported to the US Food and Drug Administration for device indications that include fetal applications. J Ultrasound Med. 2013;32(11):1921-32.

[152] Goncalves L. Three-D ultrasound-a role in early pregnancy? In: Abramowicz JS, editor. First-trimester ultrasound-a comprehensive guide. Heidelberg: Springer;2015.

[153] Furness ME. Fetal ultrasound for entertainment? Med J Aust. 1990;153(7):371.

[154] Abramowicz JS, Barnett SB. Isuog, Wfumb. The safe use of non-medical ultrasound: a summary of the proceedings of the joint safety symposium of ISUOG and WFUMB. Ultrasound Obstet Gynecol. 2009;33(5):617-20.

[155] ACOG. American College of Obstetricians and Gynecologists (ACOG) Committee Opinion. Number 297, August 2004. Nonmedical use of obstetric ultrasonography. Obstet Gynecol. 2004;104(2):423-4.

[156] AIUM. AIUM official statement: keepsake fetal imaging 2012. http://www. aium. org/publications/ statements. aspx. Accessed 16 Dec 2014.

[157] BMUS. BMUS (British Medical Ultrasound Society) guidelines for the safe use of diagnostic ultrasound equipment 2009. http://www. bmus. org/ultras-safety/ us-safety03. asp. Accessed 16 Dec 2014.

[158] Chudleigh T. Scanning for pleasure. Ultrasound Obstet Gynecol. 1999;14(6):369-71.

[159] Rados C. FDA cautions against ultrasound 'Keepsake' images 2004. http://www. fda. gov/ FDAC/features/2004/104_images. html. Accessed 30 Aug 2007.

[160] Salvesen K, Lees C, Abramowicz J, Brezinka C, Ter Haar G, Marsal K. ISUOG-WFUMB statement on the non-medical use of ultrasound, 2011. Ultrasound Obstet Gynecol. 2011;38(5):608.

［161］Westin S，Bakketeig LS. Unnecessary use of ultrasound in pregnancy should be avoided. Probably safe，but new evidence suggests caution. Scand J Prim Health Care. 2003;21 (2):65-7.

［162］WFUMB. WFUMB recommendations on non-medical use of ultrasound. Ultrasound Med Biol. 2010;36(8):1210.

［163］Greene N，Platt LD. Nonmedical use of ultrasound:greater harm than good? J Ultrasound Med. 2005;24(1):123-5.

［164］Chervenak FA，McCullough LB. An ethical critique of boutique fetal imaging:a case for the medicalization of fetal imaging. Am J Obstet Gynecol. 2005;192:31-3.

［165］Doubilet PM. Entertainment ultrasound. J Ultrasound Med. 2005;24(2):251-3.

［166］Wax JR，Cartin A，Pinette MG，Blackstone J. Nonmedical fetal ultrasound:knowledge and opinions of Maine obstetricians and radiologists. J Ultrasound Med. 2006;25(3):331-5.

［167］Nelson TR，Fowlkes JB，Abramowicz JS，Church CC. Ultrasound biosafety considerations for the practicing sonographer and sonologist. J Ultrasound Med. 2009;28(2):139-50.

［168］Abramowicz JS，Lewin PA，Goldberg BB. Ultrasound bioeffects for the perinatologist 2008. http://www. glowm. com/index. html? p=glowm. cml/ print&articleid=204＃r22. Accessed 12 Apr 2013.

［169］AIUM. AIUM official statement:statement on the safe use of Doppler ultrasound during 11-14 week scans（or earlier in pregnancy）2011. http://www. aium. org/publications/statements. aspx. Accessed 20 Dec 2014.

［170］Carson PL，Fischella PR，Oughton TV. Ultrasonic power and intensities produced by diagnostic ultrasound equipment. Ultrasound Med Biol. 1978;3(4):341-50.

第 2 章

超声与不孕症

Sana N. Khan and Elizabeth E. Puscheck

不孕症在美国和全世界范围内都是一个日益严重的问题。在发达国家,总人口的12%～40%存在不孕或生育能力低下;而在发展中国家,每四对夫妇中就有一对受到不孕影响[1-3]。在美国,从2006—2010年,大约有740万15—44岁的妇女接受了一些不孕不育服务[4]。通常情况下,35岁以下的女性在正常性生活未避孕1年,35岁或35岁以上的女性在正常性生活未避孕6个月未受孕,需要进行不孕评估。传统的不孕评估包括病史和体格检查、子宫输卵管造影(HSG)、精液分析和实验室评估(TSH、催乳素、卵泡早期FSH、LH和雌二醇水平及黄体酮中期水平)。

在过去的30年里,超声已经改变了生殖内分泌的诊疗,并成为所有不孕症的评估和治疗的中心。20世纪80年代末期,经阴道超声出现,它的探头频率比经腹探头更高。这种探头放置在阴道内,靠近盆腔器官,大大提高了分辨率。由于分辨率与声波穿透深度呈反比关系,因此高频探头(如经阴道探头建议使用6～9 MHz)可以更好地分辨近距离的结构(如子宫和卵巢),但穿透深度较浅。在大多数情况下,这足以评估位于子宫直肠窝的卵巢[5,6]。很少情况下,卵巢位于盆腔的上方和外侧;在这种情况下,可能需要使用经腹探头(通常为2～5 MHz)来定位卵巢,或评估大的子宫肌瘤。基于上述基础,经阴道超声探头已超过其他的成像方式成为盆腔结构检查的首选方式。超声仍有局限性:超声波不能通过非常致密的肌瘤传播,而且子宫在某些位置上也可能影响其显示。此外,超声检查可能受到身体情况的影响,如肥胖患者经腹部超声检查受影响;而经阴道超声却影响较小。

超声波可以用于不孕夫妇的评估、监测和治疗。对于女性患者,超声用于初始检查,包括基础超声评估子宫、卵巢和盆腔解剖结构,以及子宫输卵管造影(HSG)或盐水灌注子宫腔造影(SIS)/输卵管超声造影(SSS)评估子宫腔和输卵管通畅性。根据鹿特丹标准,该评估通常在月经周期开始时(周期第1—3天)进行,此时子宫内膜较薄,卵巢无卵泡生长[5]。

基础评估

对盆腔进行系统的超声检查,首先从一侧到另一侧进行全面扫描,观察宫颈、子宫、卵巢、附件和直肠窝,以确保检查没有遗漏任何部分。检查从阴道内放置阴道探头开始,并对膀胱进行初步评估。盆腔检查时膀胱最好是排空的,如果不是,则应先检查膀胱是否有任何异常,然后要求患者排空膀胱后进一步检查。

子宫

对子宫的初步评估始于确定阴道末端和膀胱正下方的宫颈。应检查宫颈是否存在任何病理或缺陷(如纳伯蒂囊肿)。对于孕妇,我们建议测量从子宫外口到子宫内口(子宫内膜与宫颈连接处)的宫颈长度(图 2.1)。

宫颈定位有助于引导检查者找到子宫的其余部分,并有助于确定其位置。

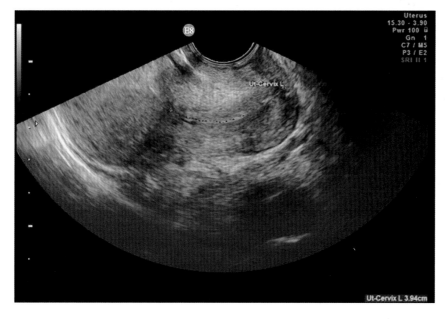

图 2.1　宫颈测量

传统上,子宫体的基本评估包括几个内容,包括子宫标准测量(长度、高度、宽度)、位置、子宫内膜的情况,以及子宫的任何异常。通常在正中矢状面测量子宫的纵向长度和高度。高度测量前后径(AP)(图 2.2a),长度测量从宫颈末端(宫颈外口)到子宫底。子宫的横向测量应在子宫体中部进行(图 2.2b)。此外,阴道内的超声探头可作为盆腔检查的延伸,以评估软硬度,以及器官滑动征,显示卵巢相对于子宫的运动,确定粘连的范围或粘连性疾病[7]。因此,在超声检查过程中,不仅可以采集超声图像,而且可以收集更多的信息。

子宫的大小与机体的整体雌激素水平相一致,雌激素水平的降低和正常/升高分别与子宫的减小和增大相关。子宫较小并不与不良妊娠结局相关;事实上,在 IVF/ICSI 周期中,较大的子宫与异位妊娠的相关性更高[8]。子宫的位置为动态的,也可以常规记录。这些信息对于胚胎移植等非常重要,随后将对其进行讨论;此外,如果在一系列检查中发现子宫保持静止,则会考虑是否存在能够引起粘连的疾病[9]。

子宫评估可以揭示导致不孕或导致早孕丢失的因素。常见的子宫异常包括息肉、肌瘤、宫腔粘连、剖宫产瘢痕和先天性子宫异常。肌壁间肌瘤(图 2.3a)可能通过损害子宫内膜/子宫肌层的血流影响早期生殖结果,导致植入失败和流产。手术矫正这些缺陷可以改善妊娠结局。相反,浆膜下肌瘤(图 2.3b)也可能增加流产,但手术矫正不会降低流产率[10]。有些肌瘤可能会长大,导致影响输卵管开口,使配子进出输卵管更加困难[11]。

众所周知,子宫内膜是一个动态的内分泌器官,它准备着并接受发育中的胚胎。因此,子宫内膜是不孕症患者评估和治疗的重要焦点。子宫内膜的总厚度是测量其 AP径,它与盆腔器官的总雌激素水平相关。在月经周期的初始阶段,当雌激素水平处于最低点时,子宫内膜非常薄,在排卵前后和进入黄体期时,内膜增厚以为着床做准备(见图

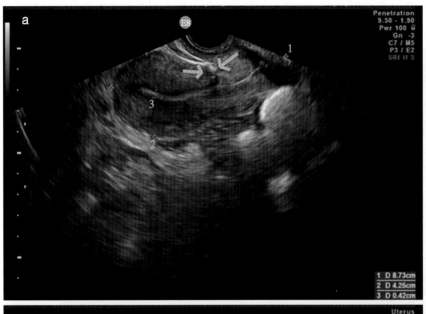

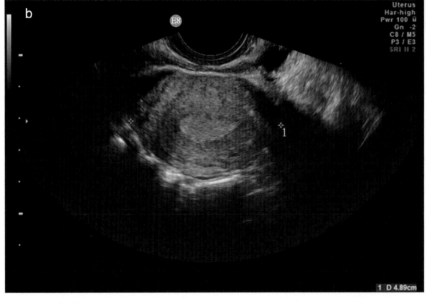

图2.2　子宫测量

（a）纵径（1）和前后径（2）的测量用来评估子宫的长度和高度（3）；（b）横切面，1＝宽度。子宫内膜增厚，与黄体期相符。箭表示存在剖宫产瘢痕。

2.2b）。子宫内膜的病理会影响生殖结果，应在基础检查期间进行评估。不规则或薄的子宫内膜可能是由宫腔粘连引起的。相反，在基础超声检查中，子宫内膜增厚可能表明子宫内膜存在息肉或其他问题，这可能需要进一步评估以了解其对生育能力的影响。子宫内膜的厚度可以作为无排卵和增生的间接指标。

在一个月经周期内，通常子宫内膜的超声回声模式是遵循典型的变化规律。在卵泡期，子宫内膜增厚，呈三层结构（图2.4）。排卵后，子宫内膜在月经周期的黄体期呈均匀高回声。这些模式与妊娠结局没有相关性，但这通常是临床评估的一部分。

子宫内膜腺体和间质位于子宫肌层内，称为子宫腺肌病。子宫腺肌病在临床上与痛经、异常子宫出血和盆腔疼痛相关[12]。子宫腺肌病是传统的组织学诊断；然而，一些超声

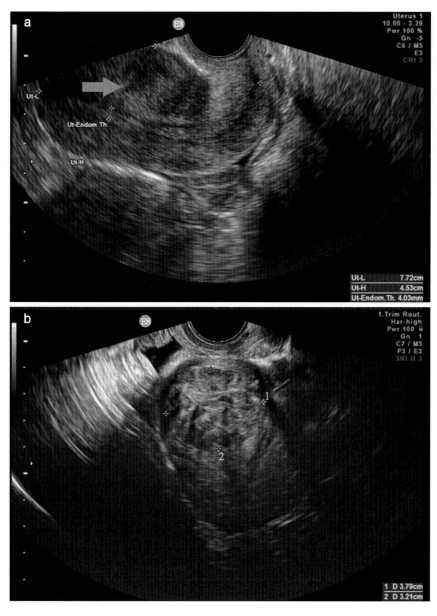

图 2.3　肌瘤

(a)壁间肌瘤;(b)浆膜下肌瘤。

特征被认为存在子宫腺肌病(图 2.5)。包括子宫肌层中的囊性区域及沿子宫体周围的血管增多[13]。这些发现被描述为"百叶窗",这些超声表现在离超声探头较远的结构上产生栅栏样阴影[14]。此外,还可以看到子宫肌层前后壁(相对于子宫内膜)的不对称。最近的研究表明,子宫腺肌病降低了不孕症治疗后的生殖结果,如体外受精(IVF)。因此,有些研究建议对低生育能力人群进行子宫腺肌病的超声筛查[15]。

超声检查被用来排除先天性子宫异常。先天性子宫异常需要 3D 超声或 MRI 进行诊断,因为必须评估子宫的冠状面,以区分弓形子宫、纵隔子宫或不全纵隔子宫(图 2.6)

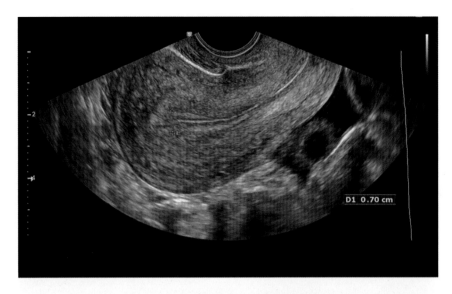

图 2.4 呈三层征的增生期子宫内膜

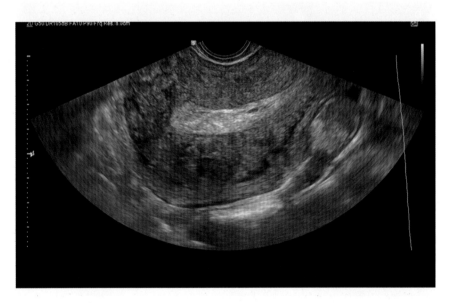

图 2.5 子宫腺肌病

和双角子宫[16]。黄体期是进行 3D 超声检查以评估先天性子宫异常的最佳时间,因为子宫内膜会增厚并呈高回声,因此会充当其自身的造影剂[16]。

卵巢

作为基础超声评估的一部分,需要对两个卵巢进行检查、三个维度的测量,描述其位置(尤其是位于盆腔外或子宫后方时),并计数每个卵巢中的卵泡数量(2～9mm)(图 2.7)。描述任何卵巢囊肿或肿块,并使用彩色或能量多普勒对这些囊肿/肿块进行进一步评估。

髂血管被用作寻找卵巢和确定测量的标志。卵巢的长轴与髂血管的长轴平行,高度与其垂直(图 2.7)。接下来,对同侧卵巢进

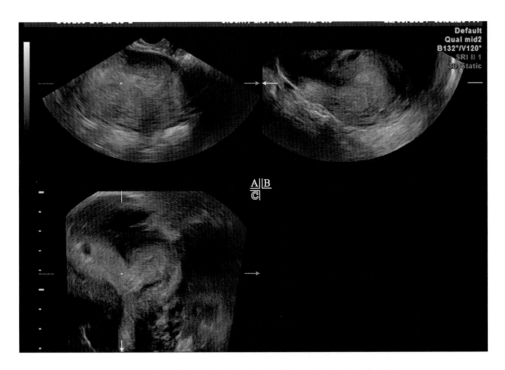

图 2.6　先天性子宫异常:不全纵隔子宫,在一侧宫角妊娠

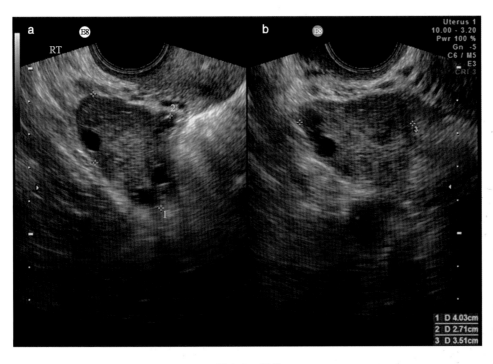

图 2.7　卵巢

(a)与髂血管平行的纵切面。1=长度,2=高度;(b)横切面,髂血管横切面(圆形),3=卵巢宽度。

行横断面观察,得到髂血管(圆)的横切面,其上方就是卵巢。在横切面上测量卵巢的宽度。卵巢体积可以使用修正的椭球体公式或3D体积来确定。激素避孕药、吸烟、更年期(包括过早绝经)、辐射及其他疾病都会使卵巢缩小。卵巢体积增加($>10 \text{ cm}^3$)是多囊卵巢外观表现之一(图 2.8)[6]。卵巢囊肿或肿块存在,卵巢体积会比正常情况下增大。

与所有育龄妇女一样,不孕症人群中存在卵巢肿块时,超声最有可能辨别良性卵巢病变。生理性或单纯性囊肿通常可视为滤泡性囊肿,这种囊肿无回声,无内部碎屑样回声,通常呈圆形或排卵后可能塌陷。这些囊肿是薄壁伴后方回声增强,多普勒超声无内部彩色血流(图2.9)[17]。

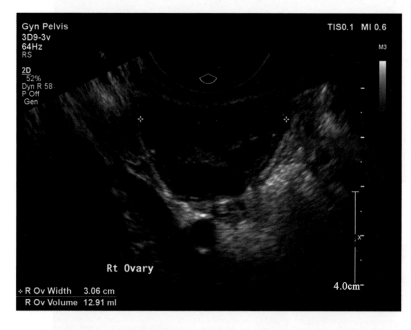

图 2.8　多囊卵巢(PCO)
　　卵巢内显示有多个卵泡。卵巢的总体积增加,达到 10 cm^3 以上。

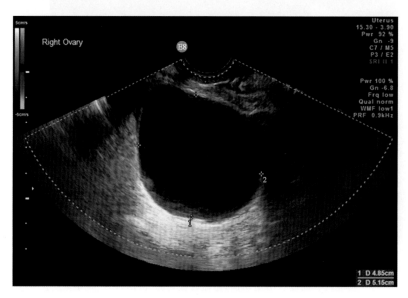

图 2.9　单纯性卵巢囊肿
囊肿内无多普勒血流信号。

其他常见的囊肿包括出血性黄体囊肿、子宫内膜样囊肿和成熟畸胎瘤。出血性黄体囊肿可以有几种表现：从最初的单纯囊肿（血液仍然是液体）到更复杂的囊性肿块，因为血液凝集，形成网状内部回声（花边状，通常由纤维蛋白链引起），最后可以是一种复合表现（囊性和实性），实性区域边缘凹陷，彩色多普勒超声无内部血流，有液体成分（图 2.10a）。通常囊肿周围的卵巢壁有信号多普勒血流（图 2.10b）[17]。

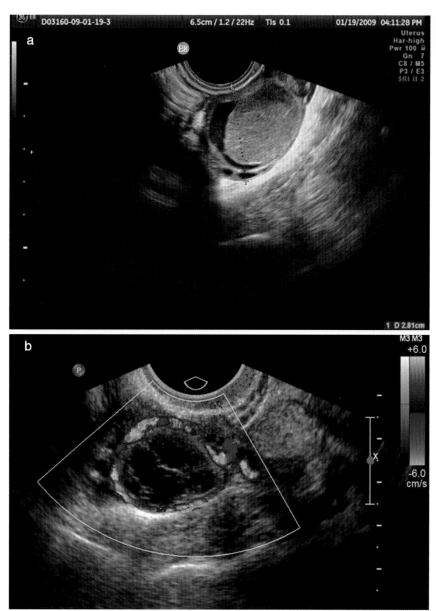

图 2.10　(a)出血性黄体，包括实性和囊性成分；(b)出血性黄体囊肿

可以看到内部回声（由于血液凝集，纤维蛋白链呈网状结构）。彩色多普勒超声未显示内部血流，但清楚显示周边血流（"火环"）。

典型的子宫内膜囊肿具有内部均匀的低回声,有时被描述为"磨玻璃"外观,没有内部彩色多普勒血流、壁结节或其他肿瘤特征。在这样的肿块中,还可能出现多房性和(或)微小回声附壁病灶的特征(图 2.11a,b)[17]。小子宫内膜异位症通常不需要干预,不会影响生殖结果[18-20]。

通常所说的"皮样囊肿"是卵巢的成熟囊性畸胎瘤,由皮脂腺物质、毛发和牙齿组成。皮样囊肿的超声表现包括局灶性或弥漫性高回声成分、高回声线和点,声影,彩色多普勒超声无内部血流(图2.12)[17]。有些人有一

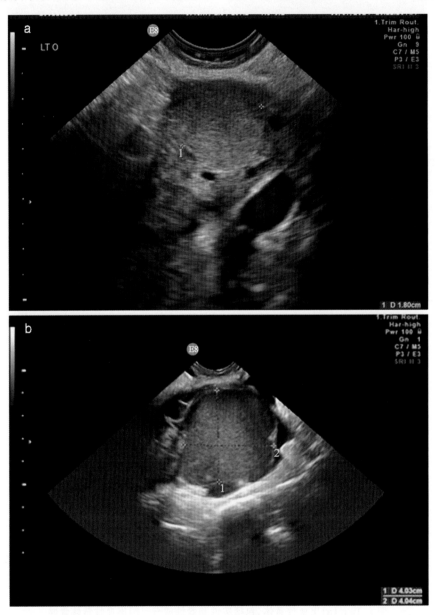

图 2.11　(a)子宫内膜囊肿;(b)不典型表现的子宫内膜囊肿

　　图像显示与子宫内膜囊肿一致的低水平回声。不典型特征包括边界不规则和高回声小结节。

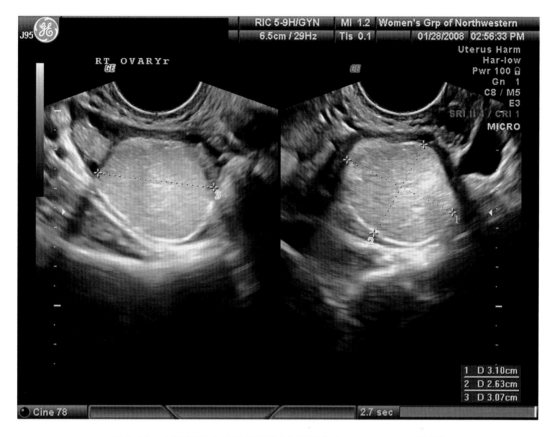

图 2.12　皮样囊肿或成熟畸胎瘤（由医学博士 Leeber Cohen 提供）

个带声影的结节，称 Rotkitansky 结节。彩色和（或）能量多普勒应用于评估附件肿块。没有多普勒血流进入皮样囊肿或 Rotkitansky 结节。所有异常发现都需要连续的超声监测[17]。

　　其他需要注意的表现包括卵巢功能不全患者，卵巢会小得多，与更年期患者一致，很少或根本看不到窦卵泡。这一发现有助于确定不明原因闭经患者的诊断，并有助于生育咨询。

附件

　　基础超声的另一个重要组成部分是评估附件疾病。最常见的输卵管表现是输卵管积水（图 2.13a）和输卵管旁囊肿或 Morgagni 囊肿。这两种囊肿可能会与卵泡混淆，重要的是，进行超声检查的人员必须清楚地评估病变位置（在卵巢内或邻近卵巢），并从三个维度观察病变，以确保收集到大部分信息（图 2.13b）。

其他

　　在不孕症患者的基础超声检查中还可能发现许多其他问题。这些包括卵巢周围或直肠窝的游离液体，以及肠道或周围结构的异常。报告中应注明所有异常情况。

盐水灌注子宫超声造影

　　在不孕症患者的初始检查期间，除了基础超声检查外，还需要评估子宫腔和输卵管通畅情况。这些信息对于决定患者的进一步治疗至关重要。

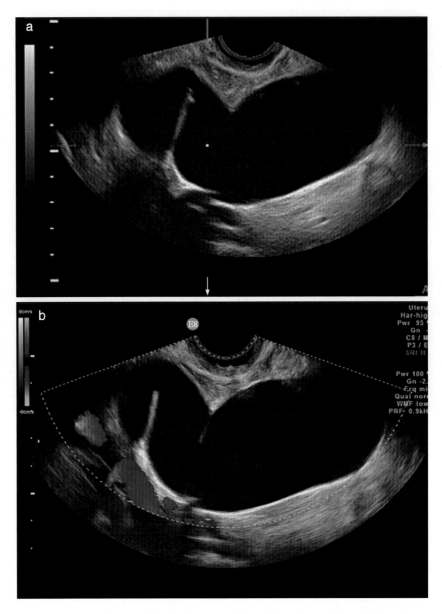

图 2.13 输卵管积水

(a)大型输卵管积水;(b)输卵管积水可能与血管混淆。

　　最好在月经结束后和排卵前(周期 6～12 天)评估宫腔。这种评估传统上是一种放射学检查,称为子宫输卵管造影(HSG),造影剂在透视引导下通过套管注入宫腔,并进行 X 线检查。超声可以与盐水灌注一起进行类似的操作,称为盐水灌注超声子宫造影(SIS)。有几项研究报道,SIS 在评估宫腔方面优于 HSG[21]。虽然 HSG 检查提供了相似的信息,但在 SIS 检查期间没有 X 线辐射暴露。能够实时显示是 SIS 检查的一个优点,而且,与 HSG 不同,该检查还可以明确HSG 检查中异常充盈缺损的原因(如息肉、纤维瘤、粘连)。SIS 检查最好在月经后的早期卵泡期进行,并在进行基础超声检查后进行。

在 SIS 检查过程中,将患者置于截石位,消毒阴道和宫颈,然后将导管置入宫颈或子宫内膜腔。如果使用了气囊,气囊充气形成一个密封圈,防止液体通过宫颈从宫腔流出。然后注入无菌生理盐水,在多个平面上彻底检查子宫腔,以发现宫腔占位(图 2.14),如息肉(图 2.15)或黏膜下肌瘤(图 2.16)[22]。SIS 与彩色或能量多普勒结合使用,不仅可以识别宫腔占位(如 HSG 所述),还可以明确占位的性质(即息肉、纤维瘤、粘连等)。其他可以检测到的异常包括子宫内膜粘连,也称为 Asherman 综合征(图 2.17)。在生育能力低下的女性中,SIS 已被证明是一种高度敏感的工具,可与检测宫内异常的金标准——宫腔镜相媲美[23]。

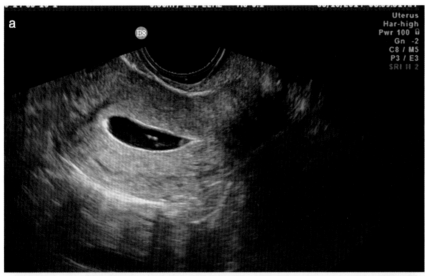

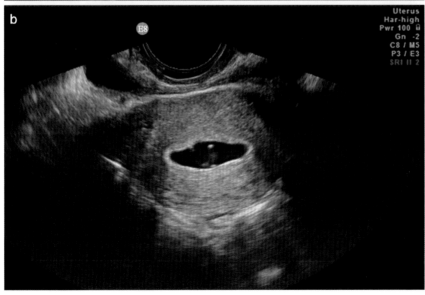

图 2.14　盐水灌注子宫超声造影(SIS)

(a)矢状切面,显示宫腔积液的子宫纵轴,子宫腔呈黑色,无宫内充盈缺损;(b)子宫横切面,子宫中段子宫腔内积液。

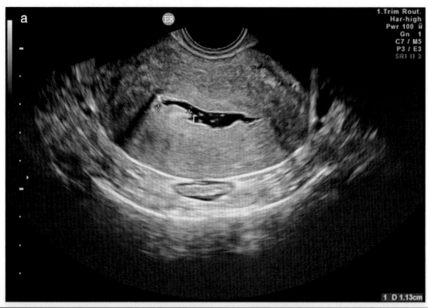

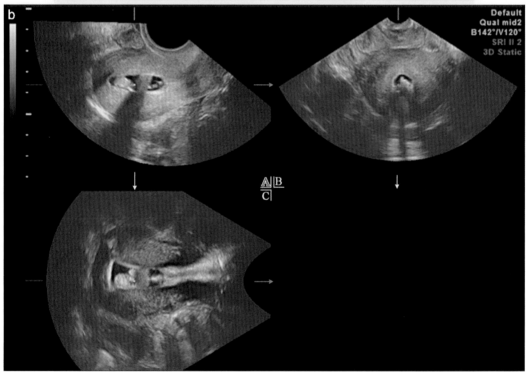

图 2.15 (a)SIS 显示宫腔一个约 1cm 长的无蒂息肉;(b)3D SIS 显示息肉

传统上,子宫腔的评估是利用 2D 超声进行的,操作人员通过矢状面和横切面检查评估整个子宫腔。然而,现在越来越多的证据表明,3D 超声在评估宫腔方面的用途和优势正在增加,这将在本章后面讨论。

如果怀疑子宫异常,通常需要 3D 超声来明确诊断。3D 超声也有助于确定占位或宫内节育器的位置。

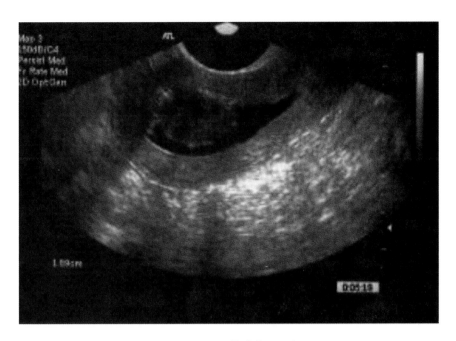

图 2.16　SIS 伴黏膜下肌瘤

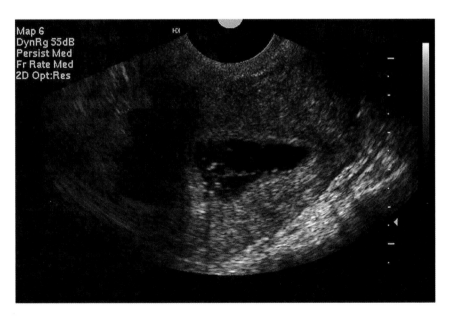

图 2.17　SIS 伴宫腔粘连 (Asherman 综合征)

　　一个更具争议的话题是在盐水超声输卵管造影 (SSS) 中使用超声和搅拌盐水来研究输卵管通畅性。这一新术技术不同于 SIS 只评价空腔,SSS 同时完成输卵管的评估。

SSS 在技术上要求更高。

　　无论是在宫腔检查之前还是之后,都可以对输卵管进行评估。这是通过将搅动的生理盐水注入子宫腔来完成的。盐水可以手动搅拌,也可以使用仪器设备进行。美国食品和药物管理局(FDA)批准的一种新设备Femvue,可以通过机械化将带有气泡的生理盐水注入宫腔和输卵管,用于检测输卵管通畅性。利用子宫角附近的子宫底横切面,可以看到搅动的生理盐水,气泡穿过近端输卵管。更具体地说,子宫角部可以在子宫的"柠檬状"横切面上观察到。从子宫内膜到近端输卵管通常可见一条细线;如果没有观察到这一点,则可以通过观察有回声的气泡穿过宫角。

在检查两侧后,接着对盆腔进行彻底检查,以发现输卵管积水或检测一侧或双侧卵巢周围或子宫直肠窝内的游离液体。值得注意的是,如果没有清晰的观察到搅动的生理盐水通过子宫角部,但可以看到游离液体,则至少已经证实了单侧输卵管通畅。一旦评估了宫腔和输卵管,球囊放气,完成检查[22]。

除了最初的不孕症检查外,超声也是不孕症治疗中不可或缺的一部分:卵泡监测、卵母细胞提取和胚胎移植。

卵泡超声监测

超声对于不孕症患者治疗过程中的卵泡监测至关重要。口头的生育指导通常不需要定期超声监测。但是,可以采用排卵期超声检查确认优势卵泡。任何使用促性腺激素注射诱导排卵或任何形式的体外受精(IVF)的治疗都需要每天或每隔一天进行监测。

正常情况下,在月经中期,卵巢在周期第10—20天产生一个优势卵泡。不孕症专家的目标是在排卵时确定宫内授精的时间,在卵泡成熟时触发排卵的时间,或取卵的时间,以便在排卵前抽吸卵母细胞。这一关键的时间过程依赖于连续超声监测卵泡中晚期的生长。大多数检查使用 2D 超声。然而,已经开发出来了新的软件 SonoAVC,可以对卵巢进行 3D 图像捕获,并通过卵巢绘图自动计

算卵泡体积[24,25](图 2.18)。卵泡监测围绕着这样一个原则,即一旦被确认为优势卵泡,卵泡预计将以每天 2mm 的速度生长,通过超声波监测,直至排卵;因此,超声检查的频率、时间和可靠性是极其重要的。此外,与单独的激素监测相比,超声波具有优势,因为许多临床情况会导致激素环境的变化,包括围绝经期患者和 LH 水平高的 PCOS 患者,这可能会干扰排卵的激素监测[26]。

超声在辅助生殖技术(ART)程序中的应用

卵母细胞的提取

与 IVF 相关的侵入性程序包括卵母细胞提取和胚胎移植程序;这两种手术都是在超声引导下进行的。

卵母细胞的提取过程依赖于这样一个原则,即受刺激的卵巢将变得更大、更重,并沉入子宫直肠窝,这使得卵巢容易显示,并能够通过阴道内探针到达。过去,许多其他的方法都试图获取卵母细胞,包括腹腔镜、经尿道和经膀胱;然而,经阴道途径被认为是更好的[27-29]。

阴道内探头装有一个引导器,屏幕上显示引导线,因此可以很容易地看到穿刺针并规划其路径。然后将超声探头放置在卵巢附近的阴道内,将针头穿过引导器插入卵巢,在卵巢中连续抽吸每个卵泡(图 2.19)。这一操作依赖于操作人员的超声技术。必须注意的是,卵巢附近有许多血管,当这些血管连续出现时,可能会与卵泡混淆[26,30]。一些研究表明,多普勒超声检查可能有助于提高手术过程中的安全性[31]。

最后,多项研究表明,对于卵巢位置异常高出盆腔的患者,可以使用阴道内探头从腹部提取卵母细胞[32,33]。

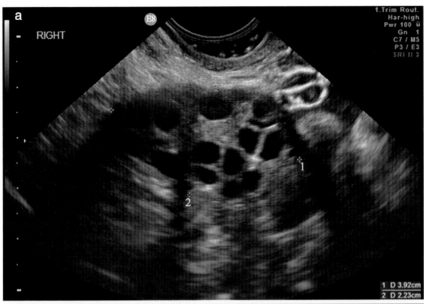

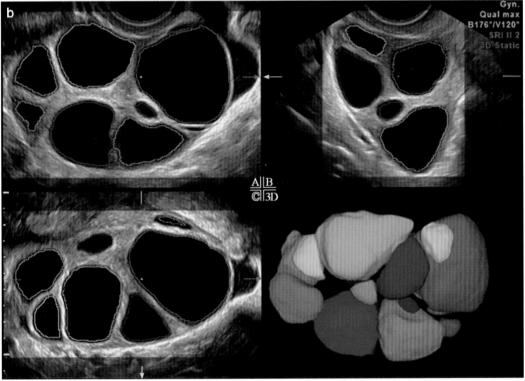

图 2.18 （a）2D 超声显示含有多个卵泡的受刺激卵巢；（b）SonoAVC 每个卵泡体积都会自动计算，并根据带有测量值的表格进行颜色编码。

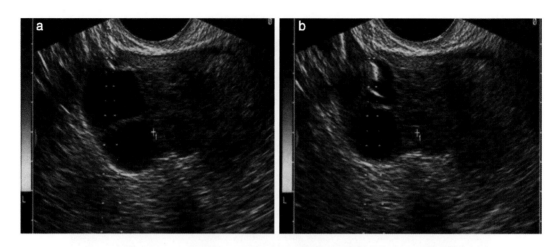

图 2.19　提取卵母细胞的超声图像

（a）使用引导线穿刺卵泡；（b）针头呈高回声，在成熟卵泡中很容易显示。

胚胎移植

胚胎移植最初是在没有超声引导的情况下进行的。然而，多项研究表明，当系统地使用超声波来确保胚胎被放置在子宫腔而不是异常通道时，结果会有所改善[34-36]。从那时起，使用超声引导胚胎移植已成为常规。妊娠率的差异很可能是继发于子宫颈异常或子宫位置异常，这增加了非子宫内膜胚胎植入的风险[37]。因此，在解剖结构异常时，需要一名熟练的经腹超声医师，以确保在最小的疼痛、出血或不适的情况下将胚胎放入宫腔，这些都与子宫收缩和较低的妊娠率有关（图 2.20a，b）[38]。

在不久的将来，我们预计胚胎移植将采用实时 3D 超声（图 2.20c）（4D 超声）进行。与 2D 超声相比，利用实时 3D 超声可以更明确和准确地放置胚胎移植导管，从而改进胚胎移植技术[39,40]。将子宫内膜腔的 3D 体积评估作为子宫内膜容受性的标志是有争议的[41,42]。

有研究表明，3D 超声可以在不孕症人群评估和管理的所有环节中发挥更重要的作用[43,44]。

其他

还必须提到的是，超声是评估和监测生育治疗并发症的主要手段，主要包括卵巢过度刺激综合征（OHSS）。OHSS 是一种激素介导的血管通透性紊乱疾病（与 VEGF 和 β-hCG 相关），由卵巢刺激引起[45]。该疾病的临床特征包括腹腔、胸腔，甚至心包腔可能存在大量积液。利用腹部、盆腔，甚至胸部超声评估腹膜腔和胸膜腔中的液体量，并监测卵巢的大小，尽管已经取出了卵母细胞，卵巢也往往会明显增大（图 2.21）[45,46]。有时，引流是必要的，必要时可在超声引导下进行穿刺引流[46]。

3D 超声

3D 超声有许多新兴的应用，包括评估子宫腔、研究先天性子宫异常、卵泡体积计算和确定最佳胚胎移植位置。最近的一项研究发现，3D SIS 与宫腔镜的相关性更好，宫腔镜被认为是金标准[47]。3D SIS 在检测宫内异常方面优于传统 2D 超声；然而，还需要更大规模的研究来证实这些发现[47]。此外，3D超声在先天性苗勒管畸形的诊断中显示出极

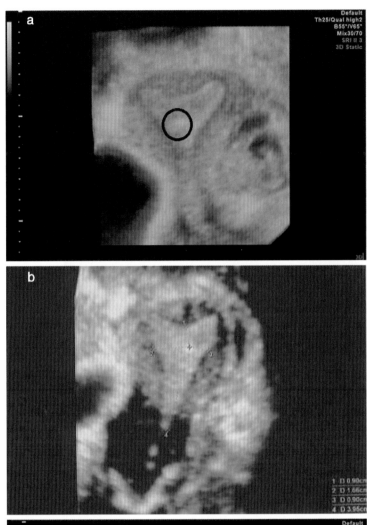

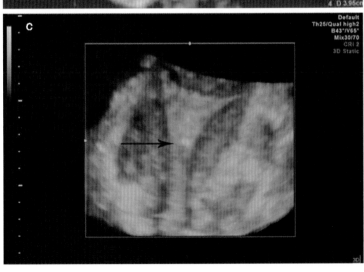

图 2.20　(a)腹部超声引导下的
胚胎移植图像常带有
白点,这与移植时经常
伴随胚胎和液体的气
泡相关;(b)经阴道内
口的导管,测量子宫顶
部和预期放置位置的
距离;(c)3D 渲染图,
显示与胚胎移植时释
放的气泡相对应的白
点(箭)

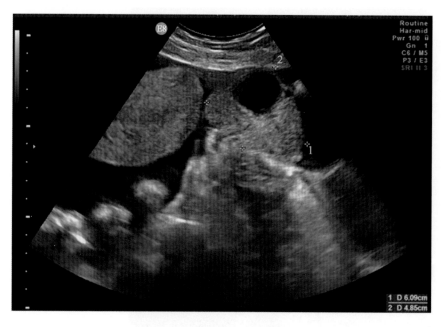

图 2.21　卵巢过度刺激综合征
腹腔内有大量液体,子宫和卵巢漂浮在腹水中。

大的实用价值。最近的研究表明,3D 超声在诊断异常方面非常准确,这与内镜检查结果相关[48-51]。此外,3D 超声和 MRI 结果之间的一致性非常高,这表明 3D 超声可以替代 MRI 用于某些研究[如先天性子宫异常的诊断或宫内节育器(IUD)定位],降低放射性造影剂使用的成本和风险[52]。

妊娠和反复流产

妊娠测定通常在胚胎移植后 12 天左右进行。当妊娠试验呈阳性时,大多数不孕症专家将在大约 2 天后进行第二次 hCG 水平检测。如果有适当的上升,通常安排在 5.5－6.5 周进行超声检查,以确认宫内妊娠(图 2.22)。根据美国妇产科协会(ACOG)指南,预计的预产期(EDD)应根据胚胎移植确定。如果进行第 3 天的胚胎移植,则 EDD 为 263 天后[53]。如果进行第 5 天的胚胎移植,EDD 是 261 天之后。这是目前最准确的

日期。超声波检查不应重新确定怀孕的日期。其他章节讨论了早孕的发现。我们的患者往往非常焦虑,因此 CPT 代码(V23.0)适用于"有不孕史的妊娠",它允许使用比通常更多的超声波检查,以减轻患者的焦虑。关于反复流产的文献表明,"温柔的关爱"可以改善妊娠结局,这些早期超声检查确实是能让患者更放心。关于流产和无法存活妊娠的确定有了新的术语和标准[54,55]。不孕症患者约有 40% 的先兆流产率,表现为阴道出血。这些患者可以到医师办公室或急诊室就诊。重要的是,不要以不恰当的方式终止妊娠,因为这些患者为怀孕付出了巨大的努力。Doubilet 等建议,头臀长度为 7mm 或以上,且无胎心搏动时,才宣布其不可存活。我们的患者非常渴望看到孕囊、卵黄囊,最重要的是胎儿心脏在子宫内的搏动!当胎儿出现心跳时,流产的可能性显著降低,通常情况下,患者会被转诊回产科医师进行常规妊娠管理。

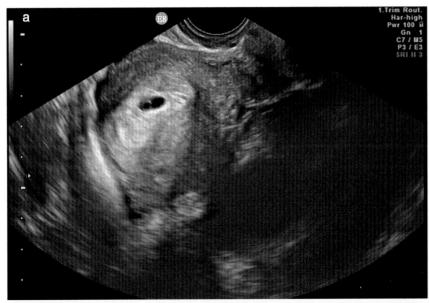

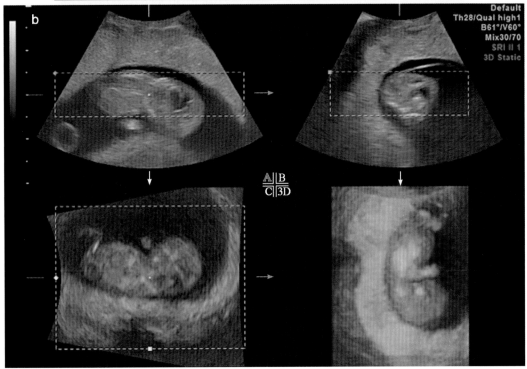

图 2.22 (a)伴有卵黄囊的早期妊娠;(b)早期妊娠的 3D 渲染成像

反复流产也归属于 REI 进行评估和治疗。在一般人群中,15%～25% 的妊娠会发生自然流产,并且随着年龄的增长而增加,40岁以上的妇女自然流产率接近 50%。反复流产定义为两次或两次以上的流产。不到 5% 的女性会有连续两次的流产,不到 1% 的女性会有连续三次或三次以上的流产。美国生殖医学会(ASRM)发表了一份委员会意见，审查了证据，并建议进行以下检查：父母和胚胎的基因评估（核型异常是最常见的原因，60%），子宫解剖评估（SIS 或 HSG），甲状腺和催乳素的内分泌评估、抗磷脂评估（狼疮抗凝剂、抗心磷脂抗体、抗 β_2 糖蛋白1），还有心理咨询[56]。ASRM 文件中引用的一项研究报告称，与对照组相比，温柔关爱（TLC）包括以下方面，可以显著改善复发流产：心理支持、每周超声波检查、避免繁重的工作，旅行和性生活，这些导致干预组的妊娠率为 85%，对照组为 36%[57]。ASRM 对这一理论提出了警告，因为研究中这两组并不是随机的，而是根据受试者居住的距离来确定的。在完成 RPL 评估的夫妇中，约有50% 的夫妇没有明确的导致流产的原因，因此无法解释。必须强调的是，那些原因不明的复发性流产仍然有 50%～60% 的机会成功怀孕。

教学要点

- 超声是不孕症评估和治疗的关键部分。
- 传统 2D 超声用于子宫基础评估，以评估子宫大小（如果怀疑子宫异常，则采用 3D）、卵巢大小和体积、卵巢窦性卵泡计数（AFC）及盆腔检查。
- 生理盐水灌注超声宫腔检查（SIS）是评估子宫内膜腔的重要工具，3D SIS 检测和诊断宫内异常方面可与宫腔镜检查相媲美。
- 生理盐水超声输卵管造影（SSS）可用于通过使用搅动生理盐水的方法进行输卵管通畅性的超声评估。
- 3D 超声是诊断先天性子宫异常或宫内节育器放置（或错位）的必要手段。它还特别用于不孕症，以便更好地评估子宫内膜腔和 SIS 宫内病变的定位。

- 2D 或 3D 超声用于监测控制性卵巢刺激，以评估卵泡生长和子宫内膜厚度。
- 阴道超声检查是辅助生殖技术（即卵母细胞提取和胚胎移植）的关键组成部分。

参 考 文 献

[1] Page H. Estimation of the prevalence and incidence of infertility in a population：a pilot study. Fertil Steril. 1989;51(4):571-7.

[2] Himmel W, Ittner E, Kochen MM, Michelmann HW, Hinney B, Reuter M, et al. Management of involuntary childlessness. Br J Gen Pract. 1997;47(415):111-8.

[3] Mascarenhas MN, Flaxman SR, Boerma T, Vanderpoel S, Stevens GA. National, regional, and global trends in infertility prevalence since 1990：a systematic analysis of 277 health surveys. PLoS Med. 2012;9(12), e1001356.

[4] Chandra A, Copen CE, Stephen EH. Infertility and impaired fecundity in the United States, 1982-2010：data from the National Survey of Family Growth. Natl Health Stat Report. 2013;67:1-18. 1 p following 19.

[5] Rotterdam ESHRE/ASRM-Sponsored PCOS consensus workshop group. Revised 2003 consensus on diagnostic criteria and long-term health risks related to polycystic ovary syndrome（PCOS）. Hum Reprod. 2004;19(1):41-7.

[6] Dewailly D, Lujan ME, Carmina E, Cedars MI, Laven J, Norman RJ, et al. Definition and significance of polycystic ovarian morphology：a task force report from the Androgen Excess and Polycystic Ovary Syndrome Society. Hum Reprod Update. 2014；20（3）：334-52.

[7] Lewiss RE, Saul T, Goldfl am K. Sonographic cervical motion tenderness：a sign found in a patient A with pelvic inflammatory disease.

Crit Ultrasound J. 2012;4(1):20.

[8] Egbase PE, Al-Sharhan M, Grudzinskas JG. Influence of position and length of uterus on implantation and clinical pregnancy rates in IVF and embryo transfer treatment cycles. Hum Reprod. 2000;15(9):1943-6.

[9] Gardner CS, Jaffe TA, Hertzberg BS, Javan R, Ho LM. The incarcerated uterus:a review of MRI and ultrasound imaging appearances. AJR Am J Roentgenol. 2013;201(1):223-9.

[10] Metwally M, Cheong YC, Horne AW. Surgical treatment of fibroids for subfertility. Cochrane Database Syst Rev. 2012;11, CD003857.

[11] Kroon B, Johnson N, Chapman M, Yazdani A, Hart R, Australasian CREI Consensus Expert Panel on Trial evidence (ACCEPT) Group. Fibroids in infertility-consensus statement from ACCEPT (Australasian CREI Consensus Expert Panel on Trial evidence). Aust N Z J Obstet Gynaecol. 2011;51(4):289-95.

[12] Benagiano G, Brosens I, Habiba M. Adenomyosis:a life-cycle approach. Reprod Biomed Online. 2014;30(3):220-32.

[13] Shwayder J, Sakhel K. Imaging for uterine myomas and adenomyosis. J Minim Invasive Gynecol. 2014;21(3):362-76.

[14] Van den Bosch T, Dueholm M, Leone FP, Valentin L, Rasmussen CK, Votino A, et al. Terms and definitions for describing myometrial pathology using ultraso-nography. Ultrasound Obstet Gynecol. 2015. doi: 10. 1002/uog. 14806 [Epub ahead of print].

[15] Vercellini P, Consonni D, Dridi D, Bracco B, Frattaruolo MP, Somigliana E. Uterine adenomyosis and in vitro fertilization outcome:a systematic review and meta-analysis. Hum Reprod. 2014;29(5):964-77.

[16] Graupera B, Pascual MA, Hereter L, Browne JL, Úbeda B, Rodríguez I, et al. Accuracy of three dimensional ultrasound in the diagnosis of mullerian duct anomalies compared to magnetic resonance imaging using the ESHRE-ESGE consensus on the classification of con-genital anomalies of the female genital tract. Ultrasound Obstet Gynecol. 2015. doi: 10. 1002/uog. 14825 [Epub ahead of print].

[17] Levine D, Brown DL, Andreotti RF, Benacerraf B, Benson CB, Brewster WR, et al. Management of asymptomatic ovarian and other adnexal cysts imaged at US Society of Radiologists in Ultrasound consensus conference statement. Ultrasound Q. 2010; 26 (3): 121-31.

[18] Fadhlaoui A, Bouquet de la Joliniere J, Feki A. Endometriosis and infertility:how and when to treat? Front Surg. 2014;1:24.

[19] Surrey ES. Endometriosis and assisted reproductive technologies: maximizing outcomes. Semin Reprod Med. 2013;31(2):154-63.

[20] Pop-Trajkovic S, Popović J, Antić V, Radović D, Stavanovic M, Vukomanović P. Stages of endometriosis:does it affect in vitro fertilization outcome. Taiwan J Obstet Gynecol. 2014; 53 (2):224-6.

[21] El-Sherbiny W, El-Mazny A, Abou-Salem N, Mostafa WS. The diagnostic accuracy of two-vs three-dimensional sonohysterography for evaluation of the uterine cavity in the reproductive age. J Minim Invasive Gynecol. 2015;22 (1):127-31.

[22] Elsayes KM, Pandya A, Platt JF, Bude RO. Technique and diagnostic utility of saline infusion sonohysterography. Int J Gynaecol Obstet. 2009;105(1):5-9.

[23] Seshadri S, El-Toukhy T, Douiri A, Jayaprakasan K, Khalaf Y. Diagnostic accuracy of saline infusion sonography in the evaluation of uterine cavity abnormalities prior to assisted reproductive techniques:a systematic review and meta-analyses. Hum Reprod Update. 2015;21(2):262-74.

[24] Vandekerckhove F, Bracke V, De Sutter P. The value of automated follicle volume measurements in IVF/ ICSI. Front Surg. 2014; 1:18.

[25] Vandekerckhove F, Vansteelandt S, Gerris J,

De Sutter P. Follicle measurements using sonography-based automated volume count accurately predict the yield of mature oocytes in in vitro fertilization/intracyto-plasmic sperm injection cycles. Gynecol Obstet Invest. 2013; 76(2):107-12.

[26] Iyoke CA, Ugwu GO, Ezugwu FO, Ajah LO, Mba SG. The role of ultrasonography in in-vitro fertilization and embryo transfer (IVF-ET). Niger J Med. 2013;22(3):162-70.

[27] Lenz S, Lauritsen JG, Kjellow M. Collection of human oocytes for in vitro fertilisation by ultrasonically guided follicular puncture. Lancet. 1981;1(8230):1163-4.

[28] Dellenbach P, Nisand I, Moreau L, Feger B, Plumere C, Gerlinger P. Transvaginal sonographically controlled follicle puncture for oocyte retrieval. Fertil Steril. 1985; 44 (5): 656-62.

[29] Wiseman DA, Short WB, Pattinson HA, Taylor PJ, Nicholson SF, Elliott PD, et al. Oocyte retrieval in an in vitro fertilization-embryo transfer program: comparison of four methods. Radiology. 1989;173(1):99-102.

[30] Porter MB. Ultrasound in assisted reproductive technology. Semin Reprod Med. 2008;26 (3):266-76.

[31] Risquez F, Confino E. Can Doppler ultrasound-guided oocyte retrieval improve IVF safety? Reprod Biomed Online. 2010;21(4): 444-5.

[32] Weissbrot ES, Roman-Rodriguez C, Sung L. Transabdominal oocyte retrieval compared with the traditional transvaginal approach. Obstet Gynecol. 2014;123 Suppl 1:190S.

[33] Kemi AI, Olukoya OY, Okeke CC, Ogbeche RO, Iloabachie EC, Adewusi AJ, et al. The use of ultrasound guided transvaginal probe on the anterior abdominal wall for follicular aspiration in a patient with inaccessible ovaries by transvaginal ultrasound. Nig Q J Hosp Med. 2013;23(2):139-41.

[34] Gambadauro P, Navaratnarajah R. Reporting of embryo transfer methods in IVF research: a cross-sectional study. Reprod Biomed Online. 2015;30(2):137-43.

[35] Strickler RC, Christianson C, Crane JP, Curato A, Knight AB, Yang V. Ultrasound guidance for human embryo transfer. Fertil Steril. 1985;43(1):54-61.

[36] Hurley VA, Osborn JC, Leoni MA, Leeton J. Ultrasound-guided embryo transfer: a controlled trial. Fertil Steril. 1991; 55 (3): 559-62.

[37] Broussin B, Jayot S, Subtil D, Parneix I, Audebert A, Dubecq F, et al. Difficult embryo transfers:contribution of echography. Contracept Fertil Sex. 1998;26(7-8):492-7.

[38] Zhu L, Che HS, Xiao L, Li YP. Uterine peristalsis before embryo transfer affects the chance of clinical pregnancy in fresh and frozen-thawed embryo transfer cycles. Hum Reprod. 2014;29(6):1238-43.

[39] Fang L, Sun Y, Su Y, Guo Y. Advantages of 3-dimensional sonography in embryo transfer. J Ultrasound Med. 2009;28(5):573-8.

[40] Gergely RZ, DeUgarte CM, Danzer H, Surrey M, Hill D, DeCherney AH. Three dimensional/four dimensional ultrasound-guided embryo transfer using the maximal implantation potential point. Fertil Steril. 2005; 84 (2): 500-3.

[41] Oles DP. Goals of medicine. Arch Intern Med. 1992; 152 (7): 1530. author reply 1530, 1532.

[42] Zackova T, Järvelä IY, Tapanainen JS, Feyereisl J. Assessment of endometrial and ovarian characteristics using three dimensional power Doppler ultrasound to predict response in frozen embryo transfer cycles. Reprod Biol Endocrinol. 2009;7:151.

[43] Radoncic E, Funduk-Kurjak B. Three-dimensional ultrasound for routine check-up in in vitro fertilization patients. Croat Med J. 2000;41(3):262-5.

[44] Grigore M, Mare A. Applications of 3-D ul-

trasound in female infertility. Rev Med Chir Soc Med Nat Iasi. 2009;113(4):1113-9.

[45] Corbett S, Shmorgun D, Claman P;Reproductive Endocrinology Infertility Committee, Healey S, Gysler M. The prevention of ovarian hyperstimulation syndrome. J Obstet Gynaecol Can. 2014;36(11):1024-36.

[46] Nouri K, Tempfer CB, Lenart C, Windischbauer L, Walch K, Promberger R, et al. Predictive factors for recovery time in patients suffering from severe OHSS. Reprod Biol Endocrinol. 2014;12:59.

[47] Terry S, Banks E, Harris K, Duvivier R, Dar P. Comparison of 3-dimensional with 2-dimensional saline infusion sonohysterograms for the evaluation of intrauterine abnormalities. J Clin Ultrasound. 2009;37(5):258-62.

[48] Ghi T, Casadio P, Kuleva M, Perrone AM, Savelli L, Giunchi S, et al. Accuracy of three-dimensional ultrasound in diagnosis and classification of congenital uterine anomalies. Fertil Steril. 2009;92(2):808-13.

[49] Bocca SM, Oehninger S, Stadtmauer L, Agard J, Duran EH, Sarhan A, et al. A study of the cost, accuracy, and benefits of 3-dimensional sonography compared with hysterosalpingography in women with uterine abnormalities. J Ultrasound Med. 2012; 31 (1): 81-5.

[50] Ludwin A, Oehninger S, Stadtmauer L, Agard J, Duran EH, Sarhan A, et al. Two-and three-dimensional ultrasonography and sonohysterography versus hysteroscopy with laparoscopy in the differential diagnosis of septate, bicornuate, and arcuate uteri. J Minim Invasive Gynecol. 2013;20(1):90-9.

[51] Niknejadi M, Akhbari F, Niknejad F, Khalili G, Shiva M. Comparison of two dimensional and live three dimensional ultrasounds for the diagnosis of septated uterus. Iran J Reprod Med. 2014;12(8):547-54.

[52] Ata B, Nayot D, Nedelchev A, Reinhold C, Tulandi T. Do measurements of uterine septum using three-dimensional ultrasound and magnetic resonance imaging agree? J Obstet Gynaecol Can. 2014;36(4):331-8.

[53] Committee Opinion No. 611. Method for estimating due date. Obstet Gynecol. 2014;124 (4):863-6.

[54] Kolte AM, Bernardi LA, Christiansen OB, Quenby S, Farquharson RG, Goddijn M, et al. Terminology for pregnancy loss prior to viability:a consensus statement from the ESHRE early pregnancy special interest group. Hum Reprod. 2015;30(3):495-8.

[55] Doubilet PM, Benson CB, Bourne T, Blaivas M;Society of Radiologists in Ultrasound Multispecialty Panel on Early First Trimester Diagnosis of Miscarriage and Exclusion of a Viable Intrauterine Pregnancy, Barnhart KT, et al. Diagnostic criteria for nonviable pregnancy early in the first trimester. N Engl J Med. 2013;369(15):1443-51.

[56] Practice Committee of the American Society for Reproductive M. Evaluation and treatment of recurrent pregnancy loss:a committee opinion. Fertil Steril. 2012;98(5):1103-11.

[57] Lachmi-Epstein A, Mazor M, Bashiri A. Psychological and mental aspects and "tender loving care" among women with recurrent pregnancy losses. Harefuah. 2012;151(11):633-7, 654.

第3章

孕产妇并发症和孕早期超声检查

Elena Bronshtein and Karoline S. Puder

引言

超声检查是产科最重要和最有用的诊断工具之一。它是一种无创、便携、快速和安全的技术。在孕早期进行的超声检查可确认宫内妊娠，确定准确的日期，对早期妊娠失败和异位妊娠的诊断至关重要。可通过测量颈后透明层厚度及鼻骨的存在或缺失来评估非整倍的风险。此外，及时的孕早期超声检查还减少了妊娠 24 周后多胎妊娠检测的失败率，降低了孕晚期引产率[1]。表 3.1 显示了孕早期超声检查的标准指征。这些在本书的各个章节中都有详细的论述。已知有几种母体疾病与胎儿异常风险增加有关，可能需要进行早期或更详细的胎儿结构检查。

最近，一些研究证明，胎儿颈后透明层（NT）增加与结构缺陷相关后，鼓励对主要异常进行早期诊断[2-4]。随着高频和高分辨率阴式超声探头的发展，以及技术的大幅度改进，使得在孕早期能更详细地显示胎儿解剖结构[5-16]。这有助于将产前诊断结构检查从传统的孕中期转移到孕早期，并为孕早期发现异常的适当病例提供终止妊娠的机会。另一方面，在妊娠的前三个月没有重大的胎儿结构畸形，可以使患者安心，减少焦虑。

由于胎儿畸形是逐渐发展而来的，有些异常在孕早期的解剖评估中并不明显，因此妊娠中期的结构检查仍然是"金标准"，所以

表 3.1　规范的孕早期超声指征[116]

1	确认是否存在宫内妊娠
2	对疑似异位妊娠的评估
3	确定阴道出血的原因
4	盆腔疼痛的评估
5	估计妊娠（月经）时间
6	多胎妊娠的诊断或评估
7	确认胎儿心管搏动
8	辅助绒毛膜绒毛取样，胚胎移植操作
9	宫内节育器的定位和取出
10	评估高危患者的某些胎儿异常，如无脑畸形
11	评估母体盆腔肿块和（或）子宫异常
12	作为胎儿非整倍体筛查项目的一部分，测量颈后透明层（NT）厚度
13	疑似葡萄胎的评估

我们这里主要探讨那些可能受益于孕早期超声检查的患者。孕早期超声对胎儿主要结构异常的诊断率为 29%～78.8%，总检出率为 50%[17-19]。据报道，无脑儿、前脑无裂畸形、左心发育不良综合征、脐膨出、巨膀胱和水肿的检出率最高，为 88%～100%[18]。孕早期可采用经腹部或经阴道超声检查。经阴道超声检查在显示颅骨、脊柱、胃、肾、膀胱和四肢方面明显优于经腹超声检查。妊娠 13－14 周时，64% 的经腹超声检查和 82% 的经阴道超声检查可以完成完整的胎儿结构筛查[20]。经腹部和经阴道超声检查时，胎儿头臀长为

45～54 mm 时,75％胎儿可以检查心脏结构;胎儿头臀长(CRL)超过 65 mm 时,96％以上胎儿可检查心脏结构[21](图 3.1,图 3.2,图 3.3 和图 3.4)。

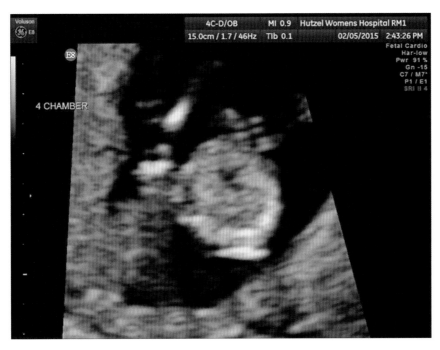

图 3.1　妊娠 13 周时胎儿心脏四腔心图像(经腹部超声检查)

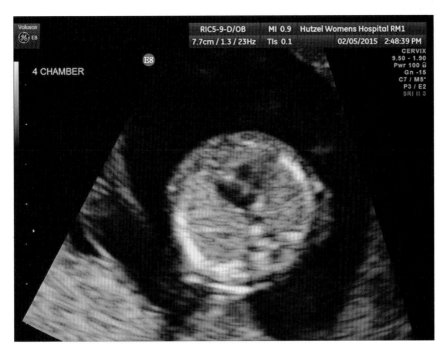

图 3.2　妊娠 13 周时胎儿心脏的四腔心图像(经阴道超声检查)

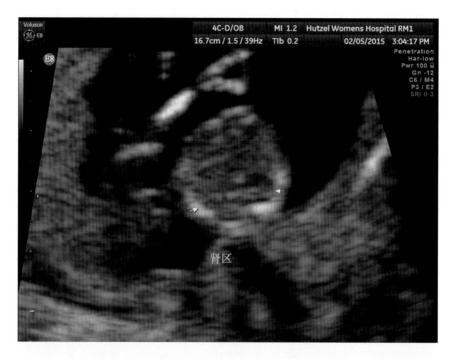

图 3.3　妊娠 13 周胎儿的肾图像（经腹部超声检查）

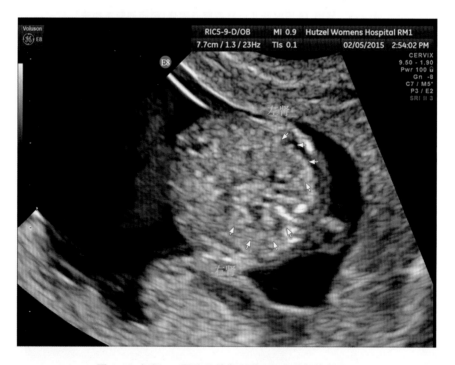

图 3.4　妊娠 13 周胎儿的肾图像（经阴道超声检查）

孕产妇并发症

胎儿异常可能有多种病因,如遗传、环境或多因素。已知某些母体疾病和(或)其治疗手段与胎儿结构异常或生长发育受限相关。胎儿超声生物学测量是确定胎龄和判断胎儿生长发育异常的基础。最准确的孕早期测定参数是在 7－12 周测量头臀长。根据 CRL 的早孕生长规律和预测方程比按月经推算的更准确[22]。孕龄评估对于评判胎儿宫内状况非常重要,这些胎儿状况包括由于母体高血压、自身免疫性疾病和子痫前期等原因导致的早期发育异常。临床上胎儿生物学测量主要应用于小于胎龄儿和大于胎龄儿、染色体异常和骨骼发育不良的病例。

妊娠期糖尿病

众所周知,妊娠期糖尿病是胎儿先天性异常的危险因素。妊娠期糖尿病孕妇发生胎儿先天异常类型与非妊娠期糖尿病孕妇不同。

据报道,妊娠期糖尿病中先天性畸形总发病率为 6%～13%,是普通人群的 2～4 倍[23-25]。中枢神经系统(CNS)异常(无脑儿、脑膨出、脊膜脊髓膨出、脊柱裂和前脑无裂畸形)的比例较高;心脏异常(大血管转位、室间隔缺损、单心室和左心室发育不良);肾异常[26-31]均有报道。据报道,无脑儿和脑膨出患者在孕早期的中枢神经系统异常检出率高达 100%,脊柱裂患者仅为 18%[18,32],因为典型的"柠檬征"和"香蕉征"直到妊娠 3 个月后才出现[33,34]。

众所周知,肥胖是妊娠期糖尿病并发症的危险因素。此外,有几项研究报告,患有妊娠期糖尿病且体重指数高于 28 kg/m² 的妇女,其发生先天性异常的风险增加了 3 倍,且该风险进一步随着体重指数的增加而成正比例增加[35-37]。下面将进一步讨论孕早期超声在肥胖孕妇中的价值。

1 型和 2 型糖尿病胎儿畸形的发生率相似[38]。众所周知,妊娠期或孕早期血糖控制越差,发生先天性异常的风险越大[39,40]。妊娠期间血糖控制不良与胎儿严重畸形有关。受孕时母亲高血糖[定义为糖化血红蛋白(HbA1c)>7.5%]使得先天性胎儿畸形风险增加 9 倍、自然流产风险增加 4 倍[41,42]。

建议患有妊娠期糖尿病的妇女在怀孕前做好妊娠计划,并控制血糖。加拿大糖尿病协会(CDA)和美国糖尿病协会(ADA)建议孕期糖化血红蛋白水平比受孕前应适当降低(≤7%),以降低先天性畸形的风险[43,44]。他们还鼓励妇女每天服用 4～5mg 的叶酸,有证据表明,相比无脑畸形和脑膨出,叶酸更能预防脊柱裂[45]。但是,由于 50% 的妊娠为意外怀孕,所以大多数妇女直到胚胎着床(妊娠 4－8 周)才开始产前护理。因此,在妊娠合并糖尿病时,我们应该考虑使用孕早期超声进行解剖评估。虽然某些中枢神经系统异常在妊娠 11－14 周可能无法发现,但已有病例报告显示,在孕早期,使用经阴道超声检查可发现严重的先天性中枢神经系统异常[46]。

虽然糖尿病母亲的婴儿存在罹患多种畸形的风险,但尾部退化综合征与糖尿病密切相关。尾部退化综合征(图 3.5 和图 3.6)是胎儿下肢、尾骨、骶骨、神经管和泌尿生殖器官多器官发育不全的疾病[27,30,42]。Sirenomelia(美人鱼综合征)被描述为一种严重致命的尾部退化序列,其特征是单下肢、骶骨缺失、泌尿生殖系统异常及肛门闭锁。据报道,每 10 万人中有 1～3 人患该病。这些畸形发生在妊娠第 9 周之前,这对于预防妊娠期糖尿病的畸形具有重要意义。早在妊娠 9 周时就已经发现了美人鱼综合征[47]。

妊娠期糖尿病妇女可考虑进行孕早期解剖超声检查,以检测神经管缺陷(NTDs),如无脑畸形和脑膨出、某些心脏异常和某些肢体缺陷[11,19]。

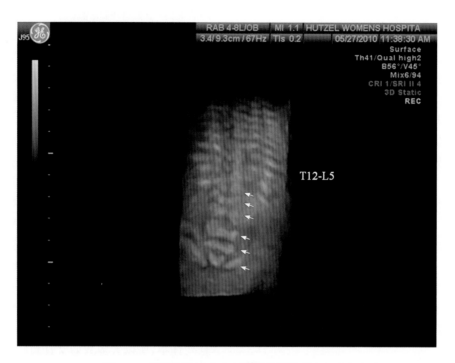

图 3.5　妊娠期糖尿病患者的胎儿骶骨发育不全

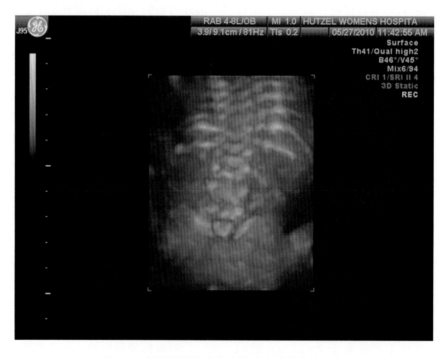

图 3.6　妊娠期糖尿病患者的胎儿骶骨发育不全

肥胖

妊娠期肥胖被定义为孕前体重指数（BMI）为 30 kg/m² 和体重指数＞40 kg/m² 的极端肥胖，目前在西方国家被认为是一种主要的综合征[48-50]。在美国，超过 35.8% 的女性符合肥胖症标准，并且在 20 岁以上的女性中，肥胖症的患病率稳步上升，达到了流行程度[51]。肥胖还与先天性异常的风险增加有关，如腭裂、神经管缺陷和心脏畸形、脑积水、肛门闭锁、尿道下裂、多囊肾、马蹄内翻足、脐膨出和膈疝[52-55]。因此，在妊娠中期产前超声检查中，充分清楚地显示这些结构具有重要的临床意义。在肥胖患者中，产前超声检测先天性异常是困难的。患者的体重指数显著影响超声医师完成完整结构检查。随着产妇体重指数的增加，结构检查的完成率降低，所需的扫描次数增加[56]。与体重指数正常的女性相比，胎儿异常检出率在肥胖女性中至少降低了 20%[57]。

Timor-Tritsch 等提出，超声检查在最先进的设备和专家的帮助下，在妊娠 13-14 周时就可以进行结构检查，而在 5～10 年前只能在 16 周以后进行，15～20 年前，结构的检查需要在 20-22 周进行[16]。Hendler 等发现，肥胖增加了超声对胎儿心脏、颅骨、脊柱结构显示不清的比率，鉴于此，可能需要在 18-22 周后使用经腹部检查进一步显示这些结构[58]。Gupta 等最近建议，除了常规的孕中期结构筛查外，还应进行孕早期胎儿结构筛查，以提高肥胖患者先天性畸形的检出率[59]。经阴道超声检查避开母体腹部脂肪组织影响，孕早期后期经阴道检查可能是肥胖孕妇充分观察胎儿解剖结构的唯一机会[60]。

与先天性心脏缺陷相关的母亲疾病

各种致畸因素和母体疾病被认为是先天性心脏病（CHD）的病因（另见第 4 章）。妊娠期糖尿病孕妇胎儿患先天性心脏病的风险是正常人群的 2～5 倍，如大动脉转位、单一大动脉干、内脏反位和单心室等在糖尿病孕妇的胎儿中更常见[28,61-64]。室间隔缺损和大动脉转位是糖尿病母亲中最常见胎儿的心脏缺陷[61]。在妊娠前和孕早期有效控制血糖可改善母胎结局，包括降低先心病发生[65-67]。

总的来说，CHD 是最常见的先天性异常，其发病率占所有活产婴儿的 6%～8%，占所有先天性缺陷的 30%～45%[68-70]。先天性心脏病的产前诊断可以优化产后护理，并有可能挽救生命[71-73]。妊娠 18-20 周时的胎儿超声心动图是评价胎儿心脏结构和功能的一种行之有效的方法。随着技术的进步，早在妊娠 11 周就可以获得胎儿心脏的图像[14,74]。此外，越来越多的证据表明，NT 增高与胎儿心脏缺陷有关，因此需要进行专门的胎儿超声心动图检查[75-77]。最近的一项 Meta 分析表明，使用第 99 百分位（即 3.5mm）可以查出约 30% 的先天性心脏病胎儿，这支持了 NT 是孕早期先天性心脏病最强预测因子的观点[75]。在孕早期，异常的静脉导管（DV）血流频谱（a 波切记深或 a 波反向）也与不良妊娠结局的风险增加有关，特别是染色体异常和 CHD[78,79]（图 3.3，图 3.4，图 3.5，图 3.6 和图 3.7）。孕早期异常的 DV 血流频谱是先天性心脏病的独立预测指标，应作为早期超声心动图检查的指标。据报道，与单独使用 NT 测量相比，联合使用 DV 血流频谱评估可使 CHD 的早期检出率提高 11%[80]。8 项关于 NT 增加（超过 95%）的整倍体胎儿研究的数据显示，有 87% 的心脏缺陷胎儿的 DV 血流频谱异常，而没有心脏缺陷的胎儿的 DV 血流频谱异常率为 19%[81]。因此，许多研究小组建议将 DV 作为第二指标，对 NT 增加的胎儿进行选择性评估[82-84]。

多项研究表明，心脏的完整评估率从 11 周时的 45% 上升到 12-14 周时的 90% 和 15

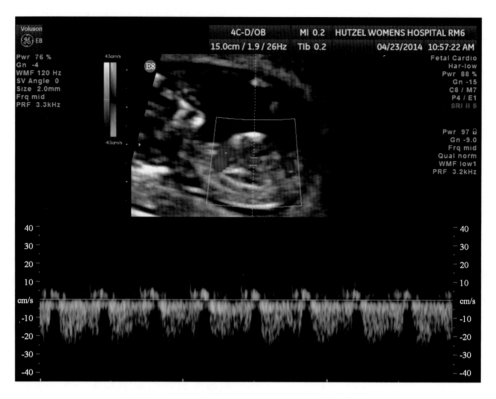

图 3.7　妊娠 12 周时静脉导管(DV)异常血流频谱

周时的 100%[12,13,85]。据报道,四腔心显示率及肺动脉和主动脉的交叉显示率从 10 周时的 44% 上升到第 13 - 17 周时的 100%[12]。据报道,在妊娠 10 - 13 周期间,经阴道超声心动图优于经腹部检查,这两种方法在妊娠 14 周时相似,在妊娠 15 周时经腹部超声心动图比经阴道超声心动图检查更准确[85]。如表 3.2 和表 3.3 所示,孕早期心脏异常的检测能力因病变而异。

　　苯丙酮尿症(PKU)是另一种与先天性心脏病相关的代谢疾病。患有苯丙酮尿症的女性,其后代患先天性心脏病的风险增加。室间隔缺损和主动脉缩窄在该人群中最常见[86]。超过 15mg/ml 水平与先天性心脏病增加 10～15 倍相关[87]。先天性心脏病的病因不仅与血液中苯丙氨酸水平升高有关,还与孕早期蛋白质和维生素摄入不足有关[88]。在怀孕前和怀孕期间控制饮食可以降低患先天性心脏病的

风险[89,90]。

表 3.2　孕早期可能发现的心脏病变[117]

1	三尖瓣闭锁
2	肺动脉闭锁[有或无心室间隔缺损(VSD)]
3	二尖瓣闭锁
4	主动脉闭锁
5	左心发育不良综合征(主动脉和二尖瓣闭锁或严重狭窄)
6	完全性大动脉转位
7	矫正型大动脉转位
8	心室双入口
9	房室间隔缺损(大间隔缺损)
10	永存动脉干
11	法洛四联症
12	大室间隔缺损
13	单腔心

表 3.3　孕早期可能被忽视的心脏病变[117]

进展性病变

1　轻度主动脉瓣/肺动脉瓣狭窄

2　轻度二尖瓣/三尖瓣异常

3　主动脉缩窄

4　心脏肿瘤

5　心肌病

间隔缺损

1　室间隔缺损

2　原发性房间隔缺损

3　房室间隔缺损

其他

1　法洛四联症伴肺动脉内径正常

2　肺静脉异位引流

抗惊厥类药物,包括苯妥英钠、卡马西平和丙戊酸钠,是治疗癫痫的常用药。先天性缺陷的发生率为 4%～10%,与普通人群相比,增加了 2～4 倍[91-97]。与单一疗法相比,抗癫痫药物(AEDs)的综合疗法有更高的致畸率[98]。怀孕期间使用某些 AEDs 会增加特定先天性畸形的风险,如神经管缺陷、唇腭裂和心血管畸形[99-102]。在不同的治疗方案中,丙戊酸单药治疗对后代产生先天性畸形的风险最高[94]。丙戊酸钠和卡马西平的使用与神经管缺陷密切相关,尤其是脊柱裂。服用丙戊酸钠的患者后代脊柱裂发生率为 1%～2%,服用卡马西平的患者后代脊柱裂发生率约为 0.5%[103]。

服用卡马西平可导致法洛四联症、食管闭锁、脊椎畸形和多发远端肢体缺损[97]。在服用卡马西平孕妇的后代中,最常见的心脏异常是室间隔缺损、法洛四联症、动脉导管未闭(PDA)和房间隔缺损(ASD)[97,100,104,105]。鉴于这些结果,我们应该对服用抗癫痫药的癫痫患者进行孕早期超声结构筛查和胎儿超声心动图检查。

怀孕期间酗酒会给母亲和胎儿带来健康问题。

在美国,每年有 400 万例怀孕妇女,其中 3%～5% 的妇女在整个怀孕期间大量饮酒[106]。胎儿酒精综合征(FAS)是酒精对胎儿不利影响的最严重表现。FAS 的诊断需要产前酒精暴露和以下特征:胎儿生长受限、神经认知迟缓和(或)智力迟钝,以及至少两种面部畸形特征(睑裂短、上嘴唇薄,或人中平滑)[107]。酗酒母亲所生的孩子中有 4%～10% 患有 FAS。据报道,有 25%～50% 的 FAS 婴儿患有先天性心脏病;ASD 和 VSD 是最常见的[108-110]。研究结果表明,产前酒精暴露作为先天性心脏病的一个潜在病因,也可被视为孕早期胎儿超声心动图检查的一个指征。

母体血管疾病

患有高血压、肾疾病和血管疾病的妇女患先兆子痫、胎儿生长受限和其他不良妊娠结局的风险增加。虽然这些妇女大多数已经使用低剂量阿司匹林,但仍需要进行密切的监测和有针对性的干预。胎盘血管发育异常是常见的产科疾病的基础,如胎儿生长受限和先兆子痫。子宫动脉多普勒频谱已作为一种预测和诊断的方法。

据报道,妊娠期出现高血压疾病及相关并发症的风险增加,在孕早期子宫动脉 PI 值增加[111]。孕 11—14 周期间子宫动脉 PI 值升高和频谱有切迹。随着妊娠的进展,子宫动脉 PI 值降低,双侧频谱切迹变浅[112,113]。一项涉及 55 974 名妇女的 meta 分析表明,孕早期子宫动脉多普勒是预测早发性子痫前期以及其他不良妊娠结局的有效方法[114]。在妊娠 16 周前开始服用阿司匹林治疗,可以降低孕早期经子宫动脉多普勒检查发现的母亲子痫前期的发生率及其不良结局[115]。

总结

孕早期超声已经是我们产科辅助检查的

一个重要部分。随着产科并发症及超声复杂性的变化,我们也在改变着我们的产前诊断方法。虽然这里提供的信息不能反映当前的医疗标准,但我们预计,进一步发展将以病情和暴露因素为基础,包括在选定人群中进行的孕早期结构研究和超声心动图检查。

教学要点

- 孕早期进行的超声检查可以确认宫内妊娠,确定准确的孕龄、妊娠失败和异位妊娠。
- 孕早期超声也可通过测量颈后透明层厚度和识别鼻骨的存在或缺失,用于非整倍体的风险评估。
- 妊娠13—14周时,64%的经腹部超声检查和82%的经阴道超声检查可以完成完整的胎儿结构筛查。这有助于将产前诊断从标准的妊娠中期结构筛查提前至孕早期。
- 已知多种母体疾病和(或)其治疗与胎儿结构异常或生长发育受限有关。妊娠期糖尿病是先天性异常的危险因素之一。妊娠期糖尿病中先天性畸形总发病率为6%～13%,是普通人群的2～4倍。
- 肥胖是糖尿病的一个危险因素和并发症。患有妊娠期糖尿病且体重指数高于28 kg/m² 的女性,其发生先天性异常的风险增加3倍,并且随着体重指数的增加,风险进一步增加。
- 先天性心脏病(CHD)是最常见的先天性异常,发病率占所有活产婴儿的6%～8%,占所有先天性缺陷的30%～45%。颈后透明层(NT)增加和(或)静脉导管(DV)血流频谱异常与胎儿心脏缺陷有关。心脏的完整评估率从11周时的45%增加到12—14周时的90%、15周时的100%。

- 母体代谢性疾病,如PKU和糖尿病,以及服用某些药物(如抗惊厥药),与CHD相关。这些情况是进行早期妊娠胎儿超声心动图检查的指征。
- 孕早期子宫动脉多普勒是预测早发先兆子痫及其他不良妊娠结局的有效方法。在妊娠16周之前开始服用阿司匹林治疗,可能会降低经子宫动脉多普勒超声诊断的胎盘异常的孕妇的子痫前期发病率及后果。

参 考 文 献

[1] Whitworth M, Bricker L, Neilson JP, Dowswell T. Ultrasound for fetal assessment in early pregnancy. Cochrane Database System Rev. 2010;(4):CD007058

[2] Ghi T, Huggon IC, Zosmer N, Nicolaides KH. Incidence of major structural cardiac defects associated with increased nuchal translucency but normal karyotype. Ultrasound Obstet Gynecol. 2001;18(6):610-4.

[3] Hyett JA, Perdu M, Sharland GK, Snijders RS, Nicolaides KH. Increased nuchal translucency at 10-14 weeks of gestation as a marker for major cardiac defects. Ultrasound Obstet Gynecol. 1997;10(4):242-6.

[4] Souka AP, Krampl E, Bakalis S, Heath V, Nicolaides KH. Outcome of pregnancy in chromosomally normal fetuses with increased nuchal translucency in the first trimester. Ultrasound Obstet Gynecol. 2001;18(1):9-17.

[5] Timor-Tritsch IE, Farine D, Rosen MG. A close look at early embryonic development with the high-frequency transvaginal transducer. Am J Obstet Gynecol. 1988;159(3):676-81.

[6] Timor-Tritsch IE, Monteagudo A, Peisner DB. High-frequency transvaginal sonographic examination for the potential malformation assessment of the 9-week to 14-week fetus. J Clin Ultrasound. 1992;20(4):231-8.

[7]　Lasser DM，Peisner DB，Vollebergh J，Timor-Tritsch I. First-trimester fetal biometry using transvaginal sonography. Ultrasound Obstet Gynecol. 1993;3(2):104-8.

[8]　den Hollander NS，Wessels MW，Niermeijer MF，Los FJ，Wladimiroff JW. Early fetal anomaly scanning in a population at increased risk of abnormalities. Ultrasound Obstet Gynecol. 2002;19(6):570-4.

[9]　Michailidis GD，Papageorgiou P，Economides DL. Assessment of fetal anatomy in the first trimester using two-and three-dimensional ultrasound. Br J Radiol. 2002;75(891):215-9.

[10]　Hernadi L，Torocsik M. Screening for fetal anomalies in the 12th week of pregnancy by transvaginal sonography in an unselected population. Prenat Diagn. 1997;17(8):753-9.

[11]　Whitlow BJ，Economides DL. The optimal gestational age to examine fetal anatomy and measure nuchal translucency in the first trimester. Ultrasound Obstet Gynecol. 1998;11(4):258-61.

[12]　Gembruch U，Shi C，Smrcek JM. Biometry of the fetal heart between 10 and 17 weeks of gestation. Fetal Diagn Ther. 2000;15(1):20-31.

[13]　Haak MC，Twisk JW，Van Vugt JM. How successful is fetal echocardiographic examination in the first trimester of pregnancy? Ultrasound Obstet Gynecol. 2002;20(1):9-13.

[14]　Johnson P，Sharland G，Maxwell D，Allan L. The role of transvaginal sonography in the early detection of congenital heart disease. Ultrasound Obstet Gynecol. 1992;2(4):248-51.

[15]　Dolkart LA，Reimers FT. Transvaginal fetal echocardiography in early pregnancy:normative data. Am J Obstet Gynecol. 1991;165(3):688-91.

[16]　Timor-Tritsch IE，Bashiri A，Monteagudo A，Arslan AA. Qualified and trained sonographers in the US can perform early fetal anatomy scans between 11 and 14 weeks. Am J Obstet Gynecol. 2004;191(4):1247-52.

[17]　Borrell A，Robinson JN，Santolaya-Forgas J. Clinical value of the 11-to 13 + 6-week sonogram for detection of congenital malformations:a review. Am J Perinatol. 2011;28(2):117-24.

[18]　Grande M，Arigita M，Borobio V，Jimenez JM，Fernandez S，Borrell A. First-trimester detection of structural abnormalities and the role of aneuploidy markers. Ultrasound Obstet Gynecol. 2012;39(2):157-63.

[19]　Syngelaki A，Chelemen T，Dagklis T，Allan L，Nicolaides KH. Challenges in the diagnosis of fetal non-chromosomal abnormalities at 11-13 weeks. Prenat Diagn. 2011;31(1):90-102.

[20]　Ebrashy A，El Kateb A，Momtaz M，El Sheikhah A，Aboulghar MM，Ibrahim M，et al. 13-14-week fetal anatomy scan:a 5-year prospective study. Ultrasound Obstet Gynecol. 2010;35(3):292-6.

[21]　Souka AP，Pilalis A，Kavalakis Y，Kosmas Y，Antsaklis P，Antsaklis A. Assessment of fetal anatomy at the 11-14-week ultrasound examination. Ultrasound Obstet Gynecol. 2004;24(7):730-4.

[22]　Salomon LJ，Bernard JP，Duyme M，Dorion A，Ville Y. Revisiting first-trimester fetal biometry. Ultrasound Obstet Gynecol. 2003;22(1):63-6.

[23]　Naeye RL. Infants of diabetic mothers:a quantitative，morphologic study. Pediatrics. 1965;35:980-8.

[24]　Soler NG，Soler SM，Malins JM. Neonatal morbidity among infants of diabetic mothers. Diabetes Care. 1978;1(6):340-50.

[25]　Mills JL. Malformations in infants of diabetic mothers. Teratology 25:385-94. 1982. Birth Defects Res A Clin Mol Teratol. 2010;88(10):769-78.

[26]　Ramos-Arroyo MA，Rodriguez-Pinilla E，Cordero JF. Maternal diabetes:the risk for specific birth defects. Eur J Epidemiol. 1992;8(4):503-8.

[27]　Becerra JE，Khoury MJ，Cordero JF，Erickson JD. Diabetes mellitus during pregnancy and the risks for specific birth defects:a popu-

lation-based case-control study. Pediatrics. 1990;85(1):1-9.

[28] Lisowski LA, Verheijen PM, Copel JA, Kleinman CS, Wassink S, Visser GH, et al. Congenital heart disease in pregnancies complicated by maternal diabetes mellitus. An international clinical collaboration, literature review, and meta-analysis. Herz. 2010;35(1):19-26.

[29] Kucera J. Rate and type of congenital anomalies among offspring of diabetic women. J Reprod Med. 1971;7(2):73-82.

[30] Schwartz R, Teramo KA. Effects of diabetic pregnancy on the fetus and newborn. Semin Perinatol. 2000;24(2):120-35.

[31] Garne E, Loane M, Dolk H, Barisic I, Addor MC, Arriola L, et al. Spectrum of congenital anomalies in pregnancies with pregestational diabetes. Birth Defects Res A Clin Mol Teratol. 2012;94(3):134-40.

[32] Taipale P, Ammala M, Salonen R, Hiilesmaa V. Two-stage ultrasonography in screening for fetal anomalies at 13-14 and 18-22 weeks of gestation. Acta Obstet Gynecol Scand. 2004; 83(12):1141-6.

[33] Sebire NJ, Noble PL, Thorpe-Beeston JG, Snijders RJ, Nicolaides KH. Presence of the 'lemon' sign in fetuses with spina bifida at the 10-14-week scan. Ultrasound Obstet Gynecol. 1997;10(6):403-5.

[34] Nicolaides KH, Campbell S, Gabbe SG, Guidetti R. Ultrasound screening for spina bifida: cranial and cerebellar signs. Lancet. 1986;2(8498):72-4.

[35] Cedergren MI, Kallen BA. Maternal obesity and infant heart defects. Obes Res. 2003;11 (9):1065-71.

[36] Moore LL, Singer MR, Bradlee ML, Rothman KJ, Milunsky A. A prospective study of the risk of congenital defects associated with maternal obesity and diabetes mellitus. Epidemiology. 2000;11(6):689-94.

[37] Martinez-Frias ML, Frias JP, Bermejo E, Rodriguez-Pinilla E, Prieto L, Frias JL. Pre-ges-

tational maternal body mass index predicts an increased risk of congenital malformations in infants of mothers with gestational diabetes. Diabet Med. 2005;22(6):775-81.

[38] Towner D, Kjos SL, Leung B, Montoro MM, Xiang A, Mestman JH, et al. Congenital malformations in pregnancies complicated by NIDDM. Diabetes Care. 1995;18(11):1446-51.

[39] Aberg A, Westbom L, Kallen B. Congenital malformations among infants whose mothers had gestational diabetes or preexisting diabetes. Early Hum Dev. 2001;61(2):85-95.

[40] Sheffield JS, Butler-Koster EL, Casey BM, McIntire DD, Leveno KJ. Maternal diabetes mellitus and infant malformations. Obstet Gynecol. 2002;100(5 Pt 1):925-30.

[41] Rosenn B, Miodovnik M, Combs CA, Khoury J, Siddiqi TA. Glycemic thresholds for spontaneous abortion and congenital malformations in insulin-dependent diabetes mellitus. Obstet Gynecol. 1994;84(4):515-20.

[42] Greene MF. Spontaneous abortions and major malformations in women with diabetes mellitus. Semin Reprod Endocrinol. 1999;17(2): 127-36.

[43] Bhattacharyya OK, Estey EA, Cheng AY. Update on the Canadian Diabetes Association 2008 clinical practice guidelines. Can Fam Physician. 2009;55(1):39-43.

[44] American Diabetes Association. Standards of medical care in diabetes-2010. Diabetes Care. 2010;33 Suppl 1:S11-61.

[45] De Wals P, Tairou F, Van Allen MI, Uh SH, Lowry RB, Sibbald B, et al. Reduction in neural-tube defects after folic acid fortification in Canada. N Engl J Med. 2007;357(2):135-42.

[46] Timor-Tritsch IE, Monteagudo A, Warren WB. Transvaginal ultrasonographic definition of the central nervous system in the first and early second trimesters. Am J Obstet Gynecol. 1991;164(2):497-503.

[47] Schiesser M, Holzgreve W, Lapaire O, Willi N, Luthi H, Lopez R, et al. Sirenomelia, the

mermaid syndrome-detection in the first trimester. Prenat Diagn. 2003;23(6):493-5.

[48] Clinical guidelines on the identification, evaluation, and treatment of overweight and obesity in adults—the evidence report. National Institutes of Health. Obes Res. 1998;6(suppl 2): 51S-209S

[49] Mokdad AH, Serdula MK, Dietz WH, Bowman BA, Marks JS, Koplan JP. The spread of the obesity epidemic in the United States, 1991-1998. JAMA. 1999;282(16):1519-22.

[50] Gross T, Sokol RJ, King KC. Obesity in pregnancy:risks and outcome. Obstet Gynecol. 1980;56(4):446-50.

[51] Ogden CL, Carroll MD, Kit BK, Flegal KM. Prevalence of obesity in the United States, 2009-2010. NCHS Data Brief. 2012(82):1-8

[52] Hendricks KA, Nuno OM, Suarez L, Larsen R. Effects of hyperinsulinemia and obesity on risk of neural tube defects among Mexican Americans. Epidemiology. 2001;12(6):630-5.

[53] Mikhail LN, Walker CK, Mittendorf R. Association between maternal obesity and fetal cardiac malformations in African Americans. J Natl Med Assoc. 2002;94(8):695-700.

[54] Queisser-Luft A, Kieninger-Baum D, Menger H, Stolz G, Schlaefer K, Merz E. Does maternal obesity increase the risk of fetal abnormalities? Analysis of 20,248 newborn infants of the Mainz Birth Register for detecting congenital abnormalities. Ultraschall Med. 1998; 19(1):40-4. Erhoht mutterliche Adipositas das Risiko fur kindliche Fehlbildungen? Analyse von 20,248 Neugeborenen des Mainzer Geburtenregisters zur Erfassung angeborener Fehlbildungen.

[55] Blomberg MI, Kallen B. Maternal obesity and morbid obesity:the risk for birth defects in the offspring. Birth Defects Res A Clin Mol Teratol. 2010;88(1):35-40.

[56] Thornburg LL, Miles K, Ho M, Pressman EK. Fetal anatomic evaluation in the overweight and obese gravida. Ultrasound Obstet Gynecol. 2009;33(6):670-5.

[57] Dashe JS, McIntire DD, Twickler DM. Effect of maternal obesity on the ultrasound detection of anomalous fetuses. Obstet Gynecol. 2009; 113(5):1001-7.

[58] Hendler I, Blackwell SC, Bujold E, Treadwell MC, Wolfe HM, Sokol RJ, et al. The impact of maternal obesity on midtrimester sonographic visualization of fetal cardiac and craniospinal structures. Int J Obes Relat Metab Disord. 2004;28(12):1607-11.

[59] Gupta S, Timor-Tritsch IE, Oh C, Chervenak J, Monteagudo A. Early second-trimester sonography to improve the fetal anatomic survey in obese patients. J Ultrasound Med. 2014;33(9):1579-83.

[60] Timor-Tritsch IE. Transvaginal sonographic evaluation of fetal anatomy at 14 to 16 weeks. Why is this technique not attractive in the United States? J Ultrasound Med. 2001;20(7): 705-9.

[61] Rowland TW, Hubbell Jr JP, Nadas AS. Congenital heart disease in infants of diabetic mothers. J Pediatr. 1973;83(5):815-20.

[62] Erickson JD. Risk factors for birth defects:data from the Atlanta Birth Defects Case-Control Study. Teratology. 1991;43(1):41-51.

[63] Correa A, Gilboa SM, Botto LD, Moore CA, Hobbs CA, Cleves MA, et al. Lack of periconceptional vitamins or supplements that contain folic acid and diabetes mellitus-associated birth defects. Am J Obstet Gynecol. 2012;206(3):218. e1-13.

[64] Correa A, Gilboa SM, Besser LM, Botto LD, Moore CA, Hobbs CA, et al. Diabetes mellitus and birth defects. Am J Obstet Gynecol. 2008;199(3):2371-9.

[65] Ray JG, O'Brien TE, Chan WS. Preconception care and the risk of congenital anomalies in the offspring of women with diabetes mellitus:a meta-analysis. QJM. 2001;94(8):435-44.

[66] Wahabi HA, Alzeidan RA, Bawazeer GA, Alansari LA, Esmaeil SA. Preconception care

for diabetic women for improving maternal and fetal outcomes: a systematic review and meta-analysis. BMC Pregnancy Childbirth. 2010; 10:63.

[67] Balsells M, Garcia-Patterson A, Gich I, Corcoy R. Maternal and fetal outcome in women with type 2 versus type 1 diabetes mellitus: a systematic review and metaanalysis. J Clin Endocrinol Metab. 2009;94(11):4284-91.

[68] Hoffman JI, Kaplan S. The incidence of congenital heart disease. J Am Coll Cardiol. 2002;39(12):1890-900.

[69] Garne E, Stoll C, Clementi M. Evaluation of prenatal diagnosis of congenital heart diseases by ultrasound: experience from 20 European registries. Ultrasound Obstet Gynecol. 2001; 17(5):386-91.

[70] Hoffman JI. Congenital heart disease: incidence and inheritance. Pediatr Clin North Am. 1990;37(1):25-43.

[71] Wan AW, Jevremovic A, Selamet Tierney ES, McCrindle BW, Dunn E, Manlhiot C, et al. Comparison of impact of prenatal versus postnatal diagnosis of congenitally corrected transposition of the great arteries. Am J Cardiol. 2009;104(9):1276-9.

[72] Tworetzky W, McElhinney DB, Reddy VM, Brook MM, Hanley FL, Silverman NH. Improved surgical outcome after fetal diagnosis of hypoplastic left heart syndrome. Circulation. 2001;103(9):1269-73.

[73] Lagopoulos ME, Manlhiot C, McCrindle BW, Jaeggi ET, Friedberg MK, Nield LE. Impact of prenatal diagnosis and anatomical subtype on outcome in double outlet right ventricle. Am Heart J. 2010;160(4):692-700.

[74] Gembruch U, Knopfle G, Chatterjee M, Bald R, Hansmann M. First-trimester diagnosis of fetal congenital heart disease by transvaginal two-dimensional and Doppler echocardiography. Obstet Gynecol. 1990;75(3 Pt 2):496-8.

[75] Makrydimas G, Sotiriadis A, Ioannidis JP. Screening performance of first-trimester nuchal translucency for major cardiac defects: a meta-analysis. Am J Obstet Gynecol. 2003; 189(5):1330-5.

[76] Muller MA, Clur SA, Timmerman E, Bilardo CM. Nuchal translucency measurement and congenital heart defects: modest association in low-risk pregnancies. Prenat Diagn. 2007;27 (2):164-9.

[77] Clur SA, Ottenkamp J, Bilardo CM. The nuchal translucency and the fetal heart: a literature review. Prenat Diagn. 2009; 29 (8): 739-48.

[78] Montenegro N, Matias A, Areias JC. Ductus venosus blood flow evaluation: its importance in the screening of chromosomal abnormalities. Am J Obstet Gynecol. 1999; 181 (4): 1042-3.

[79] Matias A, Gomes C, Flack N, Montenegro N, Nicolaides KH. Screening for chromosomal abnormalities at 10-14 weeks: the role of ductus venosus blood flow. Ultrasound Obstet Gynecol. 1998;12(6):380-4.

[80] Martinez JM, Comas M, Borrell A, Bennasar M, Gomez O, Puerto B, et al. Abnormal first-trimester ductus venosus blood flow: a marker of cardiac defects in fetuses with normal karyotype and nuchal translucency. Ultrasound Obstet Gynecol. 2010;35(3):267-72.

[81] Maiz N, Nicolaides KH. Ductus venosus in the first trimester: contribution to screening of chromosomal, cardiac defects and monochorionic twin complications. Fetal Diagn Ther. 2010;28(2):65-71.

[82] Bilardo CM, Muller MA, Zikulnig L, Schipper M, Hecher K. Ductus venosus studies in fetuses at high risk for chromosomal or heart abnormalities: relationship with nuchal translucency measurement and fetal outcome. Ultrasound Obstet Gynecol. 2001; 17 (4): 288-94.

[83] Favre R, Cherif Y, Kohler M, Kohler A, Hunsinger MC, Bouffet N, et al. The role of

fetal nuchal translucency and ductus venosus Doppler at 11-14 weeks of gestation in the detection of major congenital heart defects. Ultrasound Obstet Gynecol. 2003;21(3):239-43.

[84] Maiz N, Plasencia W, Dagklis T, Faros E, Nicolaides K. Ductus venosus Doppler in fetuses with cardiac defects and increased nuchal translucency thickness. Ultrasound Obstet Gynecol. 2008;31(3):256-60.

[85] Smrcek JM, Berg C, Geipel A, Fimmers R, Diedrich K, Gembruch U. Early fetal echocardiography:heart biometry and visualization of cardiac structures between 10 and 15 weeks' gestation. J Ultrasound Med. 2006;25(2): 173-82. quiz 83-5.

[86] Platt LD, Koch R, Hanley WB, Levy HL, Matalon R, Rouse B, et al. The international study of pregnancy outcome in women with maternal phenylketonuria:report of a 12-year study. Am J Obstet Gynecol. 2000;182(2): 326-33.

[87] Lenke RR, Levy HL. Maternal phenylketonuria and hyperphenylalaninemia. An international survey of the outcome of untreated and treated pregnancies. N Engl J Med. 1980;303 (21):1202-8.

[88] Koch R, Friedman E, Azen C, Hanley W, Levy H, Matalon R, et al. The International Collaborative Study of Maternal Phenylketonuria: status report 1998. Eur J Pediatr. 2000;159 Suppl 2:S156-60.

[89] Matalon KM, Acosta PB, Azen C. Role of nutrition in pregnancy with phenylketonuria and birth defects. Pediatrics. 2003;112(6 Pt 2):1534-6.

[90] Michals-Matalon K, Platt LD, Acosta PP, Azen C, Walla CA. Nutrient intake and congenital heart defects in maternal phenylketonuria. Am J Obstet Gynecol. 2002;187(2): 441-4.

[91] Tomson T, Battino D, Bonizzoni E, Craig J, Lindhout D, Sabers A, et al. Dose-dependent risk of malformations with antiepileptic drugs:

an analysis of data from the EURAP epilepsy and pregnancy registry. Lancet Neurol. 2011; 10(7):609-17.

[92] Holmes LB, Harvey EA, Coull BA, Huntington KB, Khoshbin S, Hayes AM, et al. The teratogenicity of anticonvulsant drugs. N Engl J Med. 2001;344(15):1132-8.

[93] Samren EB, van Duijn CM, Koch S, Hiilesmaa VK, Klepel H, Bardy AH, et al. Maternal use of antiepileptic drugs and the risk of major congenital malformations:a joint European prospective study of human teratogenesis associated with maternal epilepsy. Epilepsia. 1997;38(9):981-90.

[94] Samren EB, van Duijn CM, Christiaens GC, Hofman A, Lindhout D. Antiepileptic drug regimens and major congenital abnormalities in the offspring. Ann Neurol. 1999; 46 (5): 739-46.

[95] Canger R, Battino D, Canevini MP, Fumarola C, Guidolin L, Vignoli A, et al. Malformations in off-spring of women with epilepsy:a prospective study. Epilepsia. 1999; 40 (9): 1231-6.

[96] Kaneko S, Battino D, Andermann E, Wada K, Kan R, Takeda A, et al. Congenital malformations due to antiepileptic drugs. Epilepsy Res. 1999;33(2-3):145-58.

[97] Holmes LB. The teratogenicity of anticonvulsant drugs:a progress report. J Med Genet. 2002;39(4):245-7.

[98] Holmes LB, Mittendorf R, Shen A, Smith CR, Hernandez-Diaz S. Fetal effects of anticonvulsant polytherapies:different risks from different drug combinations. Arch Neurol. 2011;68(10):1275-81.

[99] Barrett C, Richens A. Epilepsy and pregnancy:report of an Epilepsy Research Foundation Workshop. Epilepsy Res. 2003; 52 (3): 147-87.

[100] Matalon S, Schechtman S, Goldzweig G, Ornoy A. The teratogenic effect of carbamazepine:a meta-analysis of 1255 exposures.

Reprod Toxicol. 2002;16(1):9-17.

[101] Arpino C, Brescianini S, Robert E, Castilla EE, Cocchi G, Cornel MC, et al. Teratogenic effects of antiepileptic drugs:use of an International Database on Malformations and Drug Exposure (MADRE). Epilepsia. 2000; 41(11):1436-43.

[102] Lindhout D, Omtzigt JG. Teratogenic effects of antiepileptic drugs:implications for the management of epilepsy in women of childbearing age. Epilepsia. 1994;35 Suppl 4:S19-28.

[103] Jentink J, Dolk H, Loane MA, Morris JK, Wellesley D, Garne E, et al. Intrauterine exposure to carbamazepine and specific congenital malformations:systematic review and case-control study. BMJ. 2010;341:c6581.

[104] Janz D. Are antiepileptic drugs harmful when taken during pregnancy? J Perinat Med. 1994;22(5):367-77.

[105] Thomas SV, Ajaykumar B, Sindhu K, Francis E, Namboodiri N, Sivasankaran S, et al. Cardiac malformations are increased in infants of mothers with epilepsy. Pediatr Cardiol. 2008;29(3):604-8.

[106] Floyd RL, Sidhu JS. Monitoring prenatal alcohol exposure. Am J Med Genet C Semin Med Genet. 2004;127C(1):3-9.

[107] Hoyme HE, May PA, Kalberg WO, Kodituwakku P, Gossage JP, Trujillo PM, et al. A practical clinical approach to diagnosis of fetal alcohol spectrum disorders:clarification of the 1996 institute of medicine criteria. Pediatrics. 2005;115(1):39-47.

[108] Jones KL, Smith DW, Ulleland CN, Streissguth P. Pattern of malformation in offspring of chronic alcoholic mothers. Lancet. 1973;1 (7815):1267-71.

[109] Clarren SK, Smith DW. The fetal alcohol syndrome. N Engl J Med. 1978;298(19): 1063-7.

[110] Burd L, Deal E, Rios R, Adickes E, Wynne J, Klug MG. Congenital heart defects and fetal alcohol spectrum disorders. Congenit Heart Dis. 2007;2(4):250-5.

[111] Gomez O, Martinez JM, Figueras F, Del Rio M, Borobio V, Puerto B, et al. Uterine artery Doppler at 11-14 weeks of gestation to screen for hypertensive disorders and associated complications in an unselected population. Ultrasound Obstet Gynecol. 2005; 26 (5):490-4.

[112] Prefumo F, Guven M, Ganapathy R, Thilaganathan B. The longitudinal variation in uterine artery blood flow pattern in relation to birth weight. Obstet Gynecol. 2004;103(4): 764-8.

[113] Gomez O, Figueras F, Martinez JM, del Rio M, Palacio M, Eixarch E, et al. Sequential changes in uterine artery blood flow pattern between the first and second trimesters of gestation in relation to pregnancy outcome. Ultrasound Obstet Gynecol. 2006; 28 (6): 802-8.

[114] Velauthar L, Plana MN, Kalidindi M, Zamora J, Thilaganathan B, Illanes SE, et al. First-trimester uterine artery Doppler and adverse pregnancy outcome:a meta-analysis involving 55,974 women. Ultrasound Obstet Gynecol. 2014;43(5):500-7.

[115] Bujold E, Morency AM, Roberge S, Lacasse Y, Forest JC, Giguere Y. Acetylsalicylic acid for the prevention of preeclampsia and intra-uterine growth restriction in women with abnormal uterine artery Doppler:a systematic review and meta-analysis. J Obstet Gynaecol Can. 2009;31(9):818-26.

[116] American Institute of Ultrasound in Medicine. AIUM practice guideline for the performance of obstetric ultrasound examinations. J Ultrasound Med. 2013;32(6):1083-101.

[117] Carvalho JS. Fetal heart scanning in the first trimester. Prenat Diagn. 2004;24(13):1060-7.

第 4 章

孕早期胚胎学概述

Cresta W. Jones，Deborah Penzkover，Rachel Pollard，and Randall S. Kuhlmann

引言

妊娠的前 3 个月是从受精卵到具有明确人类形态的胚胎快速发育的时期。这一过程的中断可能导致胚胎发育异常和随后的先天性异常。这些异常可能是多种病因造成的[1]（表 4.1）。孕早期产前超声可以识别大约 3% 或更多的妊娠合并先天性异常。本章的目的是为临床医师或超声医师提供胚胎学及胎儿发育的基本知识，以便更好地理解正常和异常的孕早期胚胎发育的机制。了解这些机制对于超声在孕早期评估胎儿至关重要。

表 4.1　胎儿/婴儿畸形的原因[a]

染色体	10.0%
单基因	3.0%
家族性	14.5%
多因素	23.0%
致畸剂	3.2%
子宫异常	2.5%
双胎	0.4%
未知的	43.2%

[a] 基于参考文献[1]中的数据。

正常胚胎发育的信号通路

胚胎在前 3 个月的发育是广泛的，位于囊胚的内部细胞团中有一小群全能（能够分化成生物体内的任何细胞）干细胞，负责细胞分化和随后的器官形成。需要注意的是，这种复杂的形成是受到细胞信号通路的控制，这些信号通路通过其表达的位置及它们在胚胎和周围组织中活跃的特定时间来指导正常发育。对这些信号通路的详细描述不在本章的讲述范围，但在其他文献中有详细描述[2-6]。

二胚层的发育（第 1－2 周）

受精成功后，所产生的受精卵迅速发生卵裂，迅速进入囊胚期和桑葚胚期。桑葚胚将分离内细胞群（胚母细胞或胚胎组织）和外部细胞团（胎盘的滋养层部分）。

胚母细胞分化成一个双层胚盘，由背侧外胚层和腹侧内胚层组成。通常发生在受精后的第 14 天左右，大约在着床完成时[6]。从外胚层衍生出一层新的细胞即胚外中胚层，并继续协助胚胎外成分（如羊膜腔和卵黄囊）的形成。

胚胎第 3－4 周

在此期间，胚胎和胎儿的所有主要器官系统都将开始发育。在胚胎发育的第 3 周（末次月经期后的 5 周），最显著的过程包括原条和脊索的发育[7]，以及三层胚盘的三个胚层的形成（图 4.1）。

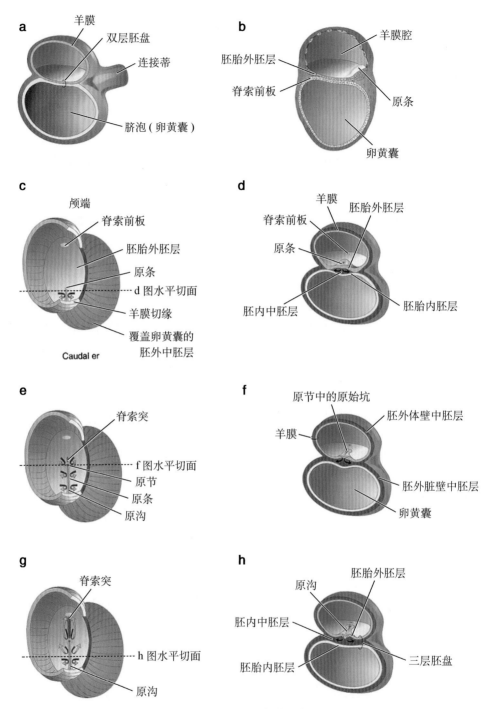

图 4.1　三层胚盘的形成

　　箭头表示间充质细胞原条内陷到迁移。第 3 周早期,通过切除羊膜暴露的三层胚盘背视图(c、e、g)。(a、b、d、f、h)通过胚盘的横切面,每个切面的水平面如(c)、(e)和(g)所示。这张图发表在《发展中的人类:临床导向胚胎学》第 9 版,Moore KL,Persaud TVN,Torchia MG,爱思唯尔 2013 版权所有。

原肠胚形成的过程导致了人类胚胎内胚层、外胚层和中胚层三个关键胚层的发育[8]。从这三个简单的层面将发育出所有胎儿组织和器官（图 4.2）。此外，原肠胚形成标志着形态发生的开始，即根据其遗传方向，通过细胞、组织、器官和器官系统的分化形成一个有机体[9]。

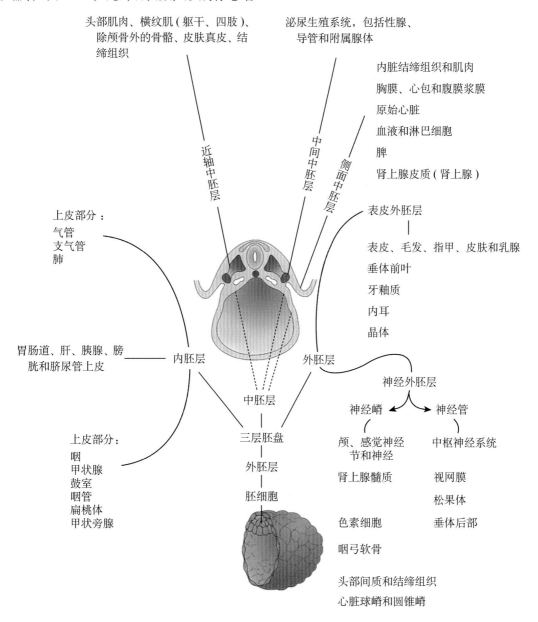

头部肌肉、横纹肌（躯干、四肢）、除颅骨外的骨骼、皮肤真皮、结缔组织

泌尿生殖系统，包括性腺、导管和附属腺体

内脏结缔组织和肌肉

胸膜、心包和腹膜浆膜

原始心脏

血液和淋巴细胞

脾

肾上腺皮质（肾上腺）

近轴中胚层

中间中胚层

侧面中胚层

上皮部分：
气管
支气管
肺

表皮外胚层

表皮、毛发、指甲、皮肤和乳腺

垂体前叶

牙釉质

内耳

晶体

胃肠道、肝、胰腺、膀胱和脐尿管上皮

内胚层

外胚层

中胚层

神经外胚层

上皮部分：
咽
甲状腺
鼓室
咽管
扁桃体
甲状旁腺

三层胚盘

外胚层

胚细胞

神经嵴

颅、感觉神经节和神经

肾上腺髓质

色素细胞

咽弓软骨

头部间质和结缔组织

心脏球嵴和圆锥嵴

神经管

中枢神经系统

视网膜

松果体

垂体后部

图 4.2　三层胚盘胚层衍生物的示意图

外胚层、内胚层和中胚层。这张图发表在《发展中的人类：临床导向胚胎学》第 9 版上，Moore KL，Persaud TVN，Torchia MG，爱思唯尔 2013 版权所有。

在此期间,原条发展(图4.3),并将产生原节。这对于间充质的发育至关重要,间充质将继续作为胎儿许多支持组织的祖细胞。虽然原条的全能细胞通常在胚胎4周后退化,但残余物被认为会导致一种独特的胎儿肿瘤——骶尾部畸胎瘤的形成[10]。新形成的间充质将通过条纹迁移,成为脊索的组织弦。脊索决定胚胎的方向,并成为进一步发育的基础支撑。通过包括音猬因子(Shh)和骨形态发生蛋白(BMPs)在内的信号通路,脊索和其上发育中的神经管将协调轴向中枢神经系统和横向肌肉骨骼系统的建立,以及神经系统的分割[11]。此外,近轴中胚层(位于发育神经管两侧的中胚层)分为中间中胚层和外侧中胚层,它们将形成肌肉骨骼系统和泌尿道的组成部分[6]。

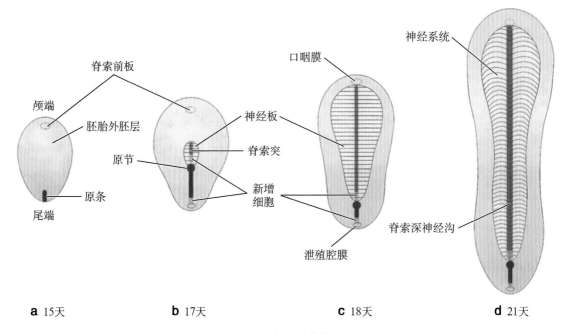

a 15天　　　　**b** 17天　　　　**c** 18天　　　　**d** 21天

图4.3　原条和脊索的发育

胚胎在第3周开始变长和改变形状。原条通过其尾端添加细胞而延长,而脊索则通过细胞从原节的迁移而延长。脊索突和相邻中胚层诱导上覆的外胚层形成神经板,神经板是中枢神经系统的胚胎基础。这张图发表在《发展中的人类:临床导向胚胎学》第9版,Moore KL,Persaud TVN,Torchia MG,爱思唯尔2013版权所有。

神经管的形成

神经管发育始于胚胎第4周。随着脊索的发育,信号通路诱导神经板的形成,进而形成未来的大脑和脊髓。神经板变成一个凹槽,随后开始形成折叠,这个过程被称为神经管形成[12]。神经沟融合成神经管以拉链状的方式发生,从中线开始,沿头侧和尾侧方向进行。任何部位的不融合被称为脊柱裂,其从小范围缺陷(隐性脊柱裂)到与严重缺陷,如无脑畸形(图4.4)[13]。

在神经管的发育过程中,神经嵴细胞沿着神经管两侧分化成细胞柱。这些细胞对正常胚胎发育至关重要,因为它们在整个胚胎中迁移,形成心脏、头部和面部的组成部分,以及脊柱和自主神经系统的神经节、色素细胞、肾上腺和髓质[14]。神经嵴细胞的异常发

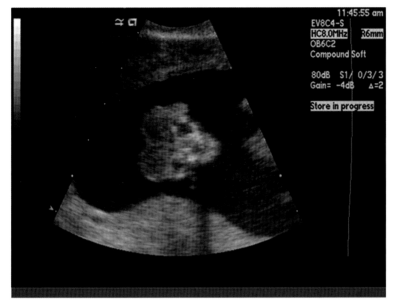

图 4.4　妊娠 12 周时无脑儿的超声图像

由于在脊髓形成期间前神经孔未完全闭合，导致胎儿大脑大部分缺失和颅骨上部缺失。感谢 Randall Kuhlmann 博士，威斯康辛医学院母胎医学部。

育和(或)迁移被认为会影响，如神经纤维瘤病和 CHARGE 联合征等疾病的发展[15]。

胚胎第 5－8 周

在神经管形成后，胚胎进入下一个发育时期。这一时期从胚胎发育的第 5－8 周（月经后 7－10 周）[6]。这一发育的关键阶段是胚胎最容易受到致畸剂影响的时期，致畸剂可能导致异常发育。遗憾的是，在这一时期，许多妇女可能还没有意识到自己怀孕了，因此接触环境因素较为复杂，而环境因素可能会改变胚胎发育。在怀孕的前三个月是胚胎器官和结构的形成时期，现在分别加以说明。

胚胎腔和隔膜的划分

体腔原基，即胚胎内体腔，在第 4 周和第 5 周分为多个腔体。其中包括心包腔、两个心包腹膜腔和一个腹膜腔。当胎儿开始头部折叠时，心脏和心包腔位于发育中的前肠附近，并与成对的心包腹膜腔相通[6]。随着发育的继续，腹膜腔将被隔离，其余腔的融合和扩张将形成分离的胸膜腔和腹膜腔，并有助于膈肌的形成。最终横膈膜的发育（也在此时发生）取决于 4 个独立组成部分的协调发育（图 4.5）：胚胎原始横膈、胸腹腔膜、食管背系膜、胸壁皱褶[16]。这些成分中的任何一种缺陷都可能导致先天性膈疝，这通常是由胸腹腔膜与膈肌其他三部分的形成或融合缺陷引起的，并且在高达 90% 的病例发生在胎儿左侧[17]。

胎儿面部发育

胎儿面部的发育始于原始口腔及其周围的胚胎原基。面部发育依赖于 5 种结构的形成：额鼻突、两个上颌突和两个下颌突。适当的迁移和融合对于面部和腭部的正常发育至关重要（图 4.6）[18]。这些过程中的异常可导致唇腭裂或更严重的胎儿面部裂。裂也可能与其他中线异常（如前脑无裂畸形）相关，通常是由于不适当的信号传导导致正常的成分迁移和融合。这种面部发育不全常见于 13-三体（图 4.7）。

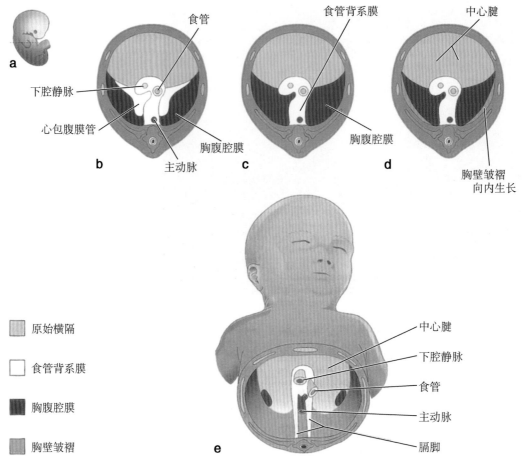

图 4.5 隔膜的发育

(a)胚胎第 5 周结束时胚胎的侧面视图,显示(b)、(c)和(d)中横截面图;(b)融合前胸膜腹膜的横切面;(c)胚胎 6 周末对应部分;(d)胚胎 12 周时的横切面;(e)新生儿横膈膜的下视图,确定了其成分的胚胎学起源。这张图发表在《发展中的人类:临床导向胚胎学》第 9 版,Moore KL,Persaud TVN,Torchia MG,爱思唯尔 2013 版权所有。

呼吸系统的发育

呼吸系统也在胚胎第 4 周开始发育,因为呼吸憩室从原始前肠开始萌芽。随后内脏中胚层迁移到憩室上方导致呼吸芽的发育,这些呼吸芽将在胎儿发育过程中进一步分裂和分化。呼吸系统形成的一个重要步骤是通过气管-食管皱襞的发育,将前肠和食管从气管中分离出来,这些气管食管皱襞融合形成气管-食管隔膜[6]。不适当或不完整的隔膜发育可导致各种类型的气管食管瘘(TEF)。在 85% 的病例中[6],这种异常通道与食管不完全形成(食管闭锁)有关,并可导致超声检查发现羊水过多,因为胎儿在妊娠期间无法吞咽和适当吸收所致[19]。

胃肠道的发育

胚胎第 4 周,当卵黄囊的一部分在胚胎折叠时并入胚胎时,原始肠管开始形成。最初,细胞增殖会使管腔消失,然后管腔再

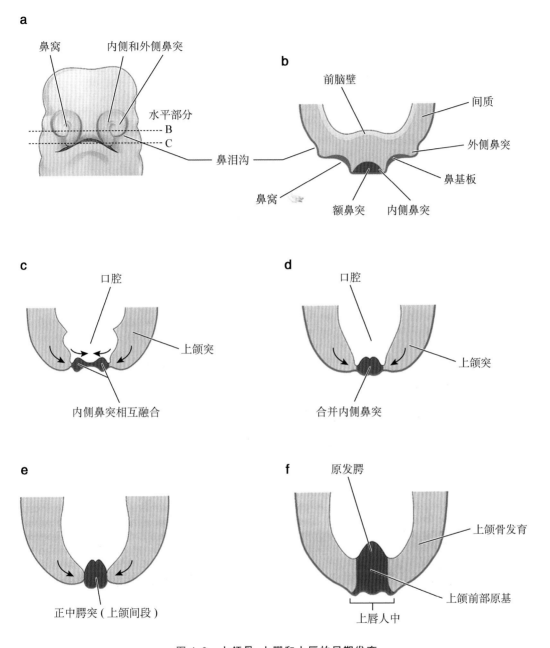

图 4.6 **上颌骨、上腭和上唇的早期发育**

(a)第 5 周胚胎的面部视图;(b,c)在 a 图标示处的水平截面;c 图中的箭表示上颌突和内侧鼻突的生长;(d-f)既往胚胎切片的类似部分证明合并内侧鼻突和上颌突形成上唇。这张图发表在《发展中的人类:临床导向胚胎学》第 9 版,Moore KL,Persaud TVN,Torchia MG,爱思唯尔 2013 版权所有。

通并分化为前肠、中肠和后肠成分[6]。不完全再通可导致随后的小肠狭窄或闭锁[20]。如前一节所述,前肠分为气管和食管。前肠的其他组成部分包括胃,胃将扩张并旋转至左上象限的正常生理位置,还有肝和十二指肠[21]。

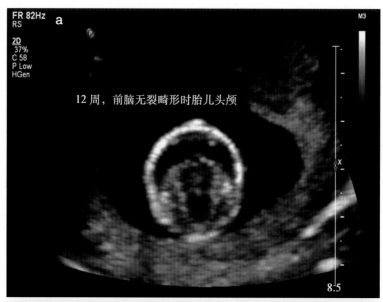

12周，前脑无裂畸形时胎儿头颅

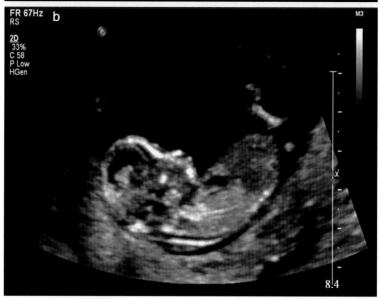

图 4.7　妊娠 12 周时胎儿面部的超声扫描显示，前脑无裂畸形（a）和面部
　　　　轮廓扁平（b），提示严重的面部裂

　　这个病例是在妊娠中期发现的，这个胎儿最终被诊断为 13-三体和面部中线裂。由威斯康辛州密尔沃基医学院母婴医学部 Randall Kuhlmann 博士提供。

　　大约在胚胎第 6 周时，中肠形成一个 U 形环，该环将通过胚胎的脐环疝出，引起生理性中肠疝，这是胚胎发育的正常步骤（图 4.8）。环将旋转 270°，以便在胚胎第 11 周时疝复位。疝复位异常可导致胎儿腹部脐带插入处的囊内持续性肠疝，称为脐膨出（图 4.9）。脐膨出与胎儿非整倍体的风险增加相关[22]。这与腹裂形成对比（图 4.10），腹裂是

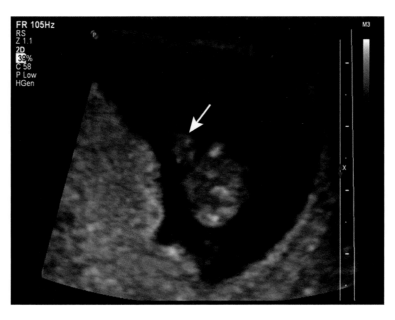

图 4.8　孕 10 周时胎儿腹部的横断面超声图像显示正常的生理性中肠疝
箭表示疝区域。由威斯康辛州密尔沃基医学院母胎医学部 Randall Kuhlmann 博士提供。

指位于脐右侧的腹壁缺陷。随后,肠和其他结构可以通过这个缺损疝出。推测该缺损的病因包括右脐肠系膜动脉发育不全,或早期右脐静脉消失,导致胚胎外侧皱襞不融合[6]。一些学者认为这可能是脐膨出破裂形成的。腹裂通常与胎儿遗传异常风险增加无关[23]。

泌尿生殖系统的发育

胎儿肾系统通过三个独立的功能性肾脏结构发育[6]。这三者都主要起源于中胚层,中胚层发育成肾原索。最初的胎儿肾结构,即前肾,在胚胎第 5 周退化。它被中肾和中肾管(沃尔夫管)所取代,它们在男性生殖系统的发育中发挥着至关重要的作用。在胚胎 10 周时,永久性的肾结构、后肾发育。它由中肾(输尿管芽)的一个分支发育而来,中肾芽诱导后肾的形成(图 4.11)。输尿管芽发育不全将导致永久性胎儿肾缺失或肾发育不全。如果是双侧,这种异常是致命的,并且在妊娠中期发现羊水不足[24]。

心脏发育的重点

由于心脏形成的复杂性,对人类心脏发展的详细回顾超出了本章的范围。本节将回顾心脏发育的重点。

心脏早期发育

心血管系统是胚胎发育 3—4 周时第一个开始发挥功能的器官系统。心血管系统主要来源于内脏中胚层、近轴中胚层和侧中胚层及咽中胚层,但也涉及神经嵴细胞的迁移[6]。由心源性中胚层形成的成对的血管生成索,经过融合和导管化形成一个简单的导管,即最初的心脏结构。在胚胎期 4 周左右,血液开始流经心管。原始心管的外侧成为心肌,原始心管的内侧成为心内膜。心外膜(脏层心包)来源于静脉窦外表面的间皮细胞增殖,静脉窦是心脏心房的前身[25]。

在单个心管形成后,心脏在胚胎第 4 周结束时开始分割,一直持续到第 8—9 周[6]。

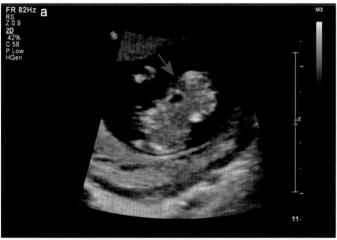

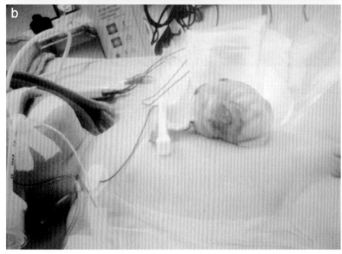

图 4.9　(a)孕 13 周时的超声检查,胎儿腹部横切面,箭显示巨大脐膨出;(b)新生儿脐膨出。由威斯康辛州密尔沃基医学院母胎医学部 Randall Kuhlmann 博士提供

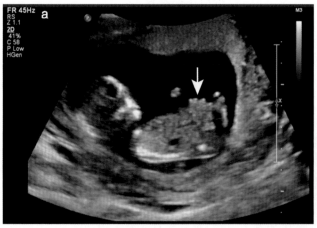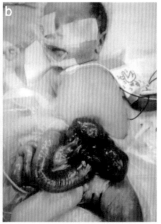

图 4.10　(a)孕 12 周时的超声检查,胎儿矢状面,箭表示腹裂;(b)新生儿腹裂。由威斯康辛州密尔沃基医学院母胎医学部 Randall Kuhlmann 博士提供

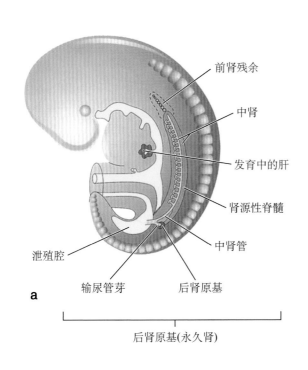

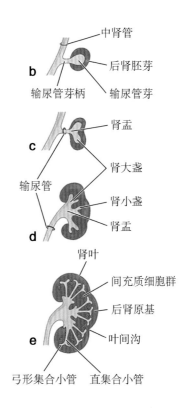

图 4.11　后肾的发育

(a)第 5 周的人类胚胎,显示发育中的后肾和输尿管芽;(b-e)输尿管芽发育的连续阶段。这张图发表在《发展中的人类:临床导向胚胎学》第 9 版,Moore KL,Persaud TVN,Torchia MG,爱思唯尔 2013 版权所有。

发育中的心脏开始弯曲和收缩,形成 5 个节段性原始心管分区:动脉干、心球、原始心室、原始心房和静脉窦。动脉干发育成主动脉和肺动脉干的前体,心球和原始心室发育成心室,原始心房和静脉窦发育成心房和冠状窦。心室右襻也在这一发育时期开始,认为主要发生在胚胎第 5-7 周[25]。这种循环形成一个 U 形循环,其最终结果是心脏的正常横向(图 4.12)。

当原始心管向左弯曲而不是向右弯曲时,心脏会向右移位,其大血管也会反转,形成正常心脏结构的镜像,称为右位心。在某些情况下,右位心可能会增加严重心脏缺陷的风险[26]。

心脏间隔形成与瓣膜发育

多个独立的细胞迁移和信号通路过程参与了心脏间隔的复杂发育。

• **房室间隔**

房室间隔由房室管壁内的一种特殊细胞外基质(心胶质)形成。这些软垫相互靠近,最终融合形成房室间隔,并将普通房室管分隔成左房室管和右房室管(图 4.12)。然后,这些软垫起到 AV 瓣的作用,直到出现进一步的差异,从而形成最终的瓣膜结构。来自房室管心肌的诱导信号引起上皮-间质转化,从而转化心内膜垫,最终促进最终房室瓣和心脏隔膜的发育[26]。

许多心脏异常可归因于房室间隔的异常发育。心内膜垫融合失败是导致持续性房室间隔缺损的原因,在这种情况下,心脏没有真正的中隔分隔,只有一个共同的房室瓣代替了三尖瓣和二尖瓣(图 4.13)。房室间隔缺

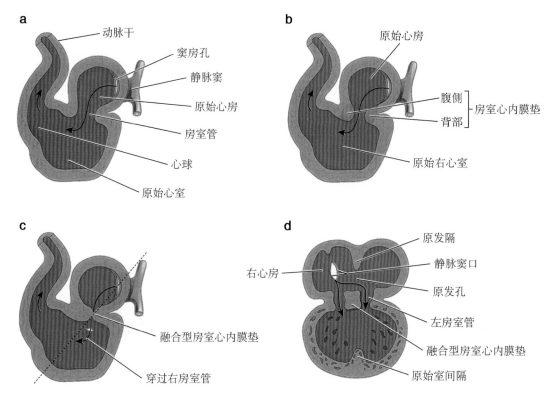

图 4.12 心室襻发育和房室间隔发育

（a,b）胚胎 4－5 周时心脏的矢状切面；（c）心内膜垫融合形成房室间隔；（d）位于 c 图所示位置的心脏冠状切面。这张图发表在《发展中的人类：临床导向胚胎学》第 9 版，Moore KL，Persaud TVN，Torchia MG，爱思唯尔 2013 版权所有。

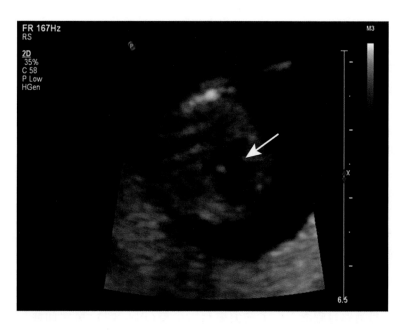

图 4.13 胎儿 13 周时房室间隔缺损（AV），是心内膜垫功能或位置异常的并发症

箭所示为房室间隔缺失的位置，心脏两侧共用一个房室瓣。由威斯康辛州密尔沃基医学院母胎医学部 Randall Kuhlmann 博士提供。

损也被认为与三尖瓣的异常发育有关,包括位置异常(Ebstein 畸形)或先天性瓣膜缺失,其结果可能对长期心脏功能造成毁灭性的后果[26]。

• 房间隔

在胚胎第 4 周结束时开始心房的分隔[6]。右心房和左心房是由两个隔膜融合而成的:原发隔和继发隔。原发隔有一个初始孔,称为原发孔,随后又形成了继发孔。随着继发孔隔的发育,出现不完全的分隔,形成卵圆孔[27]。原发隔的下半部成为卵圆孔的瓣(瓣膜),在出生后不久就应该在解剖学上融合。原发隔或继发隔过度吸收导致房间隔缺损或持续性卵圆孔,这是几种最常见的先天性心脏异常。房间隔缺损的男女比例为3:1[28]。

• 室间隔

心室的划分也包括室间隔,通过室间隔(IV)的肌肉部分与隔膜的膜区融合完成[6]。在妊娠第 7 周之前,在肌肉部分的自由边缘和房室间隔的下部之间的间隔中存在缺损。缺损的闭合通常发生在第 7 周结束时,包括间隔的膜性部分与肌肉部分的融合[27]。室间隔缺损(VSDs)是最常见的先天性心脏异常,约占病例的 25%[29]。通常,该缺陷是由于隔膜的膜部分未能闭合所致,也可能存在其他缺陷。许多小 VSDs 在胚胎和胎儿发育

期间闭合,但是较大的缺陷可能导致心脏功能不全,并需要产后手术治疗。

• 主肺间隔(AP)

动脉干和心球的分隔对心脏的正常发育和肺动脉干和主动脉分开至关重要。这发生在胚胎第 5 周[6]。AP 隔膜被认为是由侵入动脉干和心球的迁移神经嵴细胞的间质形成的[27]。随着细胞迁移,它们以螺旋方式发育,融合形成 AP 隔膜,并将肺动脉流出道和主动脉流出道分隔开(图 4.14)。室间隔的膜性组织也与主肺动脉间隔融合,形成了正常的解剖关系,其中肺动脉起源于右心室,主动脉起源于左心室(图 4.14)。如果神经嵴细胞的迁移不能正常进行,AP 隔膜可能无法正常发育。这包括 AP 中隔的有限发育,只有一个大血管离开心脏,称为动脉干,以及中隔的螺旋异常或无螺旋,导致每条血管从其对应的心室流出物时转位,称为大动脉转位。动脉干的不等分也被认为是导致法洛四联症的病因,法洛四联症中肺动脉狭窄、室间隔缺损、主动脉骑跨和右心室肥大均被确认[26]。

淋巴系统的发育

淋巴系统的发育始于心血管系统发育后的胚胎第 6 周末[30]。其发展过程与胎儿血管相似,一系列小淋巴管连接形成淋巴网(图4.15)。淋巴引流包括6个初级淋巴囊和许

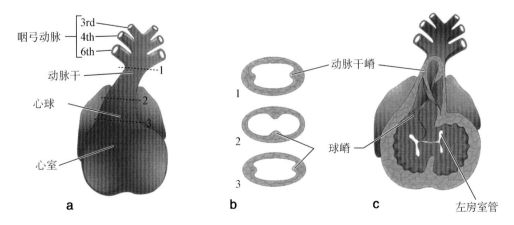

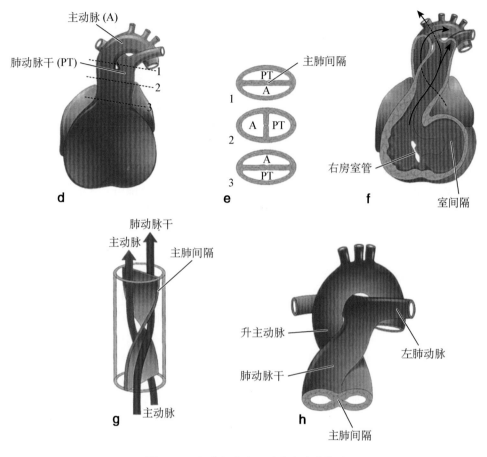

图 4.14　心球和动脉干形成大动脉的分区

（a）5 周时胎儿心脏的腹侧视图；（b）为 a 图虚线部分横截面；（b,c）确定形成肺动脉和主动脉流出道的球脊和动脉干嵴；（d-f）主肺间隔形成后 6 周，胎儿心脏的腹侧视图；（g）AP 隔膜的螺旋形成，如 h 图所示。这张图发表在《发展中的人类：临床导向胚胎学》第 9 版，Moore KL，Persaud TVN，Torchia MG，爱思唯尔 2013 版权所有。

多淋巴结。引流首先从胚胎/胎儿的头部和尾部开始，然后主要进入右侧淋巴管。由于淋巴囊阻塞或未能建立适当的淋巴通道而导致淋巴引流异常，可能会导致胎儿颈部区域大面积肿胀，称为囊性淋巴管瘤（图 4.16）。囊性淋巴管瘤的存在与胎儿染色体异常、心脏畸形和其他胎儿发育问题相关[31,32]。

的发育，从几个细胞发育成为一个具有完整器官结构和功能的胚胎。这种形成在很大程度上受一个复杂的胚胎细胞信号系统的影响。信号功能和细胞迁移的异常，包括孕早期致畸剂暴露或基因异常引起的异常，可能会对发育中的胎儿和新生儿产生长期并发症。

总结

人类胚胎和胎儿在孕早期经历了显著

教学要点

• 所有妊娠中有 3% 伴有先天性异常。

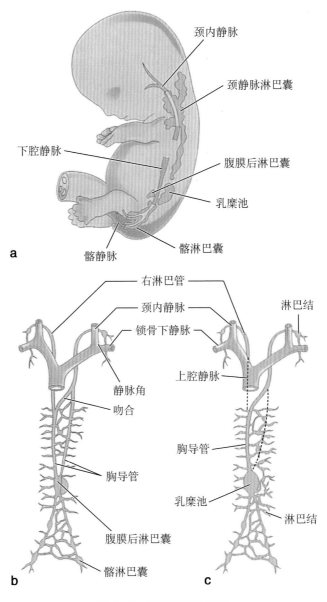

图 4.15　淋巴系统的发育

（a）7 周时胎儿胚胎显示初级淋巴囊；（b）9 周时的淋巴系统腹侧视图；（c）妊娠后期胸部和右侧淋巴管的形成。这张图发表在《发展中的人类：临床导向胚胎学》第 9 版，Moore KL，Persaud TVN，Torchia MG，爱思唯尔 2013 版权所有。

- 信号通路对正常形态的发生至关重要。
- 胚层分为外胚层、内胚层和中胚层；这些是正常形态发生的基础。

- 在早期胚胎发育过程中，脊索对正常神经形成、横向定向和分割至关重要。
- 膈肌的正常发育取决于胚胎的正常分

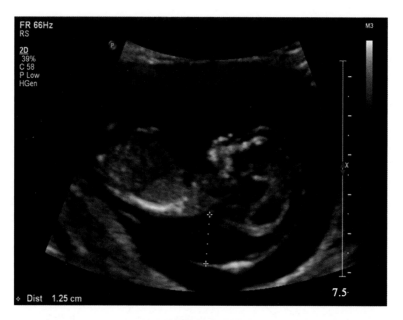

图4.16 胎儿11周超声图像（胎儿纵切面显示为囊性淋巴管瘤）

感谢 Randall Kuhlmann 博士，威斯康辛医学院母胎医学部，威斯康辛州密尔沃基市。

割和胸腹腔膜、食管背系膜、胸壁皱褶、胚胎原始横膈的正常关系。

- 腹裂被认为是胚胎侧褶未融合的结果。
- 心内膜垫融合失败导致不同程度的房室间隔缺损，从膜性室间隔缺损（VSD）到完全房室间隔缺损。

参 考 文 献

[1] Nelson K，Holmes LB. Malformations due to presumed spontaneous mutations in newborn infants. N Engl J Med. 1989;320(1):19-23.

[2] Hubaud AH，Pourquie O. Signalling dynamics in vertebrate segmentation. Nat Rev Mol Cell Biol. 2014;15:709-21.

[3] Patthey C，Gunhaga L. Signaling pathways regulating ectodermal cell fate choices. Exp Cell Res. 2014;321(1):11-6.

[4] Dutta D. Signaling pathways dictating pleuripotency in embryonic stem cells. Int J Dev Biol. 2013;57(9-10):667-75.

[5] Sui L，Bouwens L，Mfopou JK. Signaling pathways during maintenance and definitive endoderm differentiation of embryonic stem cells. Int J Dev Biol. 2013;57(1):1-12.

[6] Moore KL，Persaud TVN，Torchia MG. The developing human:clinically oriented embryology. 9th ed. Philadelphia，PA:Elsevier Saunders;2013.

[7] Downs KM. Enigmatic primitive streak:prevailing notions and challenges concerning the body axis of mammals. Bioessays. 2009;31(8):892-902.

[8] Solnica-Krezel L，Sepich DS. Gastrulation:making and shaping germ layers. Annu Rev Cell Dev Biol. 2012;28:687-717.

[9] Hardin J，Waston T. Models of morphogenesis:the mechanism of and mechanics of cell rearrangement. Curr Opin Genet Dev. 2004;14:399-406.

[10] Flake AM. The fetus with sacrococcygeal teratoma. In:Adzick NS，Holzgrev W，editors. The unborn patient:the art and science of fetal therapy. 3rd ed. Philadelphia，PA:WB Saun-

ders;2001.

[11] Ruiz I，Altaba A. Induction and axial patterning of the neural plate;planar and vertical signals. J Neurobiol. 1993;24(10):1276-304.

[12] Greene ND，Copp AJ. Development of the vertebrate central nervous system;formation of the neural tube. Prenat Diagn. 2009;29(4):303-11.

[13] Copp AJ，Greene ND. Genetics and development of neural tube defects. J Pathol. 2010;220(2):217-30.

[14] Mayor R，Theveneau E. The neural crest. Development. 2013;140(11):2247-51.

[15] Takahashi Y，Sipp D，Enomoto H. Tissue interactions in neural crest development and disease. Science. 2013;341(6148):860-3.

[16] Mayer S，Metzger R，Kluth D. The embryology of the diaphragm. Semin Pediatr Surg. 2011;20(3):161-9.

[17] Clugston RD，Greer JJ. Diaphragmatic development and congenital diaphragmatic hernia. Semin Pediatr Surg. 2007;16(2):94-100.

[18] Hinrichsen K. The early development of morphology and patterns of the face of human embryos. Adv Anat Embryol Cell Biol. 1985;98;1-79.

[19] Holinger LD. Congenital anomalies of the larynx. Congenital anomalies of the trachea and bronchi. In:Behrman RE，Kliegman RM，Jenson HB，editors. Nelson's textbook of pediatrics. 17th ed. Philadelphia，PA:WB Saunders;2004.

[20] Magnuson DK，Parry RL，Chwals WJ. Selected abdominal gastrointestinal anomalies. In:Martin RJ，Fanaroff AA，Walsh MC，editors. Fanaroff and Martin's Neonatal-perinatal medicine;diseases of the fetus and infant. 8th ed. Philadelphia，PA:Mosby;2006.

[21] Persaud TVN，Hay JC. Normal embryonic and fetal development. In:Reece EA，Hobbins JC，editors. Clinical obstetrics;the fetus and mother. 3rd ed. Oxford:Blackwell Publishing;2006.

[22] Jones KL. Smith's recognizable patterns of human malformation. 7th ed. Philadelphia，PA:Elsevier/WB Saunders;2006.

[23] Bronschstein M，Blazer S，Zimmer EZ. The fetal gastrointestinal tract and abdominal wall. In:Callen PW，editor. Ultrasonography in obstetrics and gynecology. 5th ed. Philadelphia，PA:WB Saunders;2008.

[24] Kerecuk L，Schreuder MF，Woolf AS. Renal tract malformations;perspectives for nephrologists. Nat Clin Pract Nephrol. 2008;4(6):312-25.

[25] Manner J. The anatomy of cardiac looping;a step towards the understanding of the morphogenesis of several forms of cardiac malformations. Clin Anat. 2009;22(1):21-35.

[26] Bajolle F，Zaffran S，Bonnet C. Genetics and embryological mechanisms of congenital heart disease. Arch Cardiovasc Dis. 2009;102(1):59-63.

[27] Vincent SD，Buckingham ME. How to make a heart;the origin and regulation of cardiac progenitor cells. Curr Top Dev Biol. 2010;90:1-41.

[28] Moore KL，Persaud TVN，Torchia MG. Before we are born;essentials of embryology and birth defects. 8th ed. Philadelphia，PA:Elsevier Saunders;2013.

[29] Penny DJ，Vick GW. Ventricular septal defect. Lancet. 2011;377(9771):1103-12.

[30] Yang Y，Oliver G. Development of the mammalian lymphatic vasculature. J Clin Invest. 2014;124(3):888-97.

[31] Nadel A，Bromley B，Benacerraf BR. Nuchal thickening or cystic hygroma in first-and early second-trimester fetuses;prognosis and outcome. Obstet Gynecol. 1993;82(1):43-8.

[32] Brady AF，Pandya PP，Yuksel B，Greenough A，Patton MA，Nicolaides KH. Outcome of chromosomally normal livebirths with increased fetal nuchal translucency at 10-14 weeks' gestation. J Med Genet. 1998;35(3):222-4.

第5章

致畸因素

Eran Barzilay and Gideon Koren

定义

致畸剂被定义为可产生不良胎儿结局的任何因素，包括先天性异常、流产、宫内生长受限、死产、早产或长期的发育迟缓[1,2]。具有致畸可能的环境因素包括药物、化学物质、感染和物理因素（如辐射）。

对致畸风险的认识

出生缺陷并非罕见的现象，但大多数情况与环境因素无关[1]。畸形基线风险为 $1\% \sim 3\%$，这是用来评估是否存在环境暴露致畸的有价值的参考框架[3,4]。在沙利度胺被认为是致畸剂之前，人们认为胎盘是可以保护发育中的胚胎免受任何母体暴露的一种屏障[2]。这一观点可以解释这样一个事实，即尽管反应停存在高致畸率和明确的致畸模式，但反应停还是应用了多年后才被确认为致畸剂[5,6]。反应停的灾难将人们对风险的认识转移到了另一个极端，以至于医师和患者都认为每种药物对胚胎都有潜在危害的可能[7]。最近的研究表明，暴露于未知致畸剂的妇女往往高估患重大畸形的风险，更有可能导致终止妊娠[7,8]。对致畸风险的高估，除了影响是否终止妊娠的决定外，还可能促使妇女停止重要的药物治疗，从而危及她们及其后代的健康。

对风险的错误认识影响医疗实践的一个例子就是双环维林从全球市场的退出。1983年，由于多重责任组合和保险费的增加，制造商主动从市场上撤出双环维林（维生素 B_6 和多西拉敏的组合）。尽管食品与药物管理局的调查没有发现双环维林与出生缺陷之间存在关联，但双环维林还是退出市场。双环维林停药后，1984 年每 1000 名活产婴儿中因妊娠期间过度呕吐而入院的人数增加了 50%[9]。高估致畸风险产生有害影响的另一个例子是 1986 年切尔诺贝利核事故后的恐慌。一项来自希腊的研究估计，尽管雅典的辐射水平在正常水平范围内，但仍有 2500 名原本想要怀孕的孕妇因感知到辐射风险而终止了妊娠的计划[10]。此外，根据国际原子能机构的数据，西欧有 10 万～20 万名想要的胎儿被流产，因为医师告诉患者切尔诺贝利核辐射对未出生的孩子造成了严重的健康风险[11]。

致畸剂

胎儿主要畸形的基线风险为 $1\% \sim 3\%$[3,4]。在大多数情况下，畸形的原因尚不清楚。$20\% \sim 25\%$ 的畸形是由遗传因素引起的，$8\% \sim 11\%$ 的畸形是由环境因素引起的[4]。与先天性畸形相关的环境因素包括接触化学品和药物、孕妇疾病、感染和辐射。

妊娠期用药

超过 50％ 的孕妇会使用处方药[12,13]。但考虑到非处方药和滥用药物的情况,怀孕期间接触药物的发生率可能要高得多。然而,只有少数药物(表 5.1)被证明对胎儿有致畸作用[2]。在大多数情况下,胎儿发育的敏感期在孕早期。然而,一些药物已被证明影响孕晚期的胎儿。例如,妊娠 25 周后接触四环素可能导致胎儿牙齿染色,并可能影响骨骼生长[14],妊娠晚期接触非甾体抗炎药与动脉导管提前收缩和羊水过少有关[15,16],晚期暴露于 ACE 抑制药与胎儿和新生儿死亡、肾异常、羊水过少、胎儿颅骨骨化不良及新生儿动脉导管未闭有关[17]。此外,由于胎儿的大脑在整个怀孕期间持续发育,乙醇和烟草等化学物质的晚期影响已被证实。

表 5.1　被视为致畸剂的药物及在孕早期接触这些药物的主要致畸作用

药物	致畸作用
乙醇	胎儿酒精综合征、生长迟缓、神经系统异常、发育迟缓、智力障碍、小头畸形、小眼症、眼睑短裂、人中发育不良、上唇薄和(或)上颌扁平、先天性心脏缺陷、神经管缺陷、肾异常、腭裂
氨基蝶呤	"三叶草"颅骨、头大、后梳样毛发、低耳位、突眼、宽鼻梁、脑膜脑膨出、无脑儿、短头、脑积水、颅骨延迟骨化、颅缝早闭、眼距宽、小颌畸形、口裂、四肢畸形、神经管缺损
苯二氮䓬类	唇裂(有相互矛盾的结果)
卡马西平	神经管缺陷
一氧化碳	死产、生长迟缓和严重的神经系统后遗症,也可能导致室间隔缺损和肺动脉狭窄
可卡因	死产、胎盘早剥、早产、低出生体重、小头畸形、脑室出血和发育不良。可能与尿路异常有关
皮质类固醇	腭裂(有相互矛盾的结果),胎儿发育障碍
己烯雌酚	泌尿生殖道发育异常,阴道透明细胞癌风险增加
锂	Ebstein 畸形,其他心脏畸形
甲氨蝶呤	宫内生长受限、面部畸形、手指异常、肢体、耳、骨骼、生殖器官、颅骨、下颌、中枢神经系统、脊柱、心脏、胃肠道缺陷和唇裂
甲基汞、硫化汞	胎儿水俣病(小头畸形、癫痫发作、共济失调、认知障碍和脑瘫)
米索前列醇	Moebius 综合征(第 Ⅵ 和第 Ⅶ 对脑神经麻痹)
霉酚酸酯	小耳畸形、耳道闭锁、唇裂和腭裂、小颌畸形、眼外凸、眼球缺损、手指短和指甲发育不全
PCB	皮肤和黏膜色素沉着,牙龈增生,眼球突出水肿,出生时出现牙齿排列畸形,颅骨骨化不全,摇椅足,出生低体重
青霉胺	皮肤松弛症和腹股沟疝(有相互矛盾的结果)
苯巴比妥	心脏缺陷和腭裂
苯妥英钠	宽鼻梁、眼底隆起、小头畸形、唇腭裂、上睑下垂、远端指骨不同程度发育不全
维 A 酸	小耳畸形/失语、小颌畸形、胸腺、中枢神经系统和心脏缺陷
沙利度胺	肢体短缩畸形、心脏缺陷、面部血管瘤、食管及十二指肠闭锁、肾缺陷、小耳畸形和肛门缺损
丙戊酸钠	脊柱裂、房间隔缺损、腭裂、尿道下裂、多指畸形和颅缝早闭
华法林	骨骼缺陷(鼻发育不良、骨骺点状突起)、生长受限、中枢神经系统损伤、眼睛缺陷和听力丧失

乙醇

怀孕期间摄入乙醇与各种出生异常有关,其中许多可以通过超声波检查以及出生后神经认知障碍来证实。诊断胎儿乙醇谱系障碍(FASD)需要。

1. 产前和(或)产后生长受限[体重、长度和(或)头围低于第 10 百分位]。

2. 中枢神经系统受累(神经异常、发育迟缓、行为影响或智力损害的迹象)。

3. 典型的面部畸形,至少有这三种症状中的两种。

- 小头畸形。
- 小眼畸形和(或)短眼睑裂。
- 人中发育不良,上唇薄,和(或)上颌扁平。

面部以外的结构畸形有时与 FASD 有关,包括先天性心脏缺陷、神经管缺陷、肾异常、腭裂和轻微畸形,如斜视、异常掌纹和耳畸形。胎儿酒精综合征通常发生在慢性摄入至少 2g/(kg·d)的乙醇。保守估计,怀孕前 3 个月每天摄入超过 2g/kg 的妇女的畸形风险会增加 2～3 倍。少量的乙醇可能会造成轻微影响;然而,怀孕期间的安全饮酒量尚未确定[18-22]。

氨基蝶呤

氨基蝶呤是一种与甲氨蝶呤密切相关的叶酸拮抗药。它在 20 世纪 50 年代被用作抗癌药物,并用于堕胎。在孕早期接触氨基蝶呤与"三叶草"头骨有关,头颅大,后梳样毛发,耳位低,眼球突出,鼻梁宽及脑膜脑膨出,无脑畸形,短脑儿,脑积水,身材矮小,颅骨骨化延迟,颅缝早闭,眼压高,小颌畸形、唇裂、肢体畸形和神经管缺陷。暴露的关键时期是怀孕的第 6—8 周[23-27]。大多数畸形,如无脑儿或小下颌畸形,通常在孕早期就可通过超声识别。

苯二氮䓬类

根据病例对照研究的 meta 分析,苯二氮䓬类药物可能增加唇裂的风险;然而,文献中的数据显示出与此相关的结果相互矛盾。队列研究的汇总数据显示,胎儿接触苯二氮䓬类药物的风险与主要畸形或唇裂之间没有关联。然而,根据病例对照研究的汇总数据,单独发生重大畸形或唇裂的风险显著增加。唇裂风险的绝对增加(如果存在的话)似乎非常低(一般人群中唇裂发病率约为 1‰)[28,29]。唇裂可以通过胎儿面部的超声检查予以识别。

卡马西平

妊娠期接触卡马西平单药治疗会增加神经管缺陷(NTD)的风险,其发生率高于一般人群,但低于丙戊酸钠的相关风险。据估计,NTD 的风险从大约 0.1% 增加到 0.2%～1% 的水平[30-35]。胎儿脊柱检查是胎儿常规超声结构筛查的一部分。

一氧化碳中毒

轻度一氧化碳中毒与胎儿畸形风险增加无关,但胎儿不良结局与母体严重毒性有关,包括死产、生长受限和严重神经系统后遗症(智力迟钝、癫痫发作、抽搐)的风险增高。同时也与室间隔缺损(VSD)和肺动脉狭窄相关。一氧化碳中毒导致胎儿出生缺陷的相对风险尚不清楚。只有当毒性的严重程度引起产妇症状时,大多数不良反应才可以观察到[36-38]。

可卡因

关于怀孕期间接触可卡因的影响的研究经常存在方法上的缺陷,使得研究结果难以解释。大多数滥用可卡因的妇女都是多重药物滥用者,酗酒、吸烟,还有其他导致不良妊娠结局的风险因素,包括营养不良、高妊娠率和缺乏产前护理。与未接触可卡因的婴儿相比,怀孕期间使用可卡因会增加死产、胎盘早剥、早产、出生低体重和小头畸形的风险。也有人提出与脑室出血、发育迟缓和婴儿猝死综合征(SIDS)有关。尽管一些研究对于使用可卡因是否会增加结构畸形的风险存在分歧,但也有研究表明,胎儿泌尿道异常病例增多[39-44]。

皮质类固醇

皮质类固醇一直被证明会导致动物产生腭裂。在人类的研究中出现了相互矛盾的结果,不排除可能与唇裂有关。糖皮质激素与胎儿生长障碍有关。如果存在,唇裂的绝对风险增加似乎很低(基线为 0.1%)[45-51]。在检查胎儿面部时可以观察到唇裂。

己烯雌酚

己烯雌酚(DES)与泌尿生殖道发育异常、阴道透明细胞癌风险增加有关。据报道,高达 50% 的子代患有阴道腺病,早产的发病率为 11%～39%[52,53]。

锂

锂的使用通常与心脏畸形有关,特别是与 Ebstein 畸形有关。有关锂致畸风险的早期信息来自具有高偏差风险的回顾性报告。最近的研究表明,风险要低得多。据估计,孕早期暴露后出现 Ebstein 异常的风险为 0.05%～0.1%[54-56]。这种心脏异常具有特征性的表现(三尖瓣的隔叶和后叶向右心室心尖部位移位,导致典型的右心房大而右心室小的外观),可以在四腔心切面观察到(见第 11 章)。

甲氨蝶呤

甲氨蝶呤是一种与氨基蝶呤密切相关的叶酸拮抗药。在终止妊娠失败或异位妊娠误诊的病例中,有几份关于单次高剂量甲氨蝶呤暴露的报告显示出各种异常。产前超声检查和(或)出生时发现的异常包括宫内生长受限、面部畸形、手指异常及肢体、耳、骨骼、生殖器官、颅骨、下颌、中枢神经系统、脊柱、心脏、胃肠道缺陷和唇裂。最近一项关于风湿性疾病患者服用甲氨蝶呤(高达每周 30mg)的妇女妊娠结局的前瞻性观察研究表明,在怀孕后服用甲氨蝶呤的妇女中(188 名),42.5% 自然流产,主要出生缺陷的风险增加(6.6%,优势比 3.1,95% 可信区间 1.03～9.5)。观察到的畸形包括腹裂、脊柱侧弯、肺囊腺瘤、心脏畸形、肾畸形、肢体缺陷、前脑无裂畸形和巨膀胱。在甲氨蝶呤治疗后计划怀孕的妇女,建议在治疗期间和停药后 3 个月期间使用避孕措施和补充叶酸[23,25,26,57-63]。

甲基汞、硫化汞

孕期暴露于高水平的有机汞可能导致胎儿水俣病,表现为小头畸形、癫痫发作、共济失调、认知障碍和脑瘫。相对风险尚未确定;然而,在受到污染时,在水俣地区出生的 220 名婴儿中有 13 名婴儿患有严重疾病[64-66]。

米索前列醇

米索前列醇与 Moebius 综合征(第 Ⅳ 和第 Ⅶ 对脑神经麻痹)有关。已被提出与其他畸形有关,如短肢畸形、额骨和颞骨异常,但尚未得到证实。据报道,Moebius 综合征的优势比为 25.32(95% 可信区间 11.11～57.66)。然而,真正的风险为 1%～2%。短肢畸形的优势比估计为 11.86(95% 可信区间 4.86～28.9)。

霉酚酸酯

接触霉酚酸酯可导致出生缺陷,包括小耳畸形、耳道闭锁、唇裂和腭裂、小颌畸形、多动症、眼球缺损、手指短和指甲发育不全[67]。与整个接受肾移植群体相比,妊娠期间接触霉酚酸酯可导致结构畸形的发生率更高[68]。据报道,孕早期接触霉酚酸酯后的出生缺陷风险为 26%[68,69]。

多氯联苯

据报道,在人类接触受多氯联苯污染的米油的病例中,接触高浓度多氯联苯(PCB)的孕妇有胎儿异常的病例发生。暴露于高浓度的多氯联苯可导致皮肤和黏膜的深棕色色素沉着、牙龈增生、眼球突出性水肿、出生时牙列异常、颅骨异常钙化、摇椅足和出生时体重过低[70]。

青霉胺

有关青霉胺暴露的数据是相互矛盾的。然而,它可能与皮肤松弛和腹股沟疝有关。有人认为,甲状腺功能减退也与青霉胺暴露有关[71,72]。

苯巴比妥

苯巴比妥的使用可能与心脏缺陷和腭裂有关。根据一些报道显示，畸形风险为6%～20%，其他报道没有发现风险增加。一项对250例单一疗法暴露病例的研究表明，发生严重畸形的风险并不大于其他单一抗惊厥药物[73-76]。

苯妥英钠

长期接触苯妥英钠，引起胎儿畸形称为胎儿苯妥英钠综合征。畸形类型包括颜面畸形，如宽鼻梁、眉弓隆起、小头畸形、唇腭裂和上睑下垂，以及不同程度的远端指骨发育不全。孕早期接触苯妥英的致畸风险为10%。然而，随后的报告发现畸形的风险较低，估计相对风险为2～3[31,77,78]。

系统性类视黄醇

妊娠期应用系统性类视黄醇（如异维A酸）与畸形风险增加相关。最常见的异常包括小耳畸形/无耳畸形、小颌畸形、胸腺发育不良、胸腺发育不全或异位、中枢神经系统和心脏缺陷（室间隔缺损、法洛四联症、大血管转位）。其中，大多数可通过超声识别。由于半衰期相对较长，一些作者建议至少等待1个月，而其他人建议等待3个月。怀孕后接触异维A酸胎儿畸形风险估计为35%。接触异维A酸的人中43%智商低于正常水平（<85）[79,80]。

沙利度胺

孕早期使用沙利度胺可导致肢体短缩畸形、心脏异常、面部血管瘤、食管及十二指肠闭锁、肾异常、小耳畸形和肛门畸形。据估计，在妊娠第5－7周期间接触该物质，胎儿发生畸形的风险为20%～30%[5,6]。

丙戊酸

妊娠期使用丙戊酸会增加发生严重畸形的风险。与丙戊酸相关的特殊畸形包括脊柱裂、房间隔缺损、腭裂、尿道下裂、多指畸形和颅缝早闭。与不使用抗癫痫药相比，脊柱裂的相对风险最高（相对风险为12）。其他情况的相对风险为2～7。与其他抗癫痫药物单药治疗相比，丙戊酸单药治疗与重大畸形发生相对风险为2.6（95%可信区间2.11～3.17）。与未治疗癫痫患者相比，接触丙戊酸单药治疗与主要畸形发生相对风险为3.2（95%可信区间2.2～4.6），与健康对照组相比为3.77（95%可信区间2.18～6.52）。畸形发生风险似乎是剂量依赖性的。脊柱裂的绝对风险通常为1%～2%。最近的一项研究表明，脊柱裂的绝对风险为0.6%[81-84]。接受这种药物治疗的孕妇需要进行详细的胎儿超声结构检查。

华法林

妊娠6－12周期间，接触华法林与骨骼缺陷（如鼻发育不良和骨骺点状突起）、宫内生长受限、中枢神经系统损伤、眼球损害和听力丧失有关。孕早期接触可能会增加中枢神经系统异常的风险，可能是由于少量出血造成。绝对风险尚不清楚。一项研究发现，先天性异常的风险为6.4%[85-88]。

感染

妊娠期间母体感染非常常见，在大多数情况下，不会影响胎儿发育。然而，有些病原体，包括细菌、病毒和寄生虫，可能导致胎儿死亡、出生缺陷和长期后遗症。

巨细胞病毒

巨细胞病毒（CMV）是宫内感染最常见的原因之一[89]。巨细胞病毒可以通过胎盘或阴道分娩从母亲传给胎儿。胎儿巨细胞病毒感染主要与妊娠期母体原发性巨细胞病毒感染有关。然而，胎儿巨细胞病毒感染也有反复感染的报道，但风险要低得多[90,91]。母体常在妊娠晚期将病毒传播给胎儿，但如果在孕早期传播到胎儿，则发生永久性后遗症的风险更高[92]。据估计，孕产妇原发性巨细胞病毒感染病例的传播风险为30%～40%[93]。大约10%的先天性巨细胞病毒感染的婴儿有明显的出生异常，包括小头畸形、脑室扩大、颅内钙化、黄疸和聋。颅骨超声的改变已在文献中被广泛描述。有症状的婴儿大多数会出现后遗症，如感音神经性听力丧失和学习障碍，严重病例的死亡率很高[89,90]。无症状的病例（约 90% 的先天性巨细胞病毒患儿）13%～15% 发展为进行性感音神经性听力损失。在反复感染的情况下，只有 0.2%～1% 的婴儿会被感染[93]。其中，不到 1% 的新生儿在出生时会出现症状，10% 的无症状新生儿在以后的生活中可能会出现听力损失。

细小病毒 B19

通常认为，大约 50% 的孕妇对 B19 免疫。据报道，在孕期母体感染的病例中，垂直传播率为 25%～33%[94,95]。细小病毒似乎不会增加出生缺陷的风险。然而，发生在妊娠 20 周前的胎儿感染与胎儿水肿和死亡有关。如果母体感染发生在妊娠 20 周之前，估计胎儿死亡的风险为 1%～9%。如果母体感染发生在妊娠 20 周后，估计胎儿水肿的风险为 1%[96]。

风疹

由于广泛的疫苗接种，现在风疹感染很少发生。妊娠期风疹可感染胎儿，导致先天性畸形、流产或胎儿死亡[97,98]。与先天性风疹感染相关的主要异常是白内障、青光眼、心脏异常、聋、色素性视网膜病变、小头畸形、发育迟缓和放射性骨病。患有先天性风疹综合征的婴儿通常会具有一种以上症状或体征。超过一半的患儿会有 3 个或 3 个以上的缺陷。听力障碍是最常见的临床表现，最有可能以单一缺陷的形式出现[97-99]。几乎所有由风疹引起的出生缺陷都与妊娠第 16 周前的感染有关。然而，妊娠晚期感染与胎儿生长受限有关，也有耳和肺动脉狭窄的病例报道[99]。先天性风疹幸存者患 1 型糖尿病、甲状腺功能障碍和进行性风疹全脑炎的风险增加[99,100]。在孕早期感染风疹的孕妇中，畸形的风险可能高达 90%。

弓形虫

据报道，妊娠期母体弓形虫病的总体母婴传播率约为 30%。传播给胎儿的风险随着胎龄的增加而增加，从 13 周时的 6% 增加到 36 周时的 72%。然而，在孕早期感染的胎儿更有可能表现出感染的临床症状[101]。先天性弓形体病在出生时的症状包括黄斑丘疹、全身淋巴结肿大、肝大、脾大、黄疸和（或）血小板减少。然而，70%～90% 的先天性感染婴儿在出生时无症状，后遗症可能在数月甚至数年后出现。高达 85% 的人会发展成脉络膜视网膜炎，20%～75% 会有某种形式的发育迟缓，10%～30% 会出现中度听力损失[102-104]。

梅毒螺旋体

梅毒螺旋体可在妊娠 14 周或更早时感染胎儿。胎儿感染的风险随着胎龄的增加而增加。胎儿感染时，40%～50% 的胎儿将胎死宫内，而 30%～40% 的胎儿出生时有先天性梅毒的迹象[105]。先天性梅毒的症状可能包括胎儿水肿、胎盘异常增大、顽固性尿布疹、黄疸、肝脾大和贫血。近 90% 的新生儿会出现肝脾大，33% 的新生儿出现黄疸。黄疸可能由梅毒性肝炎或该病的溶血性成分引起[106]。全身淋巴结病通常与肝脾大有关，50% 的患者有此症状。在一项对 9 名先天性梅毒患者的研究中，8 名患者有贫血的迹象，4 名患者有血小板减少的迹象，6 名患者有黄疸[107]。

水痘

水痘-带状疱疹病毒感染（水痘）是一种非常常见的儿童感染，在儿童中通常是轻微的，但在新生儿和成人中可能更严重。妊娠晚期的孕妇患水痘肺炎等更严重疾病的风险更高[108]。胎儿感染与先天性畸形综合征有关。先天性水痘胚胎病的特征包括皮肤损伤和色素减退、眼睛缺陷（白内障、小眼症、脉络膜视网膜炎）、神经系统异常（小头畸形、智力发育迟缓、皮质萎缩）、肢体和肌肉发育不良、胃肠道反流、尿道畸形、宫内生长受限、发育迟缓和心血管畸形[108]。根据病例报告和大数据研究，目前认为胎儿效应的敏感期为妊娠 0—20 周，但是也有病例报告称，在妊娠 28 周时母体感染后出现了临床先天性水痘胚胎病[109]。妊娠 20 周前母亲感染后出现先天性水痘胚胎病的风险 < 1%[109-111] ～ 3%[112]。妊娠晚期的母亲感染不会导致畸形；然而，它可以导致严重的新生儿水痘和带状疱疹的婴儿。当产妇在分娩前 7 天至分娩后 7 天出现皮疹时，新生儿水痘的严重程度似乎有所增加，最严重的情况是产妇在分娩前 4 天至分娩后 2 天出现皮疹[109]。

物理因素

电离辐射

已证实，高水平的电离辐射会干扰胎儿的发育。暴露于高水平的电离辐射与胎儿死亡、生长受限、小头畸形、器官再生障碍和发育不全、唇裂、白内障、中枢神经系统畸形和智力发育迟缓有关[113-116]。在妊娠极早期，特别是在妊娠的着床前阶段，胚胎对辐射的致死效应敏感[117]。在器官发生的早期，胚胎对辐射的生长限制和致畸效应也很敏感，而在胎儿早期[118]，这种效应主要影响胎儿生长和中枢神经系统发育[119]。电离辐射的接触非常常见，经常与医疗检查有关[120]。虽然怀孕期间的辐射暴露会引起很多焦虑，但在大多数情况下，在各种诊断成像检查中，电离辐射接触量远低于 5 rad 阈值，这是普遍接受的怀孕期间的安全暴露水平。

非电离辐射

暴露在电磁场中是很常见的。从理论上讲，接触非电离辐射可能会造成热损伤的风险，尤其是对眼（因为眼无有效散热）。非热效应的风险还没有得到明确证实。然而，目前没有迹象表明这种类型的辐射会导致恶性肿瘤或突变[121]。

超声波

诊断性的超声波没有发现对胎儿有任何可观测的影响[122-125]，胎儿异常率与一般人群相当[126]。对 Apgar 评分、胎龄、头围、出生体重、身高、先天性畸形、新生儿感染和先天性感染均无影响。在 7—12 岁时，对听力、视力、色觉、认知功能或行为均无影响[127,128]。此外，未发现诊断性超声增加 6 岁以下儿童恶性肿瘤的风险[129]。另一方面，治疗性超声涉及更高的强度，并可能产生深层组织加热。对大鼠的研究显示，它们的体重较轻，但没有胎儿损伤[130]。然而，由于高温可能导致出生缺陷，建议在怀孕期间避免使用治疗性超声波[121]（见第 1 章）。

总结

只有少数药物和接触已被证实的药物对人体有致畸作用。然而，女性往往高估致畸的风险。在许多情况下，过高估计风险可能导致妇女停止基本药物治疗或终止妊娠。因此，需要进行基于循证的致畸物风险咨询，以促进基于证据而不是基于恐惧的决策。

教学要点

• 在每一次妊娠中，无论产妇是否患有疾病或环境暴露如何，都有 1%～3% 的重大畸形风险。

• 只有少数药物和一些环境暴露被证明是致畸的。

• 对于大多数致畸物，都有一种典型的畸形特征，通常可以通过超声波识别。

• 女性往往高估致畸的风险，并可能因此停止必要的药物治疗或终止妊娠。

• 需要循证的致畸风险咨询，以促进基于循证的决策，而不是基于恐惧的决策。

参 考 文 献

[1] Moore KL，Persaud TVN，Torchia MG. The developing human：clinically oriented embryology，vol. xiv. 8th ed. Philadelphia，PA：Saunders/Elsevier；2008. 522.

[2] Koren G，Pastuszak A，Ito S. Drugs in pregnancy. N Engl J Med. 1998；338（16）：1128-37.

[3] Heinonen OP，Slone D，Shapiro S. Birth defects and drugs in pregnancy，vol. xi. Littleton，MA：Publishing Sciences Group；1977. 516.

[4] Nava-Ocampo AA，Koren G. Human teratogens and evidence-based teratogen risk counseling：the Motherisk approach. Clin Obstet Gynecol. 2007；50（1）：123-31.

[5] Newman CG. Teratogen update：clinical aspects of thalidomide embryopathy—a continuing preoccupation. Teratology. 1985；32（1）：133-44.

[6] Smithells RW. Defects and disabilities of thalidomide children. Br Med J. 1973；1（5848）：269-72.

[7] Koren G，Bologa M，Long D，Feldman Y，Shear NH. Perception of teratogenic risk by pregnant women exposed to drugs and chemicals during the first trimester. Am J Obstet Gynecol. 1989；160（5 Pt 1）：1190-4.

[8] Walfi sch A，Sermer C，Matok I，Einarson A，Koren G. Perception of teratogenic risk and the rated likelihood of pregnancy termination：association with maternal depression. Can J Psychiatry. 2011；56（12）：761-7.

[9] Neutel CI，Johansen HL. Measuring drug effectiveness by default：the case of Bendectin. Can J Public Health. 1995；86（1）：66-70.

[10] Trichopoulos D，Zavitsanos X，Koutis C，Drogari P，Proukakis C，Petridou E. The victims of Chernobyl in Greece：induced abortions after the accident. Br Med J (Clin Res Ed). 1987；295（6606）：1100.

[11] Ketchum LE. Lessons of Chernobyl：SNM members try to decontaminate world threatened by fallout. Part Ⅱ. J Nucl Med. 1987；28（6）：933-42.

[12] Andrade SE，Gurwitz JH，Davis RL，Chan KA，Finkelstein JA，Fortman K，et al. Prescription drug use in pregnancy. Am J Obstet Gynecol. 2004；191（2）：398-407.

[13] Engeland A，Bramness JG，Daltveit AK，Ronning M，Skurtveit S，Furu K. Prescription drug use among fathers and mothers before and during pregnancy. A population-based cohort study of 106，000 pregnancies in Norway 2004-2006. Br J Clin Pharmacol. 2008；65（5）：653-60.

[14] Kutscher AH，Zegarelli EV，Tovell HM，Hochberg B，Hauptman J. Discoloration of deciduous teeth induced by administration of tetracycline antepartum. Am J Obstet Gynecol. 1966；96（2）：291-2.

[15] Hendricks SK，Smith JR，Moore DE，Brown ZA. Oligohydramnios associated with prostaglandin synthetase inhibitors in preterm labour. Br J Obstet Gynaecol. 1990；97（4）：312-6.

[16] Levin DL. Effects of inhibition of prostaglandin synthesis on fetal development，oxygenation，and the fetal circulation. Semin Perinatol. 1980；4（1）：35-44.

[17] Cunniff C，Jones KL，Phillipson J，Benirschke K，Short S，Wujek J. Oligohydramnios sequence and renal tubular malformation associated with maternal enalapril use. Am J Obstet Gynecol. 1990；162（1）：187-9.

[18] Chudley AE，Conry J，Cook JL，Loock C，Rosales T，LeBlanc N. Fetal alcohol spectrum disorder：Canadian guidelines for diagnosis. Can Med Assoc J. 2005；172（5 Suppl）：S1-21.

[19] Graham Jr JM，Hanson JW，Darby BL，Barr HM，Streissguth AP. Independent dysmorphology evaluations at birth and 4 years of age for children exposed to varying amounts of al-

cohol in utero. Pediatrics. 1988;81(6):772-8.

[20] Mills JL, Graubard BI. Is moderate drinking during pregnancy associated with an increased risk for malformations? Pediatrics. 1987; 80 (3):309-14.

[21] Sampson PD, Streissguth AP, Bookstein FL, Little RE, Clarren SK, Dehaene P, et al. Incidence of fetal alcohol syndrome and prevalence of alcohol-related neurodevelopmental disorder. Teratology. 1997;56(5):317-26.

[22] Meyer KA, Werler MM, Hayes C, Mitchell AA. Low maternal alcohol consumption during pregnancy and oral clefts in offspring: the Slone Birth Defects Study. Birth Defects Res A Clin Mol Teratol. 2003;67(7):509-14.

[23] Hyoun SC, Obican SG, Scialli AR. Teratogen update: methotrexate. Birth Defects Res A Clin Mol Teratol. 2012;94(4):187-207.

[24] Thiersch JB. Therapeutic abortions with a folic acid antagonist, 4-aminopteroylglutamic acid (4-amino P. G. A) administered by the oral route. Am J Obstet Gynecol. 1952;63(6): 1298-304.

[25] Feldkamp M, Carey JC. Clinical teratology counseling and consultation case report: low dose methotrexate exposure in the early weeks of pregnancy. Teratology. 1993;47(6):533-9.

[26] Warkany J. Aminopterin and methotrexate: folic acid deficiency. Teratology. 1978;17(3): 353-7.

[27] Del Campo M, Kosaki K, Bennett FC, Jones KL. Developmental delay in fetal aminopterin/methotrexate syndrome. Teratology. 1999;60(1):10-2.

[28] Dolovich LR, Addis A, Vaillancourt JM, Power JD, Koren G, Einarson TR. Benzodiazepine use in pregnancy and major malformations or oral cleft: meta-analysis of cohort and case-control studies. BMJ. 1998;317(7162): 839-43.

[29] Bergman U, Rosa FW, Baum C, Wiholm BE, Faich GA. Effects of exposure to benzodiazepine during fetal life. Lancet. 1992; 340 (8821):694-6.

[30] Kaaja E, Kaaja R, Hiilesmaa V. Major malformations in offspring of women with epilepsy. Neurology. 2003;60(4):575-9.

[31] Artama M, Auvinen A, Raudaskoski T, Isojarvi I, Isojarvi J. Antiepileptic drug use of women with epilepsy and congenital malformations in offspring. Neurology. 2005; 64 (11):1874-8.

[32] Morrow J, Russell A, Guthrie E, Parsons L, Robertson I, Waddell R, et al. Malformation risks of antiepileptic drugs in pregnancy: a prospective study from the UK Epilepsy and Pregnancy Register. J Neurol Neurosurg Psychiatry. 2006;77(2):193-8.

[33] Wide K, Winbladh B, Kallen B. Major malformations in infants exposed to antiepileptic drugs in utero, with emphasis on carbamazepine and valproic acid: a nation-wide, population-based register study. Acta Paediatr. 2004;93(2):174-6.

[34] Meador KJ, Baker GA, Finnell RH, Kalayjian LA, Liporace JD, Loring DW, et al. In utero antiepileptic drug exposure: fetal death and malformations. Neurology. 2006; 67 (3): 407-12.

[35] Jentink J, Dolk H, Loane MA, Morris JK, Wellesley D, Garne E, et al. Intrauterine exposure to carbamazepine and specific congenital malformations: systematic review and case-control study. BMJ. 2010;341:c6581.

[36] Koren G, Sharav T, Pastuszak A, Garrettson LK, Hill K, Samson I, et al. A multicenter, prospective study of fetal outcome following accidental carbon monoxide poisoning in pregnancy. Reprod Toxicol. 1991;5(5):397-403.

[37] Dadvand P, Rankin J, Rushton S, Pless-Mulloli T. Ambient air pollution and congenital heart disease: a register-based study. Environ Res. 2011;111(3):435-41.

[38] Ritz B, Yu F, Fruin S, Chapa G, Shaw GM, Harris JA. Ambient air pollution and risk of birth defects in Southern California. Am J Ep-

idemiol. 2002;155(1):17-25.

[39] Chavez GF，Mulinare J，Cordero JF. Maternal cocaine use during early pregnancy as a risk factor for congenital urogenital anomalies. JAMA. 1989;262(6):795-8.

[40] Frank DA，Zuckerman BS，Amaro H，Aboagye K，Bauchner H，Cabral H，et al. Cocaine use during pregnancy:prevalence and correlates. Pediatrics. 1988;82(6):888-95.

[41] Bingol N，Fuchs M，Diaz V，Stone RK，Gromisch DS. Teratogenicity of cocaine in humans. J Pediatr. 1987;110(1):93-6.

[42] Nulman I，Rovet J，Altmann D，Bradley C，Einarson T，Koren G. Neurodevelopment of adopted children exposed in utero to cocaine. Can Med Assoc J. 1994;151(11):1591-7.

[43] Kliegman RM，Madura D，Kiwi R，Eisenberg I，Yamashita T. Relation of maternal cocaine use to the risks of prematurity and low birth weight. J Pediatr. 1994;124(5 Pt 1):751-6.

[44] Chasnoff IJ，Burns WJ，Schnoll SH，Burns KA. Cocaine use in pregnancy. N Engl J Med. 1985;313(11):666-9.

[45] Rodriguez-Pinilla E，Martinez-Frias ML. Corticosteroids during pregnancy and oral clefts:a case-control study. Teratology. 1998;58(1):2-5.

[46] Robert E，Vollset SE，Botto L，Lancaster PA，Merlob P，Mastroiacovo P，et al. Malformation surveillance and maternal drug exposure:the MADRE project. Int J Risk Saf Med. 1994;6(2):75-118.

[47] Czeizel AE，Rockenbauer M. Population-based case-control study of teratogenic potential of corticosteroids. Teratology. 1997;56(5):335-40.

[48] Fraser FC，Sajoo A. Teratogenic potential of corticosteroids in humans. Teratology. 1995;51(1):45-6.

[49] Carmichael SL，Shaw GM. Maternal corticosteroid use and risk of selected congenital anomalies. Am J Med Genet. 1999;86(3):242-4.

[50] Park-Wyllie L，Mazzotta P，Pastuszak A，Moretti ME，Beique L，Hunnisett L，et al. Birth defects after maternal exposure to corticosteroids:prospective cohort study and meta-analysis of epidemiological studies. Teratology. 2000;62(6):385-92.

[51] Rayburn WF. Glucocorticoid therapy for rheumatic diseases:maternal，fetal，and breast-feeding considerations. Am J Reprod Immunol. 1992;28(3-4):138-40.

[52] Orr Jr JW，Shingleton HM，Gore H，Austin Jr JM，Hatch KD，Soong SJ. Cervical intraepithelial neoplasia associated with exposure to diethylstilbestrol in utero:a clinical and pathologic study. Obstet Gynecol. 1981;58(1):75-82.

[53] Barnes AB，Colton T，Gundersen J，Noller KL，Tilley BC，Strama T，et al. Fertility and outcome of pregnancy in women exposed in utero to diethylstilbestrol. N Engl J Med. 1980;302(11):609-13.

[54] Diav-Citrin O，Shechtman S，Tahover E，Finkel-Pekarsky V，Arnon J，Kennedy D，et al. Pregnancy outcome following in utero exposure to lithium:a prospective，comparative，observational study. Am J Psychiatry. 2014;171(7):785-94.

[55] Cohen LS，Friedman JM，Jefferson JW，Johnson EM，Weiner ML. A reevaluation of risk of in utero exposure to lithium. JAMA. 1994;271(2):146-50.

[56] Jacobson SJ，Jones K，Johnson K，Ceolin L，Kaur P，Sahn D，et al. Prospective multicentre study of pregnancy outcome after lithium exposure during firsttrimester. Lancet. 1992;339(8792):530-3.

[57] Weber-Schoendorfer C，Chambers C，Wacker E，Beghin D，Bernard N，Shechtman S，et al. Pregnancy outcome after methotrexate treatment for rheumatic disease prior to or during early pregnancy:a prospective multicenter cohort study. Arthritis Rheumatol. 2014;66(5):1101-10.

[58] Chapa JB，Hibbard JU，Weber EM，

Abramowicz JS，Verp MS. Prenatal diagnosis of methotrexate embryopathy. Obstet Gynecol. 2003;101(5 Pt 2):1104-7.

[59] Adam MP，Manning MA，Beck AE，Kwan A，Enns GM，Clericuzio C，et al. Methotrexate/misoprostol embryopathy：report of four cases resulting from failed medical abortion. Am J Med Genet A. 2003;123A(1):72-8.

[60] Yedlinsky NT，Morgan FC，Whitecar PW. Anomalies associated with failed methotrexate and misoprostol termination. Obstet Gynecol. 2005;105(5 Pt 2):1203-5.

[61] Usta IM，Nassar AH，Yunis KA，Abu-Musa AA. Methotrexate embryopathy after therapy for misdiagnosed ectopic pregnancy. Int J Gynaecol Obstet. 2007;99(3):253-5.

[62] Wheeler M，O'Meara P，Stanford M. Fetal methotrexate and misoprostol exposure：the past revisited. Teratology. 2002;66(2):73-6.

[63] Poggi SH，Ghidini A. Importance of timing of gestational exposure to methotrexate for its teratogenic effects when used in setting of misdiagnosis of ectopic pregnancy. Fertil Steril. 2011;96(3):669-71.

[64] Harada M. Congenital Minamata disease：intrauterine methylmercury poisoning. Teratology. 1978;18(2):285-8.

[65] Amin-Zaki L，Majeed MA，Greenwood MR，Elhassani SB，Clarkson TW，Doherty RA. Methylmercury poisoning in the Iraqi suckling infant：a longitudinal study over five years. J Appl Toxicol. 1981;1(4):210-4.

[66] Marsh DO，Myers GJ，Clarkson TW，Amin-Zaki L，Tikriti S，Majeed MA. Fetal methylmercury poisoning：clinical and toxicological data on 29 cases. Ann Neurol. 1980;7(4):348-53.

[67] Merlob P，Stahl B，Klinger G. Tetrada of the possible mycophenolate mofetil embryopathy：a review. Reprod Toxicol. 2009;28(1):105-8.

[68] Sifontis NM，Coscia LA，Constantinescu S，Lavelanet AF，Moritz MJ，Armenti VT. Pregnancy outcomes in solid organ transplant recipients with exposure to mycophenolate mofetil or sirolimus. Transplantation. 2006;82(12):1698-702.

[69] Hoeltzenbein M，Elefant E，Vial T，Finkel-Pekarsky V，Stephens S，Clementi M，et al. Teratogenicity of mycophenolate confirmed in a prospective study of the European Network of Teratology Information Services. Am J Med Genet A. 2012;158A(3):588-96.

[70] Yamashita F，Hayashi M. Fetal PCB syndrome：clinical features，intrauterine growth retardation and possible alteration in calcium metabolism. Environ Health Perspect. 1985;59:41-5.

[71] Rosa FW. Teratogen update：penicillamine. Teratology. 1986;33(1):127-31.

[72] Hanukoglu A，Curiel B，Berkowitz D，Levine A，Sack J，Lorberboym M. Hypothyroidism and dyshormonogenesis induced by D-penicillamine in children with Wilson's disease and healthy infants born to a mother with Wilson's disease. J Pediatr. 2008;153(6):864-6.

[73] Bertollini R，Kallen B，Mastroiacovo P，Robert E. Anticonvulsant drugs in monotherapy. Effect on the fetus. Eur J Epidemiol. 1987;3(2):164-71.

[74] Kjaer D，Horvath-Puho E，Christensen J，Vestergaard M，Czeizel AE，Sorensen HT，et al. Use of phenytoin，phenobarbital，or diazepam during pregnancy and risk of congenital abnormalities：a case-timecontrol study. Pharmacoepidemiol Drug Saf. 2007;16(2):181-8.

[75] Arpino C，Brescianini S，Robert E，Castilla EE，Cocchi G，Cornel MC，et al. Teratogenic effects of antiepileptic drugs：use of an International Database on Malformations and Drug Exposure（MADRE）. Epilepsia. 2000;41(11):1436-43.

[76] Waters CH，Belai Y，Gott PS，Shen P，De Giorgio CM. Outcomes of pregnancy associated with antiepileptic drugs. Arch Neurol. 1994;51(3):250-3.

[77] Smith DW. Teratogenicity of anticonvulsive

medications. Am J Dis Child. 1977;131(12):1337-9.

[78] Harden CL, Meador KJ, Pennell PB, Hauser WA, Gronseth GS, French JA, et al. Management issues for women with epilepsy-Focus on pregnancy (an evidence-based review):Ⅱ. Teratogenesis and perinatal outcomes:report of the Quality Standards Subcommittee and Therapeutics and Technology Subcommittee of the American Academy of Neurology and the American Epilepsy Society. Epilepsia. 2009;50(5):1237-46.

[79] Berard A, Azoulay L, Koren G, Blais L, Perreault S, Oraichi D. Isotretinoin, pregnancies, abortions and birth defects:a population-based perspective. Br J Clin Pharmacol. 2007;63(2):196-205.

[80] Lammer EJ, Chen DT, Hoar RM, Agnish ND, Benke PJ, Braun JT, et al. Retinoic acid embryopathy. N Engl J Med. 1985;313(14):837-41.

[81] Samren EB, van Duijn CM, Koch S, Hiilesmaa VK, Klepel H, Bardy AH, et al. Maternal use of antiepileptic drugs and the risk of major congenital malformations:a joint European prospective study of human teratogenesis associated with maternal epilepsy. Epilepsia. 1997;38(9):981-90.

[82] Centers for Disease Control (CDC). Valproic acid and spina bifida:a preliminary report-France. MMWR Morb Mortal Wkly Rep. 1982;31(42):565-6.

[83] Centers for Disease Control (CDC). Valproate:a new cause of birth defects-report from Italy and follow-up from France. MMWR Morb Mortal Wkly Rep. 1983;32(33):438-9.

[84] Jentink J, Loane MA, Dolk H, Barisic I, Garne E, Morris JK, et al. Valproic acid monotherapy in pregnancy and major congenital malformations. N Engl J Med. 2010;362(23):2185-93.

[85] Hall JG, Pauli RM, Wilson KM. Maternal and fetal sequelae of anticoagulation during pregnancy. Am J Med. 1980;68(1):122-40.

[86] Iturbe-Alessio I, Fonseca MC, Mutchinik O, Santos MA, Zajarias A, Salazar E. Risks of anticoagulant therapy in pregnant women with artificial heart valves. N Engl J Med. 1986;315(22):1390-3.

[87] Ville Y, Jenkins E, Shearer MJ, Hemley H, Vasey DP, Layton M, et al. Fetal intraventricular haemorrhage and maternal warfarin. Lancet. 1993;341(8854):1211.

[88] Chan WS, Anand S, Ginsberg JS. Anticoagulation of pregnant women with mechanical heart valves:a systematic review of the literature. Arch Intern Med. 2000;160(2):191-6.

[89] Raynor BD. Cytomegalovirus infection in pregnancy. Semin Perinatol. 1993;17(6):394-402.

[90] Brown HL, Abernathy MP. Cytomegalovirus infection. Semin Perinatol. 1998; 22 (4):260-6.

[91] Hedrick J. The effects of human parvovirus B19 and cytomegalovirus during pregnancy. J Perinat Neonatal Nurs. 1996;10(2):30-9.

[92] Bodeus M, Hubinont C, Goubau P. Increased risk of cytomegalovirus transmission in utero during late gestation. Obstet Gynecol. 1999;93(5 Pt 1):658-60.

[93] Fowler KB, Stagno S, Pass RF, Britt WJ, Boll TJ, Alford CA. The outcome of congenital cytomegalovirus infection in relation to maternal antibody status. N Engl J Med. 1992;326(10):663-7.

[94] Gratacos E, Torres PJ, Vidal J, Antolin E, Costa J, Jimenez de Anta MT. The incidence of human parvovirus B19 infection during pregnancy and its impact on perinatal outcome. J Infect Dis. 1995;171(5):1360-3.

[95] Public Health Laboratory Service Working Party on Fifth Disease. Prospective study of human parvovirus (B19) infection in pregnancy. BMJ. 1990;300(6733):1166-70

[96] Markenson GR, Yancey MK. Parvovirus B19

infections in pregnancy. Semin Perinatol. 1998;22(4):309-17.

[97] Control and prevention of rubella: evaluation and management of suspected outbreaks, rubella in pregnant women, and surveillance for congenital rubella syndrome. MMWR Morb Mortal Wkly Rep. 2001;50(RR-12):1-23

[98] Reef SE, Plotkin S, Cordero JF, Katz M, Cooper L, Schwartz B, et al. Preparing for elimination of congenital Rubella syndrome (CRS): summary of a workshop on CRS elimination in the United States. Clin Infect Dis. 2000;31(1):85-95.

[99] Webster WS. Teratogen update: congenital rubella. Teratology. 1998;58(1):13-23.

[100] McIntosh ED, Menser MA. A fifty-year follow-up of congenital rubella. Lancet. 1992; 340(8816):414-5.

[101] Dunn D, Wallon M, Peyron F, Petersen E, Peckham C, Gilbert R. Mother-to-child transmission of toxo-plasmosis: risk estimates for clinical counselling. Lancet. 1999; 353(9167):1829-33.

[102] McAuley J, Boyer KM, Patel D, Mets M, Swisher C, Roizen N, et al. Early and longitudinal evaluations of treated infants and children and untreated historical patients with congenital toxoplasmosis: the Chicago Collaborative Treatment Trial. Clin Infect Dis. 1994;18(1):38-72.

[103] Koppe JG, Loewer-Sieger DH, de Roever-Bonnet H. Results of 20-year follow-up of congenital toxo-plasmosis. Lancet. 1986; 1 (8475):254-6.

[104] Wilson CB, Remington JS, Stagno S, Reynolds DW. Development of adverse sequelae in children born with subclinical congenital Toxoplasma infection. Pediatrics. 1980; 66(5): 767-74.

[105] Goldenberg RL, Thompson C. The infectious origins of stillbirth. Am J Obstet Gynecol. 2003;189(3):861-73.

[106] Saxoni F, Lapaanis P, Pantelakis SN. Con-

genital syphilis: a description of 18 cases and re-examination of an old but ever-present disease. Clin Pediatr. 1967;6(12):687-91.

[107] Whitaker JA, Sartain P, Shaheedy M. Hematological aspects of congenital syphilis. J Pediatr. 1965;66:629-36.

[108] Smith CK, Arvin AM. Varicella in the fetus and newborn. Semin Fetal Neonatal Med. 2009;14(4):209-17.

[109] Tan MP, Koren G. Chickenpox in pregnancy: revisited. Reprod Toxicol. 2006;21(4): 410-20.

[110] Sanchez MA, Bello-Munoz JC, Cebrecos I, Sanz TH, Martinez JS, Moratonas EC, et al. The prevalence of congenital varicella syndrome after a maternal infection, but before 20 weeks of pregnancy: a prospective cohort study. J Matern Fetal Neonatal Med. 2011;24(2):341-7.

[111] Harger JH, Ernest JM, Thurnau GR, Moawad A, Thom E, Landon MB, et al. Frequency of congenital varicella syndrome in a prospective cohort of 347 pregnant women. Obstet Gynecol. 2002;100(2):260-5.

[112] Gilbert GL. Chickenpox during pregnancy. BMJ. 1993;306(6885):1079-80.

[113] Dekaban AS. Abnormalities in children exposed to x-radiation during various stages of gestation: tentative timetable of radiation injury to the human fetus. I. J Nucl Med. 1968;9(9):471-7.

[114] Miller RW. Delayed radiation effects in atomicbomb survivors. Major observations by the Atomic Bomb Casualty Commission are evaluated. Science. 1969; 166 (3905): 569-74.

[115] Plummer G. Anomalies occurring in children exposed in utero to the atomic bomb in Hiroshima. Pediatrics. 1952;10(6):687-93.

[116] Wood JW, Johnson KG, Omori Y. In utero exposure to the Hiroshima atomic bomb. An evaluation of head size and mental retardation: twenty years later. Pediatrics. 1967;39

(3):385-92.

[117] Jankowski CB. Radiation and pregnancy. Putting the risks in proportion. Am J Nurs. 1986;86(3):260-5.

[118] Lione A. Ionizing radiation and human reproduction. Reprod Toxicol. 1987;1(1):3-16.

[119] Russell LB, Russell WL. An analysis of the changing radiation response of the developing mouse embryo. J Cell Physiol Suppl. 1954; 43 Suppl 1:103-49.

[120] Rowley KA, Hill SJ, Watkins RA, Moores BM. An investigation into the levels of radiation exposure in diagnostic examinations involving fluoroscopy. Br J Radiol. 1987;60 (710):167-73.

[121] Koren G. Medication safety in pregnancy and breastfeeding, vol. xv. New York, NY: McGraw-Hill, Health Professions Division; 2007. 623.

[122] Cibull SL, Harris GR, Nell DM. Trends in diagnostic ultrasound acoustic output from data reported to the US Food and Drug Administration for device indications that include fetal applications. J Ultrasound Med. 2013;32(11):1921-32.

[123] Sheiner E, Abramowicz JS. A symposium on obstetrical ultrasound: is all this safe for the fetus? Clin Obstet Gynecol. 2012;55(1): 188-98.

[124] Bly S, Van den Hof MC. Obstetric ultrasound biological effects and safety. J Obstet Gynaecol Can. 2005;27(6):572-80.

[125] Abramowicz JS. Benefits and risks of ultrasound in pregnancy. Semin Perinatol. 2013; 37(5):295-300.

[126] Hellman LM, Duffus GM, Donald I, Sunden B. Safety of diagnostic ultrasound in obstetrics. Lancet. 1970;1(7657):1133-4.

[127] Scheidt PC, Stanley F, Bryla DA. One-year follow-up of infants exposed to ultrasound in utero. Am J Obstet Gynecol. 1978;131(7): 743-8.

[128] Stark CR, Orleans M, Haverkamp AD, Murphy J. Short-and long-term risks after exposure to diagnostic ultrasound in utero. Obstet Gynecol. 1984;63(2):194-200.

[129] Wilson MK. Obstetric ultrasound and childhood malignancies. Radiography. 1985; 51 (600):319-20.

[130] Smith DP, Graham JB, Prystowsky JB, Dalkin BL, Nemcek Jr AA. The effects of ultrasound-guided shock waves during early pregnancy in Sprague-Dawley rats. J Urol. 1992;147(1):231-4.

第 6 章

孕早期超声检查指南

Jude P. Crino and Robert M. Ehsanipoor

一些协会和组织已经制定并发布了关于孕早期超声检查的指南和建议，包括美国妇产科医师学会（ACOG）、美国放射学会（ACR）、美国医用超声学会（AIUM），澳大利亚医学超声学会（ASUM）、香港妇产科医师学会（HKCOG）、国际妇产科超声学会（ISUOG）、国家儿童健康与人类发展研究所（NICHD）、母胎医学会（SMFM）、加拿大妇产科医师学会（SOGC）、生殖内分泌与不孕症学会（SREI）和美国超声放射学会（SRU）[1-10]。这些指南和建议已经以纸质版和电子版的格式出版。其中一些组织已经发布了合作指南。本章总结了各种早期妊娠超声指南和建议的关键部分。不是每个指南都涵盖所有内容，我们对已发布指南中的相关差异进行了详细的说明。

设备

大多数指南指出，应使用实时超声仪，采用经腹或经阴道的检查方法。ISUOG 指南规定了超声检查设备的最低能力，包括实时、灰度、2D 超声、经腹和经阴道超声探头、具有输出功率显示，可控制调整声功率输出、冻结和可变焦能力、电子卡尺、打印/存储图像的能力，以及定期维护和维修[5]。应尽量减少胎儿检查时间，使用最短的扫描时间、尽可能低的输出功率获得所需诊断信息。只有在有临床指征的情况下，才可以在孕早期使用多

普勒超声检查[11-12]。

适应证

在 ACOG/ACR/AIUM/SRU 联合指南中，发布了最全面的孕早期超声适应证列表[1]。表 6.1 列出了这些适应证。对于已知末次月经（LMP）的无症状妇女，是否提供常规的孕早期超声检查来确认早期妊娠仍然存在争议。

表 6.1　孕早期超声检查适应证[1]

确认宫内妊娠
疑似异位妊娠的评估
确定阴道出血的原因
盆腔疼痛的评估
孕龄（末次月经时间）估计
多胎妊娠的诊断或评估
胎儿心管搏动的确认
作为绒毛膜取样、胚胎移植、宫内节育器的定位和
　取出的辅助检查
评估某些高危患者的胎儿异常，如无脑儿
评估母体盆腔肿块和（或）子宫的异常
作为胎儿非整倍体筛查项目的一部分，测量颈后
　透明层厚度（NT）
疑似葡萄胎的评估

孕早期超声检查的时机

孕早期是指孕龄不超过 $13^{+6/7}$ 周的妊

娠。胚胎期包括妊娠前 10 周,一些指南规定,应在妊娠 10 周前使用"胚胎"一词,而在妊娠 10 周后使用"胎儿"一词。对于某些适应证和特定目的,超声检查的时间需要更具体的限制。例如,非整倍体筛查和胎儿大体结构评估应在妊娠 11－13$^{+6/7}$ 周进行,妊娠孕周测定在孕早期更准确[5,13]。

检查内容

标准的孕早期检查包括妊娠部位、胎儿数量、胎儿存活、测量、确定胎龄,以及其他宫内和宫外情况的评估。胎儿结构评估和胎儿非整倍体评估可能适用于某些患者。

妊娠部位

应确定并记录妊娠部位。当宫内孕囊中含有卵黄囊及胚胎/胎儿有心管搏动时,可以明确做出宫内妊娠诊断。后续超声检查和(或)连续测定母体血清人绒毛膜促性腺激素水平适用于位置不明确的妊娠(另见第 10 章)[1]。

胎儿数量

孕早期出现多个孕囊要考虑多胎妊娠的可能,但多胎妊娠的诊断需要看到多个胚胎/胎儿。孕早期是确定绒毛膜性和羊膜性的最佳时间,这对多胎妊娠的管理至关重要。应评估孕囊是否是分开的、中间膜的厚度及胎盘交界处的形状(图 6.1)[2]。在孕早期,在单绒双羊的双胞胎中可能看不到中间羊膜[2]。超声报告中应注明绒毛膜性和羊膜性。

胎儿存活的评估

尽管术语"生存能力"意味着在子宫外独立生活的能力,但从超声角度来看,该术语用来描述胚胎存在心管搏动[5]。SRU 提出的另一个关于胎儿存活的定义是,胚胎可能成为活产儿。为避免对潜在的正常妊娠因被诊断为流产或宫外孕而造成损害,最近 SRU 发布了最新的胎儿存活的诊断标准[10]。经阴道超声对妊娠失败的诊断包括:头臀长(CRL)为 ≥7mm,无心跳;孕囊平均直径(MSD)≥25mm 且无胚胎;孕囊内无卵黄囊时,检查后 ≥2 周仍未发现有心管搏动的胚胎;检查显示孕囊有卵黄囊后 11 天内未见有心管搏动的胚胎。经阴道超声对可疑妊娠失败但不能确诊的情况包括:CRL<7mm 且无心管搏动,MSD 为 16～24mm 且无胚胎,检查发现无卵黄囊的孕囊后 7－13 天胚胎无心管搏动,检查发现有卵黄囊的孕囊后 7－10 天,胚胎仍没有心管搏动,末次月经后 ≥6 周未见胚胎,空羊膜囊(卵黄囊附近可见羊膜,未见胚胎),卵黄囊增大(>7mm),与胚胎相比的小孕囊(MSD 和 CRL 之间的差值<5mm)。该组织还建议使用具体术语,如表 6.2 所示。

表 6.2　孕早期使用的术语[a]

术语	描述
可存活	如果妊娠的结局是一个活产儿,那么妊娠是可行的
不能存活的	如果妊娠不能产生活产婴儿,则妊娠是不可行的。异位妊娠和发育停止的宫内妊娠是不可存活的
不确定生存能力的宫内妊娠	如果经阴道超声检查发现宫内孕囊无胚胎心管搏动(且无明确妊娠失败的发现),则认为存在不确定胚胎是否为有生存能力的宫内妊娠
不明部位妊娠	如果妇女的尿液或血清妊娠试验呈阳性,但经阴道超声检查未发现宫内或异位妊娠,则视为不明部位妊娠

[a] 转载自 Doubilet PM, Benson CB, Bourne T, Blaivas M. 孕早期妊娠失败的诊断标准。《超声季刊》2014 年 1 月;30(1)。

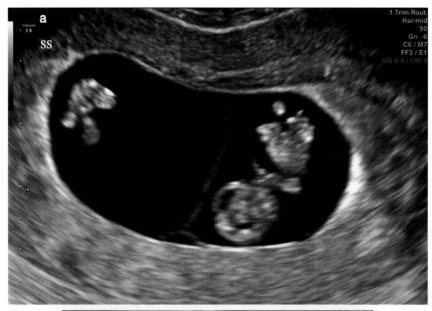

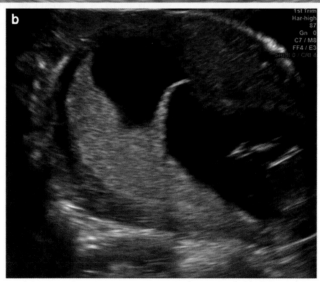

图 6.1　(a)妊娠 9 周时的单绒毛膜双胎妊娠,显示中间膜很薄,没有胎盘组织;(b)妊娠 12 周时的双绒毛膜双胎妊娠。显示胎盘组织间的厚膜("双峰"征)

早孕测量

应定期测量和记录 MSD 和 CRL。MSD 是三个正交测量充满液体的孕囊径线得到的平均值(图 6.2)。CRL 是在正中矢面上以直线测量,整个胚胎或胎儿的最大长度(图 6.3)。在孕早期的后期,应注意通过观察胎儿下颌和胸部之间存在液体,来确保胎儿没有屈曲(图 6.4)。ISUOG 指南指出,双顶径(BPD)和头围(HC)可在妊娠 10 周后测量[5]。

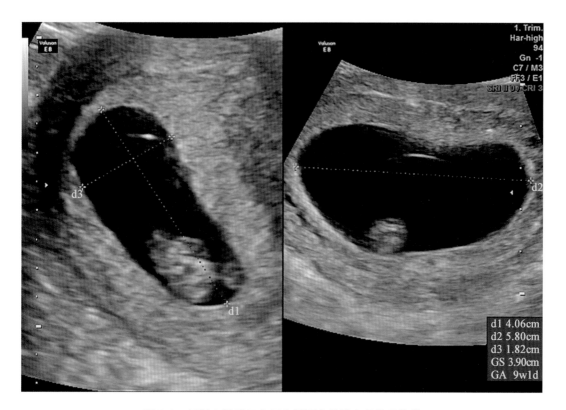

图 6.2　妊娠 9 周时三个正交平面上孕囊直径的平均值

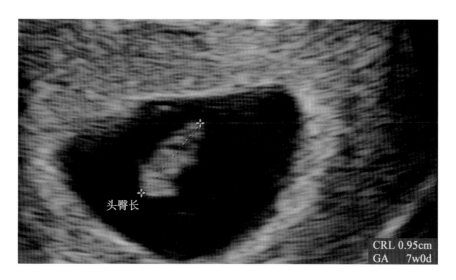

图 6.3　妊娠 7 周时测量头臀长

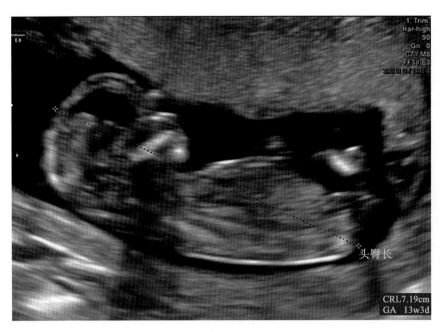

图 6.4　妊娠 13 周时测量头臀长
注意胎儿下颌和胸部之间的液体,确认胎儿没有屈曲。

图中标注:头臀长　CRL7.19cm　GA　13w3d

胎龄评估

按照惯例,"胎龄"一词是指月经时间,代表受孕后(受精后)时间加上 14 天[5]。孕早期测量 CRL 是确定或确认胎龄最准确的方法,准确度为 ±5－7 天。CRL 测定胎龄比 MSD 更准确;因此,不应使用 MSD 确定预产期。最近,ACOG/AIUM/SMFM 委员会就估测预产期的方法发表了一项合作意见,其中详细说明了基于超声检查[13]重新测定预产期的指导方针[13]。超声测量 CRL 测定预产期与 LMP 测定的差异在孕周 ≤ $8^{+6/7}$ 周时大 5 天,在孕周 $9^{+0/7}－13^{+6/7}$ 周时大 7 天。

胎儿结构评估

已发表的指南在孕早期胎儿结构评估问题上存在显著的差异。ACOG/ACR/AIUM/SRU 合作指南规定,仅评估适合于孕早期的胚胎/胎儿解剖结构[1]。另一方面,ISUOG 指南建议在 $11－13^{+6/7}$ 周进行更具体详细的解剖学评估,包括头部、颈部、面部、脊柱、胸部、心脏、腹部、腹壁、四肢、胎盘和脐带,但指南规定只有在需要时才进行此类评估[5]。表 6.3 总结了 ISUOG 建议的解剖评估。

表 6.3　ISUOG 建议在 $11－13^{+6}$ 周检查时进行解剖评估[a]

器官/解剖部位	显示和(或)正常
头部	显示
	颅骨
	脑中线
	充满脉络丛的侧脑室
颈部	正常外观
	颈后透明层厚度(只有在孕妇知情同意和操作员经过培训/认证后可进行检查)[b]
面部	带晶体回声的眼球[b]
	鼻骨[b]
	正常轮廓/下颌骨[b]
	完整的唇[b]
脊柱	椎骨(纵切面和横切面)[b]
	完整的皮肤覆盖[b]

（续　表）

器官/解剖部位	显示和（或）正常
胸部	两侧肺对称
	无积液或肿块
心脏	心脏正常活动
	四个对称的腔室[b]
腹部	胃泡位于腹部左上象限
	膀胱[b]
	肾[b]
腹壁	脐带正常插入
	无腹壁缺失
四肢	四肢均有 3 个节段
	手和足姿态正常[b]
胎盘	大小和回声
脐带	3 根血管[b]

[a] 转载自 ISUOG 实践指南：孕早期胎儿超声检查的应用。妇产科超声 2013；41（1）：102-113，获得 John Wiley & Sons 的许可。

[b] 选择性检查的结构。

胎儿非整倍体评估

该指南规定，当患者要求评估其胎儿非整倍体的个体风险时，可结合血清生化指标以及测定胎儿颈后透明层（NT）厚度。NT 检查需要几个必备要素，包括适宜的设备、良好的产前咨询和管理，以及经过专业培训和认证的操作人员[5]。孕早期胎儿鼻骨的评估、三尖瓣反流的筛查和静脉导管多普勒频谱的评估也适用于非整倍体。

其他宫内和宫外结构

人们普遍认为，应检查子宫、宫颈、附件和子宫直肠陷窝区域，并对病理发现（如子宫形态异常、肌瘤和附件肿块）进行影像学检查和记录。ISUOG 指南进一步建议，对于有过剖宫产史的妇女，应仔细检查膀胱和子宫峡部之间的区域。还建议对胎盘的回声进行评估，但现阶段不应报告前置胎盘[5]。

记录

美国医用超声学会（AIUM）详细说明了超声检查报告的具体指南。超声检查及其解读应该有一个持久的记录[14]。具有适当标识的相关图像应以可检索的格式记录。患者的病历中包含一份经签名的超声检查结果作为最终报告，该报告是研究的最终文件。应在检查完成后 24 小时内提供最终报告，对于非紧急情况，应在下一个工作日之前提交报告。具体的报告要求将根据检查类型、适应证、检查结果及是否进行了其他相关检查而有所不同。如果检查结果存在重要异常，或需要紧急干预，应与临床医师及患者的医疗保健单位之间进行直接沟通。

培训指南

ISUOG 已经发布了关于产科和妇科超声基础培训方案[15]。这个方案指出，正式的基础教学应包括 3 个步骤：理论培训、实践培训和考试。理论培训主要是教学，应该包括物理学、超声诊断的基础知识和相关的临床概念。接下来是正式的实践培训，其中包括标准化超声波检查和记录的方法。考试应评估理论知识，并可辅以实践考试。AIUM 已为产前诊断超声医师发布了培训指南[16]。一个合格完整的培训计划期间，医师应参与至少 300 次产科诊断性超声检查的执行、评估、解释和报告。对于作为住院医师期间和（或）研究员期间未接受超声培训的医师，建议至少有 50 个 AMA PRA 1 类学分用于产科超声诊断，并在 36 个月内，在有资质的超声医师的监督下参加至少 300 次检查。

超声探头清洁和准备

AIUM 已经发布了关于清洁和准备超

声探头的指南,包括清洁和消毒的具体程序。仅接触完整的干净皮肤的外部,探头每次使用后需要清洁[17]。每次检查腔内探头都需要使用医用安全套。据报道,医用安全套和市面上可买到的避孕套的破损率各不相同,因此每次使用后都需要对腔内探头进行严格消毒。有趣的是,与市面上的避孕套相比,医用安全套的破损率更低,质量也更好。

教学要点

- 一些协会和组织已经制定并发布了关于孕早期超声检查的指南和建议。
- 标准孕早期检查的组成部分包括妊娠部位、胎儿数量、胎儿存活、测量、胎龄测定及其他宫外和宫内结构的评估。胎儿解剖结构评估和胎儿非整倍体评估可适用于某些患者。
- 孕早期是确定绒毛膜和羊膜的最佳时间,这对多胎妊娠的管理至关重要。
- 妊娠失败的诊断结果包括头臀长(CRL)为 $\geqslant 7mm$,且无心跳,孕囊平均直径(MSD)$\geqslant 25mm$,且无胚胎,检查显示孕囊内无卵黄囊,$\geqslant 2$ 周后仍未发现有心管搏动的胚胎,检查显示有卵黄囊的孕囊后 11 天内未见心管搏动的胚胎。
- 超声估测孕周和 LMP 测定孕周之间存在差异。根据 CRL 测量估测孕周,孕周 $\leqslant 8^{+6/7}$ 周时大 5 天,在孕周在 $9^{+0/7}-13^{+6/7}$ 周大 7 天。

参 考 文 献

[1] American Institute of Ultrasound in Medicine. AIUM practice guideline for the performance of obstetric ultrasound examinations. J Ultrasound Med. 2013;32(6);1083-101.

[2] Australasian Society for Ultrasound in Medi-cine. Guidelines for the performance of first trimester ultrasound. 1995. http://www. asum. com/au/newsite/ Resources. php? p＝Policy. Accessed Aug 2012.

[3] The Hong Kong College of Obstetricians and Gynaecologists. Guidelines for first trimester ultrasound examination:part Ⅰ. 2004. http://www. hkcog. org. hk/hkcog/pages_4_81. html. Accessed Mar 2004.

[4] The Hong Kong College of Obstetricians and Gynaecologists. Guidelines for first trimester ultrasound examination:part Ⅱ. 2004. http://www. hkcog. org. hk/hkcog/pages_4_81. html. Accessed Mar 2004.

[5] ISUOG. Practice guidelines:performance of first-trimester fetal ultrasound scan. Ultrasound Obstet Gynecol. 2013;41(1);102-13.

[6] Reddy UM, Abuhamad AZ, Levine D, Saade GR. Fetal Imaging Workshop Invited Partici-pants. Fetal imaging:executive summary of a joint Eunice Kennedy Shriver National Institu-te of Child Health and Human Development, Society for Maternal-Fetal Medicine, Ameri-can Institute of Ultrasound in Medicine, A-merican College of Obstetricians and Gynecol-ogists, American College of Radiology, Socie-ty for Pediatric Radiology, and Society of Ra-diologists in Ultrasound Fetal Imaging work-shop. J Ultrasound Med. 2014;33(5);745-57.

[7] Demianczuk NN, Van Den Hof MC, Farqu-harson D, Lewthwaite B, Gagnon R, Morin L, et al. The use of first trimester ultra-sound. J Obstet Gynaecol Can. 2003;25(10);864-75.

[8] Morin L, Van den Hof MC, Diagnostic Ima-ging Committee, Society of Obstetricians and Gynaecologists of Canada. Ultrasound evalua-tion of first trimester pregnancy complica-tions. J Obstet Gynaecol Can. 2005;27(6);581-91.

[9] American Institute of Ultrasound in Medicine, Society for Reproductive Endocrinology and Infertility, American Society of Reproductive

Medicine. AIUM practice guideline for ultrasonography in reproductive medicine. J Ultrasound Med. 2009;28(1):128-37.

[10] Doubilet PM，Benson CB，Bourne T，Blaivas M. Diagnostic criteria for nonviable pregnancy early in the first trimester. N Engl J Med. 2013;369(15):1443-51.

[11] American Institute of Ultrasound in Medicine [Internet]. Laurel，MD：Official statement； statement on the safe use of doppler ultrasound during 11-14 weeks scans (or earlier in pregnancy). http://www. aium. org/official-Statements/42.

[12] ISUOG. Practice guidelines：use of Doppler ultrasonography in obstetrics. Ultrasound Obstet Gynecol. 2013;41(2):233-9.

[13] ACOG. Committee opinion no 611：method for estimating due date. Obstet Gynecol. 2014;124(4):863-6.

[14] American Institute of Ultrasound in Medicine (AIUM). AIUM practice guideline for documentation of an ultrasound examination. J Ultrasound Med. 2014;33(12):2219-24.

[15] ISUOG. Education Committee recommendations for basic training in obstetric and gynecological ultrasound. Ultrasound Obstet Gynecol. 2014;43(1):113-6.

[16] American Institute of Ultrasound in Medicine [Internet]. Laurel，MD：Official statement； training guidelines for physicians who evaluate and interpret diagnostic obstetric ultrasound examinations. http:// www. aium. org/resources/viewStatement. aspx? id＝59.

[17] American Institute of Ultrasound in Medicine [Internet]. Laurel，MD：Official statement； guidelines for cleaning and preparing external- and internal-use ultrasound probes between patients. http://www. aium. org/official-Statements/57.

第7章

正常早期妊娠

Kalesha Hack and Phyllis Glanc

引言

早期妊娠通常指 14 周妊娠龄(GA)之前的妊娠阶段。早期妊娠超声指可用于 14 周之前进行的所有超声检查[1],或指从确认宫内妊娠至 13^{+6} 周进行的超声检查[2]。随着高敏感的早孕测试剂的出现,越来越多的女性在超声能够显示早期宫内妊娠的确切证据之前提出预约超声检查[3]。出于这个原因,在本章中讨论 14 周前对人绒毛膜促性腺激素 β 亚基(β-hCG)妊娠试验阳性的女性进行的所有超声检查。

本章中的所有日期都是指月经龄,月经龄被认为是孕龄(GA)的同义词。GA 被定义为受精龄+2 周。怀孕日期也可以根据受孕时间来描述,称为受精龄或胎龄,其中第 1 天是指受精日。这种胎龄推算方法被辅助生殖技术专家所使用。

在早期妊娠发展中,有几个重要阶段是在目前的超声技术显示之前发生的(另见第4 章)。受精通常发生在月经周期的第 14 天左右,此时在输卵管远端精子和成熟卵子结合形成一个受精卵。最初,受精卵经过快速的细胞分裂并向子宫迁移。在正常妊娠中,着床通常在受精后 10 天完成,植入子宫腔的中央部分。胚胎开始变平,形成位于羊膜腔和胚外体腔之间的双胚层胚盘。原始卵黄囊在受精后 9 天发育;这些,在超声上是不可见的。

在孕龄(GA)4 周左右,原始卵黄囊随后破裂并被挤压形成次级卵黄囊,这可以在早期超声中看到。本章中后续使用的术语卵黄囊指次级卵黄囊。在妊娠第 5 周,原肠胚形成并形成 3 个胚层:外胚层、中胚层和内胚层,每个胚层形成不同的器官系统。神经管闭合通常在第 6 周末时完成。心管在妊娠第 5 周开始形成。内外器官的发育发生在妊娠的第 8—10 周,称为胚胎期或器官发生期。在第 10 周结束之前,发育中的妊娠称为胚胎。此后,一旦器官形成阶段完成,即使用术语"胎儿"一词。

孕囊

宫内妊娠的最早超声可见证据是宫内孕囊的出现[1,4,5]。使用现代高频经阴道探头,孕囊最早可在妊娠 4 周 1 天时看到,通常在妊娠 4.5—5 周看到,此时测量值为 2～3mm[6-9]。孕囊位于子宫中央强回声部分,即蜕膜化的子宫内膜,呈圆形或卵圆形的充满液体的结构。仔细探查,可以发现孕囊偏心位于底蜕膜内,而不是在子宫内膜腔内(图7.1a-c)。

早期妊娠超声检查的一个鉴别点是,在看到卵黄囊或胚胎之前,能够将真正的宫内孕囊与宫腔液体(如子宫内膜下囊肿、蜕膜囊肿或异位妊娠时的假孕囊)区分开来。仔细

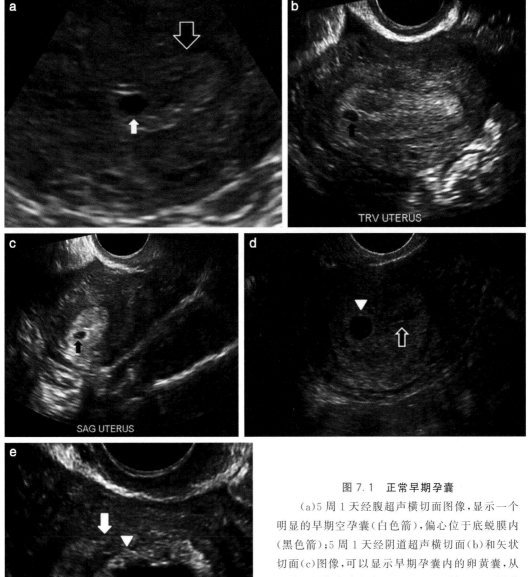

图 7.1 正常早期孕囊

（a）5 周 1 天经腹超声横切面图像，显示一个明显的早期空孕囊（白色箭），偏心位于底蜕膜内（黑色箭）；5 周 1 天经阴道超声横切面（b）和矢状切面（c）图像，可以显示早期孕囊内的卵黄囊，从而确认早期宫内妊娠（IUP）；（d）5 周 1 天经阴道超声横切面图像，显示一个偏心圆形无回声，边缘回声增强（白色箭头）与代表子宫内膜腔凹陷的回声线（黑色箭头）相邻，显示"蜕膜内征"；（e）6 周 5 天经阴道超声横切面图像，显示孕囊被两个同心强回声环包绕，形成所谓的"双环征"。

探查会发现子宫内膜下囊肿位于底蜕膜之外(图7.2)。蜕膜囊肿也是一种常见表现,但与早期宫内妊娠(IUP)的鉴别诊断更加困难。关键的区别是其与早期IUP的关系,早期IUP应紧靠凹陷的子宫内膜腔的间质线(见图7.1d),而蜕膜囊肿在解剖学上可能与凹陷的子宫内膜腔无关。当诊断不确定时,随访的超声声像图将显示早期IUP孕囊的增大,并伴有卵黄囊的发育,以确认早期IUP。

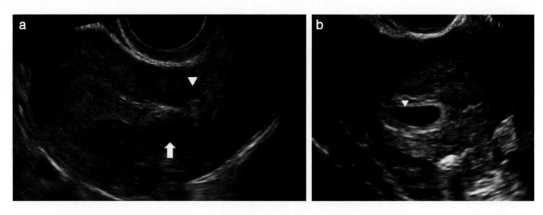

图7.2　经阴道超声图像显示妊娠试验阳性且末次月经不清的患者的子宫内膜下囊肿

(a)矢状切面图像显示高回声底蜕膜后方有圆形囊肿(箭),子宫下段子宫内膜前方有类似囊肿(箭头),这些是偶然发现的,此时未发现孕囊;(b)9天后的随访超声显示可见卵黄囊的宫内孕囊(箭头)。

同样重要的另一需要鉴别的是,要确保"囊肿"实际上不是在子宫内膜腔内。在大多数情况下,可以根据形状、位置和内容物来区分子宫内膜腔内的液体和子宫内膜腔外的液体。子宫内膜腔积液可能呈棱角状,回声复杂伴有絮状,或细长的,与子宫腔一致,但早期孕囊为无回声,呈圆形或卵圆形[10]。鉴别诊断包括异位妊娠或宫腔内积液,伴有先兆流产。

最近的研究表明,异位妊娠时的宫腔积液(通常被称为"假孕囊")发生的频率比以往认为的要少得多,可能仅在10%左右的异位妊娠中出现[11,12]。Doubilet等在一篇关于异位妊娠的期刊社论中报道,鉴于异位妊娠的发生率相对较低(约2%),且宫腔积液合并异位妊娠的可能性较低,妊娠试验阳性的妇女出现宫腔囊性回声代表孕囊的概率为99.5%[13]。这改变了人们对早期妊娠的看法,在缺乏异位妊娠超声证据的情况下,妊娠试验阳性的妇女宫内任何无回声结构都视为

早期宫内孕囊[13]。这时,可以随访后续声像图,以确认随后出现的胚胎结构,包括卵黄囊和伴有心管搏动的胚胎。本章后续β-hCG血清学检查的作用将单独讨论。

双环征(DSS)和蜕膜内征(IDS)历来被认为是鉴别真正的IUP和非妊娠宫腔积液的有效方法[14,15]。1982年首次描述DDS,是指孕囊周围出现的两个强回声环,代表蜕膜、包蜕膜和底蜕膜的内层和外层(见图7.1e)[15]。最初于1986年描述IDS,是指子宫腔一侧偏心位置边界清晰的囊性结构(见图7.1d)[14]。最初在经腹超声上描述这两种征象,并认为是IUP的早期可靠征象。初步研究人群中77%的IUP患者出现DSS,92%的IUP患者出现IDS[13-15]。目前,随着高分辨率、高频率的经阴道探头的出现,后续研究表明,在正常IUP中,50%~60%的人可能没有DSS,50%的人没有IDS[13,16,17]。随着技术的进步,在DSS和IDS之前可见卵黄囊的情况不再罕见,因此现在认为这些标志物效用有

限。虽然它们的存在可能有助于确认 IUP,但不应使用缺少 DSS 或 IDS 来排除 IUP[18]。

孕囊测量

平均孕囊直径(MSD)是通过测量孕囊的 3 个径线得到的平均值,并与 GA 和 β-hCG 水平相关(图 7.3)。在不同的观察者之间,孕囊大小的测量存在差异。Pexsters 等[19] 最近对 54 名患者的研究强调了这一点,该研究发现 MSD 的观察者间差异性高达 ±19%。据报道,孕囊的预期生长速度约为 1mm/d[7]。然而,在一项对 359 名妇女的研究中,Abdallah 等[20] 发现发育良好和发育不良的早期 IUP 的 MSD 生长速度存在重叠,并且无法确定早期妊娠正常孕囊的大小[20]。孕囊长度与胎儿头臀长度之差小于 5mm 的小孕囊,常认为早期妊娠羊水过少,并与不良的结局有关[21]。然而,此研究只在一小部分人群中进行,作为一个孤立的发现,可能需要后续检查(图 7.4)。

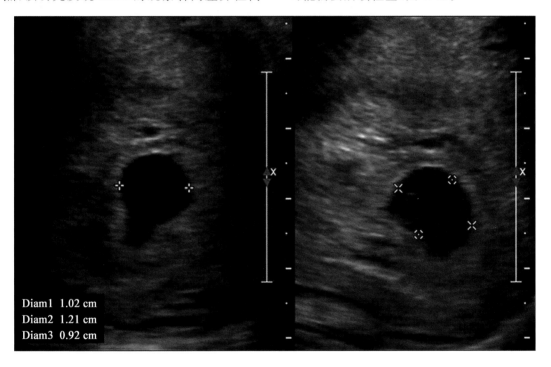

Diam1 1.02 cm
Diam2 1.21 cm
Diam3 0.92 cm

图 7.3　平均孕囊直径

5 周 5 天子宫经腹矢状位和水平位图像,在 3 个正交切面上测量孕囊,得到平均孕囊直径。应注意将卡尺直接放在孕囊周围的白线上,以确保准确测量。

平均孕囊直径和存活率

人们对视为正常的空孕囊(即没有可见卵黄囊或胚胎的囊)的最大尺寸给予了更多的关注。通常认为,MSD＞8mm 时可见卵黄囊,但能被超声扫查出卵黄囊和胚胎的 MSD 是可变的,应谨慎使用 MSD 来确定孕囊发育能力[22]。历来经阴道测量正常早期妊娠中的空孕囊的 MSD 上限是在 16～20mm[23,24]。然而,最近的几项研究表明,一小部分可存活的妊娠空囊大小可能高达 18～19mm[25,26],并且鉴于观察者之间孕囊大小测量存在差异,经阴道超声检查 MSD 高达 25 mm 的空孕囊也可能是潜在的正常早期妊娠[20,23,24,26,27]。

这将在第 10 章进一步讨论,其中提到了

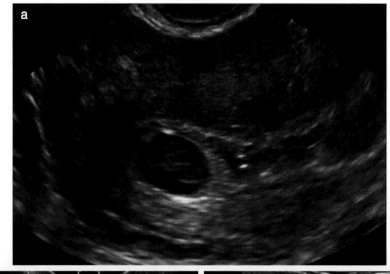

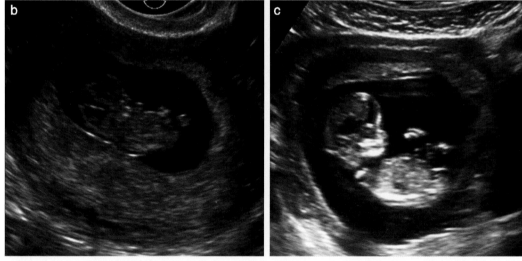

图 7.4　早期妊娠羊水过少

　　(a)7 周 4 天经阴道图像,显示 CRL(8.1 mm)的小孕囊大小(MSD 12.4 mm),符合"早期妊娠羊水过少"。(b)8 周 1 天随访经阴道扫查显示,GS 大小与胚胎大小不相符的活胎。(c)12 周 0 天经腹图像,显示孕囊和胚胎均有生长;然而,孕囊仍然很小。16 周时的随访研究显示胎儿生长和羊水量正常。

新的有辨识性的可界定早期发育能力的标准。在孕囊周围发现高流速、低阻力的滋养层周围血流是一种正常现象,其有助于确认极早期的宫内妊娠[28]。然而,由于输出功率增加和潜在的妊娠发育风险,建议在早期妊娠谨慎使用彩色多普勒成像,尤其是频谱多普勒成像[8,29]。

早期妊娠孕囊形态和 β-hCG

　　当 β-hCG 水平在 1000～2000 mU/ml 时,通常可以在宫内妊娠中看到孕囊[4]。历来 β-hCG 水平受到更多的关注,当高于该水平时正常 IUP 中应可看到宫内孕囊。最初这一数字约为 2000 mU/ml。然而,现在认为在发育良好的 IUP、发育不良的 IUP 和异位妊娠中,β-hCG 水平有相当大的重叠[30,31]。Doubilet 等曾报道,罕见的情况是,经阴道超声检查无孕囊且 β-hCG 水平＞4000 mU/ml,而后续随访超声显示是正常妊娠[30]。实际上,当 β-hCG 水平＞3000 mU/ml 时,如果未见孕囊,则存在正常的 IUP 发育的可能性较小。然而,这不是早期妊娠失败的 100％ 特异性的诊断标准。因此,不建议使用单一 β-hCG 水平来指导不明部位妊娠(PUL)的管理[30,32]。新的证据表明,当超声检查结果不确定时,血清 β-hCG 在间隔 48 小时以上的增量(以比率表示)可能是 IUP 的一个有用的预测因子[33-35]。最近,Bignardi 等[33] 报道,β-hCG 比率＞2.0 表明 IUP 是可存活的,其敏感性为 77％,特异性为 96％,阳性预测值为 87％。然而,使用 β-hCG 比率预测早期妊娠的发育能力,并不是所有医疗机构的常规做法。

卵黄囊

卵黄囊的出现第一次明确证实了宫内妊娠。尽管孕囊、双环征或蜕膜内征可能增加 IUP 的可能性,但它们在确认 IUP 方面不如卵黄囊准确。

在妊娠约 5.5 周时,孕囊内首先可见卵黄囊[1,5,8,36],呈薄回声圆环。通常在 MSD 达到 8mm 时可见。如果在此阶段未见卵黄囊,可以通过优化图像仔细扫查孕囊可能有助于发现卵黄囊。这些优化方法包括缩小扇区宽度、图像缩放、适当调整聚焦区域、选择更高频率或其他后处理功能(图 7.5)。

妊娠在 5－10 周正常的卵黄囊测量值约为 5mm[8]。卵黄囊增大大于 5mm 可能与不良妊娠结局有关。然而,这仅作为一个孤立的发现,而不是明确的异常指标(图 7.6)[37]。

胚胎

在妊娠约 6 周时,胚胎第一次出现在卵黄囊旁边。最初,它表现为无特征的线性回声结构,没有明显的肢芽,也没有明显的颅端或尾端(图 7.7a)。在这一阶段,胚胎的定量评估是通过测量最长的长度来实现的。一旦可以区分头部和臀部,最好获得头臀长度(CRL),该长度为不包括四肢和卵黄囊的最长长度(图 7.7b)。CRL 可经腹或经阴道测量。理想的测量切面是正中矢状切面,胚胎或胎儿处于中间位置。胎儿下巴和胸部之间有液体可作为确保胎儿没有过度屈曲的标

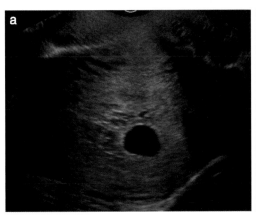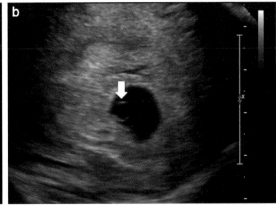

图 7.5　6 周 1 天正常卵黄囊
(a)经阴道水平切面图像显示明显的空孕囊;(b)经阴道水平切面缩小扇区宽度,发现代表卵黄囊(白色箭)的圆形回声环,证实早期 IUP。

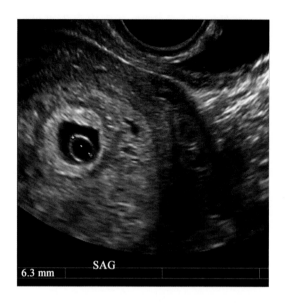

图 7.6　5 周 6 天经阴道矢状切面图像上，显示卵黄囊增大，大小为 6mm

志[2]。实际上，在怀孕 7 周之前，测量值为可看到的胚胎最长的长度，但在怀孕 7 周之后，应在正中矢状切面调节图像后测量胚胎，不包括卵黄囊[38]（图 7.7c）。经阴道超声可扫查到的最小胚胎 CRL 为 1～2mm。可用标准图将 CRL 与胎龄关联起来[39-42]。Papageorghiou 等在 2014 年发表的一篇基于多中心国际试验的文章，提供了一份计算妊娠期的 CRL 图，从而为评估早期妊娠 CRL 线性增长提供了首个国际标准[43]。

胚胎和胎儿的心脏活动

通常在发现胚胎的同时可见胚胎心管搏动（ECA），并且 CRL 小到 1mm 时也可见[4]。当 CRL 为 4～5mm 时，实际上 ECA 普遍可

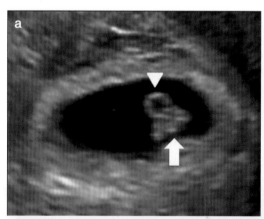

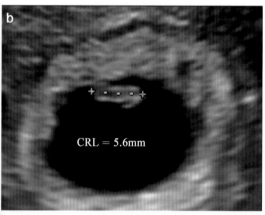

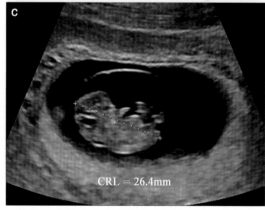

图 7.7　早期胚胎和头臀长度

（a）6 周 6 天经阴道图像，显示卵黄囊（箭头）和胚胎（箭）；（b）6 周 2 天的胚胎，CRL 为 5.6mm，测量最大线性长度；（c）9 周 2 天的胚胎，CRL 为 26.4mm。注意，此时可见明显的头侧和臀侧。必须小心放置测量卡尺，以排除卵黄囊和避免肢体过度弯曲。

见,但在胚胎达到 7mm 之前,ECA 的缺失并非异常[23,24]。选择这个数字是考虑到 CRL 测量中观察者间潜在的差异性(±15%)。根据胚胎心管搏动的缺失,诊断早期妊娠丢失时特异性接近 100%[44]。

使用运动模式(M 模式)记录胚胎心管搏动以确定心率(图 7.8)。正常心率为 ECA>每分钟 100 次(bpm)。Doubilet 等[45]提出,正常胚胎期的心率略有下限:妊娠 6.2 周内为 100 bpm,妊娠 6.3-7 周为 120 bpm。胚胎心率<100 bpm 与胚亡风险增加。然而,最近一篇关于早期妊娠胚胎心率缓慢的综述显示,这未必是一个预后不良的因素[45-47]。Benson 等[48]将早期妊娠胚胎心率快定义为:6.3 周前>135 bpm,6.3-7 周>155 bpm。一般预后良好的可能性极高。

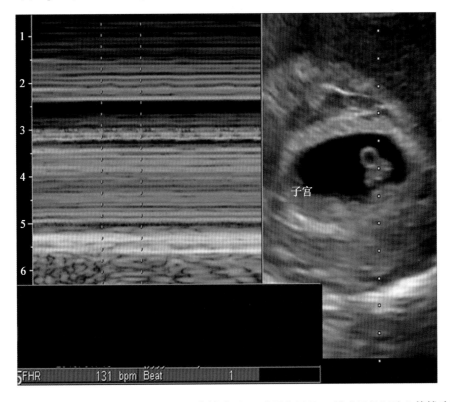

图 7.8 6 周 6 天时 M 模式下的胚胎心管搏动(经阴道图像显示 M 模式可见胚胎心管搏动)

多胎妊娠与绒毛膜性

全球范围内,双胞胎占所有妊娠的 1%～3%[49]。从 1980-2009 年,双胞胎出生率增长 1 倍,从 18.9‰到 33.2‰[50]。在美国的一些地区,多胎妊娠高达 1/30。这与辅助生殖技术和孕产妇年龄增大有关。2/3 的双胎妊娠是双卵双胎,1/3 是单卵双胎。单绒毛膜双胎的产科并发症(包括因双胎输血综合征或选择性胎儿生长受限导致的胎儿丢失)发生率更高[51]。为了获得最佳的产科指导,应尽早确认绒毛膜性,以便对这些情况进行更密切的监测。因此,在多胎妊娠的早期妊娠超声检查中,务必确认绒毛膜性,这是非常重要的部分。然而,令人惊讶的是,Wan 等的一篇综述表明,在三级医疗中心就诊的孕妇中,对羊膜性和绒毛膜性准确诊断率仅 44%[52]。因此,超声医师必须熟悉评估早期妊娠羊膜性和绒毛膜性的特征。

确定绒毛膜性的最佳时间是妊娠 14 周之前[51]。确定双绒毛膜妊娠的典型特征包括两个独立的孕囊或胎盘、呈 λ 征的较厚双胎间膜及胎儿性别不同。λ 征是指一个三角形回声，延伸至双胎间膜，与"双胎峰"征同等意义（图 7.9）。

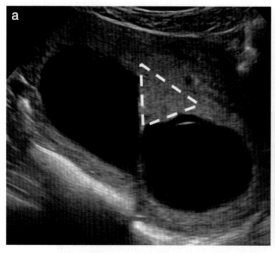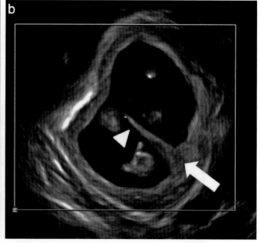

图 7.9　双绒毛膜双胎妊娠 11 周 3 天的 λ 征

（a）经腹图像显示三角形组织延伸至双胎间膜（白色轮廓），代表 λ 征；（b）3D 图像显示 λ 征（箭）和厚双胎间膜（箭头）。

在 10 周前，出现两个明显分离的孕囊可确认是双绒毛膜双羊膜（DCDA）妊娠。10 周后，评估绒毛膜性最可靠的特征是胎盘数量和 λ 征相结合[51]，12 周前无法可靠地确定性别。在一项对 648 例双胎妊娠的研究中，11—14 周用胎盘数量及存在 T 或 λ 征来确定绒毛膜性准确率几乎是 100%[51]。

在区分单羊膜双胎妊娠和双羊膜双胎妊娠时，重要的是要认识到卵黄囊和羊膜的发育时间是不一致的[53]。羊膜囊的出现最晚可至 8—10 周，薄膜使其难以发现，即使更高分辨率经阴道超声也难以鉴别（图 7.10）。在多胎妊娠中，以前认为卵黄囊的数量是确定羊膜性的可靠方法；然而，它的可靠性比曾经假设低[53,54]。两个卵黄囊的存在可以高度预测双羊膜妊娠，在单绒毛膜双羊膜（MC-DA）双胎中大约 85% 可以看到两个卵黄囊，但在单羊膜双胎妊娠中均只存在一个卵黄囊[53]。在罕见的情况下，单绒毛膜单羊膜（MCMA）双胎妊娠可能存在两个卵黄囊。

如果不确定是否有隔膜分离胎儿，谨慎的做法是在 1—2 周重复检查。或者，脐带缠绕可直接早期确认单羊膜双胎妊娠。

异位妊娠

在辅助生殖技术（ART）更广泛的应用之前，可见卵黄囊的宫内孕囊实际上排除了异位妊娠的诊断。然而，异位妊娠与正常 IUP 可以同时发生。发生率在 1/8000 ～ 1/30 000（图 7.11）[55]。辅助生殖后妊娠的发病率可能更高[56]，据估计，该人群的发病率高达 1%[40]。因此，在接受过 ART 的患者中，尽管存在 IUP，建议对双附件区进行彻底的检查，以排除异位妊娠。

早期妊娠日期

早期妊娠超声检查需要确定妊娠日期。准确的妊娠日期对产前管理至关重要，原因

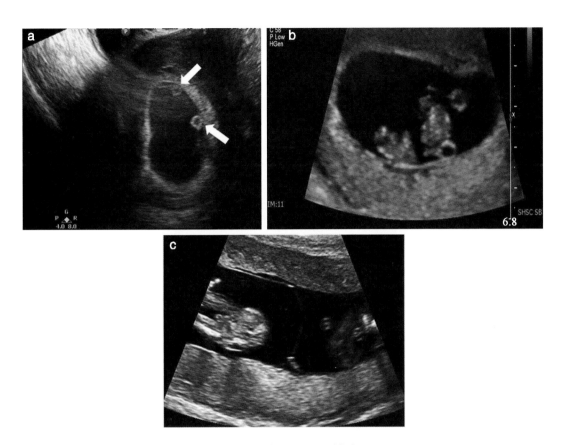

图 7.10 早期 MCDA 双胎妊娠

（a）7 周 0 天经阴道横切面图像显示两个卵黄囊（箭），与双胎妊娠一致。未见分隔膜；在早期阶段还不能确定羊膜性。（b）8 周时随访显示有两个卵黄囊和两个胚胎，未见分隔膜。（c）13 周随访显示双胎间薄隔膜，证实 MCDA 妊娠。

有很多,包括:防止被假定是过期妊娠的早产,确定早产时的胎儿发育状况,宫内生长发育情况,优化非整倍体的产前筛查,诊断干预的适当时机,如绒毛膜绒毛取样和羊膜穿刺术[57,58]。有证据表明,在预测预产期方面,早期超声预测预产期比月经时间更准确[2,59,60]。在妊娠早期,可以使用 MSD、CRL 或胎儿生物测量进行测定。未见胚胎时可使用 MSD 测定妊娠日期,与 CRL 相比,MSD 在预测 GA 方面差异性较大[61],胚胎显示时不应使用 MSD。在早期妊娠 8—13[+6] 周使用 CRL 可以实现对胎龄的最准确估计[2,42,58,62]。在早期妊娠时,胚胎相对较小,可能导致更大的测量误差。据报道,CRL 测定日期的准确性在 3～8 天[7],当 CRL 测量值[63]在 7～60mm 时,准确性最高[41,42,62]。直到 12—14 周,CRL 仍然是胎龄最可靠的预测指标,此时 CRL 和胎儿生物学测量开始达到相似的准确性[64-67]。根据国际妇产科超声学会(ISUOG)目前的建议,胚胎长＜84mm,推荐使用 CRL 测定胎龄。胚胎长超过 84mm 时,使用头围比 BPD 更精确[2]。考虑到超声可以提高对孕龄测定的准确性及准确孕龄的重要性,建议对所有妊娠进行早期妊娠日期的超声测定[63,68-71]。11—14 周颈后透明层扫描时,可同时进行孕龄测定。

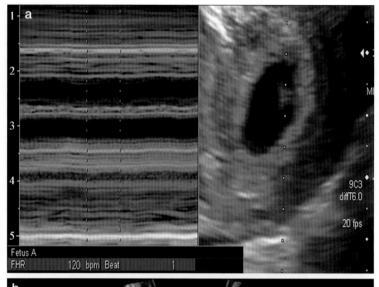

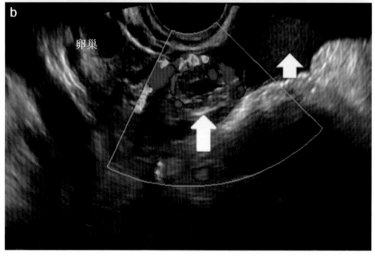

图 7.11 异位妊娠

(a)6 周 5 天经阴道超声图像显示宫内活胎。(b)经阴道矢状切面图像显示右侧附件区一个低回声肿块(长箭),周围有血管回声环包绕,即"火环",与正常卵巢分离,卵巢边缘可见卵泡。注意到盆腔可见类似血性回声游离液体(短箭)。

评估发育能力的阈值

最近,关于评估孕早期发育能力新的诊断标准已经公布,这将在第 10 章中进一步讨论。这些指标的选择包括几乎所有正常妊娠,尽量做到无伤害,防止在可能妊娠良好的情况下报告为早期妊娠失败的小风险事件。

该标准基于经阴道超声评估,提高了未见 ECA 和正常胚胎结构时的阈值,总结如下。

- 胚胎<7mm 时无心管搏动可能是正常的。
- MSD<25 mm 时未见胚胎可能是正常的。

上述两种情况,建议 1 周后随访。

颈后透明层评估

包括美国在内的许多国家,常规提供颈后透明层评估,作为产前筛查的一个组成部分。当与母亲年龄和母亲血清生化[β-hCG和妊娠相关血浆蛋白-A(PAPP-A)]相结合时,可以成为筛查染色体异常的有效方法[72]。颈后透明层(NT)是指胎儿颈部后方的透声区域。为了进行产前筛查,应在 11 — 13^{+6} 周孕龄间进行 NT 评估,此时经腹超声测量的胚胎头臀长在 45 ~ 84 mm。大约 80% 的病例经腹超声可见 NT[72]。如果经腹超声显示不充分,可尝试经阴道超声评估 NT,但是,由于经阴道操纵探头获得正中矢状面图像的能力有限,因此更具挑战性。如果经腹超声不能充分观察 NT,可在当天晚些时候或次日再次对患者进行检查,而不是进行经阴道超声检查。然而,许多中心倾向于在经腹评估 NT 失败后立即进行经阴道超声检查。

NT 测量标准

为了精确筛查结果,需要准确测量颈后透明层厚度。美国医用超声学会(AIUM)和 ISUOG 都发布了指南,概述了 NT 测量的正确方法[2,5]。NT 应在胎儿仰卧正中矢状面进行评估,通过观察鼻尖回声和上腭的形态来确定切面[2]。胎儿应处于自然体位,无过度前屈及后仰。放大图像,使屏幕仅显示胎儿头部和上胸部。NT 边缘须足够清晰,以便正确放置卡尺,卡尺应直接放置在 NT 边缘上。使用的设备应能精确测量至 0.1mm。羊膜是与 NT 分离的回声线(图 7.12)。应在最宽处测量 NT,如果获得符合标准切面的多个测量值,应使用最大测量值进行风险评估。重要的是,NT 评估者需要经过培训,医疗机构需要定期有质控。

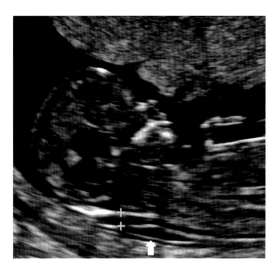

图 7.12　12 周 0 天颈后透明层

经腹超声正中矢状图像显示正常的颈后透明层(卡尺之间)。可见羊膜的薄回声线(白色箭)与 NT 分离。

NT 增厚的意义

如果使用第 95 百分位,则正常颈后透明层小于 3mm;如果使用第 99 百分位,则小于 3.5mm[72]。颈后透明层随胎龄增加而增厚,测量值越高,异常的风险越大[73]。结合母亲年龄和血清学(包括 PAPP-A 和母亲血清 β-hCG),NT 厚度可成功识别 89% 的 21-三体胎儿,假阳性率为 5%[72]。颈后透明层增厚也可能与其他染色体异常有关,包括 13-三体、18-三体和 Turner 综合征[72]。即使在正常核型的胎儿中,NT 增厚也会增加胎儿结构异常的风险,最常见的是先天性心脏异常[74]。NT 高于 95% 百分位时先天性心脏病患病率为 1/48,NT 高于 99% 百分位时先天性心脏病患病率为 1/19[74]。一项对 2271 例 10—14 周时 NT>3mm 的单胎整倍体胎儿进行的 meta 分析,发现 10.6% 的胎儿存在结构异常,15% 的胎儿存在遗传综合征和单基因疾病[75]。异常结果的发生率随着 NT 测量值的增加而增加。

然而,需要注意的是,在临床管理时,并非所有 NT 增厚都与先天性或结构性异常有关(图 7.13)。在一份报告中,NT 测量值低于 4.5 mm 且核型正常的妊娠 90% 有健康的活产儿[72]。NT 值介于 4.5 和 6.4 mm 之间的妊娠中 80% 和 NT>6.5mm 的妊娠中 45% 预后正常[76]。先前的一份 meta 分析中,关于评估 NT 增厚大于 3mm 的结局,68% 染色体正常的胎儿预后正常。对胎儿期 NT 增厚且核型正常的儿童也进行了长期神经发育评估。在对 17 项研究和 2458 名患者的系统综述中,这一组患者与一般人群间神经发育延迟率没有显著差异。尽管如此,还需要进一步大规模前瞻性研究,以便更好地预测这一组人群的神经发育[77]。

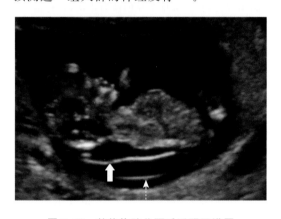

图 7.13　整倍体胎儿颈后透明层增厚

11 周 1 天时胎儿 NT 异常增厚,测量值为 3.9mm(箭)。注:可见羊膜与胎儿分离(虚线箭)。随后的无创 DNA、绒毛膜绒毛取样、早期超声(包括超声心动图)均正常。妊娠继续,预后良好。

NT 增厚的建议包括早期详细的解剖结构评估以寻找结构异常,胎儿超声心动图,进行无创 DNA 分析和(或)侵入性诊断检查,如绒毛膜绒毛取样和羊膜穿刺术。

NT 评估中的鼻骨评估

在扫查 NT 时可以评估鼻骨是否存在[72,78,79]。在头臀长度约 42 mm[79]或妊娠

11 周时鼻骨开始出现骨化,鼻骨长度随着妊娠逐渐增加。在正中矢状面评估鼻骨的存在,对于 NT 测量的可靠性,需要严格执行标准的技术和操作经验。鼻骨为一条平行于鼻梁皮肤的回声线,比皮肤回声线宽。探头长轴与鼻骨长轴平行时,最容易看到鼻骨。皮肤和鼻骨是呈"等号"样的两条平行线(图 7.14)。下方回声线不存在时可认为鼻骨缺失。鼻骨评估似乎比 NT 评估更困难。尽管如此,有报道称,通过充分培训和充足经验,可以成功完成 99% 胎儿鼻骨的评估[80]。

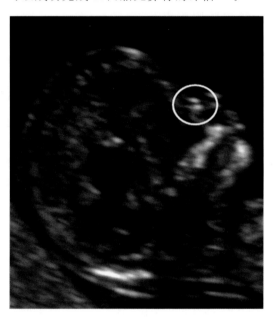

图 7.14　12 周 5 天的鼻骨

经腹超声正中矢状位图像显示鼻骨为皮肤线后的一条回声线,两条平行回声线呈"等号"(圆圈)。

鼻骨缺失的意义

如上所述,与普通人群相比,21-三体患者鼻骨缺失的发生率更高。在一项对 21 000 多名 11—14 周胎儿进行的研究中发现,62% 的 21-三体胎儿鼻骨缺失,而正常胎儿鼻骨缺失的比例为 0.6%[80]。鼻骨缺失是与血清 β-hCG 和 PAPP-A 相关的独立发现,可加入

到 21-三体常规综合产前筛查中[79]。当与常规 NT 筛查、血清 β-hCG 和 PAPP-A 相结合时，增加鼻骨是否存在这一筛查可将 21-三体的假阳性率从 5% 降低到 2.5%[79]。据报道，大约 55% 的 18-三体、35% 的 13-三体和 10% 的 Turner 综合征胎儿出现鼻骨缺失[81]。

鼻骨缺失或发育不全并不一定是病理性，也可能是正常的变异。鼻骨缺失的发生率随着胎龄的增加而降低，在头臀长度小于 42 mm 时鼻骨缺失不能认为一定是异常的。如果在 11－12 周存在鼻骨缺失的问题，可以间隔 1 周进行重复扫查，以确保鼻骨真正的缺失，而不是骨化晚。此外，鼻骨的存在和大小具有种族差异。在某些种族群体中，特别是非洲和亚洲人群中，鼻骨缺失可能更普遍。一项对近 4000 名胎儿进行的前瞻性研究，报道了鼻骨缺失的发生率，非洲裔患者为 5.8%，亚洲裔患者为 3.4%，高加索裔患者为 2.6%[82]。在某些情况下，鼻骨可能存在，但是缩短或发育不全。鼻骨长度评估不是 21-三体早期妊娠测量中有价值的标志物[79]。

NT 筛查评估神经管缺陷

神经管缺损合并开放性脊柱裂是一种相对罕见的情况，其发病率约为 1/2000[83]。传统上，开放性脊柱裂是通过孕妇血清或羊膜穿刺术中的甲胎蛋白与中期妊娠超声评估相结合诊断的。随着早期妊娠筛查和早期解剖超声评估的进展，许多研究人员提出了在早期妊娠评估这些情况。

在评估 NT 时，开放性脊柱裂的胎儿超声声像图可见颅后窝改变[84-86]。在这些病例中，脑脊液（CSF）渗漏同时伴有脑干逐渐移向枕骨，可能导致颅内透明层消失或第四脑室消失。

11－14 周时颅内透明层（IT）可认为是第四脑室或是正中矢状面与颈后透明层平行

的含液空间。IT 边界：前界是背侧脑干，后界是第四脑室脉络丛，图 7.15）。在 11－14 周 NT 筛查时，评估开放性脊柱裂中 IT 缺失。最初，考虑到待评估的结构与 NT 评估位于同一切面，认为 IT 评估是常规 NT 评估的简单补充。然而，在进一步的评估中发现 IT 测量更加困难[87]。目前，在所有中心 IT 评估不作为常规筛查[84-86]。

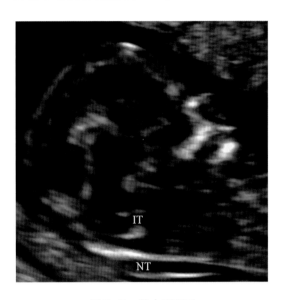

图 7.15　颅内透明层

12 周 5 天经腹超声图像显示 NT 前方正常颅内透明层（IT）。IT 的前界是脑干，后界是脉络丛。

11－14 周 NT 评估时，可在声像图平面上测量脑干直径（BS）及脑干到枕骨间距离（BSOB）（图 7.16）。正常胎儿 BS/BSOB 的比值 ≤ 1[86]。在开放性脊柱裂的病例中，BS 径增大（＞第 95 百分位），BSOB 降低（＜第 5 百分位），导致 BS/BSOB 比率 ＞ 1[86,88]。这与脑脊液渗漏和 Arnold-Chiari Ⅱ型畸形的发育有关，小脑逐渐移向枕骨。有研究表明[84-86]，颅后窝可能是早期妊娠评估开放性脊柱裂的一个有用的指标，但不作为常规检查。

评估颅后窝情况具有挑战性，需要专业人员来完成。最近有研究表明，在开放性脊柱裂的胎儿中,BPD 测量值低于第 5 百分位[89]是评估 Arnold-Chiari 畸形相关的颅后窝畸形最简单的方法。尤其是当 IT、BS-BSOB 比值或 BPD 可疑或异常时,建议采用经阴道超声对胎儿脊柱进行针对性超声检查,可直接评估开放性脊柱裂。

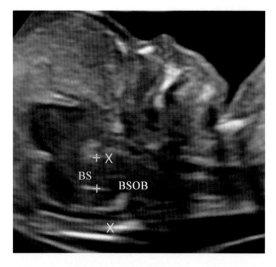

图 7.16 12 周 5 天脑干直径与脑干-枕骨间距离的比值

经腹超声图像显示脑干直径(＋)和脑干到枕骨间距离(×)。

正常早期妊娠解剖评估

大多数主要的器官在怀孕第 10 周末形成,这一阶段常称为器官形成。当胎儿的大小足以分辨结构且器官发育足够细微,以及拥有足够的图像分辨率时,能够区分正常发育阶段和病理阶段,则可以在早期妊娠时尝试进行胎儿解剖评估。早期妊娠解剖扫查已是一个非常令人感兴趣的话题,高频探头的出现,以及经阴道扫查频率增加和患者接受程度提高,使得在早期妊娠时能够更好地显示较小的胎儿结构。早期妊娠解剖评估是一项专业检查,需要深入了解胚胎学并具有高水平的专业技术知识,特别是经阴道技术和

特殊的扫查平面,以便可见某些结构。早期妊娠解剖评估的优势包括早期发现异常,在解剖正常的情况下让处于高风险的患者更早的安心,以及在特定人群中应用扫查效果更好,特别是肥胖孕妇和手术史有腹部瘢痕的患者。缺点包括医疗系统成本增加,可能误诊为病理的正常发育结构,以及可能误诊妊娠后期才出现的异常。早期妊娠经阴道超声解剖评估通常适用于高危妇女,包括 NT 增高、与胎儿异常相关的遗传性疾病、不良妊娠史及母体高危因素暴露或感染。

一些研究调查了早期妊娠解剖异常的可行性和检出率[90-92]。据 Braithwaite 等[92]报道,在早期妊娠 95% 的胎儿可进行完整的解剖检查,仅 20% 的胎儿需要经阴道扫查。最近 Ebrashy 等[93]对 2876 名患者进行的一项研究显示,64% 的患者仅采用经腹扫查,82% 的患者采用经腹和经阴道联合扫查进行完整的解剖检查。在这些研究中,经阴道超声成像对于评估颅骨、脊柱、胃、肾、膀胱、上肢和下肢尤其有价值。胎儿心脏和肾显示率最低。Whitlow 和 Economides 发现,随着胎龄的增加,早期妊娠解剖结构的显示率提高,13 周时显示率达 98%[94]。Monteagudo 和 Ti-mor-Trisch[95]也支持早期妊娠超声进行解剖评估,可在 12 周时进行,最好近 13 周。使用系统方法扫查,18—22 周可见的一些结构在早期妊娠尚未完全发育。目前已经提出关于早期妊娠解剖评估中应包括内容的各种建议[96]。据报道,在 11—14 周早期妊娠扫查中,异常检出率为 18%～68%[93]。进行完整早期妊娠解剖检查不能排除 18—22 周常规解剖评估的必要性,某些情况可能在妊娠晚期才出现或可扫查到。尽管如此,在一项最大规模的前瞻性研究中,包括 45 000 多项 NT 评估,Syngelaki 等总结出,在此期间应检出某些确定的异常。建议在常规 NT 评估中应包含以下情况:无脑或露脑畸形、前脑无裂畸形、脐膨出、腹裂、巨膀胱症和体蒂

异常[97]。

2012 年，ISUOG 发布了早期妊娠实践指南，该指南还包括筛查严重胎儿畸形[2]。2013 年 AIUM 指南中写出"应评估出某些特定早期妊娠的胚胎/胎儿解剖"[5]。在越来越多的中心 11－14 周超声检查成为常规检查，对于超声医师，熟悉早期妊娠胎儿的正常胚胎学和生长发育情况，以便在妊娠进程中鉴别正常和病理解剖，这将变得越来越重要。

早期妊娠胎儿大脑

早期大脑发育始于妊娠第 6 周，在神经管形成之前，神经沟分为 3 个不同的部分：前脑泡、中脑泡及后脑泡。在大约 7 周的时候，后脑泡是最早可见的结构之一。其表现为后脑泡的一个囊性区域，不能误认为是病理性颅后窝囊肿（图 7.17）。妊娠 8－9 周，脉络丛开始发育，最初在第四脑室，随后移至侧脑室。在这个阶段，大脑半球、间脑和菱脑均可显示。端脑和间脑是前脑泡的分支，分别发育出侧脑室和第三脑室。后脑泡发育成后脑和末脑。通过新型高频 2D 和 3D 经阴道技术，可在早期妊娠获得发育中胎儿大脑和脑室系统的详细图像，包括原始大脑结构的图像，包括端脑、间脑、中脑、后脑和延髓（图 7.18）。侧脑室最初表现为小囊性结构，在早期妊娠末，脉络丛回声填充于侧脑室中使得其更容易辨认。在妊娠 9－10 周，大脑镰开始变得明显，颅骨开始骨化。在近妊娠 11 周时这些结构更容易识别，是排除无脑畸形和前脑无裂畸形早期诊断的重要标志（图 7.19）。在第 11 周末时应出现颅骨骨化，在额部的纵向面和冠状面可见，在正中矢状面常显示不清（图 7.20）。

大脑半球是对称的，由半球间裂和大脑镰分开。在妊娠期，胎儿大脑外观光滑，脑沟和脑回在妊娠中晚期发育。在此阶段，侧脑室内充满了脉络丛，脑膜是一层薄的组织，在侧脑室周围，而且占据了颅脑大部分。在早期妊娠末颅后窝结构尚未完全发育，可见小脑和上蚓部，但下蚓部未完全发育，此时第四脑室和小脑延髓池之间的持续相通是正常的（图 7.21）。透明隔腔和胼胝体等结构尚未发育，应在妊娠后期再评估。

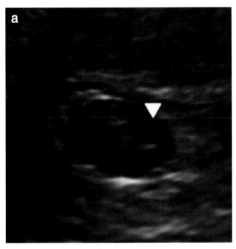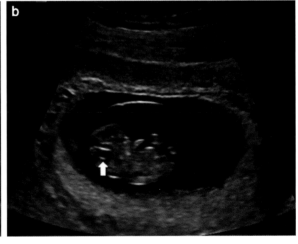

图 7.17　后脑泡

（a）7 周 4 天经阴道超声图像显示在脑的后部囊性后脑（箭头）；（b）9 周 4 天经腹超声图像显示在脑的后部囊性后脑（箭）。

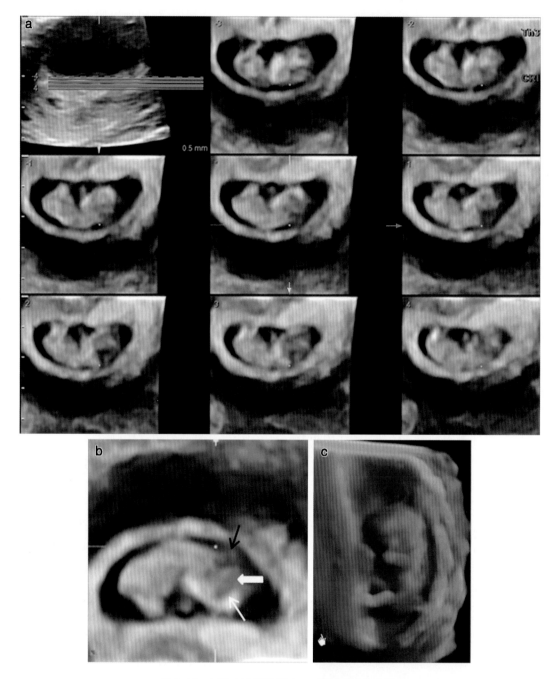

图 7.18　9 周 4 天经腹超声 3D 图像的 3D 大脑

　　(a)胚胎 3D 体积连续断层技术；(b)选择 3D 分层图像，显示头部早期囊性结构，代表发育中的间脑（白色细箭）、中脑（白色粗箭）和后脑/延髓（黑色箭）；(c)胚胎的 3D 表面渲染图像。

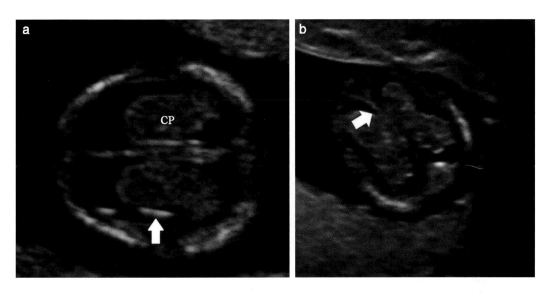

图 7.19　经腹颅骨图像显示 12 周 0 天正常脉络丛和大脑镰

（a）双侧对称脉络丛回声充满侧脑室。白色箭表示侧脑室的边界；（b）大脑镰（白色箭）在脉络丛水平将颅骨分开，形成对称的大脑外观，在这一妊娠阶段仅有一层薄薄的脑组织。

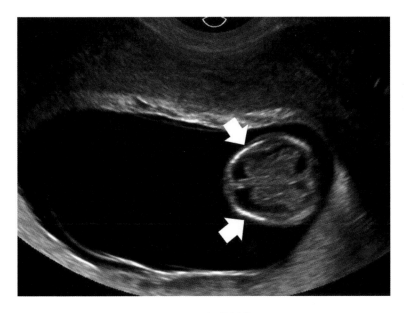

图 7.20　颅骨骨化

12 周 3 天经阴道超声图像显示胎儿头部双侧额骨骨化（白色箭）。

面部

可评估的结构包括眼眶、晶体、面部轮廓和鼻骨（图 7.22）。评估鼻部和嘴唇的软组织结构更具挑战性。此时可诊断唇裂/腭裂，尤其是双侧唇裂/腭裂。

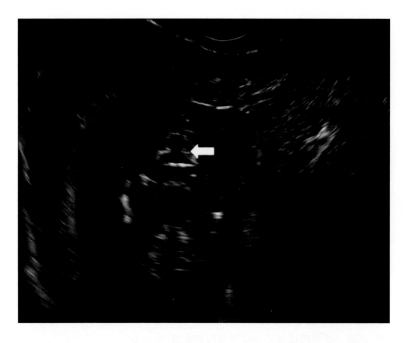

图 7.21 12 周 3 天经阴道图像显示颅后窝,因小脑蚓部发育不完全,第四脑室和小脑延髓池(白色箭)正常相通

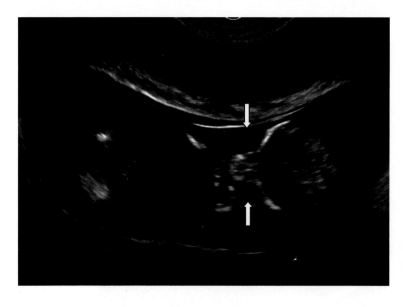

图 7.22 **正常眼眶和晶体**
12 周 3 天经阴道半冠状面图像显示正常眼眶和晶体(箭)。

胸部

在发育中的胸腔中肺表现为强回声对称结构。横膈(黑色箭)是一个完整的结构,将肺与腹腔内容物(特别是胃和肝)分隔开(图 7.23)。

早期妊娠胎儿心脏

胎儿心脏的发育始于妊娠第 4 周,最早可在第 5 周通过超声检测到心脏搏动。记录心脏位置以确认内脏位置。在早期妊娠可见的正常心脏结构包括四腔心切面,该切面显示心房和心室的对称性,心尖指向左侧(图 7.24)。妊娠 11 周,85% 以上的胎儿可见四腔心切面;妊娠 13 周,几乎所有胎儿都可见四腔心切面[98]。在评估这些结构时技术上更有挑战性,在早期妊娠末,心脏流出道已完全发育且可以显示。

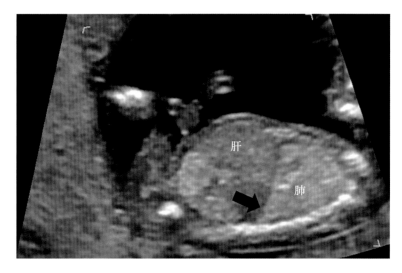

图 7.23　胎儿胸部和横膈

12 周 2 天经腹超声图像显示完整的横膈将胎儿强回声的肺与更低回声的肝分隔开。

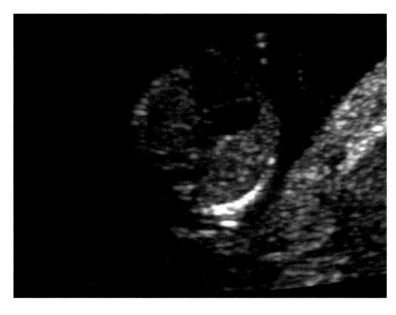

图 7.24　心脏四腔心（13 周经腹超声图像显示心脏四腔心）

早期妊娠胎儿肾和泌尿系统

在妊娠第 9 周可通过超声观察到胎儿肾。直到早期妊娠末约 12 周才能确切地观察到胎儿膀胱（图 7.25）。妊娠 13 周时，98％以上的胎儿可见膀胱，高达 99％的胎儿可见肾[99]。了解胎儿发育很重要，因为妊娠第 12 周或第 13 周胎儿才开始产生尿液，所以继发于肾发育不全或功能障碍的症状，如羊水过少，可能需要到妊娠 16 周后甚至妊娠晚期才会出现。

在 NT 评估时，正中矢状面的正常膀胱测值应＜7mm[99]。当＞16mm 时，大多数胎儿的预后很差。在 7～15mm 整倍体组中大多数（＞90％）预后良好[100]。有人认为，这种一过性膀胱增大的整倍体组可能与膀胱壁平滑肌自主神经支配发育延迟有关。在这个中间组中，2 周内进行随访是一种合理的方法。

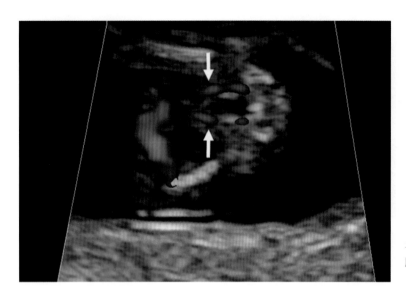

图 7.25 胎儿膀胱
12 周 0 天经腹超声图像显示胎儿膀胱,两条脐动脉与膀胱壁相邻。

早期妊娠胎儿胃肠道

在胚胎期,第 8 周开始时肠疝入脐带,经过旋转 90°后在第 12 周末返回腹腔。10 周前正常生理性中肠疝测量值应<10mm,并在 12 周内消失;中肠完全回到腹部的时间仍存在一些差异,在 12 周时,多达 20% 的胎儿仍可能出现肠疝。12 周时仍怀疑中肠疝,建议进行超声随访,以确保疝出的肠完全返回腹腔。肠疝的正常外观是脐带中央的一个有回声团块,在第 9 周和第 10 周逐渐缩小[97](图 7.26)。肠疝内容物中不应出现肝。12—13 周上腹部充满液体的结构是胎儿胃泡[92](图 7.27)。在食管闭锁的病例中,超声检查可发现胃泡缺失;要做出这一诊断,需要连续扫查记录胃泡的持续性不显示。

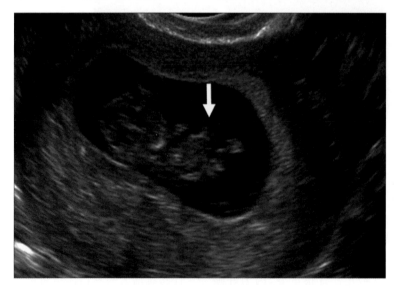

图 7.26 生理性中肠疝
9 周 3 天经阴道超声图像显示脐带中央突出的有回声团块(箭),此即为肠疝的图像。

血管的数量,正常外观可见两条动脉和一条静脉,不论是横切面灰阶图还是彩色多普勒,显示毗邻膀胱的两条动脉(见图 7.25)。脐带囊肿可能与染色体异常有关,也可能是一种正常变异,在后续扫查时可能会消失。

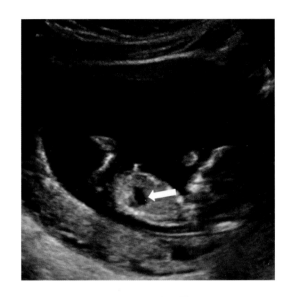

图 7.27　胎儿胃
12 周经腹图像显示横膈下方充满液体的胃泡(箭)。

早期妊娠胎儿骨骼

怀孕第 4 周开始形成肢芽,妊娠 8—9 周时在超声检查中可显示。大约 10 周时可见骨骼系统、长骨骨化。妊娠 11 周时出现指骨远端骨化。记录四肢的存在是很重要的,每个肢体显示三个节段(图 7.28)。在正常发育过程中,上肢和下肢长骨之比应接近 1.0。上肢或下肢长度不成比例可能提示潜在的骨骼发育不良,需要进一步的评估。11 周后可以准确地进行长骨生物测量,可参考已发表的标准图[101]。

早期妊娠胎儿生殖器的评估

在早期妊娠,男性和女性胎儿的生殖结节大小相同。可在12—14 周进行基于外生

腹壁和脐带

正常脐带插入点位于腹部中央,可在 12 周后小肠返回腹腔后常规显示。可评估脐带

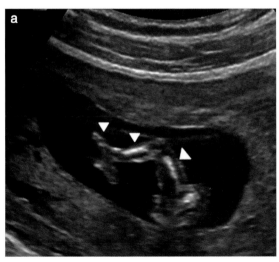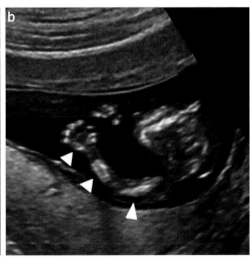

图 7.28　(a)12 周经腹超声图像显示下肢 3 个节段(箭头);(b)经腹超声图像显示上肢 3 个节段(箭头)
注意:在正常早期妊娠中,可清楚地看到手的各个手指骨化。

殖器的准确超声性别鉴定[102]。在这个阶段,性别由生殖结节的方向决定,如图正中矢状面所示。测量生殖器结节与穿过腰骶皮肤表面的水平线的角度。角度＞30°,则为男性;角度＜10°,则为女性(图7.29)。角度在10°～30°,则性别不确定。男性胎儿性别准确性更高,且准确性随着胎龄的增加而增加,在13+6周时,性别识别的准确性几乎

为100%。在性相关疾病风险增加的患者中,早期确定胎儿性别有助于侵入性检查(如 CVS)的决策[103]。在 X 连锁遗传疾病或先天性肾上腺增生症风险增加的孕妇中,越来越多地使用母体血浆中胎儿 DNA 进行胎儿性别鉴定。早期报告胎儿性别具有争议性,因其可能有助于性别选择的发生。

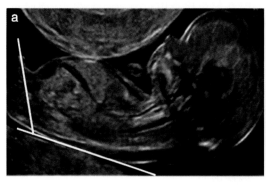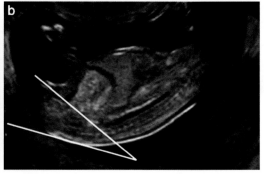

图 7.29　12 周经阴道超声图像显示生殖结节
(a)男性胎儿生殖结节呈垂直方向(＞30°成角);(b)女性胎儿生殖结节趋于水平角度(＜10°)。

脊柱评估

纵向和横向切面显示上覆皮肤的正常直线和完整性,尤其是在早期妊娠末。当 BPD 测量值小于第 5 百分位或怀疑颅后窝异常时,推荐进行详细的脊柱评估[89]。

3D 和 4D 超声的作用

3D 和 4D 超声检查不属于常规早期妊娠评估的一部分。它们的作用有待进一步研究。

总结

早期妊娠超声检查的主要目标是提供合理产前管理的信息。确认存活的宫内妊娠,准确测定和评估胎儿数量、绒毛膜性和羊膜性是早期妊娠评估的重要组成部分。现在许多中心,评估颈后透明层是常规项目,与母体

血清学相结合时,有助于评估非整倍体风险。经阴道超声可对发育中的胚胎和胎儿进行详细的解剖评估,为早期妊娠发现异常提供可能。因此,熟悉胚胎的发育阶段及识别早期妊娠中不同阶段的超声图像越来越重要。

教学要点

- 在没有异位妊娠超声证据的情况下,妊娠试验阳性的妇女宫内有无回声积液均认为是早期宫内孕囊。
- 确认 IUP 最准确的超声征象是显示卵黄囊。
- 经阴道超声检查发现空孕囊,MSD 达 25mm,可能是正常的早孕。
- 胚胎长度＜7 mm 时,胚胎心管搏动缺失可能是正常的。
- 在多胎妊娠的早期妊娠超声检查中,确认绒毛膜性是一个必要且重要的组

成部分。

- 在早期妊娠 8－13^{+6} 周,使用 CRL 可实现对胎龄的最准确估计。
- 评估颈后透明层,尤其是与母亲年龄和母体血清生化相结合时,是筛查染色体异常的有效方法。
- 在整倍体胎儿中,颈后透明层临界或轻度增厚可能与正常预后相关。
- 对于医师来说,熟悉早期妊娠不同胎龄的正常解剖是很重要的。

参 考 文 献

[1] Demianczuk NN, Van den Hof MC. The use of first trimester ultrasound. SOGC Pract Guidel. 2003;135:1-6.

[2] Salomon LJ, Alfirevic Z, Bilardo CM, Chalouhi GE, Ghi T, Kagan KO, et al. ISUOG practice guidelines: performance of first-trimester fetal ultrasound scan. Ultrasound Obstet Gynecol. 2013;41(1):102-13.

[3] Bottomley C, Van Belle V, Mukri F, Kirk E, Van Huffel S, Timmerman D, et al. The optimal timing of an ultrasound scan to assess the location and viability of an early pregnancy. Hum Reprod. 2009;24(8):1811-7.

[4] Doubilet PM, Benson CB, Bourne T, Blaivas M, Blaivas M; Society of Radiologists in Ultrasound Multispecialty Panel on Early First Trimester Diagnosis of Miscarriage and Exclusion of a Viable Intrauterine Pregnancy. Diagnostic criteria for nonviable pregnancy early in the first trimester. Ultrasound Q. 2014;30:3-9.

[5] American Institute of Ultrasound in Medicine. AIUM practice guideline for the performance of obstetric ultrasound examinations. J Ultrasound Med. 2013;32(6):1083-101.

[6] Timor-Trisch IE, Bar-Yam Y, Elgali S, Rottem S. The technique of TVS sonography with the use of 6.5 MHz probe. Am J Obstet Gynecol. 1988;158:1019-24.

[7] Butt K, Lim K. Determination of gestational age by ultrasound. SOGC Pract Guidel. 2014;303:1-11.

[8] Rumack CM, Wilson SR, Charboneau JW, Levine D. Diagnostic ultrasound, 4th ed. vol. 2. Philadelphia, PA:Elsevier;2011.

[9] Doubilet PM. Ultrasound evaluation of the first trimester. Radiol Clin North Am. 2014;52(6):1191-9.

[10] Benson CB, Doubilet PM, Peters HE, Frates MC. Intrauterine fluid with ectopic pregnancy:a reappraisal. J Ultrasound Med. 2013;32(3):389-93.

[11] Hill LM, Kislak S, Martin JG. Transvaginal sonographic detection of the pseudogestational sac associated with ectopic pregnancy. Obstet Gynecol. 1990;75:986-8.

[12] Fleischer AC, Pennell RG, McKee MS, Worrell JA, Keefe B, Herbert CM, et al. Ectopic pregnancy:features at transvaginal sonography. Radiology. 1990;174:375-8.

[13] Doubilet PM, Benson CB. First, do no harm… to early pregnancies. J Ultrasound Med. 2010;29:685-9.

[14] Yeh HC, Goodman JD, Carr L, Rabinowitz JG. Intradecidual sign:a US criterion of early intrauterine pregnancy. Radiology. 1986;161:463-7.

[15] Bradley WG, Fiske CE, Filly RA. The double sac sign of early intrauterine pregnancy:use in exclusion of ectopic pregnancy. Radiology. 1982;143:223-6.

[16] Chiang G, Levine D, Swire M, McNamara A, Mehta T. The intradecidual sign:is it reliable for diagnosis of early intrauterine pregnancy? Am J Ultrasound. 2004;183:725-31.

[17] Parvey HR, Dubinsky TJ, Johnston DA, MakladNF. The chorionic rim and low-impedance intrauterine arterial flow in the diagnosis of early intrauterine pregnancy:evaluation of efficacy. Am J Ultrasound. 1996;167:1479-85.

[18] Doubilet PM, Benson CB. Double sac sign and intradecidual sign in early pregnancy: interobserver reliability and frequency of occurrence. J Ultrasound Med. 2013;32(7):1207-14.

[19] Pexters A, Luts J, Van Schoubroeck D, Bottomley C, Van Calster B, Van Huffel S, et al. Clinical implications of intra-and interobserver reproducibility of transvaginal sonographic measurement of gestational sac and crown-rump length at 6-9 weeks' gestation. Ultrasound Obset Gynecol. 2011;38:510-5.

[20] Abdallah Y, Daemen A, Kirk E, Pexsters A, Naji O, Stalder C, et al. Limitations of current definitions of miscarriage using mean gestational sac diameter and crown-rump length measurements: a multicenter observational study. Ultrasound Obstet Gynecol. 2011; 38 (5):497-502.

[21] Bromley B, Harlow BL, Laboda LA, Benacerraf BR. Small sac size in the first trimester: a predictor of poor fetal outcome. Radiology. 1991;178:375-7.

[22] Levi VS, Lyons EA, Zheng XH, Lindsay DJ, Jolt SC. Endovaginal US: demonstration of cardiac activity in embryos of less than 5.0 mm in crownrump length. Radiology. 1990; 176:71-4.

[23] Doubilet PM, Benson CB, Bourne T, Blaivas M, Society of Radiologists in Ultrasound Multispecialty Panel on Early First Trimester Diagnosis of Miscarriage and Exclusion of a Viable Intrauterine Pregnancy, Barnhart KT, et al. Diagnostic criteria for nonviable pregnancy early in the first trimester. N Engl J Med. 2013;369(15):1443-51.

[24] Bourne T, Bottomley C. When is a pregnancy nonviable and what criteria should be used to define miscarriage. Fertil Steril. 2012;98(5): 1091-6.

[25] Elson J, Salim R, Tailor A, Banerjee S, Zosmer N, Jurkovic D. Prediction of early pregnancy viability in the absence of an ultrasonically detectable embryo. Ultrasound Obstet Gynecol. 2003;21:57-61.

[26] Bottomley C, Van Belle V, Pexsters A, Papageorghiou AT, Mukri F, Kirk E, et al. A model and scoring system to predict outcome of intrauterine pregnancies of uncertain viability. Ultrasound Obstet Gynecol. 2011;37(5): 588-95.

[27] Bickhaus J, Perry E, Schust DJ. Re-examining sonographic cut-off values for diagnosing early pregnancy loss. Gynecol Obstet (Sunnyvale). 2013;3(1):141.

[28] Emerson DS, Cartier MS, Altieri LA, Felker RE, Smith WC, Stovall TG, et al. Diagnostic efficacy of endovaginal color Doppler flow imaging in an ectopic pregnancy screening program. Radiology. 1992;183:413-20.

[29] Abramowicz JS, Kossoff G, Marsal K, Ter Haar G. Safety statement, 2000 (reconfirmed 2003). International Society of Ultrasound in Obstetrics and Gynecology (ISUOG). Ultrasound Obstet Gynecol. 2003;21(1):100.

[30] Doubilet PM, Benson CB. Further evidence against the reliability of the human chorionic gonadotropin discriminatory level. J Ultrasound Med. 2011;30:1637-42.

[31] Seeber BE. What serial hCG can tell you, and cannot tell you, about an early pregnancy. Fertil Steril. 2012;98(5):1074-7.

[32] Condous G, Kirk E, Lu C, Van Huffel C, Gevaert S, De Moor O, et al. Diagnostic accuracy of varying discriminatory zones for the prediction of ectopic pregnancy in women with a pregnancy of unknown location. Ultrasound Obstet Gynecol. 2005;26:770-5.

[33] Bignardi T, Condous G, Alhamdan D, Kirk E, Calster B, Van Huffel S, et al. The hCG ratio can predict the ultimate viability of the intrauterine pregnancies of uncertain viability in the pregnancy of unknown location population. Hum Reprod. 2008;23(9):1964-7.

[34] Bignardi T, Condous G, Kirk E, Van Calster B, Van Huffel S, Timmerman D, et al. Viability of intrauterine pregnancy in women with

pregnancy of unknown location: prediction using human chorionic gonadotropin ratio vs progesterone. Ultrasound Obstet Gynecol. 2010;35:656-61.

[35] Condous G, Kirk E, Van Calster C, Van Huffel B, Timmerman S, Bourne DT. There is no role for uterine curretage in the contemporary diagnostic workup of women with a pregnancy of unknown location. Hum Reprod. 2006; 21 (10): 2706-10. Epub 2006 Jun 21.

[36] Yeh HC. Sonographic signs of early pregnancy. Crit Rev Diagn Imaging. 1988;28(3):181-211.

[37] Berdahl DM, Blaine J, Van Voorhis B, Dokras A. Detection of enlarged yolk sac on early ultrasound is associated with adverse pregnancy outcomes. Fertil Steril. 2010; 94 (4):1535-7.

[38] Sauerbrei E, Cooperberg PL, Poland BJ. Ultrasound demonstration of the normal fetal yolk sac. J Clin Ultrasound. 1980;8:217-20.

[39] Robinson HP, Fleming JE. A critical evaluation of sonar "crown-rump length" measurements. Br J Obstet Gynaecol. 1975; 82: 702-10.

[40] Tal J, Haddad S, Gordon N, Timoro-Tritsch I. Heterotopic pregnancy after ovulation induction and assisted reproductive technologies: a literature review from 1971 to 1993. Fertil Steril. 1996;66(1):1-12.

[41] Daya S. Accuracy of gestational age estimation by means of fetal crown-rump length measurements. Am J Obstet Gynecol. 1993; 168: 903-8.

[42] Hadlock FP, Shah YP, Kanon OJ, Lindsey JV. Fetal crown-rump length: reevaluation of relation to menstrual age (5-18 weeks) with high-resolution realtime US. Radiology. 1992;182:501-5.

[43] Papageorghiou AT, Kennedy SH, Salomon LJ, Ohuma EO, Cheikh Ismail L, Barros FC, et al. International standards for early fetal size and pregnancy dating based on ultrasound measurement of crown-rump length in the first trimester of pregnancy. Ultrasound Obstet Gynecol. 2014;44(6):641-8.

[44] Pexsters A, Luts J, Van Schoubroek D, Bottomley C, Van Calster B, Van Huffel S, et al. Clinical implications of intra-and interobserver reproducibility of transvaginal sonographic measurement of gestational sac and crown-rump length at 6-9 weeks' gestation. Ultrasound Obstet Gynecol. 2010;38:510-5.

[45] Doubilet PM, Benson CB. Embryonic heart rate in the early first trimester: what rate is normal? J Ultrasound Med. 1995; 14 (6): 431-4.

[46] Benson CB, Doubilet PM. Slow embryonic heart rate in early first trimester: indicator of poor pregnancy outcome. Radiology. 1994; 192(2):343-4.

[47] Arleo EK, Troiano RN. Outcome of early first-trimester pregnancies (< 6.1 weeks) with slow embryonic heart rate. AJR Am J Roentgenol. 2011;197:252-5.

[48] Doubilet PM, Benson CB, Chow JS. Outcome of pregnancies with rapid embryonic heart rates in the early first trimester. AJR Am J Roentgenol. 2000;175(1):67-9.

[49] Martin JA, Hamilton BE, Sutton PD, Ventura SJ, Menacker F, Munson ML. Births: final data for 2003. Nat Vital Stat Rep. 2005; 54:1-116.

[50] Martin JA, Hamilton BE, Osterman MJK. Three decades of twin births in the United States, 1980-2009. Hyattsville, MD:US Department of Health and Human Services, Editor, National Center for Health Statistics;2012.

[51] Dias T, Arcangeli T, Bhide A, Napolitano R, Mahsud-Dornan S, THilaganathan B. First-trimester ultrasound determination of chorionicity in twin pregnancy. Ultrasound Obstet Gynecol. 2011;38:530-2.

[52] Wan JJ, Schrimmer D, Taché V, Quinn K, Lacoursiere DY, James G, et al. Current

practices in determining amnionicity and chorionicity in multiple gestations. Prenat Diagn. 2011;31(1):125-30.

[53] Shen O，Samueloff A，Beller U，Rabinowitz R. Number of yolk sacs does not predict amnionicity in early first-trimester monochorionic multiple gestations. Ultrasound Obstet Gynecol. 2006;27:53-5.

[54] Bromley B，Benacerraf B. Using the number of yolk sacs to determine amnionicity in early first trimester monochorionic twins. J Ultrasound Med. 1995;14(6):415-9.

[55] Kamath MS，Aleyamma TK，Muthukumar K，Kumar RM，George K. A rare case report：ovarian heterotopic pregnancy after in vitro fertilization. Fertil Steril. 2010;94(5):1910-1.

[56] Maruotti GM，Sarno L，Morlando M，Sirico A，Martinelli P. Heterotopic pregnancy：is it really a rare event? The importance to exclude it not only after in vitro fertilization but also in case of spontaneous conception. Fertil Steril. 2010;94(3)，e49.

[57] Kalish RB，Chervenak FA. Sonographic determination of gestational age. Ultrasound Rev Obstet Gynecol. 2005;5:254-8.

[58] Bottomley C，Bourne T. Dating and growth in the first trimester. Best Pract Res Clin Obstet Gynaecol. 2009;23:439-52.

[59] Gardosi J. Dating of pregnancy：time to forget the last menstrual period. Ultrasound Obstet Gynecol. 1997;9:367-8.

[60] Gardosi J，Geirsson RT. Routine ultrasound is the method of choice for dating pregnancy. Br J Obstet Gynaecol. 1998;105:933-6.

[61] Robinson HP，Sweet EM，Adam AH. The accuracy of radiological estimates of gestational age using early fetal crown-rump length measurements by ultrasound as a basis for comparison. Br J Obstet Gynaecol. 1979;86:525-8.

[62] Piantelli G，Sacchini C，Coltri A，Ludovici G，Paita Y，Gramellini D. Ultrasound dating-curve analysis in the assessment of gestational age. Clin Exp Obstet Gynecol. 1994；2：108-18.

[63] Caughey AB，Nicholson JM，Washington AE. Firstvs second-trimester ultrasound：the effect on pregnancy dating and perinatal outcomes. Am J Obstet Gynecol. 2008;198:703-5.

[64] Saltved S，Almström H，Kublickas M. Ultrasound dating at 12-14 or 15-20 weeks of gestation? A prospective cross-validation of established dating formulae in a population of invitro fertilized pregnancies randomized to early or late dating scan. Ultrasound Obstet Gynecol. 2004;24:42-50.

[65] Sladkevicius P，Saltvedt S，Almstrom H，Kublickas M，Grunewald C，Valentin L，et al. Ultrasound dating at 12-14 weeks of gestation. A prospective cross-validation of established dating formulae in invitro fertilized pregnancies. Ultrasound Obstet Gynecol. 2005;26:504-11.

[66] Wu FS，Hwu YM，Lee RK，Li SH，Sun FJ，Lin MH，et al. First trimester ultrasound estimation of gestational age in pregnancies conceived after in vitro fertilization. Eur J Obstet Gynecol Reprod Biol. 2012;160:151-5.

[67] Chalouhi GE，Bernard JP，Benoist G，Nasr B，Ville Y，Salomon LJ. A comparison of first trimester measurements for prediction of delivery date. J Matern Fetal Neonatal Med. 2011;24:51-7.

[68] Blondel B，Morin I，Platt RW，Kramer MS，Usher R，Breart G. Algorithms for combining menstrual and ultrasound estimates of gestational age：consequences for rates of preterm and postterm birth. BJOG. 2002;109:718-20.

[69] Taipale P，Hiilesmaa V. Predicting delivery date by ultrasound and last menstrual period in early gestation. Obstet Gynecol. 2001；97：189-94.

[70] Harrington DJ，MacKenzie IZ，Thompson K，Fleminger M，Greenwood C. Does a first trimester dating scan using crown rump length

measurement reduce the rate of induction of labour for prolonged pregnancy? An uncompleted randomised controlled trial of 463 women. BJOG. 2006;113:171-6.

[71] Bennett KA, Crane JM, O'Shea P, Lacelle J, Hutchens D, Copel JA. First-trimester ultrasound screening is effective in reducing postterm labor induction rates: a randomized controlled trial. Am J Obstet Gynecol. 2004; 190:1077-81.

[72] Nicholaides KH. Screening for fetal aneuploidies at 11 to 13 weeks. Prenat Diagn. 2004;31 (1):7-15.

[73] Nicholaides KH, Heath V, Liao AW. The 11-14 week scan. Bailliere Clin Obstet Gynaecol. 2000;14(4):581-94.

[74] Sotiriadis A, Papatheodorou S, Eleftheriades M, Makrydimas G. Nuchal translucency and major congenital heart defects in fetuses with normal karyotype: a meta-analysis. Ultrasound Obstet Gynecol. 2013;42:383-9.

[75] Bilardo CM, Timmerman E, Pajkrt E, van Maarle M. Increased nuchal translucency in euploid fetuses-what should we be telling the parents? Prenat Diagn. 2010;30(2):93-102.

[76] Souka AP, Snijders RJ, Novakov A, et al. Defects and syndromes in chromosomally normal fetuses with increased nuchal translucency thickness at 10-14 weeks of gestation. Ultrasound Obstet Gynecol. 1998;11:391-400.

[77] Sotiriadis A, Papatheodorou S, Makrydimas G. Neurodevelopmental outcome of fetuses with increased nuchal translucency and apparently normal prenatal and/or postnatal assessment: a systematic review. Ultrasound Obstet Gynecol. 2012;39:10-9.

[78] Cicero S, Curcio P, Papageorghiou A, Sonek J, Nicholaides KH. Absence of nasal bone in fetuses with trisomy 21 at 11-14 weeks of gestation: an observational study. Lancet. 2001; 358:1665-7.

[79] Sonek JD, Cicero S, Neiger R, Nicholaides KH. Nasal bone assessment in prenatal screening for trisomy 21. Am J Obstet Gynecol. 2006;195:1219-30.

[80] Cicero S, Avgidou K, Rembouskos G, Kafan KO, Nicolaides KH. Nasal bone in first-trimester screening for trisomy 21. Am J Obstet Gynecol. 2006;195(1):109-14.

[81] Cicero S, Rembouskos G, Vandercruys H, Hogg M, Nicolaides KH. Likelihood ratio for Trisomy 21 in fetuses with absent nasal bone at 11-14 week scan. Ultrasound Obstet Gynecol. 2004;23:218-23.

[82] Prefumo F, Sairam S, Bhide A, Penna L, Hollis B, Thilaganathan B. Maternal ethnic origin and fetal nasal bones at 11-14 weeks of gestation. BJOG. 2004;111:109-12.

[83] Sebire NJ, Spencer K, Noble PL, Hughes K, Nicolaides KH. Maternal serum alpha-fetoprotein in fetal neural tube and abdominal wall defects at 10 to 14 weeks of gestation. BJOG. 1997;104(7):849-51.

[84] Chaoui R, Nicolaides KH. From nuchal translucency to intracranial translucency: towards the early detection of spina bifida. Ultrasound Obstet Gynecol. 2010;35:133-8.

[85] Chaoui R, Benoit B, Mitkowska-Wozniak H, Heling KS, Nicolaides KH. Assessment of intracranial translucency (IT) in the detection of spina bifida at the 11-13 week scan. Ultrasound Obstet Gynecol. 2009;34:249-52.

[86] Lachmann R, Chaoui R, Moratalla J, Picciaarelli G, Nicolaides KH. Posterior brain in fetuses with open spina bifida at 11 to 13 weeks. Prenat Diagn. 2011;31:103-6.

[87] Fong KW, Toi A, Okun N, Al-Shami E, Menezes RJ. Retrospective review of diagnostic performance of intracranial translucency in detection of open spina bifida at the 11-13 week scan. Ultrasound Obstet Gynecol. 2011; 38 (6):630-4.

[88] Iliescu D, Comănescu A, Antsaklis P, Tudorache S, Ghilusi M, Comenscu V, et al. Neuroimaging parameters in early open spina bifida detection. Further benefit in first tri-

mester screening? Rom J Morphol Embryol. 2011;52(3):809-17.

[89] Bernard JP, Cuckle HS, Stirnemann JJ, Salomon LJ, Ville Y. Screening for fetal spina bifida by ultrasound examination in the first trimester of pregnancy using fetal biparietal diameter. Am J Obstet Gynecol. 2012; 207 (4):306. e1-206. e5.

[90] Rossi AC, Prefumo F. Accuracy of ultrasonography at 11-14 weeks of gestation for detection of fetal structural anomalies. Obstet Gynecol. 2013;122(6):1160-7.

[91] Timor-Tritsch IE, Fuchs KM, Monteagudo A, D'Alton ME. Performing a fetal anatomy scan at the time of first trimester screening. Obstet Gynecol. 2009;113(2):402-7.

[92] Braithwaite JM, Armstrong MA, Economides DL. Assessment of fetal anatomy at 12 to 13 weeks of gestational by transabdominal and transvaginal sonography. Br J Obstet Gynaecol. 1996;103:82-5.

[93] Ebrashy A, El Kateb A, Momtaz M, El Sheikhah A, Aboulghar MM, Ibrahim M, Saad M. 13-14 week fetal anatomy scan:a 5-year prospective study. Ultrasound Obstet Gynecol. 2010;35(3):292-6.

[94] Whitlow BJ, Economides DL. The optimal gestational age to examine fetal anatomy and measure nuchal translucency in the first trimester. Ultrasound Obstet Gynecol. 1998;11 (4):258-61.

[95] Monteagudo A, Timor-Tritsch IE. First trimester anatomy:pushing the limits. What can we see now? Curr Opin Obstet Gynecol.

2003;15:131-41.

[96] Donnelly JC, Malone FD. Early fetal anatomical sonography. Best Prac Res Clin Obstet Gynaecol. 2012;26:561-73.

[97] Syngelaki A, Chelemen T, Dagklis T, Allan L, Nicolaides KH. Challenges in the diagnosis of fetal non-chromosomal abnormalities at 11-13 weeks. Prenat Diagn. 2011;31(1):90-102.

[98] Haak MC, Twisk JW, van Vugt JMG. How successful is fetal echocardiographic examination in the first trimester of pregnancy? Ultrasound Obstet Gynecol. 2002;20:9-13.

[99] Liao AW, Sebire NJ, Geerts L, Cicero S, Nicolaides KH. Megacystis at 10-14 weeks of gestation: chromosomal defects and outcome according to bladder length. Ultrasound Obstet Gynecol. 2003;21:338-41.

[100] Kagan KO, Staboulidou I, Syngelaki A, Cruz J, Nicolaides KH. The 11-13 week scan: diagnosis and outcome of holoprosencephaly, exomphalos and megacystis. Ultrasound Obstet Gynecol. 2010;36(1):10-4.

[101] Exacoustos C, Rosati P, Rizzo G, Arduini D. Ultrasound measurements of fetal limb bones. Ultrasound Obstet Gynecol. 1991; 1 (5):325-30.

[102] Efrat Z, Perri T, Ramati E, TUgendreich D, Meizner I. Fetal gender assignment by first-trimester ultrasound. Ultrasound Obstet Gynecol. 2006;27:619-21.

[103] Chitayat D, Glanc P. Diagnostic approach in prenatally detected genital abnormalities. Ultrasound Obstet Gynecol. 2010;35:637-46.

第8章

非整倍体筛查：孕早期超声的另一个作用

Kristen M. Rauch, Melissa A. Hicks, Henry Adekola, and Jacques S. Abramowicz

引言

产前筛查非整倍体的概念始于发现胎儿 Down 综合征的风险与母亲年龄的相关性[1]。利用胎儿胎盘蛋白进行母体血清筛查（MSS）是为了提供更多的妊娠特异性风险评估[2]。在研究母体血清甲胎蛋白增加用于检测开放性神经管缺陷的同时，也发现在 Down 综合征胎儿中，这一标志物降低[3]。在 Down 综合征中，其他标记物，如人绒毛膜促性腺激素、未结合雌三醇和二聚体抑制素 A 也表现出一种特征性改变，这使得在中期妊娠分别要进行双筛查、三筛查和四筛查[4]。这些母体血清筛查的准确性在很大程度上取决于输入准确的临床信息。一个不正确的输入信息（如胎龄）就可能产生假阳性或假阴性结果。除非是在妊娠中期前提前出现了必须终止妊娠的情况，否则这些筛查就会暴露出另一个缺点，即异常情况在妊娠中期才筛查出来。

孕早期筛查包括胎儿颈后透明层（NT）、妊娠相关蛋白（PAPP-A）和人绒毛膜促性腺激素（β-hCG），三者联合应用，逐渐成为一种优越的筛查方法[5]。由于超声测量胎儿头臀长是输入信息的一部分，这样就消除了由于胎龄不准确而产生的误差。孕早期对 Down

综合征（85%～90%）和 18-三体（90%～95%）的检出率较高，假阳性率为 5%。这意味着，对于由于某些异常情况出现而决定是否需要终止妊娠的选择上可以提供了早期的产前诊断信息[6,7]。

随后创建了几种孕早期和孕中期的筛查模式，以进一步提高检出率并降低假阳性率。联合筛查包含几种不同方法，包括仅结合血清胎儿-胎盘蛋白标记物（即血清整合）的方法，以及结合超声和血清标记物（两者结合、有序筛查）的方法[8]。所采用筛查的种类取决于患者的选择及 NT 测量结果。

妊娠中期超声检查评估结构畸形和"软指标"也可用于筛查胎儿非整倍体。一些医疗中心将通过各种超声软指标来进行"基因超声检查"，从而评估发生非整倍体的风险，主要是 Down 综合征。有些因素是患者的其他危险因素，包括年龄和 MSS 结果。有大量的文献分析了关于妊娠中期超声筛查非整倍体的实用性，本章不再赘述[9-12]。

1997 年，Lo 等首次在孕妇血浆中发现了胎儿游离 DNA（ccffDNA），并开始努力创建一种可靠的无创检测胎儿非整倍体的方法[13]。十多年后，胎儿游离 DNA 的大规模平行测序（MPS）显示，21-三体胎儿的母体血浆中，21 号染色体物质过度表达[14,15]。许多临床试验证实 MPS 是一种高度敏感和特异的非侵入性手段[16-18]，用于检测高危患者群体中常见的非整倍体。这项技术于 2011 年末开始临床应用，极大地改变了世界各地产前中心的产前筛查和诊断模式，并降低了非整倍体检测的侵入性检查的数量[19]。在低风险人群中，通过胎儿游离 DNA 分析筛查非整倍体，使我们重新评估对筛查的看法[20]。筛查的传统定义，即大多数结果为阳性的个体并没有患相关疾病，这适用于标准的母体血清筛查模式，但由于筛查结果具有较高的阳性预测价值，筛查的传统定义并不适用[21]。

非整倍体的生化和超声筛查

历史方法

早在 20 世纪 60 年代，母亲年龄被认为是胎儿非整倍体的危险因素。20 世纪 80 年代发表了不同母亲年龄段的染色体异常率（表 8.1），有助于对这些疾病进行遗传咨询，特别是提高了侵入性产前诊断的安全性和有效性[1,22]。

表 8.1 活产婴儿染色体异常率的估计[a]

足月母亲年龄（年）	21-三体（Down 综合征）风险（%）		任何染色体异常的总风险[b]（%）	
20[c]	1/1667	0.06	1/526	0.2
21	1/1429	0.07	1/526	0.2
22	1/1429	0.07	1/500	0.2
23	1/1429	0.07	1/500	0.2
24	1/1250	0.08	1/476	0.2
25	1/1250	0.08	1/476	0.2
26	1/1176	0.09	1/476	0.2
27	1/1111	0.09	1/455	0.2
28	1/1053	0.09	1/435	0.2
29	1/1000	0.10	1/417	0.2
30	1/952	0.11	1/384	0.3
31	1/909	0.11	1/384	0.3
32	1/769	0.13	1/323	0.3
33	1/625	0.16	1/286	0.3
34	1/500	0.20	1/238	0.4
35	1/385	0.26	1/192	0.5
36	1/294	0.34	1/156	0.6
37	1/227	0.44	1/127	0.8
38	1/175	0.57	1/102	1.0
39	1/137	0.73	1/83	1.2
40	1/106	0.94	1/66	1.5
41	1/82	1.2	1/53	1.9
42	1/64	1.6	1/42	2.4
43	1/50	2.0	1/33	3.0

（续　表）

足月母亲年龄（年）	21-三体（Down 综合征）风险（%）		任何染色体异常的总风险[b]（%）	
44	1/38	2.6	1/26	3.8
45	1/30	3.3	1/21	4.8
46	1/23	4.3	1/16	6.3
47	1/18	5.6	1/13	7.7
48	1/14	7.1	1/10	10.0
49	1/11	9.1	1/8	12.5

[a] 改编自 Hook 1981 和 Hook 等 1983。

[b] 包括 18-三体（Edwards 综合征）、13-三体（Patau 综合征）和性染色体非整倍体（XYY 和 XXY）。因为单体 X（Turner 综合征）与母亲的年龄没有显著相关性，所以不包括在内。X-三体（XXX）是因为在计算这些估计值时，它的临床意义存在问题，所以也被排除在外。

[c] 对于年龄＜20 岁的女性，不能确定风险范围[1,22]。

在过去，年龄超过 35 岁的妇女被认为是染色体非整倍体的"高风险因素"，并在侵入性产前诊断如羊膜穿刺术或绒毛取样后通过胎儿核型分析得以证实。选择 35 岁作为年龄分界点，部分原因是羊膜穿刺术并发症风险为 1/200；非整倍体的风险大约等于或大于手术风险。但是，这种方法的效能和实用性受到质疑，特别是考虑到与手术相关的妊娠流产率[23]。

孕中期孕妇血清生化筛查

孕中期的孕妇生化血清筛查发现，低血清甲胎蛋白（MS-AFP）与 Down 综合征风险增加相关[3]。母亲血清非整倍体筛查扩展到多个标志物：hCG、未结合雌三醇（uE₃）、二聚体抑制素 A（DIA），以及一些实验室的侵袭性滋养层抗原（ITA）[4]。这些四联筛（"Quad"）或五联筛（Penta）筛查提供了额外的参数，通过这些参数可以估计特定妊娠期妇女胎儿非整倍体的风险，其敏感性高于单独的年龄（Down 综合征约 80%，假阳性率为 5%）。这些分析指标的水平高低（由 MoM 值）的"模式"，结合母亲的年龄、体重、胎龄（最好通过超声测量）和种族，用于计算胎儿 Down 综合征、18-三体和 ONTD 的风险；汇总见表 8.2。在一些中心，Smith-Lemli-Opitz 综合征（SLOS，一种以一系列智力残疾、生长受限和结构异常为特征的常染色体隐性遗传性疾病）的风险也基于低血清雌三醇进行评估。虽然没有统一的公认做法，但已有多项研究表明，孕中期分析指标不明原因出现极值应进一步检查和加强母婴监护[24,25]。

表 8.2　孕中期孕妇血清分析指标的类型和筛查条件的风险评估[24-26]

标志物	21-三体	18-三体	ONTD	其他高风险水平（＞2.0MoM）	其他低风险水平（＜0.5MoM）
MS-AFP	↓	↓	↑	出生缺陷（不限于 ONTD 或 OAWD）、胎儿死亡、胎盘异常、IUGR、胎儿窘迫	胎儿死亡、早产[a]
hCG	↑	↓	—	出生缺陷（不限于 21-三体）、宫内发育迟缓、胎儿窘迫[b]	宫内发育迟缓、出生缺陷[b]

（续 表）

标志物	21-三体	18-三体	ONTD	其他高风险水平（＞2.0MoM）	其他低风险水平（＜0.5MoM）
uE$_3$	↓	↓	—	没有明显的风险	IUGR,胎儿死亡;某些单基因疾病（X 连锁鱼鳞病、先天性肾上腺增生）
DIA	↑	↓	—	先兆子痫、胎儿死亡、早产、IUGR	没有明显的风险

缩写:IUGR. 宫内生长受限（出生体重小于胎龄 10%）[25];OAWD. 开放性腹壁缺损;ONTD. 开放性神经管缺陷。

[a] MS-AFP 水平在＜0.25 MoM 时为低[27]。

[b] hCG 水平在＞2.5 MoM 时为高,在＜0.4 MoM 为低[25]。

孕早期孕妇血清生化筛查

为了在孕早期对非整倍体进行风险评估,研究了孕早期非整倍体的标志物。经过对先前使用的孕中期标志物的研究,发现只有 hCG 是有价值的;hCG 升高与 Down 综合征风险增加相关。PAPP-A 是胎盘的另一产物,在某些相关妊娠的母体血清中含量较低。这两种标志物的低水平与 18-三体有关。综上,这两种标记物对 Down 综合征的检出率为 65%,假阳性率为 5%;然而,孕中期孕妇血清筛查的检出率更高。因此,需要额外的标志物来改善早期妊娠筛查[5]。

孕早期染色体和遗传异常的超声标记

颈后透明层的厚度（NT）是在孕早期晚期测量胎儿颈后皮下液体厚度的一种方法,在患有 Down 综合征的胎儿中 NT 增加。严格、有效和标准化的胎儿 NT 测量方法是在 20 世纪 90 年代早期发展起来的[28]。单纯 NT 增厚对 Down 综合征的检出率约为 75%,假阳性率约为 5%[29]。Kagan 及其同事发现,19.2% 的 NT＞3.4mm 的孕妇有异常的染色体核型[30]。此外,染色体缺陷的发生率随着 NT 增厚而增加,从 NT 为 3.4mm 时的约 7%（头臀长度的第 95 百分位）增加到 NT≥8.5mm 时的 75%。大多数 Down 综合征胎儿的 NT 值＜4.5mm,而大多数 13 或 18-三体胎儿中,NT 测量为 4.5～8.4mm。Turner 综合征胎儿的 NT 倾向于≥8.5mm（表 8.3）。

虽然染色体数目异常的风险可以通过胎儿核型来确定,但微缺失和微重复综合征与胎儿 NT 增厚的关系密切。染色体微阵列（CMA,也称为阵列比较基因组杂交或阵列 CGH）可以检测通过 CVS 或羊膜穿刺术获得的胎儿 DNA,并检测小[1～3 兆碱基（Mb）]基因组范围的 DNA 缺失或复制[拷贝数变异（CNVs）]。这是通过基于微芯片的反应将胎儿 DNA 与参考基因组进行比较来实现的。关于这个工具的更多信息,读者可以参考 ACOG 委员会第 581 号意见:染色体微阵列分析在产前诊断中的应用[52]。

在 Lund 及其同事 2015 年的一项研究中,NT≥3.5 mm,正常核型的胎儿检测到有临床意义的 CNVs 为 12.8%[53];另外 3.2% 有 CNVs,临床意义不确定。NT 为 3.5～4mm、合并其他系统结构异常、核型正常的胎儿检测到显著的临床 CNVs 为 14.3%;NT≥4 mm 的相似病例检出率为 16.7%[54]。值得注意的是,染色体微阵列可以检测 22q11.2 缺失综合征,这种 CNV 最常与 NT 增加和心脏缺陷相关（表 8.3）。

值得注意的是,尽管大多数正常 CNVs 的临床意义已经被充分证明,但基因组中仍有一些区域的微重复或微缺失的意义尚不清

表 8.3　与孕早期颈后透明层厚度增加相关的常见遗传条件[31-33]

综合征	发病率（胎儿 NT 增加的百分比）	病因	遗传	特性	测试注意事项
Turner 综合征（缺少一条 X 染色体）	2000 名女性中有 1 名患此病（约 6.7%）。与 Down 综合征相比，NT 值更大。如果 NT 为 5.5～6.5mm，则发病率最高（12.3%）[30]	45,XO	散发的	产前：心脏缺陷和淋巴呈囊状（导致出生后颈部呈蹼状）；IUFD 相关危险因素 产后：身材矮小、心脏和肾畸形、蹼颈、淋巴水肿、生育能力下降、轻度肥胖的风险 发育迟缓和学习能力下降[35]	可能在产前筛查或胎儿三倍体检测时被偶然诊断出来 标准胎儿核型和染色体微阵列可能无法检测到低水平嵌合体a FISH 可以提高对 Y 染色体物质的检测和识别能力，Y 染色体物质增加产后睾丸母细胞瘤的风险[34]
Noonan 综合征	1/（1000～2500）（2%～5%）[36,37]	Ras/MAPK 信号通路中编码蛋白质的基因突变（最常见的是 PTPN11，但也有 SOS1、RAF1、BRAF、MAP2K1、MAP2K2、NRAS、SHOC2、CBL、HRA 和 KRAS）[37]	常染色体显性遗传；25%～70% 的病例为新生病例[39]	产前：胎儿水肿、心脏异常；有羊水过多、双侧肾盂扩张和脑室扩大的报道[40] 产后：个体差异较大；身材矮小、先天性心脏病、不同程度的发育迟缓。其他发现包括短颈或颈蹼、漏斗胸、各种疑血障碍、淋巴管发育不良和眼异常 部分个体任何无症状。部分疾病谱[包括 Leopard 综合征、心面皮肤病（CFC）综合征和 Costello 综合征][38]	虽然临床上可通过一组基因对绒毛膜绒毛或羊膜细胞进行产前分子遗传学诊断，具有广泛的应用前景，但检出率仅约为 70%[33]

（续　表）

综合征	发病率（胎儿NT增加的百分比）	病因	遗传	特性	测试注意事项
22q11.2缺失综合征[DiGeorge综合征，腭-心-面综合征（VCFS）]	1/4000（如果产前有心脏缺陷，约3%）[41]	22q11.2缺失；缺失的大小有差异	常染色体显性遗传；约90%的病例为新生病例[42,43]	产前：心脏畸形；胸腺发育不全/缺失，双足水肿和囊性肾发育不良[44,45]。产后：心脏畸形，新生儿低钙血症，甲状腺功能减退，腭裂，免疫缺陷，身材矮小，胃肠道，泌尿系统和眼部疾病；智商正常到轻度智力障碍，自闭症谱系障碍，成年后出现精神神经障碍的风险增加[43]	对于患有先天性心脏缺陷并伴有NT增加的胎儿，可考虑进行22q11.2缺失的产前检测（FISH或染色体微阵列）；在没有心脏缺陷的情况下，常规检测的价值尚不清楚[36,46-48]
骨骼发育不良	估计1/2200～4400例活产儿[49]	不同的疾病有不同的遗传模式	可能是常染色体显性，常染色体隐性或X连锁；许多病例为新生病例[49]	产前：胎儿水肿，股骨短，预骨形状和骨化异常，轮廓异常，胸部异常。孕中期超声筛查可能会发现更多异常。胸廓异常会增加肺功能不全的可能。宫内致死的风险增高。生存率较低[49]。产后：身材矮小，肢体缩短；个体差异很大	考虑与骨骼异常相关的基因数量众多，同时测试多个基因的"检测组套"可能有助于确定正确的诊断和未来妊娠复发风险[33,50]。如果心科遗传学家进行的产后评估可能有助于确定诊断

a FISH或荧光原位杂交，是一种在未培养羊膜绒毛膜绒毛和羊膜细胞上快速计数21,13,18,X和Y染色体的方法。更多信息，请参阅Tepperberg及其同事2001年的讨论[51]。

楚。此外，染色体微阵列可能会检测到血亲关系（包括乱伦）、非亲子关系及可能由无症状父母遗传的与成人发病相关的基因异常。因此，我们建议在胎儿 NT 增加的情况下，在进行微阵列前获得知情同意遗传咨询[52]。

在排除胎儿染色体异常的情况下，NT 增加表明可能存在许多其他遗传和非遗传因素。在单基因疾病中，最常见的是 Noonan 综合征（见表 8.3）。已有人提出 NT 增加与几种单基因疾病之间的联系。然而，由于此类疾病的罕见性（大多数的发病率＜1/10 000），无法从统计学上证明 NT 增加与这些疾病之间的确切联系。此外，由于单基因通常是新生病例不适合进行全面的产前基因诊断[31,32]。从表 8.3 可以推断出，在孕早期或中期早期，除了 NT 增加外，许多胎儿异常都可以通过超声诊断。

除了 NT 外，孕早期超声对胎儿鼻骨的评估也有价值的。鼻骨发育不良或鼻骨缺失与胎儿 Down 综合征有关。在一些中心，11−13+6/7 周，鼻骨评估被纳入 Down 综合征的早期妊娠筛查项目，因为它与其他早期妊娠标志物（游离 β-hCG、PAPP-A 和 NT）相比，是独立的危险因素。在一项研究中，整倍体胎儿中 2.6% 没有鼻骨缺失（尽管这可能因种族而异）；21-三体胎儿中 59.8%、18-三体胎儿中 52.8%、13-三体胎儿中 45.0%、Turner 综合征为 0[55]。除 NT 和血清标志物外，鼻骨评估对 21、18 和 13-三体的敏感性约＞95%，假阳性率为 5%，并且认为不会因此显著延长超声检查时间[55,56]。就像 NT 一样，已经建立了严格的准则来测量这一特性，本章不再赘述（见第 9 章）。

最近，孕早期多普勒超声对静脉导管和三尖瓣血流的评估，有助于提高胎儿非整倍体的检出率。在一项前瞻性研究中，静脉导管博动指数（DV-PIV）a 波倒置，与母亲年龄、NT、胎心率、β-hCH 和 PAPP-A 相结合，可分别检测出约 96%、92%、100% 和 100%

的 21、18 和-13 三体和 Turner 综合征，假阳性率为 3%[57]。在同一组患者中，三尖瓣反流评估染色体异常的检出率与 DV-PIV 相同[58]。

孕早期超声筛查胎儿非染色体的优势

尽管无创 DNA（NIDS）在胎儿非整倍体检测中的应用越来越多，但孕早期超声仍然是非整倍体疾病筛查的有效工具，可能对产前和产后结局产生重大影响。NT 增厚是胎儿先天性心脏病（CHD）的一个危险因素，尽管尚未有确切的 CHD 类型。在核型正常的胎儿中，NT＞95% 百分位点与 CHD 风险显著增加相关，CHD 的检出率约为 44%，假阳性率为 5.5%[59]。孕早期多普勒超声对三尖瓣和静脉导管的评估也可以提高检出率；患有严重 CHD 的整倍体胎儿中 32.9% 有三尖瓣反流，28% 的胎儿有静脉导管 a 波异常（相比之下，无 CHD 的胎儿分别为 1.3% 和 2.1%）[60]。目前的共识：对于 NT 增加（＞3.5 mm）的妊娠，应考虑在早孕晚期进行胎儿超声心动图检查。有一些研究表明，通过早孕 NT 筛查发现的静脉导管异常的 CHD 患儿，可以改善新生儿结局[31,61,62]。第 11 章详细讨论孕早期先心病的检测。

孕早期 NT 增加也与胎儿死亡有关，其风险与 NT 测值直接相关；总体风险约为 4%，范围从 3.5mm 风险约 2%，到＞6.5mm 风险约 17%[33,63]。NT 可能是胎儿结构异常的早期表现，常见于体蒂异常、膈疝、脐膨出、面裂、胎儿运动迟缓和巨膀胱。在胎儿核型正常时，NT＞3.5mm 的结构异常的发生率约 12%[32,33,63]。胎儿感染是 NT 增加的可能原因。其中细小病毒 B19 感染是唯一与 NT 增加相关的特异性病原体，常继发心肌功能不全或胎儿贫血[64]。

在双绒毛性双胎妊娠中，早期妊娠标志物（包括 NT、鼻骨、三尖瓣反流和 DV-PIV）有助于评估非整倍体风险，因为它们是胎儿的独立测量值;而且,NT 也有助于评估单绒毛膜双胎发生双胎输血综合征的风险[65]。

孕早期孕妇血清非整倍体筛查的现行方法

2007 年,美国妇产科学院发布了一份实践公告,指出"在一般人群中,使用 NT 测量和生化标记物进行孕早期筛查是 Down 综合征的一种有效筛查手段……对于所有在妊娠 20 周前接受产前咨询的孕妇,无论其母亲年龄如何,都应进行非整倍体筛查和侵入性产前诊断"。[4]

目前有许多筛查方法来解决这些问题,使用孕早期超声、孕早期生化标志物和孕中期生化标志物的组合来进行非整倍体的风险评估。孕早期生化标志物筛查使用 PAPP-A 和 hCG 标记物;孕早期联合筛查增加了 NT 测量,以及鼻骨检查。同样,综合筛查和血清生化筛查分别将孕早期 PAPP-A 测量与孕中期标志物结合起来,而没有孕早期超声参数。逐步序贯筛查和应急筛查是指那些被定义为"高风险"的孕妇在孕早期筛查后,可选择侵入性产前检测;"中等风险"类别的孕妇可以接受孕中期妊娠标志物筛查,以进行非整倍体和 ONTD 风险评估,检测率最高。孕早期被确定为"低风险"的孕妇,在应急筛查中不需进行妊娠中期标志物测量[8]。

对于医师和患者来说,各种选择可能看起来都很复杂;表 8.4 总结了其优势、局限性和适用条件。

其他结果

值得注意的是,虽然孕早期筛查提供了 Down 综合征和 18-三体综合征的风险评估,但筛查阳性结果也可能诊断其他疾病。在一项为期 10 年的研究中,在 97 例筛查阳性且胎儿核型异常的胎儿中,约 30%有 13、18 或 21-三体以外的染色体异常。这些发现包括 16-三体、三倍体、性染色体非整倍体(45,X

或 Turner 综合征和 47,XYY)、不平衡易位和染色体标记。这些检测结果可能是预后良好的,也可能是致命的。这里需要强调检测前后临床咨询的重要性,除了最常见的三体外,有可能出现其他染色体异常[46]。

非整倍体的无创 DNA 筛查

利用孕妇血浆中游离胎儿 DNA 筛查胎儿非整倍体的检测方法以前称为无创产前诊断(NIPD)或无创产前检测(NIPT)。随着时间的推移,由于检测结果并非诊断性的,这个术语不再应用。无创产前筛查(NIPS)随后成为常用名称[67]。我们建议使用无创 DNA 筛查(NIDS)替代。事实上,"产前筛查"适用于任何类型的非侵入性技术,包括超声和母体血清筛查。因此,我们使用无创 DNA 筛查这一术语,因为它能更好地将该技术与更传统的筛查模式区分开。

胎儿游离 DNA(ccffDNA)约占母体总游离 DNA 总数的 3%~13%[13]。胎儿来源的母体总游离细胞 DNA 的百分比称为胎儿分数。值得注意的是,这种"胎儿 DNA"被认为主要来源于胎盘滋养细胞[68]。众所周知,染色体异常可能存在于胎盘中,而并不是来源于胎儿[69]。分娩后数小时内,ccffDNA 从母体血液中清除[70]。不同孕妇的胎儿分数各不相同,已知包括胎龄、多胎妊娠和 BMI 在内的多个因素都会影响胎儿分数[71-73]。在妊娠的前 3 个月,ccffDNA 的数量增加,在妊娠大约 9 周时,有足够的数量可以进行 NIDS[74]。因此,大多数临床检测从妊娠 10 周开始。有证据表明,母亲的高 BMI 与胎儿分数低相关,但没有明确的 BMI 临界值,以指导医师在孕妇的 BMI 为多少时可能无法进行该检测[73]。由于胎龄和多胎妊娠会影响胎儿分数,进而影响 NIDS 结果的解读,ACOG 建议:在检测前对有疑虑是否能进行 NIDS 的孕妇进行基础超声检查[75]。

表 8.4　孕早期和孕中期血清筛查方案总结[4,5,8]

筛选方法	检出率（DR）		流程	优势	局限性	临床医师筛查方案倾向性
	21-三体a（%）	18-三体b（%）				
孕早期标志物筛查	62~63	约82	在 9—13+6/7 周时抽取的游离 β-hCG 和 PAPP-A	孕早期结果，不需要进行 NT 检查，一次就诊即可完成，如果结果阳性，可选择 CVS	与 NT 检查相比，DR 更低；不进行 ONTD 筛查	拥有孕早期管理的临床医师，不能进行 NT 检测，但可以获得 CVS，并青睐于一次筛查
孕早期联合筛查	78~91	91~96	10—13+6/7 周时 NT，鼻骨和妊娠期标志物筛查	孕早期只进行一次检查。如果筛查结果为阳性，则选择 CVS	需要 NT 检查，与 NT 检查相比，DR 更低；不进行 ONTD 筛查	拥有孕早期管理经验的临床医师，可以获得 NT 和 CVS，并青睐一次筛查
综合筛查	94~96	91~96	在 10—14 周时进行 PAPP-A 和 NT 筛查；AFP，hCG，uE3 和 DIA 在 15—21+6/7 周时测定	所有孕妇血清筛查试验中 DR 最高	需要 2 次就诊和 NT 检查；在妊娠中期给出结果	拥有孕早期管理经验的临床医师，可以进行 NT 检测，但不能获得 CVS
血清综合筛查	87~88	约82	PAPP-A 仅在 10—14 周时测定；AFP，hCG，uE3 和 DIA 在 15—21+6/7 周时测定	当 NT 测值不准确时，用于筛查的 DR 最高；不需要 NT	2 次就诊；在妊娠中期给出结果，与 NT 的筛查相比，DR 较低	拥有孕早期管理经验的临床医师，无法获得 NT 或 CVS
逐步序贯筛查	91~95	91~96	PAPP-A，b-hCG 和 NT 在妊娠早期；如果风险升高，则报告风险。如果报告低，则在妊娠中期报告 AFP，hCG，uE3 和 DIA	高危患者的妊娠早期允许选择 CVS；考虑到一些孕早期高危 FTS	大多数患者 2 次就诊；需要 NT；与 NT 相比，DR 更低	拥有孕早期管理经验的临床医师需要患者依从性高，可获得 NT 和 CVS。他们希望在风险高时尽早获得 CVS，并希望避免由偶发筛查产生的中度风险

（续　表）

筛选方法	检出率（DR）		流程	优势	局限性	临床医师筛查方案倾向性
	21-三体[a]（%）	18-三体[b]（%）				
应急筛查	91~92	91~96	PAPP-A,β-hCG 和 NT 在妊娠早期；报告结果；提供高风险诊断筛查，完成低风险测试；中度风险组在妊娠中期接受 AFP, hCG, uE$_3$ 和 DIA	高风险和低风险患者的孕早期结果；最大限度地减少需要第二次就诊的患者数量	中度危险组 2 次就诊；初期需要 NT；初期中度风险组对中期妊娠筛查结果不像初期低风险组那样进行 ONTD 筛查	拥有孕早期管理经验的临床医师需要患者依从性高，可获得 NT 和 CVS，并且认为对大多数患者进行一次就诊筛查的好处超过了对属于中度风险组目后未被纳入低风险组的患者造成的焦虑
多标记血清筛查	75~83	60~70	AFP, hCG, uE$_3$, DIA（±ITA）在 15—21$^{+6/7}$ 周之间测定	对妊娠 3 个月后的妇女进行筛查；一次就诊即可	检查结果在妊娠中期给出；与孕早期筛查相比，DR 较低；在不了解孕早期联合筛查的情况下进行评估的可能存在冲突风险[c]	孕早期未行 NT 检查而在孕中期筛查的患者
无创 DNA 筛查（NIDS）[d]	>99	>97	在 10—21$^{+6/7}$ 周期间采集的母亲血液样本[e]	孕早期或中期结果二次就诊；不需要 NT，DR 最高	新技术的出现时间较短，关于患者覆盖范围的信息较少	临床医师对新技术很不满意，他们想要一种高 DR 和低 FPR 的筛选试验，可以应用于孕早期和孕中期

a 通常为 5% 的假阳性率（FPR），筛查阳性结果的截止值为 1/270。

b 通常为 0.5% 的 FPR，筛查阳性结果的截止值为 1/100。

c 根据 ACOG 的筛查指南，在孕早期分析或联合筛查后，不应进行孕中期多标志物血清筛查；建议仅对 ONTD 进行 MS-AFP 风险评估[14]。

d 一些医师支持使用 Bayes 定理结合 NIDS 和孕早期生化标志物的措施，以提供更准确的患者特定风险和改善 NIDS 表现（特别是当胎儿分数<4%时）；然而，这种计算所需的信息（测序深度，Z评分和胎儿分数）在无法从 NIDS 中心获得[6]。

e 妊娠 10 周后随时可以抽取母体血液；通过验证的胎龄可能因实验室而异。

几项研究试图描述不同胎儿分数样本中 NIDS 的准确性。这些研究表明，所采用的方法和生物学信息将影响达到高灵敏度和特异性所需的胎儿分数[76]。胎儿非整倍体状态本身也会影响胎儿分数；例如，主要由于与非整倍体相关的疾病胎盘质量较小，13-三体胎儿分数降低[77]。Brar 等证实，在低和高非整倍体先天风险人群中，胎儿分数没有显著差异[78]。

测试方法

NIDS 的两种主要方法已得到验证并引入临床实践。更常见的方法是大规模平行测序技术（MPSS），它是通过量化数百万个细胞游离 DNA 片段来实现的。每个细胞游离片段都被分配到其起源染色体上。然后将患者标本中游离细胞片段的总量与参考基因组进行比较。如果患者的标本中染色体与参考标本相比过度表达，则结果为阳性。为了检测非整倍体，必须对大量染色体片段进行计数；当胎儿分数较低时，这一点尤其重要，因为非整倍体和整倍体之间的差异往往很小。测序偏差取决于 DNA 片段的鸟嘌呤和胞嘧啶（GC）碱基对含量，必须调整 DNA 碱基组成[79,80]。尽管临床试验仅验证了 21、18、13-三体和单体 X 的检测，但实际上 MPSS 方法可用于检测所有非整倍体。一种称为靶向大规模平行测序（t-MPS）的相关策略的不同之处在于，它仅选择性地放大感兴趣的染色体区域（即 21、13、18），然后确定一条染色体相对于另一条染色体是否过量[81]。

使用大规模平行测序的临床实验室采用不同的测算方法。可以通过计算 z 分数，给出的感兴趣染色体与参考染色体观察到的序列的比率；z 分数升高提示了感兴趣的染色体三体性[18]。一些实验室可能使用单个 z 分数阈值（即 z 分数大于或等于 3）确定阳性结果[18]，而其他实验室则使用双阈值模型，其中风险分为"怀疑非整倍体"（z 分数介于

2.5 和 4 之间）和"阳性"（z 分数＞4）等类别[16]。结果可以分类呈现，也可以作为风险分数呈现（即 1/10 000）。

NIDS 的另一种方法是对特定 DNA 序列进行定向计数。用这种方法，只对感兴趣的染色体中选择的位点进行测序。这种方法也被称为基于单核苷酸多态性（SNP）的 NIDS。数千个 SNP 被测序，然后根据胎儿为单体、二倍体或三倍体的假设对每个标本进行评估。必须考虑 SNP 在染色体上的位置以及可能发生重组的可能性。然后计算胎儿为二倍体（"正常"）、非整倍体或三倍体的可能性。这项技术的优势在于区分母体和胎儿的 SNPs，它允许检测三倍体，并可识别胎儿染色体同源性区域，这些区域可能表明血缘关系或单亲二倍体[82]。然而，必须有足够数量的信息性 SNP 才能提供准确的结果。每个染色体异常评估产生一个风险评分。

测试性能

最初的 NIDS 包括常见的常染色体非整倍体、Down 综合征、18-三体和 13-三体。已经完成了几项验证研究，以评估这些条件下的测试性能。尽管不同研究的检出率和假阳性率略有差异，但使用 MPSS 方法（基于 8 项研究的结果）的总体 NIDS 对 Down 综合征、18-三体和 13-三体的检出率分别约为99％、97.6％和89.2％。使用 t-MPS 方法的验证研究（包括 6 项研究的结果）对 Down 综合征、18-三体和 13-三体的检出率分别为99.4％、97.9％和81.8％。基于 SNP 的方法（基于 2 项研究的结果）对 Down 综合征、18-三体和 13-三体的检出率分别为100％、96.4％和100％。然而，与使用 t-MPS（274例）或 MPSS（680 例）方法的研究相比，基于 SNP 的研究中包含的非整倍体病例总数（124 例）较少。这三种方法对常见非整倍体的假阳性率均较低，从 0 到 0.32％不等[81]。作为非整倍体风险评估（CARE）研究比较的

一部分,对高危 NIDS 结果的阳性预测值(PPV)进行了评估,这是一项前瞻性、盲法、多中心观察性研究,比较了 NIDS(由 MPSS 执行)与常规筛查 21-三体和 18-三体在普通产科人群中的结果。21-三体患者 NIDS 的 PPV 为 45.5%,而标准筛查为 4.2%。患有 NIDS 的 PPV 在 18-三体中为 40%,而在标准筛查中为 8.3%[20]。在一个 35 岁以下的中国女性队列中,使用 NIDS(由 MPSS 执行)分析了 1741 份样本,并计算出所有五条染色体(21、18、13、X 和 Y)的非整倍体样本的总体 PPV 为 86.67%。而标准血清筛查的 PPV 为 2.41%[21]。

随后,非嵌合体(45,X)由几个小组进行评估测试。然而,这些研究中的样本量很小,可能通过优先纳入无法存活的病例和血清和(或)超声检查结果异常的病例而引起偏差[81]。使用 MPS 方法,观察到 45,X 的检出率在 75%[16] ～91.5%[83]。采用基于 SNP 的方法,检测率达到 92%[84]。

最近,性染色体非整倍体和一些微缺失综合征的检测已被增加到一些机构实验室测试项目中。然而,目前尚无法对这些疾病的检测效果进行平均,鉴于这些疾病的罕见性,预期阳性预测值较低[85]。在考虑到性染色体非整倍体和微缺失时,要注意的是,这些情况比传统的非整倍体更可能出现在母体内。例如,与年龄相关的 X 染色体缺失可导致 45,X 细胞的体细胞嵌合现象[86]。

最初,NIDS 的临床验证研究主要集中于根据母亲年龄、异常血清筛查或异常超声检查发现的非整倍体高危的女性。最近的一些研究试图来确定 NIDS 在普通产科人群中的表现是否相似。在一组 2000 多名接受常规孕早期非整倍体筛查的妇女中,发现 21-三体和 18-三体的检出率超过 99%,假阳性率<1%,这与在高危队列中观察到的结果相似[87]。Pergament 等评估了 1052 名女性样本中基于 SNP 的 NIDS 的结果,其中 49% 的女性非整倍体风险较低。研究发现,低风险人群和高风险人群对 21、18、13-三体和单体 X 的敏感性和特异性没有差异[88]。因此,有人提出了这样一个问题:这是否应该适用于整个人群[89]。

一些采用 MPS 方法进行 NIDS 的实验室提供双胎妊娠检测。对同卵双胞胎的检测与单胎妊娠类似。异卵双胎和多胎妊娠的检测是复杂的,因为每个胎儿的胎儿分数可能较低。事实上,无报告率(7.4%)要高于单胎妊娠的检测(2%)[90]。此外,如果一个胎儿是整倍体,而另一个是非整倍体,则非整倍体胎儿的 ccffDNA 会被稀释,导致与单胎妊娠相比,检出率降低[91]。

有一小部分患者可能由于多种原因无法获得 NIDS 结果。检测失败的最常见原因是母体血浆样本中胎儿分数不足。采用 MPS 方法进行 NIDS 的患者中有 2% 或更少发生这种情况[90],而采用 SNP 方法的患者中,大约有 8% 发生这种情况。如果纳入父亲标本,采用 SNP 方法的无检测率可能会降低[88]。在初始样本中获得的低胎儿分数与在第二个样本中相对较高的失败概率,两者相关。Wang 等评估了 135 例因重新提取的胎儿 DNA 不足而导致测试失败的案例,发现其中 44% 的患者在第二份样本中胎儿 DNA 也不足[73]。

Pergament 等的一项研究评估了高风险和低风险队列中基于 SNP 的 NIDS 的结果,发现无报告的样本比非整倍体的可能性高 2.5 倍[88]。因此,对于低胎儿分数的妇女,尤其是在非整倍体风险高且孕龄小的情况下,应该考虑侵入性诊断而不是重新进行 NIDS。

测试说明

阴性(低风险)NIDS 结果应结合患者的其他临床信息仔细解读,包括年龄、MSS 结果、家族史和胎儿超声检查结果。应告知 35

岁或 35 岁以上(高龄产妇)的患者,NIDS 仅涵盖高龄产妇中最常见的胎儿非整倍体。Grati 等的一项研究调查了临床相关染色体异常的比例,这些染色体异常是传统产前筛查的一部分(即 21、18、13-三体、单体 X、三倍体)。作为研究的一部分,在接受 CVS 或羊膜穿刺术的患者中发现了 1178 例异常核型。这些异常核型(包括常染色体非整倍体、不平衡易位、含有常染色质的额外标记染色体、胎儿嵌合体,以及明显平衡易位)中约有 24%(280/1178)不包含在传统产前筛查[92]。应告知 MSS 结果异常的患者,尽管这些结果表明存在特定非整倍体的风险,但 NIDS 未涵盖的其他非整倍体可能出现 MSS 异常[46]。

我们建议,有其他因素提示胎儿非整倍体风险的患者都接受遗传咨询,无论 NIDS 结果如何,都可以选择侵入性产前诊断。这一点很重要,因为 NIDS 不能筛查所有的染色体或遗传状况。无论 NIDS 结果如何,侵入性产前诊断的适应证包括超声异常和个人或家族染色体异常史。有其他危险因素的患者,如 AMA、MSS 异常和超声软指标异常的患者,无论他们的 NIDS 结果如何,详细的遗传咨询是有意义的。

阳性(高风险)NIDS 结果应随访,并进行确诊性的侵入性产前诊断,以确定胎儿核型。虽然一些患者可能会因为有流产风险而拒绝,但不建议患者在非诊断性检测结果下做出终止妊娠的决定,因为要考虑到假阳性的可能。据报道,有一些假阳性结果有生物学原因,如局限性胎盘镶嵌现象(CPM)、母体染色体异常、双胎之一死亡、母体癌症[93]和染色体微重复/微缺失综合征[94,95]。对于 CPM 患者,羊膜穿刺术成为侵入性产前诊断的首选,以证实 NIDS 阳性结果。图 8.1 概述了我们在 NIDS 阳性病例的建议流程图。

鉴于 NIDS 的复杂性,女性应在检测前和检测后接受正规医疗机构的咨询是很重要

的。美国妇产科学院、美国医学遗传学学院、国际产前诊断学会和国家遗传咨询师协会都发表了声明,概述了 NIDS 的适应证,包括为获得知情同意而应向患者提供的信息。这些建议的摘要见框图 8.1。

框图 8.1　关于 NIDS 的检测前和检测后咨询的要点

- NIDS 为怀孕 9 周后的单胎妊娠中常见的常染色体非整倍体(21、18 和 13-三体)提供了高敏感性和高特异性的筛查结果。然而,由于存在假阳性和假阴性,认为结果是非诊断性的。
- NIDS 的临床有效性已在高危人群中进行了大量研究(即 AMA、异常超声或 MSS),同时有限的数据研究中,其在低风险人群中的结果相似。
- 临床可用 NIDS 对包括染色体微缺失的评估;然而,这些条件的敏感性和特异性仍在研究中,主要取决于缺失的大小。
- NIDS 阳性结果需要进行遗传咨询,并通过侵入性产前诊断(最好是羊膜穿刺术)进行胎儿核型分析。
- NIDS 不应视为侵入性产前诊断的替代品,因为结果不确定,仅对一定数量的非整倍体进行筛查。应询问家族史,以确定是否应为患者提供其他形式的筛查或产前诊断。
- 尽管有研究表明 NIDS 对多胎妊娠有效,但研究数据较少。
- 在某些病例中,可能由于某些其他原因,胎儿分数不足或试验失败。有证据表明,试验失败或不可解释结果的妇女中非整倍体的风险可能更高。
- 如果存在嵌合现象或双胞胎之一死亡,结果可能不准确。

其他考虑

NIDS 具有高敏感性和特异性,有可能减少整倍体胎儿侵入性操作的数量。Garfield 和他的同事们利用"母体血液是准确诊断胎儿非整倍体(MELISSA)的来源"研究小组的结果,开发了一种模型,如果将其纳入所

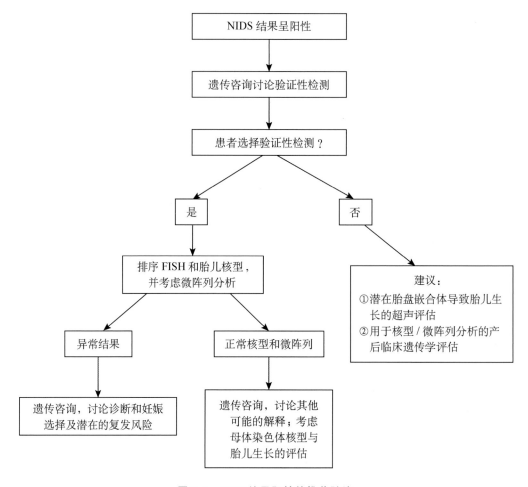

图 8.1　NIDS 结果阳性的推荐随访

有高危孕产妇的常规产前管理中,将使与侵入性产前诊断相关的流产减少 66%,接受 Down 综合征产前诊断的妇女增加 38% 以上。此外,该模型估计,产前筛查和侵入性诊断的总成本每年将略有下降(下降 1%)[96]。

筛查测试方法的选择

　　与传统的母体血清筛查一样,NIDS 的每种检测方法都有各自的优点和缺点。虽然每个实验室都包括对常见非整倍体(即 21、18 和 13-三体)的评估,但不同实验室在纳入性非整倍体和微缺失/重复方面存在差异。某些方法可能不是最佳的,也不适用于某些患者或患者组;因此,测试选择应由正规的实

验室进行。表 8.4 总结了各种筛查方法的优点、缺点和局限性。

孕早期非整倍体筛查的前景

　　鉴于大量文献支持 NIDS 的敏感性和特异性,以及这种筛查工具在临床实践中的快速应用,NIDS 还将在临床应用。有人提出一个问题,即在常规 NIDS 的设置中,孕早期超声结合 NT 测量和鼻骨评估的作用。孕早期超声仍然是一种有价值且具有潜在成本效益的方法,除了作为胎儿非整倍体的筛查工具和明确 NIDS 结果之外,同时可以早期检测胎儿结构异常(如心脏缺陷),准确确定胎龄,评估多胎妊娠,全面评估子宫和附件,以

及对不良母胎并发症的预测[97]。

虽然一些 NIDS 平台对有限数量的微缺失/重复综合征进行评估，但目前他们仍没有报道全基因组范围内的 CNVs 发现；这突出了孕早期 NT 筛查对增加对胎儿异常怀疑的重要性。传统的早期妊娠筛查方式，包括超声和血清生化筛查，在临床应用上仍然受到关注。

非整倍体筛选未来可能会集中在如何整合这些不同的成分，以实现最敏感、特异性和成本效益高的筛选策略。例如，基于一项建模分析，Kagan 和他的同事提出将静脉导管搏动指数（DV-PIV）、NT 和产妇年龄纳入其中的一种应急筛查策略。具有非整倍体"中等"风险（＞1∶3000）的患者将接受 NIDS；那些处于"高风险"（＞1∶10）的患者将接受侵入性产前诊断和胎儿核型分析。该模型基于人群筛查的数据，与单纯的 NIDS 相比，提高了成本效益，同时可以保证相似的检出率（Down 综合征 96%，18-三体 95%，13-三体 91%）[98]。这突出了孕早期超声纳入 NIDS 的新筛查方案的重要性。随着 NIDS 技术的不断进步，这些策略需要不断地重新评估和发展。

患者的考虑和看法

很少有文献提出关于患者对产前筛查的态度，以及对这些检查"价值"的认识。虽然一些研究试图根据"避免生出 Down 综合征患儿的平均成本"来评估筛查的价值[97,99]，但筛查的社会心理、伦理和情感方面却难以量化。

一些研究调查了孕妇对筛查方法的偏好。在其中一项研究中，19.2% 的女性选择不进行筛查；在那些选择接受筛查的人中，97.8% 的人倾向于孕早期筛查，而不是孕中期筛查[100]。有种批评的意见是对孕早期筛查中 NT 增高的妇女可能会因担心胎儿发育

异常，而面临是否进行如侵入性检查和是否终止妊娠这种"不必要的"决定。然而，值得注意的是，在另一项研究中，69% 的女性表示，无论妊娠丢失风险如何，她们仍然会选择 NT 筛查，因为她们认为，即使妊娠丢失了，了解其潜在原因也是有价值的[101]。孕早期了解胎儿疾患情况，给夫妻双方充分的时间准备，并减少终止妊娠带来的身心创伤；因此，一些人认为提供孕早期筛查可以显著提高孕妇的自主性[102-104]。

Lenhard 等发现，产前诊断出患有 Down 综合征孩子的母亲会感觉受到了歧视，似乎其他人暗示，通过产前诊断和选择性终止妊娠，她们的孩子"本应避免"出生[105]。研究发现，患有 Down 综合征患儿的母亲往往将产前筛查和诊断视为一种精神负担。因此，为 Down 综合征儿童及其家庭提供很高的医疗保健和心理社会支持，可能会超过选择产前筛查和诊断所带来的精神压力[106]。

Skotko 收集了 141 位母亲关于产前筛查和诊断的意见。这些母亲是通过羊膜穿刺术诊断为 Down 综合征患儿。大多数受访者表示，在产前诊断为 Down 综合征后，接下来他们的分娩经历是积极的；相比之下，在出生后得知诊断结果的母亲则认为自己的经历是负面的[107]。这可能是因为接受产前诊断的母亲有机会在孩子出生前消除任何悲伤。接受调查的母亲认为，虽然母亲血清筛查的结果应被解释为一种风险评估，但是对于 Down 综合征，应该在筛查测试结果出来之后，进行侵入性产前诊断之前，做出诊断，应该包括对于 Down 综合征敏感性、准确性和一致性的相关信息。

由于目前还没有针对 Down 综合征或其他染色体异常的治疗或治疗干预措施，因此产前筛查的目的是让妇女为出生和照顾染色体异常的儿童做好准备，制定特殊抚养计划，或做出终止妊娠的选择。根据 Skotko 的调查结果，医师要注意到，并非所有进行筛查的

妇女都认为,生下染色体异常的孩子是不希望的结果,或者最终都会因此终止妊娠。母亲们更倾向于考虑所有的选择,了解已知的Down综合征患儿的预后,并在做出决定之前收集尽可能多的信息[108]。所有产前筛查和诊断的原因,包括安慰、分娩前对染色体异常儿童的预先了解、抚养和终止妊娠,都应以非指导性方式与患者讨论。应提供最新信息,并联系当地染色体异常(如Down综合征)帮助组织[107]。

教学要点

- 目前有多种非整倍体筛查方法,其检测率、优势和局限性各不相同。这些差异可能有助于指导医师根据区域、成本和社会经济因素选择最适合的患者群体的方法。
- 孕早期即使不进行产妇生化筛查,NT的评估也是有益的,因为它可以提供准确孕龄、结构异常和妊娠结局的风险评估。
- 理想情况下,应在筛查前通过检测前咨询获得知情同意,以确保患者了解孕早期筛查的非诊断性、风险评估的性质,以及识别除13、18和21-三体以外的高风险疾病的可能性。
- 根据现有文献,与中期筛查相比,早期筛查更受患者青睐,这可能有助于增加患者自主权,并改善产前诊断为染色体异常的家庭分娩的预后。
- 无创DNA筛查(NIDS)通过胎儿游离DNA分析为妊娠9周后单胎妊娠的常见常染色体非整倍体(21-三体、18-三体和13-三体)提供了高度敏感和特异的筛查结果。然而,由于可能出现假阳性和假阴性结果,因此结果不被视为诊断性结果。
- 由于胎龄和多胎妊娠会影响胎儿分数,进而影响NIDS结果的解释,ACOG建议在测试前对NIDS的患者进行基础超声检查。
- NIDS的临床有效性已在高风险人群(即AMA、超声异常或MSS)中进行了大量研究,尽管有限的证据表明,NIDS在低风险人群中的结果相似。
- NIDS阳性结果需要进行遗传咨询,并通过侵入性产前诊断(最好是羊膜穿刺术)进行胎儿核型分析。
- NIDS不应被视为侵入性产前诊断的替代品,因为结果的不确定性,仅对一定数量的非整倍体进行筛查。应询问家族史,以确定是否应为患者提供其他形式的筛查或产前诊断。

参 考 文 献

[1] Hook EB. Rates of chromosome abnormalities at different maternal ages. Obstet Gynecol. 1981;58(3):282-5.

[2] Wald NJ, Kennard A, Hackshaw A, McGuire A. Antenatal screening for Down's syndrome. J Med Screen. 1997;4(4):181-246.

[3] Merkatz IR, Nitowsky HM, Macri JN, Johnson WE. An association between low maternal serum alpha-fetoprotein and fetal chromosomal abnormalities. Am J Obstet Gynecol. 1984; 148(7):886-94.

[4] Bulletins ACoP. ACOG practice bulletin no. 77: screening for fetal chromosomal abnormalities. Obstet Gynecol. 2007;109(1):217-27.

[5] Saller Jr DN, Canick JA. Current methods of prenatal screening for Down syndrome and other fetal abnormalities. Clin Obstet Gynecol. 2008;51(1):24-36.

[6] Malone FD, Canick JA, Ball RH, Nyberg DA, Comstock CH, Bukowski R, et al. First-trimester or second-trimester screening, or both, for Down's syndrome. N Engl J Med. 2005;353(19):2001-11.

[7] Wapner R, Thom E, Simpson JL, Pergament E, Silver R, Filkins K, et al. First-trimester screening for trisomies 21 and 18. N Engl J Med. 2003;349(15):1405-13.

[8] Wilson KL, Czerwinski JL, Hoskovec JM, Noblin SJ, Sullivan CM, Harbison A, et al. NSGC practice guideline: prenatal screening and diagnostic testing options for chromosome aneuploidy. J Genet Couns. 2013;22(1):4-15.

[9] Agathokleous M, Chaveeva P, Poon LC, Kosinski P, Nicolaides KH. Meta-analysis of second-trimester markers for trisomy 21. Ultrasound Obstet Gynecol. 2013;41(3):247-61.

[10] Breathnach FM, Fleming A, Malone FD. The second trimester genetic sonogram. Am J Med Genet C Semin Med Genet. 2007;145C(1):62-72.

[11] Smith-Bindman R, Feldstein VA, Goldberg JD. The genetic sonogram in screening for Down syndrome. J Ultrasound Med. 2001;20(11):1153-8.

[12] Smith-Bindman R, Hosmer W, Feldstein VA, Deeks JJ, Goldberg JD. Second-trimester ultrasound to detect fetuses with Down syndrome: a meta-analysis. JAMA. 2001;285(8):1044-55.

[13] Lo YM, Corbetta N, Chamberlain PF, Rai V, Sargent IL, Redman CW, et al. Presence of fetal DNA in maternal plasma and serum. Lancet. 1997;350(9076):485-7.

[14] Chiu RW, Chan KC, Gao Y, Lau VY, Zheng W, Leung TY, et al. Noninvasive prenatal diagnosis of fetal chromosomal aneuploidy by massively parallel genomic sequencing of DNA in maternal plasma. Proc Natl Acad Sci U S A. 2008;105(51):20458-63.

[15] Fan HC, Blumenfeld YJ, Chitkara U, Hudgins L, Quake SR. Noninvasive diagnosis of fetal aneuploidy by shotgun sequencing DNA from maternal blood. Proc Natl Acad Sci U S A. 2008;105(42):16266-71.

[16] Bianchi DW, Platt LD, Goldberg JD, Abuhamad AZ, Sehnert AJ, Rava RP, et al. Ge-nome-wide fetal aneuploidy detection by maternal plasma DNA sequencing. Obstet Gynecol. 2012;119(5):890-901.

[17] Palomaki GE, Deciu C, Kloza EM, Lambert-Messerlian GM, Haddow JE, Neveux LM, et al. DNA sequencing of maternal plasma reliably identifies trisomy 18 and trisomy 13 as well as Down syndrome: an international collaborative study. Genet Med. 2012;14(3):296-305.

[18] Palomaki GE, Kloza EM, Lambert-Messerlian GM, Haddow JE, Neveux LM, Ehrich M, et al. DNA sequencing of maternal plasma to detect Down syndrome: an international clinical validation study. Genet Med. 2011;13(11):913-20.

[19] Louis-Jacques A, Burans C, Robinson S, Schofield E, Smulian J, Rochon M. Effect of commercial cellfree fetal DNA tests for aneuploidy screening on rates of invasive testing. Obstet Gynecol. 2014;123 Suppl 1:67.

[20] Bianchi DW, Parker RL, Wentworth J, Madankumar R, Saffer C, Das AF, et al. DNA sequencing versus standard prenatal aneuploidy screening. N Engl J Med. 2014;370(9):799-808.

[21] Song Y, Liu C, Qi H, Zhang Y, Bian X, Liu J. Noninvasive prenatal testing of fetal aneuploidies by massively parallel sequencing in a prospective Chinese population. Prenat Diagn. 2013;33(7):700-6.

[22] Hook EB, Cross PK, Schreinemachers DM. Chromosomal abnormality rates at amniocentesis and in live-born infants. JAMA. 1983;249(15):2034-8.

[23] Drugan A. Advanced maternal age and prenatal diagnosis: it's time for individual assessment of genetic risks. Isr Med Assoc J. 2005;7(2):99-102.

[24] Dugoff L, Society for Maternal-Fetal M. First-and second-trimester maternal serum markers for aneuploidy and adverse obstetric outcomes. Obstet Gynecol. 2010;115(5):

1052-61.

[25] McPherson E，Thomas GD，Manlick C，Zaleski CA，Reynolds KK，Rasmussen K，et al. Extreme values of maternal serum analytes in second trimester screening：looking beyond trisomy and NTD's. J Genet Couns. 2011；20（4）：396-403.

[26] Benn PA，Kaminsky LM，Ying J，Borgida AF，Egan JF. Combined second-trimester biochemical and ultrasound screening for Down syndrome. Obstet Gynecol. 2002；100（6）：1168-76.

[27] Krause TG，Christens P，Wohlfahrt J，Lei U，Westergaard T，Norgaard-Pedersen B，et al. Second-trimester maternal serum alpha-fetoprotein and risk of adverse pregnancy outcome（1）. Obstet Gynecol. 2001；97（2）：277-82.

[28] Nicolaides KH，Azar G，Byrne D，Mansur C，Marks K. Fetal nuchal translucency：ultrasound screening for chromosomal defects in first trimester of pregnancy. BMJ. 1992；304（6831）：867-9.

[29] Nicolaides KH. Nuchal translucency and other first-trimester sonographic markers of chromosomal abnormalities. Am J Obstet Gynecol. 2004；191（1）：45-67.

[30] Kagan KO，Avgidou K，Molina FS，Gajewska K，Nicolaides KH. Relation between increased fetal nuchal translucency thickness and chromosomal defects. Obstet Gynecol. 2006；107（1）：6-10.

[31] Bilardo CM，Timmerman E，Pajkrt E，van Maarle M. Increased nuchal translucency in euploid fetuses—what should we be telling the parents? Prenat Diagn. 2010；30（2）：93-102.

[32] Souka AP，Von Kaisenberg CS，Hyett JA，Sonek JD，Nicolaides KH. Increased nuchal translucency with normal karyotype. Am J Obstet Gynecol. 2005；192（4）：1005-21.

[33] Alamillo CM，Fiddler M，Pergament E. Increased nuchal translucency in the presence of normal chromosomes：what's next? Curr Opin Obstet Gynecol. 2012；24（2）：102-8.

[34] Freriks K，Timmers HJ，Netea-Maier RT，Beerendonk CC，Otten BJ，van Alfen-van der Velden JA，et al. Buccal cell FISH and blood PCR-Y detect high rates of X chromosomal mosaicism and Y chromosomal derivatives in patients with Turner syndrome. Eur J Med Genet. 2013；56（9）：497-501.

[35] Linden MG，Bender BG，Robinson A. Genetic counseling for sex chromosome abnormalities. Am J Med Genet. 2002；110（1）：3-10.

[36] Pergament E，Alamillo C，Sak K，Fiddler M. Genetic assessment following increased nuchal translucency and normal karyotype. Prenat Diagn. 2011；31（3）：307-10.

[37] Lee KA，Williams B，Roza K，Ferguson H，David K，Eddleman K，et al. PTPN11 analysis for the prenatal diagnosis of Noonan syndrome in fetuses with abnormal ultrasound findings. Clin Genet. 2009；75（2）：190-4.

[38] Romano AA，Allanson JE，Dahlgren J，Gelb BD，Hall B，Pierpont ME，et al. Noonan syndrome：clinical features，diagnosis，and management guidelines. Pediatrics. 2010；126（4）：746-59.

[39] Tartaglia M，Cordeddu V，Chang H，Shaw A，Kalidas K，Crosby A，et al. Paternal germline origin and sexratio distortion in transmission of PTPN11 mutations in Noonan syndrome. Am J Hum Genet. 2004；75（3）：492-7.

[40] Levaillant JM，Gerard-Blanluet M，Holder-Espinasse M，Valat-Rigot AS，Devisme L，Cave H，et al. Prenatal phenotypic overlap of Costello syndrome and severe Noonan syndrome by tri-dimensional ultrasonography. Prenat Diagn. 2006；26（4）：340-4.

[41] Moore JW，Binder GA，Berry R. Prenatal diagnosis of aneuploidy and deletion 22q11. 2 in fetuses with ultrasound detection of cardiac defects. Am J Obstet Gynecol. 2004；191（6）：2068-73.

[42] McDonald-McGinn DM，Tonnesen MK，Laufer-Cahana A，Finucane B，Driscoll DA，

Emanuel BS, et al. Phenotype of the 22q11.2 deletion in individuals identified through an affected relative: cast a wide FISHing net! Genet Med. 2001;3(1):23-9.

[43] Bassett AS, McDonald-McGinn DM, Devriendt K, Digilio MC, Goldenberg P, Habel A, et al. Practical guidelines for managing patients with 22q11.2 deletion syndrome. J Pediatr. 2011;159 (2):332-9. 2.

[44] Chaoui R, Kalache KD, Heling KS, Tennstedt C, Bommer C, Korner H. Absent or hypoplastic thymuson ultrasound: a marker for deletion 22q11.2 in fetal cardiac defects. Ultrasound Obstet Gynecol. 2002; 20 (6): 546-52.

[45] Bretelle F, Beyer L, Pellissier MC, Missirian C, Sigaudy S, Gamerre M, et al. Prenatal and postnatal diagnosis of 22q11.2 deletion syndrome. Eur J Med Genet. 2010; 53 (6): 367-70.

[46] Alamillo CM, Krantz D, Evans M, Fiddler M, Pergament E. Nearly a third of abnormalities found after first-trimester screening are different than expected: 10-year experience from a single center. Prenat Diagn. 2013; 33 (3):251-6.

[47] Donnenfeld AE, Cutillo D, Horwitz J, Knops J. Prospective study of 22q11 deletion analysis in fetuses with excess nuchal translucency. Am J Obstet Gynecol. 2006;194(2):508-11.

[48] Lautrup CK, Kjaergaard S, Brondum-Nielsen K, Fagerberg C, Hertz JM, Petersen OB, et al. Testing for 22q11 microdeletion in 146 fetuses with nuchal translucency above the 99th percentile and a normal karyotype. Acta Obstet Gynecol Scand. 2008;87(11):1252-5.

[49] Orioli IM, Castilla EE, Barbosa-Neto JG. The birth prevalence rates for the skeletal dysplasias. J Med Genet. 1986;23(4):328-32.

[50] Khalil A, Pajkrt E, Chitty LS. Early prenatal diagnosis of skeletal anomalies. Prenat Diagn. 2011;31(1):115-24.

[51] Tepperberg J, Pettenati MJ, Rao PN, Lese CM, Rita D, Wyandt H, et al. Prenatal diagnosis using inter-phase fluorescence in situ hybridization (FISH): 2-year multi-center retrospective study and review of the literature. Prenat Diagn. 2001;21(4):293-301.

[52] American College of O, Gynecologists Committee on G. Committee opinion no. 581: the use of chromosomal microarray analysis in prenatal diagnosis. Obstet Gynecol. 2013; 122 (6):1374-7.

[53] Lund IC, Christensen R, Petersen OB, Vogel I, Vestergaard EM. Chromosomal microarray in fetuses with increased nuchal translucency. Ultrasound Obstet Gynecol. 2015; 45 (1): 95-100.

[54] Shaffer LG, Rosenfeld JA, Dabell MP, Coppinger J, Bandholz AM, Ellison JW, et al. Detection rates of clinically significant genomic alterations by microarray analysis for specific anomalies detected by ultrasound. Prenat Diagn. 2012;32(10):986-95.

[55] Kagan KO, Cicero S, Staboulidou I, Wright D, Nicolaides KH. Fetal nasal bone in screening for trisomies 21, 18 and 13 and Turner syndrome at 11-13 weeks of gestation. Ultrasound Obstet Gynecol. 2009;33(3):259-64.

[56] Sonek JD, Cicero S, Neiger R, Nicolaides KH. Nasal bone assessment in prenatal screening for trisomy 21. Am J Obstet Gynecol. 2006;195(5):1219-30.

[57] Maiz N, Valencia C, Kagan KO, Wright D, Nicolaides KH. Ductus venosus Doppler in screening for trisomies 21, 18 and 13 and Turner syndrome at 11-13 weeks of gestation. Ultrasound Obstet Gynecol. 2009; 33 (5): 512-7.

[58] Kagan KO, Valencia C, Livanos P, Wright D, Nicolaides KH. Tricuspid regurgitation in screening for trisomies 21, 18 and 13 and Turner syndrome at 11 + 0 to 13 + 6 weeks of gestation. Ultrasound Obstet Gynecol. 2009;33(1):18-22.

[59] Sotiriadis A, Papatheodorou S, Eleftheriades

M，Makrydimas G. Nuchal translucency and major congenital heart defects in fetuses with normal karyotype：a meta-analysis. Ultrasound Obstet Gynecol. 2013；42（4）：383-9.

[60] Pereira S，Ganapathy R，Syngelaki A，Maiz N，Nicolaides KH. Contribution of fetal tricuspid regurgitation in first-trimester screening for major cardiac defects. Obstet Gynecol. 2011；117（6）：1384-91.

[61] Vogel M，Sharland GK，McElhinney DB，Zidere V，Simpson JM，Miller OI，et al. Prevalence of increased nuchal translucency in fetuses with congenital cardiac disease and a normal karyotype. Cardiol Young. 2009；19（5）：441-5.

[62] Wald NJ，Morris JK，Walker K，Simpson JM. Prenatal screening for serious congenital heart defects using nuchal translucency：a meta-analysis. Prenat Diagn. 2008；28（12）：1094-104.

[63] Bilardo CM，Muller MA，Pajkrt E，Clur SA，van Zalen MM，Bijlsma EK. Increased nuchal translucency thickness and normal karyotype：time for parental reassurance. Ultrasound Obstet Gynecol. 2007；30（1）：11-8.

[64] Sohan K，Carroll S，Byrne D，Ashworth M，Soothill P. Parvovirus as a differential diagnosis of hydrops fetalis in the first trimester. Fetal Diagn Ther. 2000；15（4）：234-6.

[65] Sebire NJ，Souka A，Skentou H，Geerts L，Nicolaides KH. Early prediction of severe twin-to-twin transfusion syndrome. Hum Reprod. 2000；15（9）：2008-10.

[66] Wright D，Wright A，Nicolaides KH. A unified approach to risk assessment for fetal aneuploidies. Ultrasound Obstet Gynecol. 2015；45（1）：48-54.

[67] Gregg AR，Gross SJ，Best RG，Monaghan KG，Bajaj K，Skotko BG，et al. ACMG statement on noninvasive prenatal screening for fetal aneuploidy. Genet Med. 2013；15（5）：395-8.

[68] Alberry M，Maddocks D，Jones M，Abdel

Hadi M，Abdel-Fattah S，Avent N，et al. Free fetal DNA in maternal plasma in anembryonic pregnancies：confirmation that the origin is the trophoblast. Prenat Diagn. 2007；27（5）：415-8.

[69] McKinlay-Gardner RJ，Sutherland GR，editors. Chromosome abnormalities and genetic counseling. 3rd ed. New York，NY：Oxford University Press；2003.

[70] Lo YM，Zhang J，Leung TN，Lau TK，Chang AM，Hjelm NM. Rapid clearance of fetal DNA from maternal plasma. Am J Hum Genet. 1999；64（1）：218-24.

[71] Ashoor G，Syngelaki A，Poon LC，Rezende JC，Nicolaides KH. Fetal fraction in maternal plasma cell-free DNA at 11-13 weeks' gestation：relation to maternal and fetal characteristics. Ultrasound Obstet Gynecol. 2013；41（1）：26-32.

[72] Struble CA，Syngelaki A，Oliphant A，Song K，Nicolaides KH. Fetal fraction estimate in twin pregnancies using directed cell-free DNA analysis. Fetal Diagn Ther. 2014；35（3）：199-203.

[73] Wang E，Batey A，Struble C，Musci T，Song K，Oliphant A. Gestational age and maternal weight effects on fetal cell-free DNA in maternal plasma. Prenat Diagn. 2013；33（7）：662-6.

[74] Lo YM，Tein MS，Lau TK，Haines CJ，Leung TN，Poon PM，et al. Quantitative analysis of fetal DNA in maternal plasma and serum：implications for noninvasive prenatal diagnosis. Am J Hum Genet. 1998；62（4）：768-75.

[75] American College of O，Gynecologists Committee on G. Committee opinion no. 545：noninvasive prenatal testing for fetal aneuploidy. Obstet Gynecol. 2012；120（6）：1532-4.

[76] Canick JA，Palomaki GE，Kloza EM，Lambert-Messerlian GM，Haddow JE. The impact of maternal plasma DNA fetal fraction on next generation sequencing tests for common fetal aneuploidies. Prenat Diagn. 2013；33（7）：667-74.

[77] Rava RP，Srinivasan A，Sehnert AJ，Bianchi DW. Circulating fetal cell-free DNA fractions differ in autosomal aneuploidies and monosomy X. Clin Chem. 2014;60(1):243-50.

[78] Brar H，Wang E，Struble C，Musci TJ，Norton ME. The fetal fraction of cell-free DNA in maternal plasma is not affected by a priori risk of fetal trisomy. J Matern Fetal Neonatal Med. 2013;26(2):143-5.

[79] Fan HC，Quake SR. Sensitivity of noninvasive prenatal detection of fetal aneuploidy from maternal plasma using shotgun sequencing is limited only by counting statistics. PLoS One. 2010;5(5)，e10439.

[80] Liang D，Lv W，Wang H，Xu L，Liu J，Li H，et al. Non-invasive prenatal testing of fetal whole chromosome aneuploidy by massively parallel sequencing. Prenat Diagn. 2013；33 (5):409-15.

[81] Benn P. Non-invasive prenatal testing using cell free DNA in maternal plasma:recent developments and future prospects. J Clin Med. 2014;3:537-65.

[82] Zimmermann B，Hill M，Gemelos G，Demko Z，Banjevic M，Baner J，et al. Noninvasive prenatal aneuploidy testing of chromosomes 13，18，21，X，and Y，using targeted sequencing of polymorphic loci. Prenat Diagn. 2012; 32(13):1233-41.

[83] Nicolaides KH，Musci TJ，Struble CA，Syngelaki A，Gil MM. Assessment of fetal sex chromosome aneuploidy using directed cell-free DNA analysis. Fetal Diagn Ther. 2014;35(1):1-6.

[84] Samango-Sprouse C，Banjevic M，Ryan A，Sigurjonsson S，Zimmermann B，Hill M，et al. SNP-based non-invasive prenatal testing detects sex chromosome aneuploidies with high accuracy. Prenat Diagn. 2013;33(7):643-9.

[85] Vora NL，O'Brien BM. Noninvasive prenatal testing for microdeletion syndromes and expanded trisomies:proceed with caution. Ob-

stet Gynecol. 2014;123(5):1097-9.

[86] Russell LM，Strike P，Browne CE，Jacobs PA. X chromosome loss and ageing. Cytogenet Genome Res. 2007;116(3):181-5.

[87] Nicolaides KH，Syngelaki A，Ashoor G，Birdir C，Touzet G. Noninvasive prenatal testing for fetal trisomies in a routinely screened first-trimester population. Am J Obstet Gynecol. 2012;207(5):374e1-6.

[88] Pergament E，Cuckle H，Zimmermann B，Banjevic M，Sigurjonsson S，Ryan A，et al. Single-nucleotide polymorphism-based noninvasive prenatal screening in a high-risk and low-risk cohort. Obstet Gynecol. 2014;124(2 Pt 1):210-8.

[89] Van Lith JM，Faas BH，Bianchi DW. Current controversies in prenatal diagnosis 1:NIPT for chromosome abnormalities should be offered to women with low a priori risk. Prenat Diagn. 2015;35(1):8-14.

[90] Benn P，Cuckle H，Pergament E. Non-invasive prenatal testing for aneuploidy:current status and future prospects. Ultrasound Obstet Gynecol. 2013;42(1):15-33.

[91] Bevilacqua E，Gil MM，Nicolaides KH，Ordonez E，Cirigliano V，Dierickx H，et al. Performance of screening for aneuploidies by cell-free DNA analysis of maternal blood in twin pregnancies. Ultrasound Obstet Gynecol. 2015;45(1):61-6.

[92] Grati FR，Barlocco A，Grimi B，Milani S，Frascoli G，Di Meco AM，et al. Chromosome abnormalities investigated by non-invasive prenatal testing account for approximately 50 ％ of fetal unbalances associated with relevant clinical phenotypes. Am J Med Genet A. 2010;152A(6):1434-42.

[93] Futch T，Spinosa J，Bhatt S，de Feo E，Rava RP，Sehnert AJ. Initial clinical laboratory experience in noninvasive prenatal testing for fetal aneuploidy from maternal plasma DNA samples. Prenat Diagn. 2013;33(6):569-74.

[94] Lau TK，Cheung SW，Lo PS，Pursley AN，

Chan MK，Jiang F，et al. Non-invasive prenatal testing for fetal chromosomal abnormalities by low-coverage wholegenome sequencing of maternal plasma DNA：review of 1982 consecutive cases in a single center. Ultrasound Obstet Gynecol. 2014；43(3)：254-64.

[95] Lau TK，Jiang FM，Stevenson RJ，Lo TK，Chan LW，Chan MK，et al. Secondary findings from noninvasive prenatal testing for common fetal aneuploidies by whole genome sequencing as a clinical service. Prenat Diagn. 2013；33(6)：602-8.

[96] Garfield SS，Armstrong SO. Clinical and cost consequences of incorporating a novel non-invasive prenatal test into the diagnostic pathway for fetal trisomies. J Managed Care Med. 2012；15(2)：34-41.

[97] Sonek JD，Cuckle HS. What will be the role of first-trimester ultrasound if cell-free DNA screening for aneuploidy becomes routine? Ultrasound Obstet Gynecol. 2014；44（6）：621-30.

[98] Kagan KO，Wright D，Nicolaides KH. First-trimester contingent screening for trisomies 21，18 and 13 by fetal nuchal translucency and ductus venosus flow and maternal blood cell-free DNA testing. Ultrasound Obstet Gynecol. 2015；45(1)：42-7.

[99] Cuckle H，Benn P. Multianalyte maternal serum screening for chromosomal defects. In：Milunsky A，Milunsky JM，editors. Genetic disorders in fetus：diagnosis，prevention and treatment. 6th ed. Chichester：Wiley-Blackwell；2010.

[100] de Graaf IM，Tijmstra T，Bleker OP，van Lith JM. Womens' preference in Down syndrome screening. Prenat Diagn. 2002；22(7)：624-9.

[101] Mulvey S，Wallace EM. Women's knowledge of and attitudes to first and second trimester screening for Down's syndrome. BJOG. 2000；107(10)：1302-5.

[102] Chasen ST，Skupski DW，McCullough LB，Chervenak FA. Prenatal informed consent for sonogram：the time for first-trimester nuchal translucency has come. J Ultrasound Med. 2001；20(11)：1147-52.

[103] Rayburn WF，Laferla JJ. Mid-gestational abortion for medical or genetic indications. Clin Obstet Gynaecol. 1986；13(1)：71-82.

[104] Wadhera S，Millar WJ. Second trimester abortions：trends and medical complications. Health Rep. 1994；6(4)：441-54.

[105] Lenhard W，Breitenbach E，Ebert H，Schindelhauer-Deutscher HJ，Zang KD，Henn W. Attitudes of mothers towards their child with Down syndrome before and after the introduction of prenatal diagnosis. Intellect Dev Disabil. 2007；45(2)：98-102.

[106] Pueschel SM. Ethical considerations relating to prenatal diagnosis of fetuses with Down syndrome. Ment Retard. 1991；29（4）：185-90.

[107] Skotko BG. Prenatally diagnosed Down syndrome：mothers who continued their pregnancies evaluate their health care providers. Am J Obstet Gynecol. 2005；192(3)：670-7.

[108] Helm DT，Miranda S，Chedd NA. Prenatal diagnosis of Down syndrome：mothers' reflections on supports needed from diagnosis to birth. Ment Retard. 1998；36(1)：55-61.

第9章

孕早期的胎儿生物学测量

Lea M. Porche，Steven Warsof，and Alfred Abuhamad

引言

胎儿生物学测量，即胎儿和妊娠附属物的形态学测量，通常在妊娠中期用于确定胎龄、估计胎儿生长、体重，以及确定胎儿解剖结构的正常和异常。随着超声技术的进步，生物测量在孕早期已经成为一种更加准确和有用的工具。许多胎儿结构可以在孕早期测量，并能够提供有关妊娠部位、存活力、胎龄、多胎妊娠绒毛膜性和非整倍体风险的线索。在本章中，我们回顾了这些结构的评估及其在孕早期的意义。

生物学测量

孕囊

作为宫内妊娠的最早的超声证据，孕囊（GS）最早可在妊娠 4 周看到，即首次月经未来后几天出现[1]。GS 也可用于孕早期评估孕龄[2]。在第 4 周时观察，孕囊直径为 2～3mm，在孕早期，以每天约 1mm 的速度快速增长[3]（表 9.1）。

一种高精度的测量方法是妊娠囊平均内径（MSD）。该测量是通过在三个平面（冠状面、矢状面和横切面）上测量 GS 的平均值来获得的[1]。MSD 在孕早期是有用的，但当它大于 14mm 时，就会失去准确性，在这个时

候，应该显示胎芽。当测量 GS 的尺寸时，应将卡尺放在其边界上，并注意避免包括周围的蜕膜组织[4]（图 9.1）。

表 9.1 妊娠囊平均内径(MSD)与孕龄的关系[a]

妊娠囊平均内径(mm)	预测孕龄范围(周)＝95％CI
2	5.0(4.5～5.5)
3	5.1(4.6～5.6)
4	5.2(4.8～5.7)
5	5.4(4.9～5.8)
6	5.5(5.0～6.0)
7	5.6(5.1～6.1)
9	5.9(5.4～6.3)
10	6.0(5.5～6.5)
11	6.1(5.6～6.6)
12	6.2(5.8～6.7)
13	6.4(5.9～6.8)
14	6.5(6.0～7.0)
15	6.6(6.2～7.1)
16	6.7(6.3～7.2)
17	6.9(6.4～7.3)
18	7.0(6.5～7.5)
19	7.1(6.6～7.6)
20	7.3(6.8～7.7)
21	7.4(6.9～7.8)
22	7.5(7.0～8.0)
23	7.6(7.2～8.1)
24	7.8(7.3～8.3)

[a] 摘自 Daya S，Wood S，Ward S，Lappalainen R，Caco C. 经阴道超声早期妊娠评估。医学期刊 J 144；441，1991。

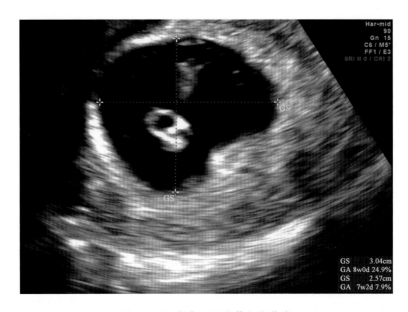

图 9.1　孕囊内可见胎芽和卵黄囊
用卡尺在妊娠囊的冠状面、横切面、矢状面上进行 3 次测量。胎儿头臀长度确定孕龄最准确。

在鉴别真孕囊与假孕囊或少量宫内积液或积血时必须谨慎,这两者都可能与异位妊娠或妊娠失败有关[1](图 9.2)。真正的 GS 通常应位于宫腔的偏心位置,因为它嵌入蜕膜层[1]。同时有"双环"征的表现,这是指围绕着孕囊的两个回声环。这些环代表绒毛膜腔及其相关绒毛和周围正在发育中的蜕膜[5](图 9.3)。如果妊娠试验阳性的妇女没有发现 GS 具有偏心位置和双环征表现,则不能排除宫内妊娠可能,但这些发现应引起对异常妊娠或宫外孕的怀疑,并需要密切地临床随访[6]。

卵黄囊

卵黄囊(YS)在妊娠 5 周时首先出现在 GS 内,并且通常是 GS 内第一个可识别的结构[1,7,8]。在胎盘形成之前,作为胚胎发育的第一个营养和代谢支持来源,它也是宫内妊娠的超声证据[9](图 9.4)。

虽然在妊娠第 5 周时 YS 通常是明显的,当 MSD 接近 8mm 时,YS 才可能可见[7]。它通过卵黄管与胚胎相连。当羊膜在胎儿周围形成时,YS 为羊膜外结构。在 10 周左右,YS 的大小逐渐增大,通常最大值为 6mm,然后退化,在第 12－13 周结束时,它在羊膜囊和绒毛膜之间被吸收[10]。测量 YS 应将卡尺放置在回声边缘的最内侧边界上进行[11]。

已经制定了 YS 大小与胎龄相关的折线图,但由于正常妊娠的变异性显著[12],YS 直径不应作为确定孕龄的主要手段[10]。

如前所述,YS 可证实宫内妊娠,甚至有助于判断多胎妊娠的羊膜性,因为如果胚胎存活,YS 的数量应与羊膜囊的数量相同[8]。这在多胎妊娠中尤其重要。

应该注意到 YS 尺寸和形状的显著变化。这些变化可能很重要。小的或大的 YS(6－10 周前<3mm,9 周前>7mm)可能被怀疑为异常妊娠。这些病例应通过多次超声进行随访评估,以确认妊娠进展[1]。在 MSD ≥25mm 的情况下,YS 或胚胎未出现可以诊断为妊娠失败,其特异性和阳性预测值接近

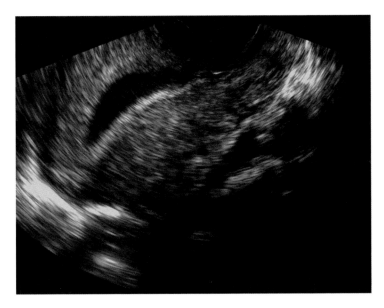

图 9.2　在异位妊娠时宫腔积液
　　　　是一个"假孕囊"

　　注意位置和周边双环征的缺失。这些特征有助于将其与宫内妊娠真孕囊区分开。

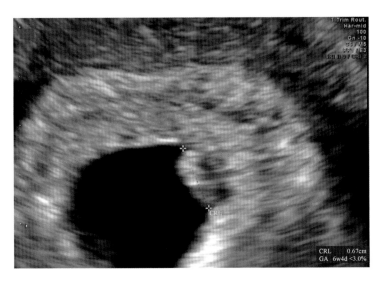

图 9.3　"双环征"孕囊可见,胎芽
　　　　位于偏心位置(图示胎囊
　　　　周围的两个回声环清晰
　　　　可见)

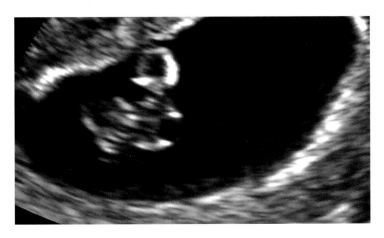

图 9.4　正常卵黄囊

　　卵黄囊(上图)靠近胎芽(下图)。胎芽右端可见发育中的低回声菱脑。

100%[12]。YS回声、形状不规则或一直不消失,特别是妊娠12周后,其意义尚不明确[13]。

头臀长

胎芽在妊娠5周时通过阴道超声首次可见,在妊娠6—6.5周时心脏活动显著[1]。值得注意的是,在早期妊娠中,胎儿心率可能比预期的要慢,但在妊娠8周时应在正常范围内。

第一个真正的胎儿生物学特征测量可能是头臀长(CRL)。根据定义,CRL不是从胎头到胎臀的实际测量值,而是胎儿处于正中矢状位时从胚胎头端到尾端的最长线性尺寸(图9.5)。在孕早期6—9周,胎儿体位对CRL的测量影响不大;但9周后,过度屈曲或伸展可能造成显著差异。

应当以标准化的方式获取CRL,以提高测量的准确性。应捕捉胚胎的正中矢状面,并将图像充分放大,获取胚胎正中矢状位图像,避免过度屈曲或伸展。胚胎的两端应清楚界定,并使用卡尺功能来测量。在极早期妊娠中,胎儿的头端和尾端可能无法区分。在这种情况下,应获得最大的纵向测量值[14](图9.6)。

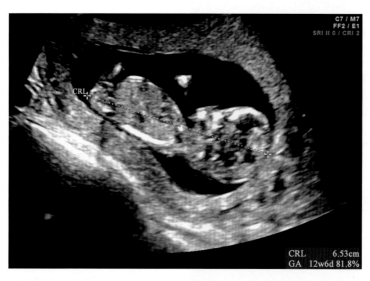

图9.5 头臀长

卡尺位于胎儿的头端和尾端。这个胎儿在测量时出现轻微屈曲。

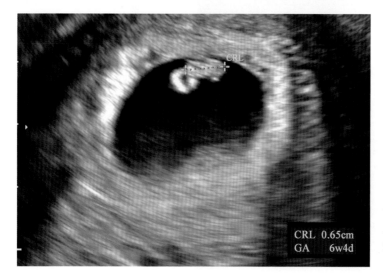

图9.6 头臀长

头臀长早期测量表明,在妊娠早期很难识别胚胎的头端和尾端。此时,测量最大的纵向值。卵黄囊靠近胎芽。

CRL 测量的重要性在于确定胎龄。Hugh Robinson 博士是最早对胎芽进行生物学测量的人之一，他与 Ian Donald 教授一起在苏格兰格拉斯哥的女王医院（Queen Mother's Hospital）工作。20 世纪 70 年代初，他发表了一些著作，证明了超声波在早期胎芽测量中的有效性。在一项研究中，他通过经腹 B 型超声技术评估了妊娠 6—14 周的女性，这些女性月经周期规律和已知末次月经日期[15]。他将自己的测量值与孕龄、流产前的测量值与分娩后的测量值进行了对比。他指出，超声波测量值与胎龄之间存在高度相关性。尽管超声设备简陋，但他的细致测量经受住了时间的考验，并在 40 多年后仍在使用。因此，在已知末次月经日期的情况下，孕早期超声检测 CRL 被认为是最可靠的胎龄测定方法。最近，Pexters 等的一项研究证实了经阴道超声作为胎龄测定手段的准确性。研究表明，在 54 名患者中，CRL 和 MSD 测量结果显示观察者间和观察者内的显著相关性，可重复性[16]。

许多研究已经在不同人群中完成，以评估概括这些初始折线图的能力。其中一项研究是由 Papageorghiou 等在 8 个不同地理位置的国家进行的，纳入 4265 名女性的数据，以确定一个可推广到多个人群的方程式[17]。多年来，CRL 的许多折线图已经被开发出来。但是，预测方程可能会有显著差异。例如，Robinson 和 Pexsters 开发的 CRL 曲线在妊娠早期有所不同，但在大约 8 周后非常相似。大多数公布的 CRL 曲线与 Robinson 博士在 1973 年公布的测量值差别很小（表 9.2 和表 9.3）。

妊娠 6 周时，通过阴道超声可以完成常规 CRL 的测量。当在第 7—10 周时，CRL 与实际胎龄相差 3 天[15,18]。然而，在 10—14 周，准确度略微下降到 5 天[19]，再增加 1 周，在妊娠 15 周的准确度就达到 8 天[20]。这强化了这样一个事实，即为了获得最准确的怀

表 9.2　根据头臀长（CRL）估计胎龄：Robinson[a]

胎儿 CRL （mm）	胎龄 （周＋天）
5	6＋0
10	7＋1
15	7＋6
20	8＋4
25	9＋2
30	9＋6
35	10＋2
40	10＋6
45	11＋2
50	11＋5
55	12＋1
60	12＋3
65	12＋6
70	13＋1
75	13＋4
80	13＋6
85	14＋1
公式	GA（天）＝8.052× （CRL×1.037）1/2＋23.73

[a] 改编自 Robinson HP，Fleming JE。关于超声"头臀长"测量的关键评估。Br J Obstet 妇科杂志，1975；82：702-10。

表 9.3　根据头臀长（CRL）估计胎龄：Pexsters[a]

平均 CRL （mm）	胎龄 （周＋天）
0.4	5＋5
1.1	5＋6
1.9	6＋0
2.7	6＋1
3.5	6＋2
4.3	6＋3
5.2	6＋4
6.1	6＋5
7.0	6＋6
8.0	7＋0
8.9	7＋1
9.9	7＋2
10.9	7＋3

（续　表）

平均 CRL（mm）	胎龄（周＋天）
12.0	7＋4
13.1	7＋5
14.2	7＋6
15.3	8＋0
16.4	8＋1
17.6	8＋2
18.8	8＋3
20.0	8＋4
21.2	8＋5
22.5	8＋6
23.8	9＋0
25.1	9＋1
26.4	9＋2
27.8	9＋3
29.2	9＋4
30.6	9＋5
32.0	9＋6
33.5	10＋0
35.0	10＋1
36.5	10＋2
38.1	10＋3
39.6	10＋4
41.2	10＋5
42.8	10＋6
44.5	11＋0
46.1	11＋1
47.8	11＋2
49.5	11＋3
51.3	11＋4
53.0	11＋5
54.8	11＋6
56.6	12＋0
58.5	12＋1
60.3	12＋2
62.2	12＋3
64.1	12＋4
66.1	12＋5
68.0	12＋6
70.0	13＋0
72.0	13＋1
74.0	13＋2

（续　表）

平均 CRL（mm）	胎龄（周＋天）
76.1	13＋3
78.2	13＋4
80.3	13＋5
82.4	13＋6
84.6	14＋0

[a] 改编自 Pexsters A、Daemen A、Bottomley C、Van Schoubroeck D、De Catte L、De Moor B 等。基于 3500 个孕妇的头臀长曲线。妇产科超声；2010；35：650-655。

孕日期，CRL 应该在怀孕 7－10 周测量。值得注意的是，一旦 CRL 测量值超过 84 mm（约妊娠 14 周），双顶径（BPD）已被证明在确定孕龄中更准确[15]。虽然已经确定了许多复杂的公式，但有一个简单的公式可以将胎龄与 7－14 周的 CRL 关联起来。

$$GA(weeks) = 6.5 + CRL(cm)$$

通过孕早期推测预产期时，美国妇产科医师学会（ACOG）已经公布了关于预产期变化的差异程度的标准。在妊娠 9 周之前，如果超声测量和实际末次月经日期之间的差异为 ±5 天，则应重新确定预产期。在 9－15^{+6} 周，应根据 ±7 天的差异重新分配日期[21,22]（表 9.4）。

颈后透明层

20 世纪 90 年代中期，英国伦敦国王学院医院的 Kypros Nicolaides 教授的开创性工作首次认识到颈后透明层（NT）测量在胎儿医学中的重要性。作为非整倍体早期筛查的一部分，现在建议患者选择测量颈后透明层[23]。作为妊娠早期筛查检查的一个要素，NT 测量与母体血清 β-人绒毛膜促性腺激素（β-hCG）和妊娠相关血浆蛋白-A（PAPP-A）的水平相结合[24]。这些参数加上母亲年龄，为 21-三体和 18-三体患者提供了特定的风险评估。21-三体的检出率为 85%，假阳性率

表 9.4　孕早期基于超声的重新确定胎龄[a]

胎龄范围(周＋天)	测量方法	超声测量和支持修订的 LMP 之间的差异
≤13＋6	CRL	
• ≤8＋6		超过 5 天
• 9＋0—13＋6		超过 7 天
14＋0—15＋6	BPD，HC，AC，FL	超过 7 天
16＋0—21＋6	BPD，HC，AC，FL	超过 10 天

[a] 改编自 ACOG 委员会意见 611：推测预产期的方法，2014 年 10 月。

为 5％，高于妊娠中期单纯使用多种母体血清标记物的检出率[25]。

NT 是位于胎儿颈部后方皮肤下方的无回声结构，代表该空间中的液体聚集[1]（图 9.7）。这种结构可以在所有正常妊娠中识别和测量，但在胎儿非整倍体或先天性心脏病的情况下，测量值会增加。在单绒毛膜双胎中，双胞胎间 NT 测量差异可能与双胎输血综合征的早期证据有关[26]。

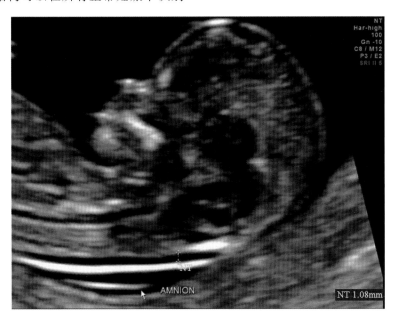

图 9.7　正常 NT 测量

按照规范，可以看到 NT 的正常测量值。注意区分羊膜与颈项积液的后缘。

关于 NT 测量值增加的病因有多种理论。在 21-三体中，真皮层胶原蛋白具有更多的亲水特性，将液体吸附在皮下组织中[3]。在 Turner 综合征中，淋巴管发育不良是由于淋巴液无法正常排出淋巴管造成的。在没有 Turner 综合征的情况下，也会出现异常的淋巴引流，导致 NT 增加、颈后淋巴水囊瘤，随后静脉压升高，可以检测到静脉导管舒张末期血流减少或消失[27,28]。最后，我们发现 NT 增厚可能与先天性心脏病有关，尤其是室间隔缺损。据推测，内皮功能障碍是导致这两种异常同时出现的原因。重要的是，还没有证据表明 NT 增厚是心力衰竭的标志时，不应将其视为水肿的标志[29]（图 9.8）。

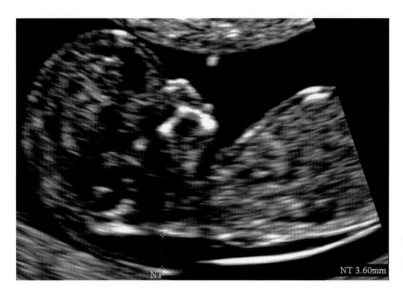

图 9.8　放大的 NT 测量

　　在此图像中可以很好地看到放大的 NT。请注意,测量是液体积聚最厚处进行的。

NT 3.60mm

　　同样,淋巴水囊瘤是由于进入静脉系统的淋巴受阻而引起的,导致颈部囊状扩张。根据淋巴水囊瘤的大小,可能很难与增大的 NT 区分。增厚的 NT 通常局限于颈部区域,淋巴水囊瘤通常更大并延伸至颈部以外。通常还有分隔,其外观不同于放大的 NT(图 9.9)[30]。注意不要将神经管缺损与淋巴性水囊瘤混淆,因为两者在外观上可能很相似[27]。

　　表 9.5 显示了与 NT 增厚相关疾病的鉴别诊断。在大多数情况下,NT 增厚被定义为 NT 测量值高于胎龄 95% 百分位数或 ≥3mm[23]。

　　准确获取 NT 测量值非常重要。事实上,没有其他超声测量能更准确评估非整倍体风险。测量应在妊娠 11—13[+6] 周进行,相当于 CRL 为 45~84mm[14]。使用高分辨率经阴道或经腹超声获得图像。在胎儿处于正中矢状位时,充分放大图像仅显示头部及上身。胎儿鼻骨可以通过正中矢状面获得。在此胎龄范围,羊膜与绒毛膜尚未融合,应仔细观察确保测量的只是 NT,而不是羊膜。卡尺应放在 NT 最厚部分的内侧缘。如果获得了多个测量图像,则应使用最大的测

表 9.5　颈后透明层增厚(NT)的鉴别诊断[a]

染色体
- 21-三体
- 13-三体
- 18-三体
- X 染色体
- 三倍体

结构异常
- 心脏缺陷
- 膈疝
- 肾异常
- 体蒂异常
- 腹壁裂

遗传综合征[b]
- Noonan 综合征
- Roberts 综合征
- Cornelia de Lange 综合征
- 先天性肾上腺增生症
- 脊髓性肌肉萎缩症
- DiGeorge 综合征
- Smith-Lemli-Opitz 综合征
- 各种骨发育不良

双胎输血综合征风险增加

　　[a] 改编自 Simpson LL. 截至 2014 年,孕早期淋巴水囊瘤和 NT 增厚。

　　[b] 不是一份全面的列表。

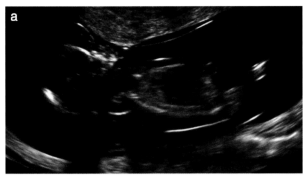
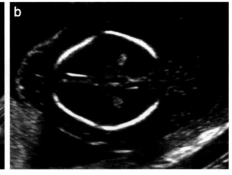

图 9.9　(a)淋巴水囊瘤:淋巴水囊瘤胎儿的正中矢状切面图。这种积液并不局限于颈后部区域,而是从头部延伸到面部,从尾部延伸到骶骨和下肢。在此图像中,胎儿头部位于左侧,下肢和骨盆位于右侧。(b)淋巴水囊瘤:同一淋巴水囊瘤的横位图。颅骨周围软组织和液体增多。在颈后(右)可见囊状液体和分隔

量值[14]。获得准确 NT 测量值所需的标准如表 9.6 所示。因为一些限制因素,如胎儿体位和母亲的腹壁,有可能导致始终无法获得标准 NT 测量值。如果无法获得 NT 并且无法完成妊娠早期超声筛查,则结合患者的资料,为患者提供相应的非整倍体筛查替代 NT 风险评估。

表 9.6　颈后透明层(NT)测量指南[a]

- NT 的边缘足够清晰,正确放置卡尺
- 胎儿处于正中矢状切面
- 图像放大后包括胎儿头部、颈部和上胸部
- 胎儿颈部处于正中矢状位
- 羊膜必须与 NT 分离开
- 测量时必须使用卡尺
- 卡尺必须放置在 NT 内边界
- 卡钳垂直于胎儿长轴放置
- 在 NT 的最宽处进行测量

[a] 改编自 2013 年 AIUM 产科超声检查实施指南。

同样重要的是,进行 NT 测量的机构应配备高端的设备,能够获取准确的图像并对异常结果做出诊断,对超声医师及产前咨询人员提供培训、资质认证、定期考核。最后,应进行适当的咨询和帮助,以解决异常结果[14]。

高危妊娠早期筛查的随访在患者管理中至关重要。应提供遗传咨询,以便患者能够了解基因检测的各种可能结果。对于希望对风险进行更明确评估的人,可以通过评估母体游离 DNA 进行第二次筛查,其灵敏性为 99%,假阳性率为 1%。在孕早期晚期,在绒毛膜和羊膜融合之前,最常见的诊断性检查是绒毛膜绒毛取样直接评估核型。比较基因组杂交(CGH)研究也可以同时鉴别亚染色体异常。在妊娠中后期,一旦羊膜和绒毛膜融合,就可以进行羊膜穿刺术以获得用于核型分析的胎儿细胞。如果诊断性检测不能排除非整倍体,则应在妊娠中期通过详细的系统结构筛查和胎儿超声心动图进行密切随诊的超声监测[3]。关于非整倍体筛查的详细情况见第 8 章。

鼻骨

鼻骨缺失(NB)被认为是非整倍体的软指标。软指标是一种与胎儿异常情况相关超声检查表现,但不能诊断胎儿异常[31]。在正中矢状切面,NB 被视为一条比皮肤回声更强的亮线(图 9.10)。在胎龄为 13 —

13^{+5} 周时,最好采用 CRL 在 65～84 mm 评估 NB 情况[32]。测量鼻骨的标准见表 9.7。

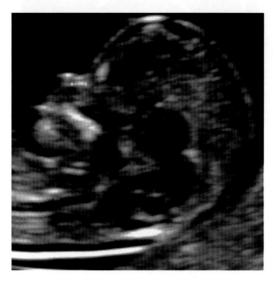

图 9.10　鼻骨

高回声鼻尖和皮肤可见,下方可见正常的鼻骨。在这幅图中,声束是垂直鼻骨的。注意:矩形硬腭为鼻骨下方的标志。

表 9.7　鼻骨(NB)测量指南[a]

- 从妊娠 $11-13^{+6}$ 周测量
- 胎儿头部、颈部和胸部应占据整个图像
- 正中矢状切面测量
  应可见鼻尖回声
  显示第三和第四脑室
  应该显示矩形腭
- 角度与胎儿侧面形成 45°
- NB 的亮度≥覆盖皮肤的亮度

[a] 摘自胎儿医学基金会。

NB 发育不良或缺失与 21-三体相关。一篇研究回顾了 9 项不同研究中的 35 000 多项 NB 检查,结果显示 65% 的 21-三体胎儿中没有 NB,只有 0.8% 的染色体正常胎儿中没有 NB[33]。在妊娠中期,该标志物的预测性降低,30%～40% 的 21-三体胎儿和 0.3%～0.7% 的染色体正常胎儿出现 NB

缺失[34]。

不同的 NB 观察方法产生了不同的结果。一些人将 NB 分类为"存在"或"缺失",而另一些人测量 NB 并报告其是否发育不良。在妊娠中期,30%～40% 的 21-三体胎儿和 0.3%～0.7% 的染色体正常胎儿出现 NB 缺失。通过将 NB 发育不良或缺失作为一类,50%～60% 的 21-三体胎儿和 6%～7% 的染色体正常胎儿中发现这种情况[34]。判定 NB 发育不良的其他方法包括绝对临界值<2.5mm,胎龄相关临界值<2.5% 或<5%,BPD/NB 或胎龄中位数倍数<0.75MoM 为异常 NB 的临界值[35,36]。

值得注意的是,NB 的外观存在自然变化。妊娠 13 周时或之前 NB 缺失可能是骨化延迟的结果,而不是缺失或发育不良[37]。同样,鼻骨存在及大小也存在种族差异。在 Cicero 等的一项研究中,白种人女性 21-三体 NB 缺失的可能性比非洲-加勒比女性高[38](可能性比为 31∶9)。这些变异说明了 NB 的评估不应单独用于 21-三体的诊断。与此相反,它与孕早期血清筛查和 NT 测量结合使用,使得三倍体检出率提高到 90%,远高于早期联合筛查检出率 85% 的水平[39]。

其他生物特征测量

在妊娠中期,还使用了其他 4 种生物测量指标来估计胎龄或胎儿体重。这些指标包括双顶径(BPD)、头围(HC)、腹围(AC)和股骨长度(FL)。通常在妊娠 14 周开始,4 个指标结合起来评估胎龄和估测胎儿体重,但在妊娠早期,这些指标仍有一定的实用性。

当 CRL 测量可能不太准确时,BPD 的测量在妊娠早期的后期很有用[18]。CRL 准确性的降低可能是由于胚胎或胎儿姿势的改变导致 CRL 测量不准确。类似地,头围也可用在这种情况下使用[40]。

BPD 与预期大小不一致也可能是胎儿异常的一个指标。有两项研究报道,BPD 第 5～10 个百分位数可能与开放性脊柱裂有关[41,42]。

到妊娠 10 周,可以识别和测量股骨。它的测量通常在妊娠 20 周前,误差<1 周[40]。这使其成为快速评估胎龄的理想指标,但必须仔细测量,才能获得准确的测量结果。近端应显示股骨头或大转子,远端应能看到股骨髁,测量应仅包括长骨骨化部分[43]。众所周知,各族裔群体之间存在一些正常的差异,所以这一指标不应简单地进行评估。小于第 5 百分位数的 FL 也可能是非整倍体的标记物(如 21-三体),或胎儿骨发育不良或早期生长受限的早期指标[44,45]。

总结

孕早期的胎儿生物学测量非常重要,因为这是我们对妊娠健康状况的第一次评估。它可以提供有关胎儿畸形和非整倍体风险的线索。了解正常和异常测量可以使临床医师准确地评估早期妊娠的异常情况,并就生理和病理结果向患者提供咨询。

教学要点

- 孕囊是宫内妊娠的超声最早的发现。
- 孕早期超声评估有助于识别异位妊娠。
- 发育不良的 GS 和 CRL 与妊娠失败相关。
- 孕早期超声测量 CRL 是确定胎龄和 EDC 最准确的方法。
- 测量妊娠 10—14 周的 NT 厚度,结合血清标志物,可用于胎儿非整倍体的风险评估。

参 考 文 献

[1] Abuhamad A, editor. Ultrasound in obstetrics and gynecology: a practical approach. 2014. http://www.evms.edu/education/centers_institutes_departments/obstetrics_gynecology/ultrasound_ebook/.

[2] American Institute of Ultrasound in Medicine. AIUM practice guideline for the performance of obstetric ultrasound examinations. 2013. http://www.aium.org/resources/guidelines/obstetric.pdf. Accessed 22 Jan 2015.

[3] Simpson L. First trimester cystic hygroma and increased nuchal translucency. Waltham, MA: UpTo Date; 2014 [updated 30 Dec 2014; cited 22 Jan 2015].

[4] Laing FC, Frates MC. Ultrasonography in obstetrics and gynecology. In: Callen PW, editor. Sonographic determination of menstrual age. Ultrasonography in obstetrics and gynecology. 4th ed. Philadelphia, PA: WB Saunders Co.; 2000.

[5] Bradley WG, Fiske CE, Filly RA. The double sac sign of early intrauterine pregnancy: use in exclusion of ectopic pregnancy. Radiology. 1982;143(1):223-6.

[6] Doubilet PM, Benson CB. Double sac sign and intradecidual sign in early pregnancy: interobserver reliability and frequency of occurrence. J Ultrasound Med. 2013;32(7):1207-14.

[7] Bree RL, Edwards M, Bohm-Velez M, Beyler S, Roberts J, Mendelson EB. Transvaginal sonography in the evaluation of normal early pregnancy: correlation with HCG level. AJR Am J Roentgenol. 1989;153(1):75-9.

[8] Tan S, Pektas MK, Arslan H. Sonographic evaluation of the yolk sac. J Ultrasound Med. 2012;31(1):87-95.

[9] Makikallio K, Tekay A, Jouppila P. Yolk sac and umbilicoplacental hemodynamics during early human embryonic development. Ultra-

sound Obstet Gynecol. 1999;14(3):175-9.

[10] Stampone C, Nicotra M, Muttinelli C, Cosmi EV. Transvaginal sonography of the yolk sac in normal and abnormal pregnancy. J Clin Ultrasound. 1996;24(1):3-9.

[11] Jauniaux E, Jurkovic D, Henriet Y, Rodesch F, Hustin J. Development of the secondary human yolk sac:correlation of sonographic and anatomical features. Hum Reprod. 1991; 6 (8):1160-6.

[12] Doubilet PM, Benson CB, Bourne T, Blaivas M, Society of Radiologists in Ultrasound Multispecialty Panel on Early First Trimester Diagnosis of M, Exclusion of a Viable Intrauterine P, et al. Diagnostic criteria for nonviable pregnancy early in the first trimester. N Engl J Med. 2013;369(15):1443-51.

[13] Tan S, Ipek A, Pektas MK, Arifoglu M, Teber MA, Karaoglanoglu M. Irregular yolk sac shape:is it really associated with an increased risk of spontaneous abortion? J Ultrasound Med. 2011;30(1):31-6.

[14] Salomon LJ, Alfi revic Z, Bilardo CM, Chalouhi GE, Ghi T, Kagan KO, et al. ISUOG practice guidelines: performance of first-trimester fetal ultrasound scan. Ultrasound Obstet Gynecol. 2013;41(1):102-13.

[15] Robinson HP. Sonar measurement of fetal crown-rump length as means of assessing maturity in first trimester of pregnancy. Br Med J. 1973;4(5883):28-31.

[16] Pexsters A, Luts J, Van Schoubroeck D, Bottomley C, Van Calster B, Van Huffel S, et al. Clinical implications of intra-and interobserver reproducibility of transvaginal sonographic measurement of gestational sac and crown-rump length at 6-9 weeks' gestation. Ultrasound Obstet Gynecol. 2011; 38 (5): 510-5.

[17] Papageorghiou AT, Kennedy SH, Salomon LJ, Ohuma EO, Cheikh Ismail L, Barros FC, et al. International standards for early fetal size and pregnancy dating based on ultrasound measurement of crown-rump length in the first trimester of pregnancy. Ultrasound Obstet Gynecol. 2014;44(6):641-8.

[18] Goldstein SR, Wolfson R. Endovaginal ultrasonographic measurement of early embryonic size as a means of assessing gestational age. J Ultrasound Med. 1994;13(1):27-31.

[19] MacGregor SN, Tamura RK, Sabbagha RE, Minogue JP, Gibson ME, Hoffman DI. Underestimation of gestational age by conventional crown-rump length dating curves. Obstet Gynecol. 1987;70(3 Pt 1):344-8.

[20] Hadlock FP, Shah YP, Kanon DJ, Lindsey JV. Fetal crown-rump length:reevaluation of relation to menstrual age (5-18 weeks) with high-resolution real-time US. Radiology. 1992;182(2):501-5.

[21] American College of Obstetricians and Gynecologists. Method for estimating due date. Committee opinion no. 611. Obstet Gynecol. 2014;124(4):863-6.

[22] Reddy UM, Abuhamad AZ, Levine D, Saade GR, Fetal Imaging Workshop Invited P. Fetal imaging:executive summary of a joint Eunice Kennedy Shriver National Institute of Child Health and Human Development, Society for Maternal-Fetal Medicine, American Institute of Ultrasound in Medicine, American College of Obstetricians and Gynecologists, American College of Radiology, Society for Pediatric Radiology, and Society of Radiologists in Ultrasound Fetal Imaging Workshop. J Ultrasound Med. 2014;33(5):745-57.

[23] Nicolaides KH, Azar G, Byrne D, Mansur C, Marks K. Fetal nuchal translucency:ultrasound screening for chromosomal defects in first trimester of pregnancy. BMJ. 1992;304 (6831):867-9.

[24] Reddy UM, Mennuti MT. Incorporating first-trimester Down syndrome studies into prenatal screening:executive summary of the National Institute of Child Health and Human Development workshop. Obstet Gynecol. 2006;107

(1):167-73.

[25] Wald NJ，Hackshaw AK. Combining ultrasound and biochemistry in first-trimester screening for Down's syndrome. Prenat Diagn. 1997;17(9):821-9.

[26] Cleary-Goldman J，D'Alton ME，Berkowitz RL. Prenatal diagnosis and multiple pregnancy. Semin Perinatol. 2005;29(5):312-20.

[27] Bekker MN，Haak MC，Rekoert-Hollander M，Twisk J，Van Vugt JM. Increased nuchal translucency and distended jugular lymphatic sacs on first-trimester ultra-sound. Ultrasound Obstet Gynecol. 2005;25(3):239-45.

[28] Haak MC，Twisk JW，Bartelings MM，Gittenberger-de Groot AC，van Vugt JM. Ductus venosus flow velocities in relation to the cardiac defects in first-trimester fetuses with enlarged nuchal translucency. Am J Obstet Gynecol. 2003;188(3):727-33.

[29] Haak MC，Twisk JW，Bartelings MM，Gittenberger-de Groot AC，van Vugt JM. First-trimester fetuses with increased nuchal translucency do not show altered intracardiac flow velocities. Ultrasound Obstet Gynecol. 2005;25(3):246-52.

[30] Malone FD，Ball RH，Nyberg DA，Comstock CH，Saade GR，Berkowitz RL，et al. First-trimester septated cystic hygroma:prevalence，natural history，and pediatric outcome. Obstet Gynecol. 2005;106(2):288-94.

[31] Morris JK，Wald NJ，Watt HC. Fetal loss in Down syndrome pregnancies. Prenat Diagn. 1999;19(2):142-5.

[32] Ville Y. What is the role of fetal nasal bone examination in the assessment of risk for trisomy 21 in clinical practice? Am J Obstet Gynecol. 2006;195(1):1-3.

[33] Rosen T，D'Alton ME，Platt LD，Wapner R，Nuchal Translucency Oversight Committee MFMF. First-trimester ultrasound assessment of the nasal bone to screen for aneuploidy. Obstet Gynecol. 2007;110 (2 Pt 1):399-404.

[34] Moreno-Cid M，Rubio-Lorente A，Rodriguez MJ，Bueno-Pacheco G，Tenias JM，Roman-Ortiz C，et al. Systematic review and meta-analysis of performance of second-trimester nasal bone assessment in detection of fetuses with Down syndrome. Ultrasound Obstet Gynecol. 2014;43(3):247-53.

[35] Cicero S，Sonek JD，McKenna DS，Croom CS，Johnson L，Nicolaides KH. Nasal bone hypoplasia in trisomy 21 at 15-22 weeks' gestation. Ultrasound Obstet Gynecol. 2003;21(1):15-8.

[36] Odibo AO，Sehdev HM，Stamilio DM，Cahill A，Dunn L，Macones GA. Defining nasal bone hypoplasia in second-trimester Down syndrome screening:does the use of multiples of the median improve screening efficacy? Am J Obstet Gynecol. 2007;197(4):361.

[37] Benacerraf B. Sonographic findings associated with fetal aneuploidy. Waltham，MA:UpToDate;2014 [updated 10 Sep 2014;cited 22 Jan 2015].

[38] Cicero S，Rembouskos G，Vandecruys H，Hogg M，Nicolaides KH. Likelihood ratio for trisomy 21 in fetuses with absent nasal bone at the 11-14-week scan. Ultrasound Obstet Gynecol. 2004;23(3):218-23.

[39] Cicero S，Avgidou K，Rembouskos G，Kagan KO，Nicolaides KH. Nasal bone in first-trimester screening for trisomy 21. Am J Obstet Gynecol. 2006;195(1):109-14.

[40] Filly RA. Sonographic determination of menstrual age. In:Callen PW，editor. Ultrasonography in obstetrics and gynecology. 4th ed. Philadelphia，PA:WB Saunders Co. ;2000.

[41] Karl K，Benoit B，Entezami M，Heling KS，Chaoui R. Small biparietal diameter in fetuses with spina bifida on 11-13-week and mid-gestation ultrasound. Ultrasound Obstet Gynecol. 2012;40(2):140-4.

[42] Khalil A，Coates A，Papageorghiou A，Bhide A，Thilaganathan B. Biparietal diameter at 11-13 weeks' gestation in fetuses with open spina bifida. Ultrasound Obstet Gynecol.

2013;42(4):409-15.

[43] Goldstein RB, Filly RA, Simpson G. Pitfalls in femur length measurements. J Ultrasound Med. 1987;6(4):203-7.

[44] Papageorghiou AT, Fratelli N, Leslie K, Bhide A, Thilaganathan B. Outcome of fetuses with antenatally diagnosed short femur.

Ultrasound Obstet Gynecol. 2008; 31 (5): 507-11.

[45] Weisz B, David AL, Chitty L, Peebles D, Pandya P, Patel P, et al. Association of isolated short femur in the mid-trimester fetus with perinatal outcome. Ultrasound Obstet Gynecol. 2008;31(5):512-6.

第 10 章

阈值、临界值与"新规定"

James M. Shwayder

引言

经阴道超声(TVS)显著改善了早期妊娠评估。随着分辨率和成像能力的提高,对早期妊娠胚胎发育的了解也进一步提高。随着认识水平的巨大变化,对阈值水平、临界值及确定早期妊娠失败都需要重新评估。

阈值

阈值指检测到正常宫内妊娠(IUP)的最低 hCG 水平。2013 年,Connolly 等在一篇文章中重新评估了阈值[1]。此前,有报道称阈值范围是 500~1000 mU/ml。Connolly 报道在 hCG 为 390 mU/ml 时有 99% 的患者可检测到孕囊(图 10.1)。因此,正常 IUP 的诊断比之前预设的更早。然而,这种改进的能力取决于超声设备的先进性、探头的频率、子宫位置、患者的盆腔情况及检查者的经验和能力。大多数现代设备都配有合适频率的阴式探头,可用于检测早早孕。但是,在水平位子宫或多发肌瘤的子宫中检测到早早孕可能相当困难。患者的盆腔情况也会影响骨盆解剖结构的充分显露。如果超声检查不能解释或阐明患者的临床情况,通常推荐超声专家应用更先进设备进行会诊。注意一点:这些指南不适用于接受过辅助生殖技术的多胎妊娠患者。

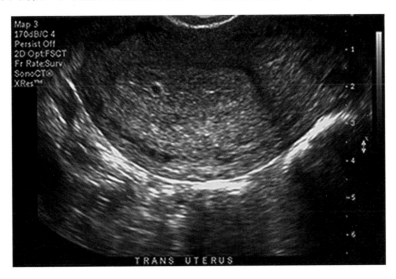

图 10.1　hCG＝420 mU/ml 的早期孕囊

临界值

临界值指 hCG 水平,高于该值时,所有正常宫内妊娠都应该可以看到。一项早期研究显示,在使用经腹超声时提倡临界值为 6500 mU/ml[2]。显然,经阴道超声彻底改变了早期妊娠评估。1987 年 Nyberg 等报道说,TVS 可以相对较为早期地发现宫内妊娠,临界值为 1800 mU/ml(第三个国际标准)[3]。随着设备的改进,大多数中心的临界值在 1000~1500 mU/ml。随着异位妊娠医学诊治的增多,临界值变得越来越重要。不幸的是,越来越多的早期 IUPs 被误诊为宫外孕而使用甲氨蝶呤治疗,因为当 hCG 高于临界值时,没有宫内孕囊。这显然有医学和法律上的双重意义[4]。2011 年,Doubilet 和 Benson 在一篇论文中对之前临界值的可靠性提出了质疑[5]。这项回顾性研究评估了 202 名患者的 hCG 水平,持续时间超过 10 年,患者在同一天接受 TVS 和 β-hCG 检查,在初期研究中未见宫内囊性回声,随后发现存在宫内妊娠,伴有胚胎心管

搏动。研究发现,10.4% 的此类妊娠 hCG＞1500 mU/ml,4.5% 的 hCG 高于 2000 mU/ml(图 10.2)。这就要求医学界重新评估目前的 hCG 临界值。2013 年,Connolly 等报道了 651 例已知宫内妊娠的患者的情况,这些患者在间隔 6 小时内接受 TVS 和 β-hCG 检查。他们评估了与 hCG 水平相关的 99% 的初始超声检查结果(表 10.1)。确定了临界值为 3510 mU/ml,远远高于之前提出的临界值。据估计,hCG 高于 2000 mU/ml 且未见孕囊的妇女更有可能发生不能存活的宫内妊娠(65%)而不是异位妊娠(33%),其余的(2%)是可存活的宫内妊娠。因此,对于不明部位妊娠[6],hCG 水平超过 2000 mU/ml 且血流动力学正常的患者,推荐进行观察和随访,直到明确临床诊断(图 10.3)[7,8]。

表 10.1　99% 宫内妊娠的阈值和临界值[1]

hCG(mU/ml)	孕囊	卵黄囊	胚胎
阈值	390	1094	1394
临界值	3510	17 716	47 685

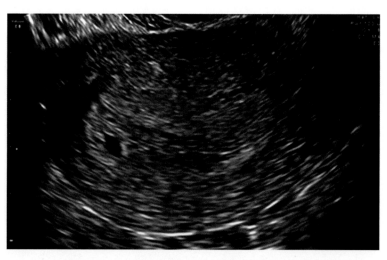

图 10.2　当 hCG＝1570 mU/ml 时,最终可见孕囊

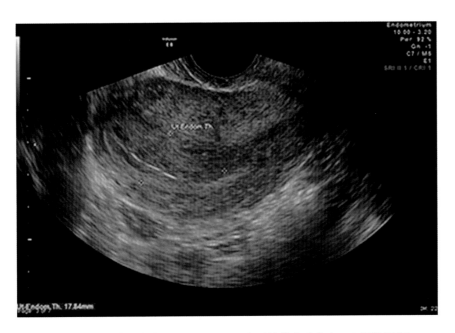

图 10.3　不明部位妊娠,hCG＝3810 mU/ml(最终患者存在 IUP 双胎妊娠)

关于早期妊娠失败的"新规定"

正常宫内妊娠中可见的几个发育时间表,包括 5 周时出现宫内孕囊;5.5 周时出现卵黄囊,6－6.5 周时出现胚胎和心管搏动[9,10]。如果没有达到这些时间表,则认为存在早期妊娠失败。在测量平均孕囊直径和头臀长度时,观察者间和观察者内部存在显著差异(±18.78%)[11]。因此,当前基于超声评估不能存活的妊娠的定义存在公认的局限性[12]。Abdallah 等评估了 1060 名妇女,这些人存在存活能力未知的宫内妊娠,在 11－14 周扫查时,473 名(44.6%)宫内妊娠仍然存活,55.4%停止发育。使用平均孕囊直径(MSD)的传统截断值 16mm,诊断无法存活的妊娠的假阳性率为 4.4%。当 MSD≥20mm 时,这一比率下降到 0.5%;当 MSD≥21mm 时,不存在假阳性。考虑到本身的可变性,建议 MSD 的截断值≥25mm,此水平上不会出现假阳性

(图 10.4)。头臀长度(CRL)＝4 或 5mm 的胎儿心管搏动缺失的假阳性率为 8.3%。CRL 截断值为 5.3mm 时,没有出现假阳性结果。考虑到本身的可变性,建议使用 CRL≥7mm 作为判定不能存活妊娠的临界值(图 10.5)。对于血流动力学良好的患者,如果不需要更严格的截止值,建议在 7 天内进行重复超声检查。

2013 年,召开了一个关于早期妊娠诊断的多学科小组会议,回顾文献并提出进一步建议[7]。其目标是消除早期妊娠失败的假阳性结果,防止干预早期可存活的宫内妊娠。他们的研究结果与 Abdallah 的相似,推荐不能存活的妊娠的截断值:无胚胎时 MSD≥25mm,无心管搏动的胚胎头臀长度为 7.0mm,以此来定义不能存活的胚胎。此外,诊断妊娠失败的超声检查结果包括:孕囊内显示卵黄囊≥11 天后未见有心管搏动的胚胎,或显示孕囊≥14 天后未见卵黄囊(表 10.2;图 10.6)。还建立了妊娠失败的疑似标准,而非诊断标准(表 10.3)。

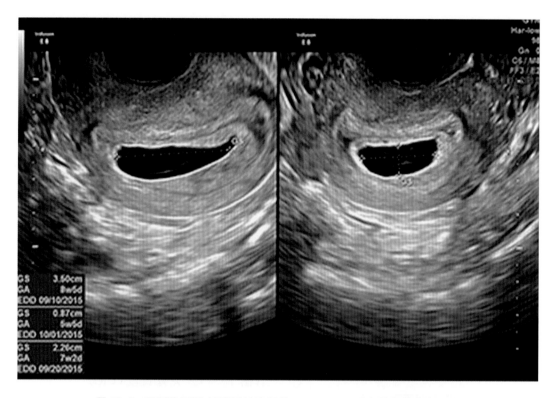

图 10.4 　无胚胎妊娠，孕囊平均直径为 22mm，14 天后未见卵黄囊或胚胎

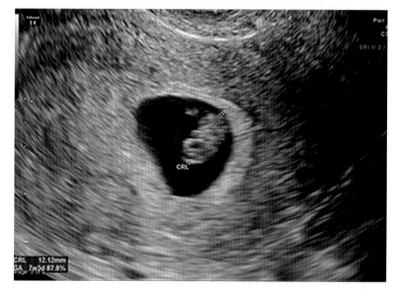

图 10.5 　无法存活的妊娠

CRL＝12.2 mm，初始评估时无心管搏动。

表 10.2 妊娠失败的超声诊断[7]

- 头臀长度≥7mm,无心管搏动
- 平均孕囊直径≥25mm,无胚胎
- 超声检查显示孕囊内可见卵黄囊后≥11 天,无胚胎心管搏动
- 超声检查显示孕囊内未见卵黄囊后≥14 天,无胚胎心管搏动

表 10.3 疑似妊娠失败的超声检查结果[7]

- 头臀长度<7mm,无管搏动
- 平均孕囊直径为 16～24mm,无胚胎
- 超声显示孕囊内可见卵黄囊后 7～10 天,无胚胎心管搏动
- 超声显示孕囊内未见卵黄囊后 7～13 天,无胚胎心管搏动
- 末次月经后>6 周无胚胎
- 未见胚胎的空羊膜囊
- 卵黄囊增大(>7mm)
- 与胚胎大小相近的小孕囊
  - 定义是 MSD 和 CRL 之间的差值<5mm

总结

经阴道超声检查可以显著改善早期妊娠的评估。最近的研究改变了对早期宫内妊娠和早期妊娠失败相关超声检查结果的认识。采用这些修订后的指南,可减少甲氨蝶呤对误诊异位妊娠的不当治疗,避免干预可存活的早期宫内妊娠。

教学要点

- 初次显示宫内妊娠的 hCG 阈值范围为 390～1000 mU/ml。
- 宫内妊娠的临界值(即所有宫内妊娠均可见孕囊的 hCG 水平)高于先前公认的数值。建议将 hCG 的临界值提高到至少 3000 mU/ml。
- 多胎妊娠时,hCG 的临界值更高。因此,接受过辅助生殖技术的患者怀孕时应格外小心。

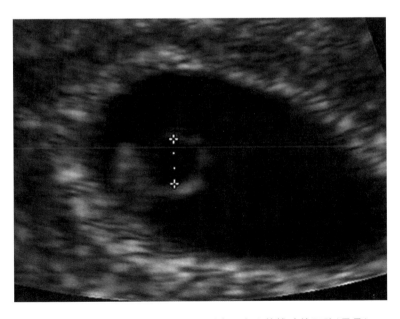

图 10.6 可见卵黄囊无胚胎 10 天后出现有心管搏动的胚胎(星号)

• 确认妊娠失败的表现包括：
- 头臀长度≥7mm，无胚胎心管搏动。
- 平均孕囊直径≥25mm，无胚胎。
- 超声检查显示孕囊内无卵黄囊后≥2周，无心管搏动的胚胎。
- 超声检查显示孕囊内可见卵黄囊后11天，无心管搏动的胚胎。

参 考 文 献

[1] Connolly A，Ryan DH，Stuebe AM，Wolfe HM. Reevaluation of discriminatory and threshold levels for serum β-hCG in early pregnancy. Obstet Gynecol. 2013;121(1):65-70. doi:10.1097/AOG.0b013e318278f421.

[2] Kadar N，DeVore G，Romero R. Discriminatory hCG zone:its use in the sonographic evaluation for ectopic pregnancy. Obstet Gynecol. 1981;58(2):156-61.

[3] Nyberg DA，Mack LA，Laing FC，Patten RM. Distinguishing normal from abnormal gestational sac growth in early pregnancy. J Ultrasound Med. 1987;6(1):23-7.

[4] Shwayder JM. Waiting for the tide to change:reducing risk in the turbulent sea of liability. Obstet Gynecol. 2010;116(1):8-15.

[5] Doubilet PM，Benson CB. Further evidence against the reliability of the human chorionic gonadotropin discriminatory level. J Ultrasound Med. 2011;30(12):1637-42.

[6] Barnhart K，van Mello NM，Bourne T，Kirk E，Van Calster B，Bottomley C，et al. Pregnancy of unknown location:a consensus statement of nomenclature，definitions，and outcome. Fertil Steril. 2011;95(3):857-66.

[7] Doubilet PM，Benson CB，Bourne T，Blaivas M. Diagnostic criteria for nonviable pregnancy early in the first trimester. N Engl J Med. 2013;15:1443-51.

[8] Barbieri RL. Stop using the hCG discriminatory zone of 1,500 to 2,000 mIU/mL to guide intervention during early pregnancy. OBG Manage. 2015;27(1):8-12.

[9] Goldstein I，Zimmer E，Tamir A，Peretz B，Paldi E. Evaluation of normal gestational sac growth:appearance of embryonic heartbeat and embryo body movements using the transvaginal technique. Obstet Gynecol. 1991;77(6):885-8.

[10] Goldstein SR. Early pregnancy:Normal and abnormal. Semin Reprod Med. 2008;26:277-84.

[11] Pexsters A，Luts J，Van Schoubroeck D，Bottomley C，Van Calster B，Van Huffel S，et al. Clinical implications of intra-and interobserver reproducibility of transvaginal sonographic measurement of gestational sac and crown-rump length at 6-9 weeks' gestation. Ultrasound Obstet Gynecol. 2011;38(5):510-5.

[12] Abdallah Y，Daemen A，Kirk E，Pexsters A，Naji O，Stalder C，et al. Limitations of current definitions of miscarriage using mean gestational sac diameter and crown-rump length measurements:a multicenter observational study. Ultrasound Obstet Gynecol. 2011;38(5):497-502.

第 11 章

孕早期的胎儿心脏

Edgar Hernandez-Andrade and Manasi S. Patwardhan

引言

先天性心脏病是最常见的胎儿结构异常,可以是孤立,也可以合并其他胎儿解剖缺陷[1,2]。先天性心脏病与染色体异常和遗传综合征密切相关,可显著改变受影响胎儿的临床监测计划和围产期结局[3-7]。大多数心脏缺陷可在妊娠早期发现,而有些可能在妊娠后期出现。文献报道,主要心脏缺陷的患病率从3‰到12‰不等[8,9]。这种患病率差异主要是由于不同研究中包含了微小缺陷的数量[10]。在超声心动图时代之前,报道的活产儿中发病率为5‰~8‰。更好的成像方法和技术能够更准确地检测轻微心脏缺陷;因此,目前估计活产儿先天性心脏病的患病率为8‰~12‰,先天性心脏病类型有一些微小的地域差异[1]。

心脏发育的基本概念

胎儿心脏发育始于妊娠23-25天,此时胚胎长2mm;大约在妊娠46天完成发育,大部分心脏结构形成,此时胚胎长17mm。有些结构如房室间隔,在妊娠后期完成发育。妊娠23天左右,胎儿心脏开始收缩。胎儿心脏发育过程中有4个主要过程:①心导管的形成;②心襻形成;③圆锥干的形成;④心腔间隔的形成。在每一个过程中,都可能产生

特定的心脏缺陷[11-13]。

在妊娠23-25天(2mm胚胎)时,血管生成细胞聚集成簇,称为血岛,在胚胎的前部形成一个血管丛。这些簇产生两个原始的心导管,随后融合形成球室管;原始心室和流出道起源于这种结构。在这个阶段,主动脉囊和主动脉弓开始发育,心襻形成过程是从心导管向胚胎的前部和右侧弯曲而开始的。在此阶段产生的主要心脏缺陷之一是大动脉转位。

在妊娠第28天(3mm胚胎),早期胚胎心室起源于位于心导管左室外侧边缘附近的憩室。这些憩室穿透心肌,增加了心肌厚度,形成多个小梁,形成原始左心室。心球分为三部分:近端1/3形成原始右心室;中间1/3形成心脏圆锥和心室流出道部分;最后1/3形成主动脉和肺动脉根部或原始动脉干。原始心房、原发房间隔和继发房间隔的形成,以及分隔的过程在此阶段开始。这一时期可能出现的心脏缺陷包括单心室、右心室双入口和右室双出口、房间隔缺损和永存动脉干。

在妊娠第29-30天(4~5mm胚胎),静脉窦和冠状窦形成,心脏的外部形状类似于一个四腔结构。在此期间可能发生的心脏缺陷包括:永存左上腔静脉、法洛四联症和室间隔缺损。

在妊娠30-32天(5~6mm胚胎),房室管、肺静脉和动脉干间隔形成。在此期间可能发生的心脏缺陷包括:肺静脉异位引流、永

存房室通道、室间隔缺损和主-肺动脉缺损，以及永存动脉干。

在妊娠第 36 天（9mm 胚胎）主动脉瓣形成，在妊娠第 39－40 天（10～12mm 胚胎），房室瓣形成。在此期间可能发生的心脏缺陷包括：二叶式主动脉瓣，主动脉瓣缺如，三尖瓣闭锁，以及 Ebstein 畸形。在妊娠 46 天（17mm 胚胎），主动脉弓发育完成。在此期间可能发生的心脏缺陷包括：双主动脉弓，主动脉弓离断，右位主动脉弓，以及主动脉缩窄。

胎儿先天性缺陷的检测

超声在产科最重要的作用是识别胎儿结构异常[14-17]。尽管超声作为一种成像技术的灵敏度完全取决于操作者的经验和技术技能，但其他因素，如人口统计学、检查时的胎龄、超声设备的类型、怀孕期间进行超声检查的次数也会影响胎儿先天性畸形的检出率。

20 世纪 80 年代初，Allan 等首次提出在妊娠中期对胎儿心脏进行系统评估[18-20]。在此之前，仅在非常特殊的高危条件下及妊娠末期才会检查胎儿心脏[21,22]，这主要局限于超声设备的图像分辨率差，胎儿评估缺乏标准化，先天性心脏病产前诊断不足或缺乏经验。在过去的 30 年里，超声设备的技术进步，最重要的是对操作者的充分培训和胎儿评估标准方案的提出，极大地提高了包括胎儿心脏在内的所有胎儿异常的检出率[23-25]。各种超声专业组织已经提出了系统评价胎儿心脏的指南和达到适当检出率的标准[26,27]。妊娠期评估胎儿心脏的最佳时间是在妊娠22－24 周[28]，而早期心脏检查的最佳时间是在 11－13^{+6} 周[29,30]。尽管如此，有些胎儿心脏异常也可在妊娠后期出现[31-33]。高频超声探头的技术进步，以及 3D 和 4D 超声技术的补充应用也有助于增加对孕早期心脏结构、功能和疾病进展的了解[34-36]。

为什么必须在孕早期扫查胎儿心脏

早期胎儿心脏评估最常见的指征是：家族史或先天性心脏病孕产史[37,38]；孕早期扫查时胎儿心脏图像异常[39]；胎儿先天性心脏缺陷的间接标志物，如颈后透明层增厚[40-42]、静脉导管血流异常[43-46]、三尖瓣反流[47]、淋巴囊肿[48,49]；以及出现其他结构缺陷[50,51]。单绒毛膜双胎妊娠[52]和辅助生殖技术妊娠[53]也可能受益于早期心脏检查，因为这些妊娠有较高的先天性心脏缺陷风险（表 11.1）。可在子宫内治疗的心脏异常，如主动脉狭窄，可从早期心脏检查中获益[54]。对于有先天性心脏病病史的家庭，心脏检查正常可以让他们安心，减轻他们过去经历的压力和焦虑[55]。

表 11.1　与先天性心脏病相关的危险因素

指标	与心脏缺陷的相关性（%）
其他结构异常[103]	21
颈后透明层增厚[104]	7
三尖瓣反流[47]	5.1
先天性心脏病病史[37]	8.7
异常静脉导管[105]	7.5
单绒毛膜双胎[52]	5.5（9.3 在有 TTS 的情况下）
右锁骨下动脉迷走[75]	5.1
辅助生殖技术[53]	4.3
近亲关系[106]	4.4

什么是正常的早期胎儿心脏检查

正常的位置、心脏连接、房室连接、左右对称性和间隔-主动脉连续性的表现是正常早期心脏检查的组成部分[56]。然而，得出胎儿心脏表现正常的结论，还需要评估以下参数。

心胸比

尽管心脏大小随着胎龄的增加而不断增大[57]，但平均心胸面积比在 11－14 周始终保持在 0.20±0.04[58]。

心轴

胚胎发育过程中心襻的复杂过程表现为心轴在 8 周时处于中线，在 12 周后逐渐向左旋转，并在孕早期结束时趋于稳定[59]。患有心脏缺陷的胎儿可能表现出与胎龄相关的心轴异常偏离[60]。Mc Brien 等[59]研究了妊娠 8－15 周期间胎儿心轴的正常变化，在孕早期心轴更倾向于胸部中线，然后随着妊娠的进展向左旋转，心轴从 11 周时的 39°变为 14 周时的 50°。Sinskovskaya 等[60]报道了心轴的正常变化，从妊娠 11 周时的 34.5°到妊娠 13+6 周时的 56.8°，孕早期的异常心轴可能与主动脉缩窄、Ebstein 畸形、大动脉转位和内脏异位有关。该研究组最近的研究表明，在妊娠 11－14+6 周期间 74.1％的先天性心脏缺陷胎儿出现心轴异常[61]。

心脏平面（表 11.2）

Marques Carvalho 等[62]探讨了在妊娠早期通过经阴道超声获得四腔心切面和流出道切面的可行性。在妊娠 11 周时，37％的胎儿获得了三个切面，在妊娠 12 周时，85％的胎儿获得了三个切面。在妊娠 14 周时，100％的胎儿获得了三个切面。妊娠 14 周时检查所需的时间不超过 20 分钟。作者得出结论，在头臀长度超过 64mm 后，获得这三个心脏切面是完全可行的。

表 11.2　妊娠 11－13+6 周早期超声胎儿心脏检查期间胎儿心脏结构显像

	10 周	11 周	12 周	13 周	13+6 周
四腔切面	是	是	是	是	是
流出道	否	否	是	是	是
主动脉和导管弓	否	否	是	是	是
上下腔静脉	否	否	是	是	是
肺静脉	否	否	否	是	是

Carvalho 等[56]建议，在 11－13+6 周时对胎儿心脏进行常规检查，包括以下内容：内脏正位、心脏位置（轴）、正常对称的四腔切面、两个独立的房室瓣、正常的主动脉和肺动脉流出道、两条大小相似的大动脉，主动脉和导管弓存在。作者提到，在妊娠早期可能看不到心脏病变的进展，不能完全排除间隔缺损。Krapp 等[63]报道，在 11－13+6 周的扫查中，96％的胎儿可以看到四腔切面，97％的胎儿可以看到左心室流出道，98％的胎儿可以看到三血管切面，72％的胎儿可以看到主动脉弓，而 23％的病例可以看到肺静脉。Yagel 等[64]提出了以下胎儿心脏检查切面：上腹部、四腔切面、五腔切面、肺动脉分叉、三血管和气管，以及右心室短轴。对于胎儿心脏的详细检查，建议经阴道超声优于经腹部超声。作者报道，98％的胎儿在 11－12 周时获得了所有建议的心脏切面，100％的胎儿在 13－15 周时获得了所有建议的心脏切面。在妊娠 15 周前进行心脏检查时，先天性心脏病的检出率为 64％，在 20－24 周重新评估心脏时，检出率为 17％，先天性心脏病的总检出率为 85％。Khalil 等[65]提出了妊娠早期心脏评估的以下步骤：评估胎儿的位置、胎儿心脏的方位、四腔心可见、三尖瓣和三尖瓣反流的评估、流出道可见，以及主动脉弓和肺动脉弓的识别。Abu-Rustum 等[24]报道了早期胎儿心脏扫查期间心脏结构显像的成功

率：四腔切面（100%）、有/无三尖瓣反流（100%）、大血管交叉（90%）、肺动脉分叉（81%）、三血管切面（55%）、主动脉弓（76%）、上下腔静脉（65%）、静脉导管（99%）。并建议，操作者至少进行 70 次 $11-13^{+6}$ 周时的胎心检查，以获得可靠的经验，获得建议的解剖平面，并花费 10 分钟以上的时间进行胎心评估。

超声检查的操作经验及方法

Allan[66]认为，在比较经阴道和经腹超声检查时，经验和技术是导致先天性心脏病检出率差异的主要因素。经腹检查的成功可归因于儿科心脏病专家参与了扫查过程，而经阴道检查主要由产科医师进行，他们在心脏扫查方面经验有限。她得出的结论是，仅仅获得心脏平面是不够的，还需要有适当的知识来解释图像；提高心脏异常检测的另一个重要因素是提高技术水平，通过调整超声探头的位置或改变孕妇的位置来改进扫查平面[66]。Tegnander 等[67]通过比较具有不同经验水平的操作人员来评估胎儿心脏异常的检测。有 2000 次以上心脏检查经验的超声检查者对先天性心脏病检出率为 52%，相比之下，有 2000 次以下心脏检查经验的超声检查者对先天性心脏病检出率为 32.5%。当分析孤立性先天性心脏病或先天性心脏病伴有相关异常时，这两组超声检查者之间的差异保持不变。作者得出结论，在获得其他心脏解剖平面之前，必须精通观察解读四腔切面和左、右心室流出道切面。他们认为，尽管使用了最先进的超声设备和（或）各种不同超声技术，操作者的经验仍然是提高先天性心脏病检出率的关键因素。

训练有素的操作者可以在妊娠早期获得良好的先天性心脏病检出率。Hartge 等[68]研究了 3521 名孕妇，其中 77 名（2.1%）胎儿患有先天性心脏病。超声扫查由训练有素的操作者进行，使用了最先进的超声设备和高频经阴道探头。在妊娠 $11-13^{+6}$ 周时心脏异常的检出率为 85.7%。在 64.2% 的病例中，只需要经腹超声评估，而其余 35.8% 的病例，需要同时使用经腹超声和经阴道超声评估。作者报道诸如主动脉缩窄、主动脉狭窄导致的左心发育不良和法洛四联症等情况在孕早期可能无法发现。结论是训练有素的操作者和高档超声设备是实现早期妊娠先天性心脏病高检出率的必要条件。

Rasiah 等[69]对妊娠早期胎儿超声心动图的诊断性能进行了系统回顾。他们确定了在三级中心进行的十项研究，质量控制良好，符合纳入标准。妊娠早期胎儿超声心动图诊断先天性心脏缺陷的敏感性为 85%（95% CI，78%～90%），特异性为 99%（95% CI，98%～100%），阳性似然比为 59.6（95% CI，26.5～133.6），阴性似然比为 0.25（95% CI，0.1～0.6）。作者提到，尽管经阴道超声是一种更好的胎儿心脏显像方式，但操作者的培训和经验及高质量的超声设备可以使经腹超声有相同的检出率。

什么时候是进行早期胎儿心脏评估的最佳时间

Carvalho 等[56]认为，除了操作者的经验外，检查时的胎龄是成功评估胎心的一个重要因素。Haak 等[70]报道，在妊娠 11 周时，大约 20% 的胎儿心脏可以成功评估；而在妊娠 13 周时，胎儿心脏评估的成功率增加到 92%。

Smrcek 等[71]研究了妊娠 10-15 周的胎儿，评估以下心脏切面：四腔切面、三血管切面、大动脉的起源和交叉、主动脉和导管弓、上腔静脉和下腔静脉，以及两条以上肺静脉。在妊娠 10 周时，能够识别出除上下腔静脉以外的所有结构，上下腔静脉在 11 周时可见。在妊娠 12-14 周，80% 的胎儿可观察到肺静脉；在妊娠 15 周时，100% 的胎儿可观察到肺静脉。作者报道了心脏缺陷检出率的增加,从妊娠 10 周时的 67％增加到妊娠 15 周时的 100％。在妊娠 10－13 周,经阴道超声检查优于经腹超声检查;在妊娠 12－14 周期间,经腹超声和经阴道超声的检出率相似;从妊娠 15 周开始,经腹超声优于经阴道超声。在不限制扫描时间的情况下,彩色多普勒和能量多普勒互补使用,可以提高胎儿心脏的最佳显像效果。

Vimpelli 等[72]评估了在孕早期不同周进行心脏检查的可行性。通过获得以下平面:四腔切面,主动脉和肺动脉干的长轴切面,大动脉交叉,主动脉和导管弓切面,所有结构的显示从 11 周时的 43％到 13^{+6} 周时的 62％不等。在 13^{+6} 周时,74％的病例获得了四腔切面。McAuliffe 等[73]评估了由 160 名女性组成的高风险组,主要根据先天性心脏病病史、颈后透明层增厚或扫查颈部时存在非心脏畸形定义高风险。评估了以下心脏参数:四腔切面、心腔对称性、房室瓣、流出道、大动脉交叉,必要时还包括导管和主动脉弓。检查时的平均胎龄为 13.5 周,心脏缺陷的患病率为 12.5％($n=20$)。四腔切面 100％可见,三尖瓣和二尖瓣占 96％,流出道占 95％,主动脉和导管弓占 45％,肺静脉占 16％。在 20 例先天性心脏病胎儿中,14 例(70％)在妊娠早期扫查中被确认;特异性为 98％,阳性预测值(PPV)为 87.5％,阴性预测值(NPV)为 96％。

早期胎儿心脏评估的间接指标

Borrell 等[43]分析了颈后透明层增厚、三尖瓣反流和静脉导管内反向 A 波在染色体正常胎儿心脏缺陷识别中的作用。报道说,在 11－14 周被确诊患有先天性心脏病的胎儿中,40％的胎儿颈后透明层增厚,39％的胎儿有静脉导管内的反向 A 波。

Clur 等[74]报道,颈后透明层增厚、静脉导管异常和三尖瓣反流是与先天性心脏病相关的最常见的心脏外超声表现。他们发现,胎儿染色体正常,但颈后透明层增厚,静脉导管反向 A 波,出现心脏缺陷的患病率为 83％。分析静脉导管的搏动指数,而不是有无心房血流,可能会将胎儿心脏异常的检出率提高到 70％。

Pereira 等[47]研究了 85 例患有严重先天性心脏缺陷的整倍体胎儿,发现在妊娠早期超声筛查中,35.3％的胎儿颈后透明层增厚(＞95％),32.9％的胎儿出现三尖瓣反流,28.2％的胎儿出现静脉导管反向 A 波。事实上,这些标志物中任何一个都可以在 57.6％的心脏缺陷胎儿和 8％的心脏结构正常胎儿中被识别出来。得出结论,这三种标记物提高了孕早期先天性心脏缺陷筛查的效果。

Rembouskos 等[75]认为,右锁骨下动脉迷走与胎儿心脏缺陷之间存在联系。作者研究了 4566 例胎儿,确定了 89 例有右锁骨下动脉迷走,其中 12 例染色体异常。染色体正常的右锁骨下动脉迷走胎儿心脏缺陷发生率为 4/77(5.1％),包括法洛四联症($n=1$)、异常脐静脉($n=1$)和三尖瓣闭锁($n=2$)。作者认为,早期胎儿超声心动图应注意有无右锁骨下动脉迷走。

Sinkovskaya 等[60,61]评估了孕早期心轴测量在检测胎儿主要心脏缺陷中的作用。该研究测量了 11－14^{+6} 周、在三个三级中心证实有先天性心脏缺陷的胎儿的心轴,74.1％的心轴有极度左偏或右偏。该研究中,在检测胎儿主要心脏缺陷时,心轴测量比颈后透明层增厚、三尖瓣反流或静脉导管中反转 A 波更有价值。

临床应用:早期妊娠胎儿心脏成像的实用建议

在胎儿心脏检查之前,操作者必须调整

超声设备的设置。尽管这是一个个体化的步骤,但基本规范有助于提高图像质量。

频率和深度

如果胎儿心脏靠近探头,应选择高频探头。妊娠 11-12 周,胎儿位于探头附近,可使用 9～12 MHz 的经阴道高频超声探头。妊娠 12-13 周,胎儿远离探头时,可使用 5～9 MHz 的探头。如果胎儿靠近母体腹壁,则应用 9MHz 经腹线阵探头;如果胎儿远离母体腹壁,则使用 2～5MHz 或 4～6MHz 探头。在 B 型模式下,应优化设备设置,以获得高帧频、高对比度和高分辨率的图像,同时具有低延迟、单聚焦和相对窄的图像。尽量采用深度调整和放大。谐波成像也可用于改善图像质量,特别是对于产妇腹壁较厚的患者。

扫查平面的识别

在妊娠 11-12 周胎儿处于最佳位置,经阴道超声可提供满意的图像。受子宫和胎儿位置及探头调整的限制,有时可能无法立即获得所需的切面。经阴道长时间检查会使患者感到不适。对于肥胖患者、既往剖宫产或腹部手术的患者,进行胎儿心脏检查应首选经阴道途径。超过 13 周,可使用经腹超声,优点是:可以自由操作探头、变换患者位置和扫查床位置,以获取胎儿心脏切面。此外,还可以延长扫查时间。

检查胎儿心脏的最佳切面是胸部的横切面,心脏显示出心尖,脊柱位于超声屏幕下部。从胎儿头部开始缓慢扫查并保持横切面,可以获得四腔切面、五腔切面、大动脉交叉切面和三血管切面(图11.1)。从四腔切

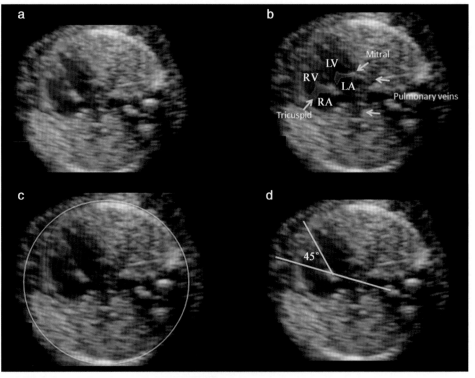

图 11.1　妊娠 13^{+5} 周时胎儿心脏四腔水平的横切面图像

(a)四腔切面;(b)突出显示的解剖结构:左心房、左心室、右心房、右心室。注意肺静脉汇入左心房;(c)心胸比;(d)心轴。Mitral. 二尖瓣;LV. 左心室;LA. 右心房;RV. 右心室;RA. 右心房;Tricuspid. 三尖瓣;Pulmonary veins. 肺静脉。

面顺时针或逆时针旋转超声探头,可以看到两条流出道(图 11.2)。将探头从四腔切面旋转 90°,得到胸腔的矢状面,并轻轻地将探头左右移动,可以观察到主动脉和导管弓,以及下腔静脉和上腔静脉(图 11.3)。彩色方向多普勒有助于评估室间隔的完整性,显示大动脉交叉,并记录主动脉弓内的血流方向(图 11.4)。除非评估胎儿心脏功能,否则在此阶段不需要频谱多普勒。

临床应用:检测心脏异常

先天性心脏病的检出率存在很大差异,受不可变因素影响,如疾病的患病率、是否存在高危超声标志物、先天性心脏病的类型;受可变因素影响,如筛查人群、扫查时的胎龄、操作者经验及使用的超声设备和技术(表 11.3)。

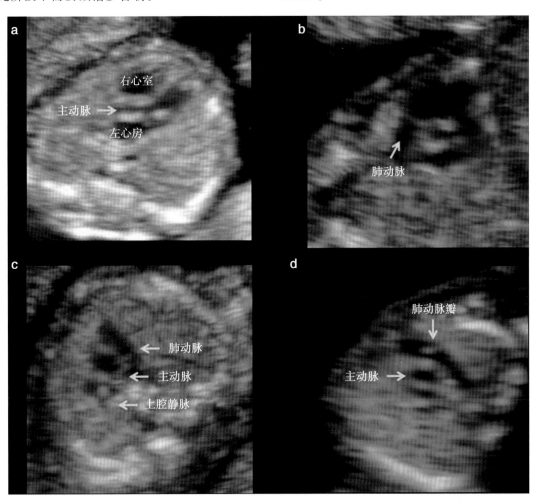

图 11.2 流出道和三血管切面
(a)左室流出道和主动脉(左心房、右心室);(b)从短轴获得的右室流出道和肺动脉瓣;(c)三血管切面;(d)从三血管切面略微倾斜平面获得肺动脉瓣。

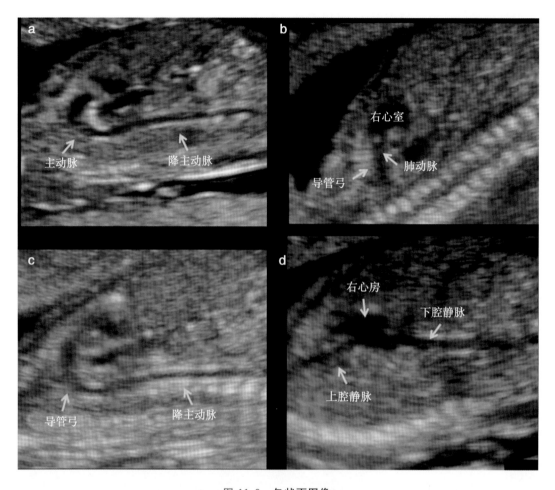

图 11.3 矢状面图像

（a）主动脉弓和降主动脉；（b）肺动脉和导管弓（右心室）；（c）导管弓和降主动脉；（d）下腔静脉和上腔静脉。

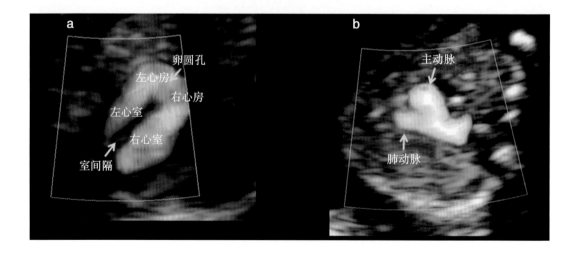

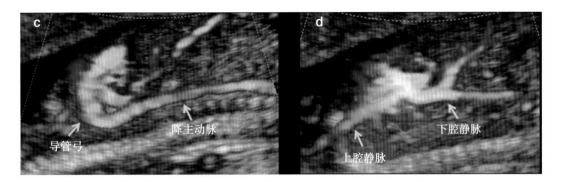

图 11.4　高清彩色方向多普勒

（a）胎儿心脏和室间隔（左心房、左心室、右心房、右心室）的横切面图；（b）主动脉和肺动脉的连接处，血流方向相同；（c）导管弓和降主动脉；（d）下腔静脉和上腔静脉。

表 11.3　早期超声诊断先天性心脏病的效能研究

研究	总数(n)	扫查方式	GA（周）	先天性心脏病患病率[n（%）]	早期检测[n（%）]
Hernadi and Torocsik[107]	3991	TA,TV	11—14	1(0.02)	—
D'Ottavio 等[108]	4078	TV	13—14	12(0.29)	3(25.0)
Bilardo 等[109]	1690	TA	10—14	4(0.23)	—
Hafner 等[110]	4233	TA	10—14	14(0.33)	1(7.1)
Hyett 等[41]	29 154	TA	10—14	43(0.15)	1(2.3)
Schwarzler 等[111]	4523	TA	10—14	9(0.20)	—
Mavrides 等[112]	7339	TA	10—14	24(0.33)	4(16.7)
Michailidis and Economides[113]	6650	TA,TV	10—14	9(0.14)	2(22.2)
Orvos 等[114]	4309	TV	10—13	32(0.74)	—
Taipale 等[115]	4789	TV	10—16	18(0.38)	1(5.6)
Chen 等[116]	1609	TA,TV	12—14	7(0.44)	4(57.1)
Bahado Singh 等[42]	8167	TA	10—14	6(0.07)	—
Bruns 等[117]	3664	?	11—14	9(0.25)	—
Becker and Wegner[29]	3094	TA,TV	11—14	11(0.36)	6(54.5)[a]
Cedergren and Selbing[118]	2708	TA	11—14	3(0.11)	—
Dane 等[119]	1290	TA	11—14	1(0.08)	—
Westin 等[81]	16 260	TA	12—14	29(0.18)	—
Muller 等[120]	4144	TA	10—14	13(0.31)	—
Chen 等[121]	7642	TA	10—14	19(0.25)	7(36.8)
Oztekin 等[122]	1805	TA	11—14	2(0.11)	—
Hildebrand 等[79]	21 189	?	11—14	62(0.29)	0
Syngelaki 等[80]	44 859	TA,TV	11—13	106(0.24)	36(34)

(续　表)

研究	总数(n)	扫查方式	GA(周)	先天性心脏病患病率[n(%)]	早期检测[n(%)]
Volpe 等[76]	4445	TA,TV	11—14	28(0.63)	23(82.1)
Grande 等[123]	13 723	TA,TV	11—14	44(0.32)	25(56.8)
Hartge 等[68]	3521	TA,TV	11—13+6	77(2.1)	66(85.7)
Iliescu 等[77]	5472	TA,TV	12—13+6	30(0.54)	27(90)
Persico 等[83]	886	TA	11—13	100(11.2)	96(96)
Eleftheriades 等[82]	3774	TA	11—13+6	29(0.77)	13(44.8)
Volpe 等[100]	870	TA	11—14	62(0.17)	56(90.3)
Rossi 等[78](系统回顾)	78 002	TA,TV	11—14	418(0.53)	118/224[b](53)

GA. 胎龄；TA. 经腹；TV. 经阴道；[a] 仅包括主要的心脏缺陷；[b]224 例胎儿超声心动图检查。

低风险人群

Volpe 等[76]研究了 4445 例低风险胎儿，其中心脏缺陷患病率为 0.9%（$n=42$），28 例为严重缺陷，14 例为轻微缺陷。共有 39 例在产前确诊，29 例（69%）在妊娠早期检出，10 例（23.8%）在妊娠晚期检出。作者提到，颈后透明层增厚、三尖瓣反流和静脉导管内反向 A 波与胎儿心脏缺陷的发生率较高有关。这些超声标志物应被认为是针对胎儿心脏评估的指征。作者报道了异常的四腔切面对主要心脏缺陷的检出率为 50%（图 11.5 和图 11.6）。

Iliescu 等[77]评估了 5472 名未经选择的患者，并报道了心脏缺陷的患病率为 0.54%（$n=30$）。早期胎儿心脏检查发现 40.6% 的先天性心脏缺陷，其中 75% 为严重缺陷。89% 的轻微心脏缺陷在妊娠晚期发现。作者证实，颈后透明层增厚与胎儿心脏缺陷密切相关；8.68% 的颈后透明层增厚的胎儿有严重的心脏异常，其中 96% 在孕早期心脏扫查中发现。无论胎儿颈后透明层增厚与否，妊娠早期超声心动图都同样能够识别严重先天性心脏病。妊娠早期检查所需时间为 18～52 分钟（中位数为 34 分钟）。

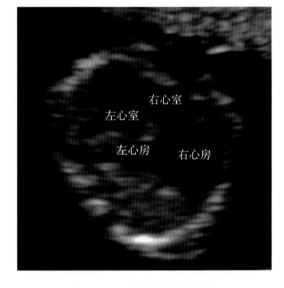

图 11.5　异常四腔切面视图
三尖瓣关闭不全所致的右心房扩张。

Rossi 和 Prefumo[78]对低风险人群妊娠早期的胎心评估进行了系统回顾。在 11—14 周检测先天性心脏缺陷的诊断成功率是 48%（210/418）。增加多普勒超声并不能提高先天性心脏病的检出率。此外，针对高危妊娠的超声心动图能够识别 53% 的心脏异常，在 11—14 周时明显正常的胎心检查并不能排除心脏缺陷。

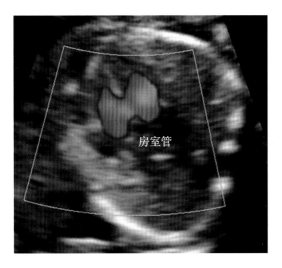

图 11.6　异常四腔切面
房室间隔通道（能量多普勒超声）。

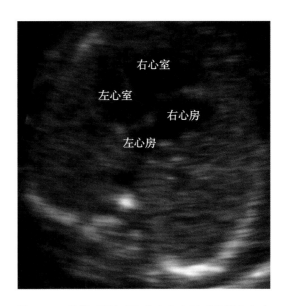

图 11.7　异常四腔切面；心室大小不对称是左心室
发育不全的早期表现

Hildebrand 等[79] 对瑞典南部 21 189 名未经选择的孕妇进行了评估，由受过培训的助产士进行超声扫查。在妊娠早期扫查中未发现先天性心脏异常，妊娠中期超声扫查仅发现 5.3% 的先天性心脏缺陷。作者认为，本研究中操作者缺乏经验和不适用的超声设备大大降低了检出率。

Syngelaki 等[80] 对妊娠 11 − 13^{+6} 周的近 45 000 名患者进行了研究，并报道心脏异常的总体检出率为 34%。特别是发现左心发育不良（图 11.7）、大动脉转位和右心室双出口的检出率为 50%；主动脉缩窄、法洛四联症和房室间隔缺损的检出率为 33%；室间隔缺损、Ebstein 畸形、主动脉和肺动脉狭窄、三尖瓣闭锁和心脏肿瘤的检出率均不高。

同样来自瑞典的 Westin 等[81] 在一项大型多中心研究中，比较了在妊娠 12 − 18 周期间进行的常规胎儿检查中心脏异常的检出率。妊娠 12 周时的检出率为 11%，妊娠 18 周时的检出率为 15%。使用 3.5mm 作为确定颈后透明层增厚的固定截点值，可以显著降低心脏缺陷的检出率。在这项研究中发现，操作者专业知识的差异可能是低检出率

的原因。

Eleftheriades 等[82] 研究了 3774 例胎儿，先天性心脏异常患病率为 0.77%（$n =$ 29），在妊娠早期对胎儿心脏评估可以诊断几乎 45% 的心脏缺陷；48% 是在 20 − 24 周确诊，其余 7% 是在妊娠后期确诊。严重心脏缺陷与颈后透明层增厚之间具有显著相关性，建议在妊娠 11 − 13^{+6} 周时，应将四腔切面的评估作为胎儿常规检查的一部分。

高危人群

Persico 等[83] 评估了 855 名孕妇的胎心，所有孕妇因超声指标异常或胎儿染色体异常引起母体生化标志物变化而接受了绒毛膜取样。其中 100 例疑似有心脏缺陷（54% 为严重病例，46% 为轻微病例）。经腹超声对心脏异常的检出率为 93.1%，先天性心脏缺陷与颈后透明层增厚、三尖瓣反流之间存在高度相关性。

Carvalho 等[84] 报道了 230 名高危孕妇在妊娠早期结束和妊娠中期开始阶段进行针对性心脏检查的诊断效能。胎儿心脏评估的

适应证为：颈后透明层增厚，先天性心脏病家族史，常规超声扫查发现异常。当显示以下结构时，为正常超声表现：内脏正位、心脏位置正常、正常四腔切面、两个独立的房室瓣、正常的主动脉和肺动脉流出道、两条大小相似的大动脉，以及主动脉和导管弓可见。超声扫查主要经腹进行。胎儿心脏共有199例正常和21例异常；10例未能显示清楚。正常199例中，188例获得了围产期结果，其中4例有心脏缺陷（3例室间隔缺损和1例肺动脉狭窄）（图11.8）。在异常21例中，12例有严重心脏缺陷，2例有轻微的心脏缺陷。早期胎儿超声心动图对高危妊娠的诊断准确率为96%，并且颈后透明层增厚、染色体异常和心脏缺陷之间存在高度的相关性。

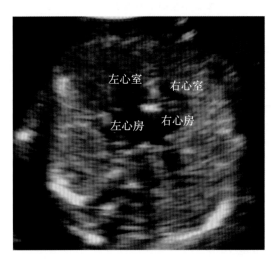

图11.8 异常四腔切面
右心室严重变小，左心室壁厚度增加。

Becker等[29]评估了3094例胎儿，这些胎儿因超声检查异常或颈后透明层增厚继而检查，先天性心脏病患病率为2.8%（$n=86$），其中84.2%在妊娠早期检出。心脏评估包括四腔切面、流出道、肺动脉瓣和主动脉瓣的显像。颈后透明层增厚（>2.5mm）的胎儿心脏缺陷患病率为9.8%，而颈后透明层正常（<2.5mm）的胎儿心脏缺陷患病率

为0.3%。

Smrcek等[85]联合应用2D超声和彩色方向多普勒，研究了来自低风险和高风险人群的2165例胎儿。先天性心脏缺陷的检出率为63.0%（29/46）；在妊娠中期超声扫查中又诊断出9例（19.5%）。心脏检查异常的胎儿，染色体异常的患病率为65.8%；静脉导管异常的患病率为51.2%；颈后透明层增厚的患病率为32.2%。在妊娠11—14周时，无法确定有进展的心脏缺陷，如心肌肥厚、心室发育不全、成纤维细胞增生和主动脉缩窄。

增加其他超声结果提高检测

Axt-Fliedner等[54]报道了1例妊娠11^{+3}周时的患者，四腔切面正常，彩色多普勒显示主动脉瓣流速增高。房室瓣和肺动脉流速正常。妊娠16^{+6}周的随访超声显示左心发育不良，二尖瓣和主动脉瓣无彩色血流。

Bhat等[86]比较了妊娠17周之前（第1组）和之后（第2组）对胎儿法洛四联症的诊断。在早期胎儿心脏检查中可疑法洛四联症的主要表现是向左偏移的四腔切面，存在室间隔缺损，主动脉骑跨，以及大动脉大小的差异。大部分图像在妊娠早期获得。第1组10例胎儿中有7例患有肺动脉狭窄和动脉导管前向血流。其他心脏异常，如下腔静脉离断、双侧上腔静脉、房室间隔缺损和房性二联律也在早期超声扫查中发现。彩色多普勒超声有助于识别流出道。大约50%的早期超声检查经腹扫查就足够了。

Baschat等[87]评估了4例因颈后透明层增厚和心动过缓而被转诊的胎儿。采用M型超声诊断胎儿心脏传导阻滞，4例均存在先天性心脏缺陷；3例在尸检中证实内脏异位。Sciarrone等[88]在早期超声检查中发现了2例整倍体胎儿存在复杂的先天性心脏缺陷，其颈后透明层增厚，胎儿心动过缓。

Lafouge 等[89] 报道了孕早期右位主动脉弓和动脉导管,在三血管气管切面中发现大血管呈镜像。Prefumo 等[90] 报道了 2 例心脏憩室伴大量心包积液的病例。彩色血流和多普勒显示,两例患者心室部的血流呈双向进入心尖部囊袋,并充满心包腔。

补充超声技术

基础 2D 成像是胎儿心脏评估的基石;彩色多普勒和 M 型超声可以提高间隔缺损和心律失常的诊断[87,91]。4D 超声和 STIC(图 11.9)可由同一专家或不同专家离线评估胎儿心脏,以确认/排除先天性心脏缺陷[92]。

时空相关成像

Bennasar 等[93] 评估了妊娠 11－15 周 STIC 容积识别先天性心脏缺陷的可重复性。作者使用经阴道超声,结合彩色方向多普勒和灰阶图像。在 STIC 容积中评估的结构包括:四腔切面、大血管交叉切面、左右流出道切面和三血管切面。四腔切面和流出道切面的显像非常满意。妊娠早期的 STIC 容积可以正确识别 95% 的疑似心脏异常[94]。

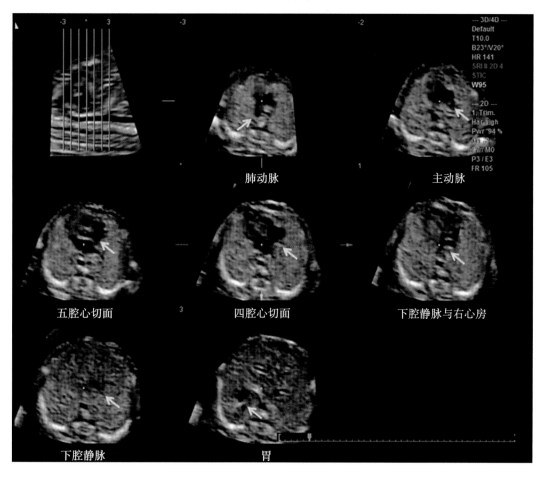

图 11.9　妊娠 14 周时的时空相关成像(STIC)
在显示导管弓和降主动脉的矢状面上,使用断层超声成像生成七个横断面。

Espinoza 等[34]采集了 16 例正常胎儿和 71 例先天性心脏缺陷胎儿的 STIC 容积。操作者在评估 STIC 容积时对临床诊断不知情。结果表明,识别胎儿心脏缺陷的敏感性为 79%,特异性为 90%。结论是获取心脏 STIC 容积并由胎儿心脏专家进行评估可以用来确认或排除心脏缺陷。

Lima 等[95]探讨了彩色多普勒超声和 STIC 容积分析在识别妊娠早期胎儿心脏检查基本切面中的联合价值。作者报道,90.6% 的患者无论是经腹超声还是经阴道超声获得 STIC 容积,这种组合可以识别大多数胎儿心脏平面。Tudorache 等[91]也报道了 STIC 容积在识别妊娠早期胎儿心脏结构方面具有良好的重复性。

Turan 等[96]研究了 STIC 容积在评估妊娠早期胎儿心脏方面的价值。研究表明,在多平面显示胎儿心脏的矢状切面中,高质量的容积成像能清晰地看到胎儿脊柱,并可以观察到胎儿心脏的轻微运动。以下结构可以观察到:四腔切面、降主动脉、心脏大小、心轴、大小相等的两个心房和心室、两个开放的房室瓣、两条大动脉、两条大动脉的交叉且大小适当,以及主动脉弓和导管弓伴有前向血流。所有病例均获得了四腔切面,85% 的病例获得了其余参数。经腹超声检查在 92% 的胎儿中获得了高质量的 STIC 容积。

Vinals 等[92]报道,在怀孕早期采集 STIC 容积,并由一名经验丰富的操作者远程进行解读。结果表明,71%(35/49)的 STIC 容积在 20 分钟内获得,并且操作者之间在识别胎儿心脏结构方面具有良好的一致性。

妊娠早期心功能评估

早期妊娠时,对胎儿心功能的评估可能是提高先天性心脏缺陷识别的一种补充。Clur 等[74]研究了颈后透明层增厚的胎儿在整个妊娠期间心脏功能的变化。评估了心室充盈的多普勒 E 峰和 A 峰、E/A 比率、流出道血流速度、每搏量和心输出量。作者报道两个心室之间心功能参数存在差异,右心室功能占优势。Ninno 等[97]报道了在 11 - 13+6 周期间对三尖瓣的评估,随着妊娠的进展 E 峰和 E/A 比率增加,A 峰变化轻微。

Rozmus-Warcholinska 等[58]报道了妊娠 11 - 13+6 周胎儿心功能参数的正常值。左心室和右心室的 Tei 指数(MPI,或心肌做功指数)存在轻微差异,并且在这期间 Tei 指数的值是稳定的。在同一妊娠期,E/A 比率和 E 峰均有增加,而 A 峰无变化。

Turan 等[98]报道了妊娠早期胎儿心功能参数异常与妊娠前期糖尿病母体高血糖之间的高度相关性。作者发现,左室 E/A 比值降低,左室等容舒张时间延长,左室等容收缩时间缩短,两个心室心肌做功指数延长。

是否必须在 11 - 13+6 周时评估所有患者

Gardiner[99]建议,在妊娠早期进行心脏检查时要谨慎,因为可能会出现假阳性的情况,父母会决定终止结构正常胎儿的妊娠。作者提到,根据高分辨率会阴显微镜(HREM)提供的形态学信息,房室间隔的生长发生在妊娠早期的晚些时候,结构正常的胎儿在妊娠 14 周前可能无法看到二尖瓣和三尖瓣的偏移。结论是,妊娠早期诊断房室间隔缺损有很高的误诊风险。Volpe 等[100]评估了妊娠早期和中期超声心动图在先天性心脏病诊断中的作用,并报道了大量的病例,在妊娠早期认为正常,在妊娠后期发现心脏缺陷(表 11.4)。同样,相当大比例的胎儿心脏检查异常实际上可能心脏结构正常。

表 11.4 妊娠 11－13^{+6} 周早期超声胎儿心脏检查中可识别的先天性心脏缺陷

可以检测到的心脏缺陷	大动脉转位
	右心室双出口
	左心发育不全
可能检测出来的心脏缺陷	主动脉缩窄
	法洛四联症
	房室间隔缺损
	永存动脉干(图 11.10)
不太可能检测到的心脏缺陷	室间隔缺损
	主动脉 Ebstein 坦畸形和肺动脉轻度狭窄
	心脏肿瘤
	心肌肥厚
	弹力纤维增生病
	肺静脉异位引流

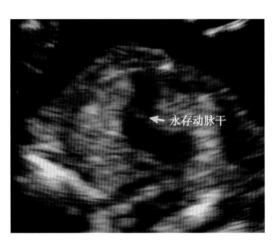

图 11.10 异常流出道:动脉干

安全性

国际妇产科超声学会(ISUOG,2011)的指南建议,在妊娠 11－13^{+6} 周的多普勒检查期间保持热指数(TI)＜1.0。在妊娠早期提倡 ALARA 原则(尽可能低)的主要原因是多普勒超声对胚胎的影响未知[101]。Nemescu 等[102]在 399 次检查中测量了热指数和机械指数(MI),评估了妊娠早期胎儿超声心动图的安全性。从 B 型到彩色血流再到能量多普勒,TI 值有所增加,但始终低于 0.5。在这些设置下获得了满意的多普勒图像。

教学要点

- 应根据技术资源的可用性和操作者的经验,考虑早期评估胎儿心脏作为筛查步骤。
- 经验和培训是早期识别胎儿心脏缺陷的最重要因素;训练有素的操作者可以获得更好的检出率。
- 颈后透明层增厚、三尖瓣反流、静脉导管反转 A 波、右侧锁骨下动脉迷走、心轴异常、水肿、单绒毛双胎、辅助生殖妊娠,以及任何其他胎儿结构缺陷都是早期胎儿心脏超声评估的适应证。
- 妊娠 12 周前,经阴道超声可提供足够的心脏检查图像;从 13 周开始,经腹超声也能提供可靠的心脏图像。
- 四腔切面和流出道切面是最重要的超声图像,可以很好地检出先天性心脏缺陷。
- 几乎所有胎儿在妊娠 12 周时都可以识别出四腔切面和流出道切面。基本和扩展胎儿心脏评估的大部分平面可在妊娠 13 周时获得。
- 其他的超声技术,如彩色方向多普勒和 STIC(时空相关成像)有助于提高妊娠早期先天性心脏缺陷的检出率。

参 考 文 献

[1] Hoffman J. The global burden of congenital heart disease. Cardiovasc J Afr. 2013;24:141-5.

[2] Dolk H, Loane M, Garne E, European Sur-

veillance of Congenital Anomalies Working G. Congenital heart defects in Europe: prevalence and perinatal mortality, 2000 to 2005. Circulation. 2011;123:841-9.

[3] Mogra R, Zidere V, Allan LD. Prenatally detectable congenital heart defects in fetuses with Down syndrome. Ultrasound Obstet Gynecol. 2011;38:320-4.

[4] Kim MA, Lee YS, Yee NH, Choi JS, Choi JY, Seo K. Prevalence of congenital heart defects associated with Down syndrome in Korea. J Korean Med Sci. 2014;29:1544-9.

[5] Berg C, Kaiser C, Bender F, Geipel A, Kohl T, Axt-Fliedner R, et al. Atrioventricular septal defect in the fetus-associated conditions and outcome in 246 cases. Ultraschall Med. 2009;30:25-32.

[6] Roberts AE, Allanson JE, Tartaglia M, Gelb BD. Noonan syndrome. Lancet. 2013; 381: 333-42.

[7] Solomon BD. VACTERL/VATER association. Orphanet J Rare Dis. 2011;6:56.

[8] Axt-Fliedner R, Chiriac A, Gembruch U. First and early second trimester fetal heart scanning. Ultraschall Med. 2009;30:364-75.

[9] Hoffman JI. Incidence of congenital heart disease: II. Prenatal incidence. Pediatr Cardiol. 1995;16:155-65.

[10] Hoffman JI, Kaplan S. The incidence of congenital heart disease. J Am Coll Cardiol. 2002;39:1890-900.

[11] Van Mierop H, Kutsche L. Embryology of the heart. In: Hurst JE, editor. The heart. New York, NY:McGraw-Hill;1986. p. 3-16.

[12] Kirby ML, Waldo K. Cardiac morphogenesis. In: Yagel S, Silverman NH, Gembruch U, editors. Fetal cardiology. London: Martin Dunitz;2003. p. 1-9.

[13] Dudek RW. Cardiac embryology. In: Hess D, Hess W, editors. Fetal echocardiography. New York, NY: Appleton & Lange;1999. p. 1-33.

[14] Romero R, Oyarzun E, Sirtori M, Hobbins JC. Detection and management of anatomic congenital anomalies. A new obstetric challenge. Obstet Gynecol Clin North Am. 1988; 15:215-36.

[15] Levi S, Hyjazi Y, Schaapst JP, Defoort P, Coulon R, Buekens P. Sensitivity and specificity of routine antenatal screening for congenital anomalies by ultrasound:the Belgian Multicentric Study. Ultrasound Obstet Gynecol. 1991; 1:102-10.

[16] Saari-Kemppainen A, Karjalainen O, Ylostalo P, Heinonen OP. Ultrasound screening and perinatal mortality:controlled trial of systematic one-stage screening in pregnancy. The Helsinki Ultrasound Trial. Lancet. 1990; 336:387-91.

[17] Romero R. Routine obstetric ultrasound. Ultrasound Obstet Gynecol. 1993;3:303-7.

[18] Allan LD, Tynan M, Campbell S, Anderson RH. Normal fetal cardiac anatomy-a basis for the echocardiographic detection of abnormalities. Prenat Diagn. 1981;1:131-9.

[19] Allan LD, Tynan M, Campbell S, Anderson RH. Identification of congenital cardiac malformations by echocardiography in midtrimester fetus. Br Heart J. 1981;46:358-62.

[20] Allan LD, Campbell S, Tynan M. The feasibility of fetal echocardiography in the prediction of congenital heart disease. Ultrasound Med Biol. 1983;1983 Suppl 2;565-8.

[21] Kleinman CS, Donnerstein RL, DeVore GR, Jaffe CC, Lynch DC, Berkowitz RL, et al. Fetal echocardiography for evaluation of in utero congestive heart failure. N Engl J Med. 1982;306:568-75.

[22] Kleinman CS, Hobbins JC, Jaffe CC, Lynch DC, Talner NS. Echocardiographic studies of the human fetus:prenatal diagnosis of congenital heart disease and cardiac dysrhythmias. Pediatrics. 1980;65:1059-67.

[23] Lee MY, Won HS. Technique of fetal echocardiography. Obstet Gynecol Sci. 2013; 56: 217-26.

[24] Abu-Rustum RS，Ziade MF，Abu-Rustum SE. Learning curve and factors influencing the feasibility of performing fetal echocardiography at the time of the first-trimester scan. J Ultrasound Med. 2011；30：695-700.

[25] Yagel S，Cohen SM，Achiron R. Examination of the fetal heart by five short-axis views：a proposed screening method for comprehensive cardiac evaluation. Ultrasound Obstet Gynecol. 2001；17：367-9.

[26] International Society of Ultrasound in Obstetrics，Gynecology. Cardiac screening examination of the fetus：guidelines for performing the 'basic' and 'extended basic' cardiac scan. Ultrasound Obstet Gynecol. 2006；27：107-13.

[27] American Institute of Ultrasound in Medicine. AIUM practice guideline for the performance of fetal echocardiography. J Ultrasound Med. 2013；32：1067-82.

[28] Alves Rocha L，Araujo Junior E，Rolo LC，Barros FS，Silva KP，Martinez LH，et al. Screening of congenital heart disease in the second trimester of pregnancy：current knowledge and new perspectives to the clinical practice. Cardiol Young. 2014；24：388-96.

[29] Becker R，Wegner RD. Detailed screening for fetal anomalies and cardiac defects at the 11-13-week scan. Ultrasound Obstet Gynecol. 2006；27：613-8.

[30] Neuman A，Huhta JC. First trimester screening for congenital heart disease. Minerva Cardioangiol. 2006；54：337-54.

[31] Zimmer EZ，Blazer S，Lorber A，Solt I，Egenburg S，Bronshtein M. Fetal Ebstein's anomaly：early and late appearance. Prenat Diagn. 2012；32：228-33.

[32] Iwamoto Y，Tamai A，Kawasaki H，Taketazu M，Senzaki H. Late clinical manifestations of mitral valve disease and severe pulmonary hypertension in a patient diagnosed with premature closure of foramen ovale during fetal life. World J Pediatr. 2011；7：182-4.

[33] Geipel A，Krapp M，Germer U，Becker R，Gembruch U. Perinatal diagnosis of cardiac tumors. Ultrasound Obstet Gynecol. 2001；17：17-21.

[34] Espinoza J，Lee W，Vinals F，Martinez JM，Bennasar M，Rizzo G，et al. Collaborative study of 4-dimensional fetal echocardiography in the first trimester of pregnancy. J Ultrasound Med. 2014；33：1079-84.

[35] Kusanovic JP，Nien JK，Goncalves LF，Espinoza J，Lee W，Balasubramaniam M，et al. The use of inversion mode and 3D manual segmentation in volume measurement of fetal fluid-filled structures：comparison with Virtual Organ Computer-aided AnaLysis（VOCAL）. Ultrasound Obstet Gynecol. 2008；31：177-86.

[36] Espinoza J，Kusanovic JP，Goncalves LF，Nien JK，Hassan S，Lee W，et al. A novel algorithm for comprehensive fetal echocardiography using 4-dimensional ultrasonography and tomographic imaging. J Ultrasound Med. 2006；25：947-56.

[37] Hoffman JI. Congenital heart disease：incidence and inheritance. Pediatr Clin North Am. 1990；37：25-43.

[38] Fung A，Manlhiot C，Naik S，Rosenberg H，Smythe J，Lougheed J，et al. Impact of prenatal risk factors on congenital heart disease in the current era. J Am Heart Assoc. 2013；2，e000064.

[39] Mone F，Walsh C，Mulcahy C，McMahon CJ，Farrell S，MacTiernan A，et al. Prenatal detection of structural cardiac defects and presence of associated anomalies：a retrospective observational study of 1262 fetal echocardiograms. Prenat Diagn. 2015；35：577-82.

[40] Sairam S，Carvalho JS. Early fetal echocardiography and anomaly scan in fetuses with increased nuchal translucency. Early Hum Dev. 2012；88：269-72.

[41] Hyett J，Perdu M，Sharland G，Snijders R，Nicolaides KH. Using fetal nuchal translucency to screen for major congenital cardiac defects at 10-14 weeks of gestation：population

based cohort study. BMJ. 1999;318;81-5.

[42] Bahado-Singh RO, Wapner R, Thom E, Zachary J, Platt L, Mahoney MJ, et al. First Trimester Maternal Serum B, Fetal Nuchal Translucency Screening Study G. Elevated first-trimester nuchal translucency increases the risk of congenital heart defects. Am J Obstet Gynecol. 2005;192;1357-61.

[43] Borrell A, Grande M, Bennasar M, Borobio V, Jimenez JM, Stergiotou I, et al. First-trimester detection of major cardiac defects with the use of ductus venosus blood flow. Ultrasound Obstet Gynecol. 2013;42;51-7.

[44] Maiz N, Nicolaides KH. Ductus venosus in the first trimester;contribution to screening of chromosomal, cardiac defects and monochorionic twin complications. Fetal Diagn Ther. 2010;28;65-71.

[45] Chelemen T, Syngelaki A, Maiz N, Allan L, Nicolaides KH. Contribution of ductus venosus Doppler in first-trimester screening for major cardiac defects. Fetal Diagn Ther. 2011;29;127-34.

[46] Matias A, Huggon I, Areias JC, Montenegro N, Nicolaides KH. Cardiac defects in chromosomally normal fetuses with abnormal ductus venosus blood flow at 10-14 weeks. Ultrasound Obstet Gynecol. 1999;14;307-10.

[47] Pereira S, Ganapathy R, Syngelaki A, Maiz N, Nicolaides KH. Contribution of fetal tricuspid regurgitation in first-trimester screening for major cardiac defects. Obstet Gynecol. 2011;117;1384-91.

[48] Sananes N, Guigue V, Kohler M, Bouffet N, Cancellier M, Hornecker F, et al. Nuchal translucency and cystic hygroma colli in screening for fetal major congenital heart defects in a series of 12,910 euploid pregnancies. Ultrasound Obstet Gynecol. 2010;35;273-9.

[49] Hsieh YY, Lee CC, Chang CC, Tsai HD, Hsu TY, Tsai CH. Prenatal sonographic diagnosis of Cantrell's pentalogy with cystic hygroma in the first trimester. J Clin Ultrasound. 1998;26;409-12.

[50] Weiner Z, Lorber A, Shalev E. Diagnosis of congenital cardiac defects between 11 and 14 weeks' gestation in high-risk patients. J Ultrasound Med. 2002;21;23-9.

[51] Gibbin C, Touch S, Broth RE, Berghella V. Abdominal wall defects and congenital heart disease. Ultrasound Obstet Gynecol. 2003; 21;334-7.

[52] Springer S, Mlczoch E, Krampl-Bettelheim E, Mailath-Pokorny M, Ulm B, Worda C, et al. Congenital heart disease in monochorionic twins with and without twin-to-twin transfusion syndrome. Prenat Diagn. 2014;34;994-9.

[53] Tararbit K, Houyel L, Bonnet D, De Vigan C, Lelong N, Goffinet F, et al. Risk of congenital heart defects associated with assisted reproductive technologies; a population-based evaluation. Eur Heart J. 2011;32;500-8.

[54] Axt-Fliedner R, Kreiselmaier P, Schwarze A, Krapp M, Gembruch U. Development of hypoplastic left heart syndrome after diagnosis of aortic stenosis in the first trimester by early echocardiography. Ultrasound Obstet Gynecol. 2006;28;106-9.

[55] Johnson B, Simpson LL. Screening for congenital heart disease; a move toward earlier echocardiography. Am J Perinatol. 2007;24; 449-56.

[56] Carvalho JS. Fetal heart scanning in the first trimester. Prenat Diagn. 2004;24;1060-7.

[57] Leiva MC, Tolosa JE, Binotto CN, Weiner S, Huppert L, Denis AL, et al. Fetal cardiac development and hemodynamics in the first trimester. Ultrasound Obstet Gynecol. 1999;14; 169-74.

[58] Rozmus-Warcholinska W, Wloch A, Acharya G, Cnota W, Czuba B, Sodowski K, et al. Reference values for variables of fetal cardiocirculatory dynamics at 11-14 weeks of gestation. Ultrasound Obstet Gynecol. 2010;35; 540-7.

[59] McBrien A, Howley L, Yamamoto Y,

Hutchinson D，Hirose A，Sekar P，et al. Changes in fetal cardiac axis between 8 and 15 weeks' gestation. Ultrasound Obstet Gynecol. 2013;42:653-8.

[60] Sinkovskaya E，Horton S，Berkley EM，Cooper JK，Indika S，Abuhamad A. Defining the fetal cardiac axis between 11 ＋ 0 and 14 ＋ 6 weeks of gestation：experience with 100 consecutive pregnancies. Ultrasound Obstet Gynecol. 2010;36:676-81.

[61] Sinkovskaya ES，Chaoui R，Karl K，Andreeva E，Zhuchenko L，Abuhamad AZ. Fetal cardiac axis and congenital heart defects in early gestation. Obstet Gynecol. 2015;125:453-60.

[62] Marques Carvalho SR，Mendes MC，Poli Neto OB，Berezowski AT. First trimester fetal echocardiography. Gynecol Obstet Invest. 2008;65:162-8.

[63] Krapp M，Ludwig A，Axt-Fliedner R，Kreiselmaier P. First trimester fetal echocardiography：which planes and defects can be displayed during the daily routine in a prenatal medicine unit? Ultraschall Med. 2011; 32: 362-6.

[64] Yagel S，Cohen SM，Messing B. First and early second trimester fetal heart screening. Curr Opin Obstet Gynecol. 2007;19:183-90.

[65] Khalil A，Nicolaides KH. Fetal heart defects：potential and pitfalls of first-trimester detection. Semin Fetal Neonatal Med. 2013; 18: 251-60.

[66] Allan L. Screening the fetal heart. Ultrasound Obstet Gynecol. 2006;28:5-7.

[67] Tegnander E，Eik-Nes SH. The examiner's ultrasound experience has a significant impact on the detection rate of congenital heart defects at the second-trimester fetal examination. Ultrasound Obstet Gynecol. 2006;28: 8-14.

[68] Hartge DR，Weichert J，Krapp M，Germer U，Gembruch U，Axt-Fliedner R. Results of early foetal echocardiography and cumulative detection rate of congenital heart disease. Cardiol Young. 2011;21:505-17.

[69] Rasiah SV，Publicover M，Ewer AK，Khan KS，Kilby MD，Zamora J. A systematic review of the accuracy of first-trimester ultrasound examination for detecting major congenital heart disease. Ultrasound Obstet Gynecol. 2006;28:110-6.

[70] Haak MC，Twisk JW，Van Vugt JM. How successful is fetal echocardiographic examination in the first trimester of pregnancy? Ultrasound Obstet Gynecol. 2002;20:9-13.

[71] Smrcek JM，Berg C，Geipel A，Fimmers R，Diedrich K，Gembruch U. Early fetal echocardiography：heart biometry and visualization of cardiac structures between 10 and 15 weeks' gestation. J Ultrasound Med. 2006; 25: 173-82.

[72] Vimpelli T，Huhtala H，Acharya G. Fetal echocardiography during routine first-trimester screening：a feasibility study in an unselected population. Prenat Diagn. 2006;26:475-82.

[73] McAuliffe FM，Trines J，Nield LE，Chitayat D，Jaeggi E，Hornberger LK. Early fetal echocardiography—a reliable prenatal diagnosis tool. Am J Obstet Gynecol. 2005; 193: 1253-9.

[74] Clur SA，Oude Rengerink K，Mol BW，Ottenkamp J，Bilardo CM. Fetal cardiac function between 11 and 35 weeks' gestation and nuchal translucency thickness. Ultrasound Obstet Gynecol. 2011;37:48-56.

[75] Rembouskos G，Passamonti U，De Robertis V，Tempesta A，Campobasso G，Volpe G，et al. Aberrant right subclavian artery (ARSA) in unselected population at first and second trimester ultrasonography. Prenat Diagn. 2012; 32:968-75.

[76] Volpe P，Ubaldo P，Volpe N，Campobasso G，De Robertis V，Tempesta A，et al. Fetal cardiac evaluation at 11-14 weeks by experienced obstetricians in a low-risk population. Prenat Diagn. 2011;31:1054-61.

[77] Iliescu D，Tudorache S，Comanescu A，Ant-

saklis P，Cotarcea S，Novac L，et al. Improved detection rate of structural abnormalities in the first trimester using an extended examination protocol. Ultrasound Obstet Gynecol. 2013；42：300-9.

[78] Rossi AC，Prefumo F. Accuracy of ultrasonography at 11-14 weeks of gestation for detection of fetal structural anomalies：a systematic review. Obstet Gynecol. 2013；122：1160-7.

[79] Hildebrand E，Selbing A，Blomberg M. Comparison of first and second trimester ultrasound screening for fetal anomalies in the southeast region of Sweden. Acta Obstet Gynecol Scand. 2010；89：1412-9.

[80] Syngelaki A，Chelemen T，Dagklis T，Allan L，Nicolaides KH. Challenges in the diagnosis of fetal non-chromosomal abnormalities at 11-13 weeks. Prenat Diagn. 2011；31：90-102.

[81] Westin M，Saltvedt S，Bergman G，Kublickas M，Almstrom H，Grunewald C，et al. Routine ultrasound examination at 12 or 18 gestational weeks for prenatal detection of major congenital heart malformations? A randomised controlled trial comprising 36，299 fetuses. BJOG. 2006；113：675-82.

[82] Eleftheriades M，Tsapakis E，Sotiriadis A，Manolakos E，Hassiakos D，Botsis D. Detection of congenital heart defects throughout pregnancy；impact of first trimester ultrasound screening for cardiac abnormalities. J Matern Fetal Neonatal Med. 2012；25：2546-50.

[83] Persico N，Moratalla J，Lombardi CM，Zidere V，Allan L，Nicolaides KH. Fetal echocardiography at 11-13 weeks by transabdominal high-frequency ultrasound. Ultrasound Obstet Gynecol. 2011；37：296-301.

[84] Carvalho JS，Moscoso G，Tekay A，Campbell S，Thilaganathan B，Shinebourne EA. Clinical impact of first and early second trimester fetal echocardiography on high risk pregnancies. Heart. 2004；90：921-6.

[85] Smrcek JM，Berg C，Geipel A，Fimmers R，Axt-Fliedner R，Diedrich K，Gembruch U. Detection rate of early fetal echocardiography and in utero development of congenital heart defects. J Ultrasound Med. 2006；25：187-96.

[86] Bhat AH，Kehl DW，Tacy TA，Moon-Grady AJ，Hornberger LK. Diagnosis of tetralogy of Fallot and its variants in the late first and early second trimester：details of initial assessment and comparison with later fetal diagnosis. Echocardiography. 2013；30：81-7.

[87] Baschat AA，Gembruch U，Knopfle G，Hansmann M. First-trimester fetal heart block：a marker for cardiac anomaly. Ultrasound Obstet Gynecol. 1999；14：311-4.

[88] Sciarrone A，Masturzo B，Botta G，Bastonero S，Campogrande M，Viora E. First-trimester fetal heart block and increased nuchal translucency：an indication for early fetal echocardiography. Prenat Diagn. 2005；25：1129-32.

[89] Lafouge A，Quarello E. Right aortic arch and ductus arteriosus：a case diagnosed during the first trimester of pregnancy. Diagn Interv Imaging. 2014；95：877-9.

[90] Prefumo F，Bhide A，Thilaganathan B，Carvalho JS. Fetal congenital cardiac diverticulum with pericardial effusion：two cases with different presentations in the first trimester of pregnancy. Ultrasound Obstet Gynecol. 2005；25：405-8.

[91] Tudorache S，Cara M，Iliescu DG，Novac L，Cernea N. First trimester two-and four-dimensional cardiac scan：intra-and interobserver agreement，comparison between methods and benefits of color Doppler technique. Ultrasound Obstet Gynecol. 2013；42：659-68.

[92] Vinals F，Ascenzo R，Naveas R，Huggon I，Giuliano A. Fetal echocardiography at 11 + 0 to 13 + 6 weeks using four-dimensional spatiotemporal image correlation telemedicine via an Internet link：a pilot study. Ultrasound Obstet Gynecol. 2008；31：633-8.

[93] Bennasar M，Martinez JM，Gomez O，Figueras F，Olivella A，Puerto B，et al. Intra-

and interobserver repeatability of fetal cardiac examination using four-dimensional spatiotemporal image correlation in each trimester of pregnancy. Ultrasound Obstet Gynecol. 2010;35:318-23.

[94] Bennasar M, Martinez JM, Olivella A, del Rio M, Gomez O, Figueras F, et al. Feasibility and accuracy of fetal echocardiography using four-dimensional spatiotemporal image correlation technology before 16 weeks' gestation. Ultrasound Obstet Gynecol. 2009;33:645-51.

[95] Lima AI, Araujo Júnior E, Martins WP, Nardozza LM, Moron AF, Pares DB. Assessment of the fetal heart at 12-14 weeks of pregnancy using B-mode, color Doppler, and spatiotemporal image correlation via abdominal and vaginal ultrasonography. Pediatr Cardiol. 2013;34:1577-82.

[96] Turan S, Turan OM, Ty-Torredes K, Harman CR, Baschat AA. Standardization of the first-trimester fetal cardiac examination using spatiotemporal image correlation with tomographic ultrasound and color Doppler imaging. Ultrasound Obstet Gynecol. 2009;33:652-6.

[97] Ninno MA, Liao AW, Lamberty CO, Miguelez J, Zugaib M. Fetal tricuspid valve Doppler at 11-13 weeks and 6 days:reference values and reproducibility. Prenat Diagn. 2010;30:790-4.

[98] Turan S, Turan OM, Miller J, Harman C, Reece EA, Baschat AA. Decreased fetal cardiac performance in the first trimester correlates with hyperglycemia in pregestational maternal diabetes. Ultrasound Obstet Gynecol. 2011;38:325-31.

[99] Gardiner HM. First-trimester fetal echocardiography:routine practice or research tool? Ultrasound Obstet Gynecol. 2013;42:611-2.

[100] Volpe P, De Robertis V, Campobasso G, Tempesta A, Volpe G, Rembouskos G. Diagnosis of congenital heart disease by early and second-trimester fetal echocardiography. J Ultrasound Med. 2012;31:563-8.

[101] Salvesen K, Lees C, Abramowicz J, Brezinka C, Ter Haar G, Marsal K, Board of International Society of Ultrasound in O, Gynecology. ISUOG statement on the safe use of Doppler in the 11 to 13 + 6-week fetal ultrasound examination. Ultrasound Obstet Gynecol. 2011;37:628.

[102] Nemescu D, Berescu A. Acoustic output measured by thermal and mechanical indices during fetal echocardiography at the time of the first trimester scan. Ultrasound Med Biol. 2015;41:35-9.

[103] Groves R, Sunderajan L, Khan AR, Parikh D, Brain J, Samuel M. Congenital anomalies are commonly associated with exomphalos minor. J Pediatr Surg. 2006;41:358-61.

[104] Ghi T, Huggon IC, Zosmer N, Nicolaides KH. Incidence of major structural cardiac defects associated with increased nuchal translucency but normal karyotype. Ultrasound Obstet Gynecol. 2001;18:610-4.

[105] Martinez JM, Comas M, Borrell A, Bennasar M, Gomez O, Puerto B, Gratacos E. Abnormal first-trimester ductus venosus blood flow:a marker of cardiac defects in fetuses with normal karyotype and nuchal translucency. Ultrasound Obstet Gynecol. 2010;35:267-72.

[106] Badaruddoza A, Afzal M, Akhtaruzzaman M. Inbreeding and congenital heart diseases in a north Indian population. Clin Genet. 1994;45:288-91.

[107] Hernadi L, Torocsik M. Screening for fetal anomalies in the 12th week of pregnancy by transvaginal sonography in an unselected population. Prenat Diagn. 1997;17:753-9.

[108] D'Ottavio G, Mandruzzato G, Meir YJ, Rustico MA, Fischer-Tamaro L, Conoscenti G, et al. Comparisons of first and second trimester screening for fetal anomalies. Ann N Y Acad Sci. 1998;847:200-9.

[109] Bilardo CM, Pajkrt E, de Graaf I, Mol BW,

Bleker OP. Outcome of fetuses with enlarged nuchal translucency and normal karyotype. Ultrasound Obstet Gynecol. 1998；11：401-6.

[110] Hafner E，Schuchter K，Liebhart E，Philipp K. Results of routine fetal nuchal translucency measurement at weeks 10-13 in 4233 unselected pregnant women. Prenat Diagn. 1998；18：29-34.

[111] Schwarzler P，Carvalho JS，Senat MV，Masroor T，Campbell S，Ville Y. Screening for fetal aneuploidies and fetal cardiac abnormalities by nuchal translucency thickness measurement at 10-14 weeks of gestation as part of routine antenatal care in an unselected population. Br J Obstet Gynaecol. 1999；106：1029-34.

[112] Mavrides E，Cobian-Sanchez F，Tekay A，Moscoso G，Campbell S，Thilaganathan B，et al. Limitations of using first-trimester nuchal translucency measurement in routine screening for major congenital heart defects. Ultrasound Obstet Gynecol. 2001；17：106-10.

[113] Michailidis GD，Economides DL. Nuchal translucency measurement and pregnancy outcome in karyotypically normal fetuses. Ultrasound Obstet Gynecol. 2001；17：102-5.

[114] Orvos H，Wayda K，Kozinszky Z，Katona M，Pal A，Szabo J. Increased nuchal translucency and congenital heart defects in euploid fetuses. The Szeged experience. Eur J Obstet Gynecol Reprod Biol. 2002；101：124-8.

[115] Taipale P，Ammala M，Salonen R，Hiilesmaa V. Two-stage ultrasonography in screening for fetal anomalies at 13-14 and 18-22 weeks of gestation. Acta Obstet Gynecol Scand. 2004；83：1141-6.

[116] Chen M，Lam YH，Lee CP，Tang MH. Ultrasound screening of fetal structural abnormalities at 12 to 14 weeks in Hong Kong. Prenat Diagn. 2004；24：92-7.

[117] Bruns RF，Moron AF，Murta CG，Goncalves LF，Zamith MM. The role of nuchal translucency in the screening for congenital heart defects. Arq Bras Cardiol. 2006；87：307-14.

[118] Cedergren M，Selbing A. Detection of fetal structural abnormalities by an 11-14-week ultrasound dating scan in an unselected Swedish population. Acta Obstet Gynecol Scand. 2006；85：912-5.

[119] Dane B，Dane C，Sivri D，Kiray M，Cetin A，Yayla M. Ultrasound screening for fetal major abnormalities at 11-14 weeks. Acta Obstet Gynecol Scand. 2007；86：666-70.

[120] Muller MA，Clur SA，Timmerman E，Bilardo CM. Nuchal translucency measurement and congenital heart defects：modest association in low-risk pregnancies. Prenat Diagn. 2007；27：164-9.

[121] Chen M，Lee CP，Lam YH，Tang RY，Chan BC，Wong SF，et al. Comparison of nuchal and detailed morphology ultrasound examinations in early pregnancy for fetal structural abnormality screening：a randomized controlled trial. Ultrasound Obstet Gynecol. 2008；31：136-46.

[122] Oztekin O，Oztekin D，Tinar S，Adibelli Z. Ultrasonographic diagnosis of fetal structural abnormalities in prenatal screening at 11-14 weeks. Diagn Interv Radiol. 2009；15：221-5.

[123] Grande M，Arigita M，Borobio V，Jimenez JM，Fernandez S，Borrell A. First-trimester detection of structural abnormalities and the role of aneuploidy markers. Ultrasound Obstet Gynecol. 2012；39：157-63.

第 12 章

孕早期多普勒超声检查

Dev Maulik，Timothy L. Bennett，Blake Porter，Shilpa Babbar，and Devika Maulik

引言

多普勒超声自从几十年前引入产科实践以来，已经彻底改变了胎儿和产妇的检查[1,2]。频谱和彩色多普勒超声提供了无创性的血流动力学信息[3]，其临床应用已经非常广泛，从高危胎儿监测到胎儿超声心动图检查[4,5]，也可以作为胎儿筛查的辅助手段。虽然这些应用大多局限于妊娠中期和晚期，但在孕早期也使用了多普勒超声评价胎儿和母体循环。多年来，众多研究学者已经证明了多普勒超声在早期妊娠风险评估中的价值和局限性。最常见的孕早期应用包括多普勒评估胎儿静脉导管和三尖瓣血流，以及母体子宫动脉血流。

本章回顾了这些应用，具体介绍内容如下。

①孕早期静脉导管多普勒及其在筛查非整倍体胎儿和先天性心脏病中的应用。

②三尖瓣多普勒血流评估及其在筛查非整倍体胎儿和先天性心脏病中的应用。

③子宫动脉多普勒在预测先兆子痫后续发展中的作用。

静脉导管的多普勒超声

解剖与血流动力学

静脉导管是一种静脉分流器，优先将含氧血液从胎盘经脐静脉输送到胎儿的心脏和大脑。在传统意义上静脉导管被描述为是与脐静脉在解剖学上相邻的血管结构，但最近对妊娠 14－19 周胎儿的尸检解剖中发现，脐静脉在门静脉窦处中终止，门静脉左右支和静脉导管汇合成门静脉窦[6]（图 12.1）。静脉导管为圆锥形无分支结构，近端入口较窄，称为峡部，远端出口较宽，与门静脉窦相连。这种结构增加了血流速度，推动血流到卵圆孔和左心房。在维持重要器官灌注方面，脐静脉、静脉导管和肝门静脉之间的相互关系是复杂的。在病理条件下，如胎儿生长受限，会减少肝灌注，静脉导管通过增加血流量来维持向心脏和大脑输送氧气和营养物质[7]。

尽管自 16 世纪以来，人们就认识到了静脉导管的存在，但直到最近，随着多普勒超声的出现，人们逐渐认识到静脉导管在胎儿循环生理学和病理学中的重要性[8]。关于静脉导管的详细讨论超出了本章的范围，但 Kiserud 已在其章节进行了全面回顾[9,10]。Kiserud 等研究学者利用 2D、彩色多普勒和脉冲频谱多普勒超声对 18 周至足月正常胎儿的静脉导管血流进行了纵向研究，注意到平均峰值流速随着妊娠进展而增加。他们还报道了 2 例胎儿先天性心脏病患者在心房收缩期出现血流逆灌。在过去的 20 年中，许多研究学者证明了静脉导管多普勒检查在循环病理生理学方面的价值，以及它在复杂妊娠

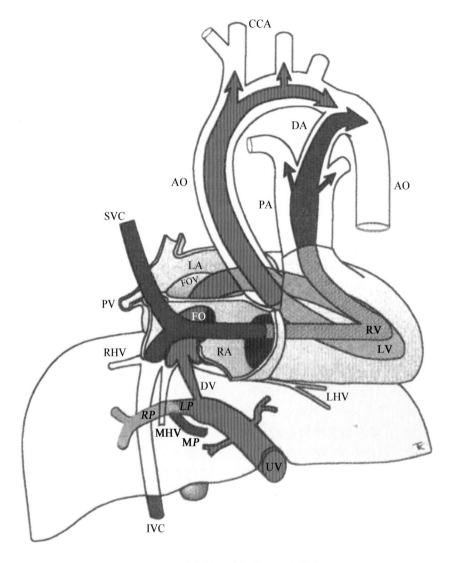

图 12.1 胎儿循环路径显示三个分流

　　动脉导管（DA）、静脉导管（DV）和卵圆孔（FO）。静脉导管（红色）引流来自脐静脉（UV）的血液通过下腔静脉和右心房到达左心房（LA）、左心室（LV）和升主动脉（AO），从而为冠状动脉和大脑提供充分氧合的血液，然后再与降主动脉连接。由下腔静脉（IVC）和上腔静脉（SVC）接收的低含氧血液，流向右心房（RA）、右心室（RV）、肺动脉干（PA），经动脉导管绕过肺循环到达降主动脉再到脐动脉。从门静脉主干（MP）流出的血液，通过门静脉左支（LP）到达门静脉右支（RP），为肝供血，然后再由肝静脉到达下腔静脉。CCA. 颈总动脉；FOV. 卵圆孔瓣膜；LHV. 肝左静脉；MHV. 肝中静脉；PV. 肺静脉。图片来自由 Kiscrud T. 编写的《静脉导管》，发表于《妇产科多普勒超声》第 2 版，经施普林格科学商业媒体许可。

（尤其是胎儿生长受限）中的作用[11]。随后的研究报道了静脉导管多普勒检查在孕早期非整倍体和先天性心脏病筛查中的作用，本文对此进行了讨论。

静脉导管的多普勒成像技术

静脉导管多普勒检查的最佳成像技术已经得到了充分描述[12,13]。超声检查包括2D、彩色血流多普勒和频谱多普勒成像。基本指南如下。

高通滤波器设置为设备允许的最低值，通常设置为50Hz左右。应选择适当的多普勒频率范围，以适应峰值速度而不产生混叠。根据 ALARA 原则，在确保最佳的图像质量时[14]，声功率输出（机械和热指数）设置为尽可能低的水平。胎儿仰卧正中矢状面最适合静脉导管成像（图 12.2）。胎儿俯卧矢状面也可以进行静脉导管成像。这些方法可以在矢状面上观察到静脉导管，在峡部显示混叠的高速彩色血流，并以最小的超声角度进行脉冲频谱多普勒检测。在胎位不理想的情况下，可在斜切面进行静脉导管成像，当然这将限制成像的最佳角度。在孕早期检查时，胎儿图像应该充分放大，只包括腹部和胸部。这将最大限度地减少了因图像过小而产生的测量误差。为了避免采集邻近静脉（如脐静脉、肝静脉或下腔静脉）的血流信号，应调整采样框，只采集目标静脉。只有当胎儿处于静止状态，没有身体运动、呼吸运动或打嗝时，才进行影像学检查。

静脉导管多普勒波形

正常妊娠时，静脉导管内的血流流向胎儿心脏。多普勒是三相波波形，有两个波峰和一个波谷，反映了胎儿心动周期的时相（见图 12.2）。第一个峰称为 S 波，是心室收缩期的最高流速。第二个峰称为 D 波，是心室舒张期的最高流速，低于 S 波。波谷称为 a波，是心房收缩期的最低流速。静脉导管的

多普勒波形可以根据实际速度值进行分析，这需要最佳的超声角度和角度校正。另外，如果已经调整了各种参数指标，则无须再进行角度校正。在所有这些测量中，利用波形的最大频移包络（见图 12.2）。

在临床实践中，最相关和最常用的是 a波，它与心房收缩有关。a 波的缺失或反向表示右心舒张末期充盈压力增加（图 12.3）。

影响静脉导管波形的因素

在孕早期，静脉导管内的血流速度随着胎龄的增加而增加。这种增加贯穿于整个胎儿心动周期。在一项对 262 例妊娠 8～20周的正常单胎儿进行的横断面研究中，van Splender 等注意到 S、D 和时间平均峰值速度（Vta）显著非线性上升，Vta 几乎增加了 4倍，但静脉搏动指数（PIV）显著下降[15]。Prefumo 等在一项横断面研究中测量了 201例正常胎儿在 10～14 周期间的静脉导管速度参数[16]。在此期间，S 波从 27cm/s 增加到 33.6cm/s，a 波从 5.9cm/s 增加到7.8cm/s，时间平均峰值速度从 19.4cm/s增加到 25.3cm/s。这些参数在妊娠前半期增加明显，后期趋于平稳。该研究中静脉导管多普勒速度参数的参考范围如图 12.4、图 12.5、图 12.6 和图 12.7 所示。

胎儿呼吸运动产生胸膜腔内压波动，导致静脉压动态变化。利用伯努利方程，在妊娠 18～40 周的胎儿中，通过呼吸运动诱导使静脉导管压力梯度达 22 mmHg[17]。这是在胎儿进行呼吸运动期间不评估静脉导管多普勒血流动力学的基本原理。胎儿在妊娠早期的呼吸运动是不规律的，并且随着胎儿接近妊娠中期，呼吸运动变得更加频繁[18]。在妊娠早期，呼吸运动对心前区静脉动力学的定量影响缺乏相关信息。胎儿的运动也会影响多普勒频移。

胎心率也可影响静脉导管多普勒波形。心动过缓可增加静脉回流和心房充盈，导致

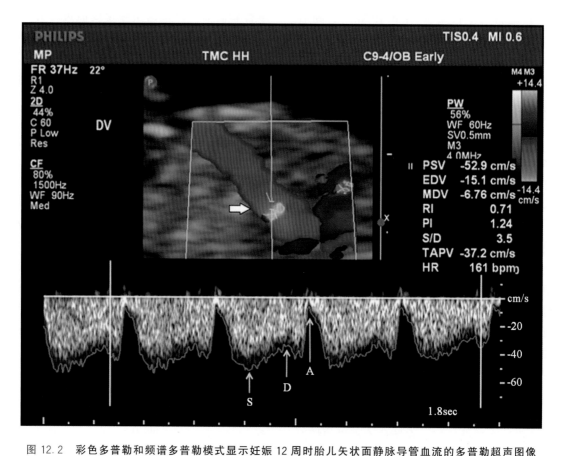

图 12.2　彩色多普勒和频谱多普勒模式显示妊娠 12 周时胎儿矢状面静脉导管血流的多普勒超声图像
　　上图部分显示了彩色多普勒血流模式,其中彩色混叠是导管狭部的高速血流所致,用于定位静脉导管及指导多普勒采样框的放置(水平箭)。如彩色图所示,血流背向探头。下图部分显示了静脉导管的三相波波形。在这张图中,蓝线对应的是心动周期的峰值速度包络线。S. 收缩期峰值流速;D. 舒张期峰值流速;A. 心房收缩引起的最低峰值流速。

心房收缩增强,从而 a 波加深。在绵羊模型中,Gudmundsson 等注意到,静脉导管速度波形的变化与胎儿低氧血症引起的胎儿心动过缓直接相关[19]。胎儿心肌顺应性的增加会导致静脉导管波形的改变。因此,缺氧、酸中毒或胸腔内病变(如胸腔积液)压迫心脏会降低心脏顺应性,导致 a 波加深[9,13]。血液黏度也会改变静脉导管多普勒波形,这在胎儿贫血中可见。Lam 等报道了 12～13 周纯合子 1 型 α-地中海贫血无水肿胎儿的 S 波、a 波和 Vta 显著增加[20]。这是由于贫血时血液黏度降低及缺氧所致。

静脉导管多普勒在孕早期非整倍体筛查中的应用

　　在孕早期,静脉导管多普勒最常见和最重要的应用是用于非整倍体筛查。无论是否伴有颈后透明层增厚和各种生物学标记物异常,研究学者已经证明了它的有效性。下文对选定的报道进行了讨论,并在表 12.1 中进行了总结[21-30]。

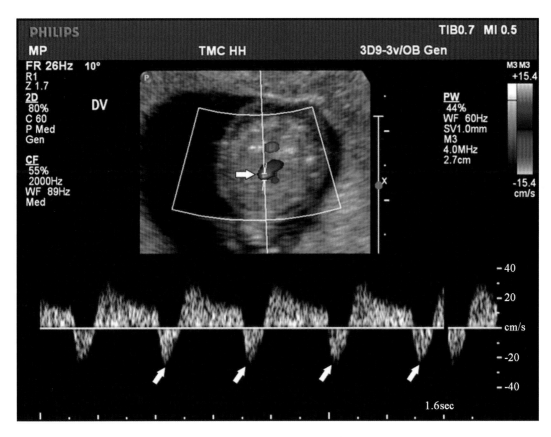

图 12.3　彩色多普勒频谱显示静脉导管内的血流反向

上图显示静脉导管内的彩色多普勒血流，下图为频谱。斜箭表示血流反向。水平箭显示多普勒采样框的位置。

表 12.1　孕早期胎儿非整倍体静脉导管多普勒异常报告

第一作者（参考）	日期	患者总数	整倍体病例	非整倍体病例	DVD 异常非整倍体病例（%）	DVD 异常整倍体胎儿（%）
Matias[22]	1998	486	423	63	90.5	3.07
Antolin[23]	2001	924	911	13	77.0	4.28
Murta[24]	2002	372	343	29	89.7	2.04
Zoppi[25]	2002	325	292	33	69.7	13.0
Borrell[26]a	2003	3382	3289	93	64.5	4.93
Toyama[27]	2004	1097	1075	22	68.2	6.42
Prefumo[28]	2005	572	497	47b	c	5.23
Maiz[29]	2009	19 800	19 614	186	64.0	3.17
Florjański[30]	2013	1526	1480	46	63.0	7.43
总数		28 484	27 924	532	69.9	3.89

DVD. 静脉导管多普勒。

a 由于镶嵌或平衡易位，40 例被定义为整倍体。

b 只有 21-三体。

c 由于本研究中并非所有非整倍体病例都有 DVD 显示，因此未报告数据。

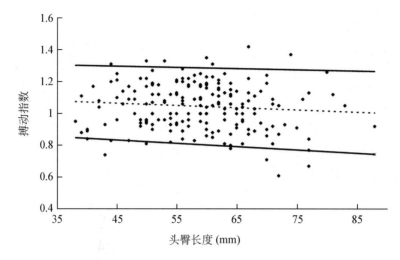

图 12.4　根据第 5、50 和 95 个百分位数的 198 个胎儿的头臀长度测量静脉导管搏动指数（PIV）
　　第 50 个百分位数的方程式为 $y=-0.0014x+1.1279$，标准偏差为 SD$=0.0004x+0.1233$。摘自 Prefumo F，Risso D，Venturini PL，De Biasio P。妊娠 10～14 周时静脉导管多普勒血流测量的参考值。发表于《妇产科超声学》，2002；20（1）：42-6。经 John Wiley & Sons 许可。

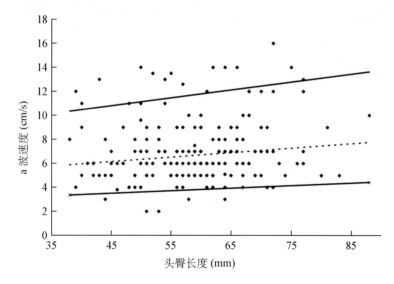

图 12.5　根据第 5、50 和 95 个百分位数的 198 个胎儿的头臀长度测量静脉导管 a 波速度
　　执行 Log 10 转换以进行数据分析；数据在反对数转换后显示。第 50 个百分位数的方程式为 $y=10\ 0.0024\ x+0.679$，标准偏差为 SD$=10\ 0.1492$。摘自 Prefumo F，Risso D，Venturini PL，De Biasio P。妊娠 10～14 周时静脉导管多普勒血流测量的参考值。发表于《妇产科超声学》，2002；20（1）：42-6。经 John Wiley & Sons 许可。

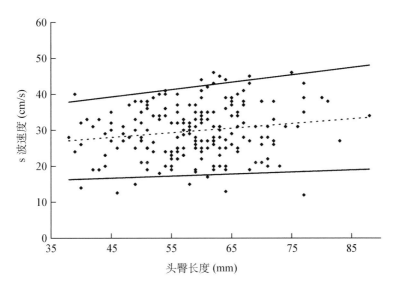

图 12.6　根据第 5、50 和 95 个百分位数的 198 个胎儿的头臀长度测量静脉导管 S 波速度

第 50 个百分位数的方程式为 $y = 0.1304\ x + 22.083$,标准偏差的方程式为 SD $=$ $0.0448\ x + 4.862$。摘自 Prefumo F,Risso D,Venturini PL,De Biasio P。妊娠 10～14 周时静脉导管多普勒血流测量的参考值。发表于《妇产科超声学》,2002;20(1):42-6。经 John Wiley & Sons 许可。

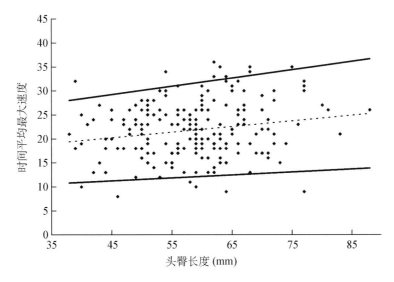

图 12.7　根据第 5、第 50 和第 95 个百分位数的 198 个胎儿的头臀长度测量静脉导管时间平均最大速度(TAMXV)

第 50 个百分位数的方程式为 $y = 0.1174\ x + 14.95$,标准偏差的方程式为 SD $= 0.0342$ $x + 3.9375$。摘自 Prefumo F,Risso D,Venturini PL,De Biasio P。妊娠 10～14 周时静脉导管多普勒血流测量的参考值。发表于《妇产科超声学》,2002;20(1):42-6。经 John Wiley & Sons 许可。

Borrell 等报道了在连续对 534 例妊娠 10—18 周的胎儿进行 21-三体侵入性诊断之前,对胎儿静脉导管进行多普勒测量分析[21]。11 例胎儿出现 21-三体,其中 8 例静脉搏动指数＞第 95 百分位,3 例 a 波低于第 5 百分位。Matias 等研究学者连续对 486 例妊娠 10—14 周的胎儿进行核型分析之前,对胎儿静脉导管进行了多普勒测量分析[22]。在 63 例染色体异常的胎儿中,57 例(90.5%)出现 a 波反向或缺失。然而,在 423 例整倍体胎儿中,13 例(3.1%)观察到静脉导管多普勒异常。多元回归分析表明,异常 a 波在整倍体和非整倍体之间具有显著差别。

在一项约 20 000 例单胎妊娠的队列研究中,Maiz 等研究学者进行了孕早期联合筛查试验,包括母亲年龄、胎儿颈后透明层厚度、胎心率、血清游离 β-人绒毛膜促性腺激素、妊娠相关血浆蛋白-A(PAPP-A)和静脉导管多普勒[29]。66%～75% 的非整倍体胎儿中,a 波发生反向,但只有 3.2% 的整倍体胎儿 a 波发生逆转。孕早期静脉导管多普勒可检测到分别为 96%、92%、100% 和 100% 的 21-三体、18-三体、13-三体和 Turner 综合征,假阳性率为 3%。在联合筛查试验与分步筛查试验中检出率相似,假阳性率为 2.6%,只有 15% 的人群需要静脉导管多普勒检测。

应该认识到,大多数静脉导管多普勒异常的胎儿是非整倍体胎儿,但并非所有非整倍体胎儿都有多普勒异常表现。如表 12.1 所示,该表总结了几项关于孕早期静脉导管多普勒的研究,70% 的非整倍体胎儿出现多普勒异常结果,但也有 4% 的整倍体胎儿出现多普勒异常结果。

显然,孕早期染色体异常的产前无创风险评估涉及多种方式,如颈后透明层的超声评估和多种标记物的测量。在这些方法中加入静脉导管多普勒的有效性将在后面进一步讨论。

先天性心脏病的静脉导管多普勒筛查

静脉导管多普勒波形反映了胎儿心脏血流动力学,特别是右心血流动力学。胎儿心脏功能和解剖异常会改变静脉导管波形。因而引起众多研究学者探索它在早期筛查胎儿先天性心脏病中的作用。

Matias 等对 200 例妊娠 10—14 周颈后透明层增厚的单胎胎儿核型分析前,进行了静脉导管多普勒测量[22]。结果表明,在颈后透明层增厚的整倍体胎儿中,静脉导管血流异常可以识别出患有严重心脏缺陷的胎儿。

在一项涉及 41 000 多名整倍体胎儿的研究中,观察到约 28% 的心脏异常胎儿和约 2% 的无心脏异常胎儿的静脉导管 a 反向转[31]。其中在颈后透明层超过 99 个百分位的病例(与颈后透明层测量无关)和 a 波倒置的病例中,作者估计,胎儿超声心动图可以检测到大约 39% 的主要心脏缺陷,总体假阳性率约为 3%。

最近,Borrell 等进一步证实了这一点,他们研究了在整倍体胎儿中,各种早期妊娠超声筛查策略识别主要心脏畸形的有效性[32]。超声检查方法包括胎儿颈后透明层和静脉导管多普勒波形。如果超声发现异常,建议早期超声心动图检查。在妊娠中晚期,只能通过胎儿超声心动图、新生儿评估或尸检来验证胎儿心脏状况。在 37 例患有严重心脏畸形的整倍体胎儿中,27% 的胎儿颈后透明层高于第 99 个百分位,39% 的胎儿静脉导管 a 波缺失或逆转。作者指出,胎儿主要心脏缺陷的检出率为 47%,假阳性率约为 3%。

上述和其他研究表明,静脉导管多普勒在早期识别 CHD 高危胎儿方面具有重要的作用。早期胎儿超声心动图检查可能具有一定的难度,并且可能无法排除需要在妊娠中期进行全面超声检查的必要性。然而,Zidere 等最近证明,在有经验的医师那里,它可以达到较高的准确性[33]。未来的研究应进一步探讨早期胎儿超声心动图在临床实践中的有效性。

孕早期三尖瓣血流的多普勒研究

近年来，多普勒超声心动图在评估孕早期胎儿心脏功能方面的应用日益广泛。在胎儿心脏功能的各个方面中，三尖瓣多普勒血流最受关注，尤其是它与先天性心脏畸形和非整倍体的关系。

多普勒超声技术

用于评估三尖瓣血流包括多普勒超声心动图模式及胎儿心脏的 2D 超声图像，2D 图像用于指导频谱多普勒取样容积的放置。详细讨论这项技术超出了本文的讨论范围。大致原则与妊娠后期基本相同[5]；然而，Huggon 等研究学者已经解决了与孕早期应用相关的具体技术问题[34]。简单地说，首选心尖或心底四腔心切面，因为它可以使多普勒波束与房室血流方向平行，保证最小的超声角度＜30°。同前面使用静脉导管多普勒的描述一样，高通滤波器应设置为设备允许的最低水平，并且功率输出应尽可能低。彩色多普勒血流会显示与反流相关的反向血流，而彩色 M 模式具有提供更精确时间分辨率的优势。然而，彩色血流模式很少用于早期妊娠心脏筛查，因为它在早期妊娠观察心内血流时不可靠。在通常情况下，频谱多普勒检测是由 2DB 型超声成像引导的，它可以帮助多普勒取样容积放置在三尖瓣上。

三尖瓣血流模式

房室血流频谱多普勒超声显示了双相血流频谱，反映了心室舒张和心房收缩的多普勒血流速度波形（图 12.8）。第一个峰值称为 E 波，代表心室舒张时血液速度的峰值。

第二个峰值是 A 波，是由心房收缩期血液速度的峰值。右心的 A 波明显大于 E 波，而左心两者的差异较小。这一观察结果表明，与左心室相比，右心室在生理上的顺应性较低。新生儿和婴儿也表现出类似的波形。

三尖瓣反流

正常的房室血流是单向的，从心房到心室。当房室血流出现反向血流表明三尖瓣关闭不全，血流从右心室回流至右心房（图12.9）。然而，在胎儿中，这一发现并不总是病理性的。利用彩色多普勒超声，Maulik 等研究学者注意到正常胎儿在妊娠中期可出现轻度的三尖瓣反流[35]。其他研究学者已经广泛证明了这一点。

例如，Gembruch 等研究学者利用彩色多普勒和彩色 M-模式对 289 例正常单胎胎儿进行了横断面研究，结果显示三尖瓣反流的发生率为 6%[36]。Makikallio 等研究学者利用多普勒超声心动图对 16 例 6－10 周的无并发症妊娠的胎儿心脏功能进行了研究[37]。他们注意到，房室血流最初是单相的，9 周后变为双相的。10 周后房室反流较为常见。6－7 周等容舒张时间显著增加，表明胎儿心脏舒张功能逐渐成熟。

三尖瓣多普勒筛查非整倍体胎儿和先天性心脏病

Rizzo 等研究学者对颈后透明层增厚，但不伴有任何重大畸形的整倍体胎儿在20－23 周时进行多普勒超声心动图检查，来研究分析胎儿的心脏功能。观察到 E 峰与 A 峰的比值，以及 E 峰与时间的比值均显著降低，表明舒张功能障碍[38]。Lopes 等研究学者对 275 例在妊娠 12－16 周期间颈后透明层增厚的胎儿进行了超声心动图检查[39]。后续的随访包括胎儿和新生儿超声心动图、染色体核型分析及尸检。在 37 例（14%）胎儿中检测到心脏结构畸形，在24例（9%）胎

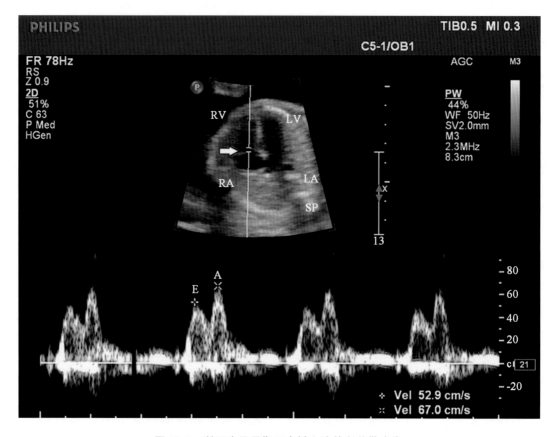

图 12.8　所示为孕早期三尖瓣血流的多普勒成像

　　上图显示了妊娠 13 周胎儿心尖四腔切面的超声心动图。水平箭头表示多普勒取样位置。注意超声束路径与血流方向平行(垂直白线)。下图显示了通过三尖瓣口的双相血流速度的多普勒频谱。E. 心室舒张时的峰值流速;A. 心房收缩期峰值流速;RA. 右心房;RV. 右心室;LA. 左心房;LV. 左心室;SP. 脊柱。

儿中检测到心功能异常,后一组中,其中 2 例(8.3%)表现为单纯性三尖瓣反流和 21-三体。

　　Falcon 等研究学者在 1557 例妊娠 11～13^{+6} 周的胎儿中全面阐述了三尖瓣反流在产前诊断中的作用[40]。作者成功地对 98.8% 的病例进行了三尖瓣反流的多普勒评估,并观察到 4.4% 的整倍体胎儿出现三尖瓣反流。21-三体和 18-三体胎儿的反流发生率明显增高,分别为 67.5% 和 33.3%。此外,技术熟练的超声医师能够在孕早期可靠地评估三尖瓣反流。

孕早期的生物物理、生化和分子筛查

　　随着多种孕早期筛查检测的出现,包括胎儿多普勒和快速细胞游离 DNA 检测是确定孕早期非整倍体筛查非常重要且最有效的方法。血液分子检测技术的出现可能会取代需要大量操作者的检查,如颈后透明层和胎儿多普勒检测。但只有少数研究全面评估了哪种方法提供了最佳且具有成本效益的检查。

　　Nicolaides 分析了前瞻性研究收集的数据,探讨 21-三体筛查方法的有效性。该方

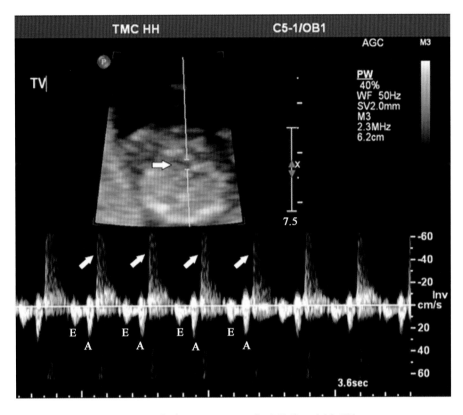

图 12.9　超声图显示了孕早期胎儿的三尖瓣反流

上图显示多普勒采样容积的位置。E. 心室舒张时的峰值流速；A. 心房收缩期的
峰值流速。向上倾斜的箭表示从右心室到右心房的高速反流。值得注意，由于反流速
度较高，因此会出现混叠现象。

法结合了 93 545 例单胎妊娠的母亲年龄、孕
早期生物学标记物和细胞游离 DNA 检
测[41]。作者观察到，通过对 36%、21% 和
11% 的一线筛查病例进行检测，单独细胞游
离 DNA 检测，联合血清胎盘生长因子
（PIGF）和甲胎蛋白（AFP）的检测，以及联合
PIGF、AFP 和静脉导管多普勒搏动指数的
检测，总体可实现 21-三体胎儿的检出率为
98%，总体毛膜绒毛取样率<0.5%。

虽然没有具体分析成本效益因素，但作
者观察到，现有的方案包括生物学标记物、生
物物理模式（静脉多普勒）及在选定病例中使
用细胞游离 DNA，检测将减少对绒毛膜绒毛
取样的需要，具有较高的检出率和较低的假
阳性率。尽管细胞游离 DNA 检测会有更高

的检出率，但成本可能会大幅度增加。而且，
还有其他复杂因素影响各种筛查方法的有效
性和经济性，所以需要更有针对性的筛查
方法。

孕早期子宫动脉的多普勒超声成像

几十年前，子宫动脉多普勒超声的引入为
研究子宫胎盘循环带来了巨大的临床价
值[42]。它的作用是显而易见的，因为这种循
环构成了母体对胎儿的供应链，对胎儿的生
存、发育和生长至关重要。为了满足胎儿的需
求，子宫胎盘循环发生巨大变化，在早期胎盘
绒毛侵入子宫螺旋动脉，使子宫胎盘循环阻力

降低。这是通过特定的滋养层细胞的侵入来实现的,它们侵入并取代了母体动脉的内膜和中膜[43]。这一过程在孕早期开始,并在妊娠中期延伸至这些动脉的肌层。这些变化反映在子宫动脉多普勒波形中。这种重塑过程的不足与先兆子痫和胎儿生长受限有关[44,45]。这为子宫动脉多普勒用于预测相关妊娠并发症提供了可能。早期的研究学者使用连续波多普勒进行检测,但这种方法很快被彩色多普勒成像引导的脉冲多普勒所取代[46-48]。

子宫动脉的多普勒成像技术

一些研究学者已经描述了子宫动脉多普勒的检查方法,并且有国际指南参考[13,19]。

在孕早期,子宫动脉可以经腹或经阴道检测。在经腹超声检查时,宫颈-体交界水平比髂血管交叉处更容易获得子宫动脉多普勒信号。在一项对妊娠 11—13 周和 21—22 周的胎儿进行的前瞻性纵向研究中,Lefebvre 等研学者在宫颈-体交界水平成功获得了全部病例子宫动脉多普勒信号,但只有约 60% 的病例在髂血管交叉处获得[50]。在子宫正中矢状切面显示宫颈-体交界,使用彩色多普勒,横向移动探头可显示子宫动脉的上升支,对其进行采样以获得子宫动脉频谱多普勒信号。

在经阴道超声检查时,将阴道探头放置在前穹并进行侧向移动。使用彩色多普勒显示子宫动脉的上升支,并进行采样以获得子宫动脉频谱多普勒信号。脉冲多普勒检查与多普勒超声的一般原理一致,与声速角度应小于 30°,频率范围应适应峰值速度,无混叠,高通滤波器应设置在尽可能低的水平,功率设置应最小化,并能获得较好的图像质量。

子宫动脉多普勒波形

孕早期子宫动脉多普勒波形显示,血流在收缩期快速加速和减速,随后出现舒张早期减速,称为舒张切迹,然后在舒张晚期略有上升

(图 12.10)。影响波形的因素包括胎龄、母亲心率、胎盘位置和子宫动脉测量位置。

子宫动脉的搏动性在妊娠 14—16 周迅速下降,然后趋于平缓至 26 周左右,此后一直稳定,直到妊娠结束[42]。然而,最近的一项研究报道称,子宫动脉的搏动性是持续下降至 34 周[51]。这种变化反映了孕早期子宫胎盘循环阻力下降,这是由于子宫螺旋动脉的一系列变化,以及特殊的滋养层细胞的侵入引起的。

母亲心率对舒张期的影响会改变波形及其搏动性。较高的心率会缩短舒张期,导致搏动性降低,反之亦然。来自胎盘同侧部位的子宫动脉比对侧相同位置的子宫动脉搏动性降低[52]。最后,在子宫胎盘循环中,当多普勒取样位置从起始段向终末段移动时,搏动性下降[46]。因此,螺旋动脉的多普勒波形的搏动性显著低于子宫动脉,反映了沿动脉分支循环阻力的逐渐下降。

利用多普勒的最大频移包络可以对子宫动脉波形进行分析(图 12.10)。计算参数指标,包括搏动指数(PI)、阻力指数(RI)和收缩期峰值流速/舒张末期流速(S/D)。多普勒参数异常与不良妊娠结局、先兆子痫和胎儿生长受限相关。这将在后面进一步讨论。在收缩期或舒张期,任何短暂的减速,即所谓的切迹,都需要记录[53-55]。这种切迹说明了子宫循环中的高阻抗。Gomez 等研究学者注意到,双侧切迹从 11 周时的约 49% 下降到 22 周时的约 14%;然而,妊娠中期以后仍持续存在与不良结局相关。

子宫动脉多普勒的临床应用

子宫动脉搏动指数增高和持续存在的舒张早期切迹,与先兆子痫、胎儿生长受限和围产期不良结局的相关性[48,49],近期的报道各不相同。

在一项涉及 3324 例连续单胎妊娠的研究中,Martin 等研究学者对妊娠 11—14 周

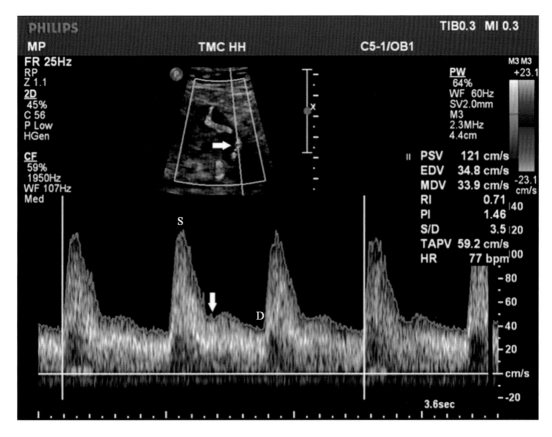

图 12.10　孕早期子宫动脉多普勒波形

　　上图显示子宫动脉上升支的彩色多普勒血流。水平箭表示多普勒取样的位置,下图表示频谱多普勒波形。波形的蓝线显示了母亲心动周期的峰值速度包络。S. 收缩期峰值流速;D. 舒张末期速度。垂直向下的箭表示舒张切迹。

期间子宫动脉多普勒在预测先兆子痫和胎儿生长受限的相关性进行研究[56]。其中先兆子痫发生率约占 2%,胎儿生长受限发生率约占 10%。子宫动脉平均搏动指数>2.35,对单胎胎儿生长受限的敏感性仅为 12%,而对伴有或不伴有胎儿生长受限的先兆子痫的敏感性为 27.0%。然而,对伴有并发症需要在妊娠 32 周前分娩的先兆子痫和胎儿生长受限的敏感性分别为 60% 和 28%。Gomez等研究学者报道说,持续存在的异常多普勒,如双侧切迹和搏动指数升高持续到妊娠中期,增加了不良结局的风险[51]。这种高风险与搏动指数持续性异常有关(OR,10.7;95%

CI,3.7~30.9)。进一步,在一项涉及斯堪的纳维亚人群的前瞻性研究中,Skrastad 等研究学者观察到,将母亲种族、平均动脉压、子宫动脉搏动指数、PAPP-A 和 PIGF 相结合的孕早期方案的效用并不显著[57]。

　　在一项对 74 例先兆子痫研究的系统回顾中,Cnossen 等研究学者注意到,在患有先兆子痫的母亲中,通过切迹提示子宫动脉搏动指数增高的阳性率为 21%,在低风险母亲中为7.5[58]。对 61 项胎儿生长受限回顾性研究中,涉及 41 000 多名低风险妇女,发生严重胎儿生长受限的阳性率为 14.6%。子宫动脉多普勒在妊娠中期比妊娠早期更具有预测性。

然而,一些研究人员也无法证实孕早期子宫动脉多普勒的预测效果。当子宫动脉多普勒结果与先兆子痫的生物标志物相结合时,Audibert 等相关研究人员并没有观察到预测效果有进一步改善[59]。Goetzinger 等研究学者在一项妊娠 11—14 周进行非整倍体筛查的前瞻性队列研究中,观察到固定假阳性率为 10%,解整合素属蛋白酶 12、PAPP-A 和子宫动脉多普勒搏动指数与母体相结合,分别发现了 50%、48% 和 52% 的先兆子痫患者,然而它们的组合并没有提高预测效果[60]。

有许多研究探讨了在妊娠早期子宫动脉多普勒预测妊娠并发症的有效性。在一项涉及 55974 名妇女的 18 项研究中,Velauthar 等相关研究人员分析了子宫动脉多普勒异常对预测先兆子痫和胎儿生长受限的有效性[61]。早发性先兆子痫的敏感性和特异性分别为 47.8%(95% 可信区间:39.0～56.8)和 92.1%(95% 可信区间:88.6～94.6),而早期胎儿生长受限的敏感性和特异性分别为 39.2%(95% 可信区间:26.3～53.8)和 93.1%(95% 可信区间:90.6～95.0)。对于先兆子痫和胎儿生长受限的敏感性分别为 26.4%(95% CI:22.5～30.8)和 15.4%(95% CI:12.4～18.9),特异性分别为 93.4%(95% CI:90.4～95.5)和 93.3%(95% CI:90.9～95.1)。子宫动脉多普勒异常的妇女服用阿司匹林来预防先兆子痫的人数分别为 173 和 421,基线人群患病率为 0.4%～1%。作者建议在子宫动脉多普勒异常的低风险妊娠中使用阿司匹林,以预防某些妊娠并发症的发生。

然而,此类建议都必须基于早期妊娠使用阿司匹林预防有效性的证据。有几项随机临床试验提到了这个问题。然而,这些研究没有足够的说服力。在一项涉及 27 222 名妇女的 42 项随机对照研究的 meta 分析中,Roberge 等研究学者注意到,当在妊娠 16 周或之前开始低剂量阿司匹林预防性治疗时,不良围产期结局显著降低[62]。治疗的选择标准包括的临床危险因素,如初产妇和慢性高血压,以及子宫动脉多普勒异常。在妊娠 16 周时或之前开始服用阿司匹林,与 16 周后相比,先兆子痫发生率减少 53% 和重度先兆子痫发生率减少 82%。此外,还观察到围产期死亡率、胎儿生长受限和早产在统计学意义上显著下降。本研究为伴有先兆子痫或其他相关不良结局风险的妇女在 16 周前开始服用低剂量阿司匹林提供了循证依据。

值得注意的是,无论选择的患者是基于风险评估还是子宫动脉多普勒异常,结果都没有差异。显然,这一发现不能完全确立子宫动脉多普勒评估的作用。这种更简单、方便、成本更低的风险评估方法是否确实像多普勒一样有效,需要有足够的样本量和适当的研究设计进一步的调查。最近 Cochrane 关于子宫胎盘多普勒的综述也得出了相同的结论,并建议进行更多的研究[63]。

综上所述,孕早期的子宫动脉多普勒超声在预测先兆子痫方面是有效的。它还可以预测其他不良后果,包括死产、胎儿生长受限和早产。有证据表明,如果在妊娠 16 周前使用低剂量阿司匹林预防治疗,可有效改善妊娠结局。如果在妊娠 16 周后使用阿司匹林,干预的效果会降低。然而,尚不确定的是,在临床风险评估中增加子宫动脉多普勒检查是否能提高对早期使用阿司匹林预防的预测效果。

教学要点

- 孕早期胎儿和母体子宫循环多普勒超声可提高非整倍体胎儿、先天性心脏缺陷和先兆子痫的风险评估。
- 在孕早期有效使用多普勒超声检查需要专业的技术培训,并遵循现有的规范。
- 孕早期静脉导管多普勒检查可以发现

具有较高风险的非整倍体胎儿和先天性心脏缺陷。

- 静脉导管多普勒最相关和最常用的特征是 a 波的缺失或反向。
- 大约 70% 的非整倍体胎儿出现静脉导管多普勒异常,但只有约 4% 的整倍体胎儿出现静脉导管多普勒异常。
- 在患有严重心脏缺陷的胎儿中,大约 40% 的胎儿出现静脉导管 a 波缺失或反向。
- 孕早期三尖瓣血流多普勒评估可提高非整倍体筛查的准确性。
- 孕早期出现三尖瓣反流,可提示胎儿先天性心脏缺陷的风险较高。主要见于 67% 的 21-三体胎儿,但仅见于 4% 的整倍体胎儿。
- 在生物学标记物的基础上增加孕早期胎儿超声筛查和选择性使用细胞游离 DNA 检测,可以显著提高非整倍体检出率,并可减少对绒毛膜绒毛取样的需要。
- 孕早期子宫动脉多普勒超声可识别出发生先兆子痫和其他不良结局风险较高的妊娠。
- 孕妇在妊娠 16 周前使用低剂量阿司匹林预防治疗可减少先兆子痫的发生。
- 临床风险评估中增加子宫动脉多普勒是否能提高早期使用阿司匹林预防的预测准确性,尚不确定。

参 考 文 献

[1] Stuart B, Drumm J, FitzGerald DE, Duignan NM. Fetal blood velocity waveforms in normal pregnancy. Br J Obstet Gynaecol. 1980; 87 (9):780-5.

[2] Maulik D, Saini VD, Nanda NC, Rosenzweig MS. Doppler evaluation of fetal hemodynamics. Ultrasound Med Biol. 1982;8(6):705-10.

[3] Maulik D. Hemodynamic interpretation of the arterial Doppler waveform. Ultrasound Obstet Gynecol. 1993;3(3):219-27.

[4] Maulik D, Mundy D, Heitmann E, Maulik D. Evidence-based approach to umbilical artery Doppler fetal surveillance in high-risk pregnancies: an update. Clin Obstet Gynecol. 2010; 53:869-78.

[5] Maulik D, Nanda NC, Saini VD. Fetal Doppler Echocardiography: methods and characterization of normal and abnormal hemodynamics. Am J Cardiol. 1984;53(4):572-8.

[6] Mavrides E, Moscoso G, Carvalho JS, Campbell S, Thilaganathan B. The anatomy of the umbilical, portal and hepatic venous system in the human fetus at 14-19 weeks of gestation. Ultrasound Obstet Gynecol. 2001; 18 (6): 598-604.

[7] Kessler J, Rasmussen S, Godfrey K, Hanson M, Kiserud T. Fetal growth restriction is associated with prioritization of umbilical blood flow to the left hepatic lobe at the expense of the right lobe. Pediatr Res. 2009; 66 (1): 113-7.

[8] Kiserud T, Eik-Nes SH, Blaas H-G, Hellevik LR. Ultrasonographic velocimetry of the fetal ductus venosus. Lancet. 1991; 338 (8780): 1412-4.

[9] Kiserud T. Venous hemodynamics. In: Maulik D, Zalud I, editors. Doppler ultrasound in obstetrics and gynecology. 2nd ed. New York, NY: Springer; 2005. p. 57-67.

[10] Kiserud T. Physiology of the fetal circulation. Semin Fetal Neonatal Med. 2005; 10 (6): 493-503.

[11] Baschat AA. Ductus venosus Doppler for fetal surveillance in high-risk pregnancies. Clin Obstet Gynecol. 2010;53(4):858-68.

[12] Kiserud T. Doppler velocimetry of the ductus venosus. In: Maulik D, Zalud I, editors. Doppler ultrasound in obstetrics and gynecology. 2nd ed. New York: Springer; 2005. p. 413-27.

[13] Bhide A，Acharya G，Bilardo CM，Brezinka C，Cafici D，Hernandez-Andrade E，et al. ISUOG practice guidelines：use of Doppler ultrasonography in obstetrics. Ultrasound Obstet Gynecol. 2013;41(2):233-9.

[14] Nelson TR，Fowlkes JB，Abramowicz JS，Church CC. Ultrasound biosafety considerations for the practicing sonographer and sonologist. J Ultrasound Med. 2009;28(2):139-50.

[15] Van Splunder P，Huisman TW，DeRidder MA，Wladimiroff JW. Fetal venous and arterial flow velocity wave forms between eight and twenty weeks of gestation. Pediatr Res. 1996;40(1):158-62.

[16] Prefumo F，Risso D，Venturini PL，De Biasio P. Reference values for ductus venosus Doppler flow measurements at 10-14 weeks of gestation. Ultrasound Obstet Gynecol. 2002;20(1):42-6.

[17] Kiserud T，Hellevik LR，Eik-Nes SH，Angelsen BA，Blaas HG. Estimation of the pressure gradient across the fetal ductus venosus based on Doppler velocimetry. Ultrasound Med Biol. 1994;20(3):225-32.

[18] de Vries JI，Visser GH，Prechtl HF. The emergence of fetal behaviour. II. Quantitative aspects. Early Hum Dev. 1985; 12 (2): 99-120.

[19] Gudmundsson S，Gunnarsson GO，Hokegard KH，Ingemarsson J，Kjellmer I. Venous Doppler velocimetry in relationship to central venous pressure and heart rate during hypoxia in the ovine fetus. J Perinat Med. 1999; 27 (2):81-90.

[20] Lam YH，Tang MH，Tse HY. Ductus venosus Doppler study in fetuses with homozygous alpha-thalassemia-1 at 12 to 13 weeks of gestation. Ultrasound Obstet Gynecol. 2001; 7 (1):30-3.

[21] Borrell A，Antolin E，Costa D，Farre MT，Martinez JM，Fortuny A. Abnormal ductus venosus blood flow in trisomy 21 fetuses during early pregnancy. Am J Obstet Gynecol.

1998;179(6 Pt 1):1612-7.

[22] Matias A，Gomes C，Flack N，Montenegro N，Nikolaides KH. Screening for chromosomal defects at 11-14 weeks：the role of ductus venosus blood flow. Ultrasound Obstet Gynecol. 1998;12(6):380-4.

[23] Antolin E，Comas C，Torrents M，Munoz A，Figueras F，Echevarria M，et al. The role of ductus venosus blood flow assessment in screening for chromosomal abnormalities at 10-16 weeks of gestation. Ultrasound Obstet Gynecol. 2001;17(4):295-300.

[24] Murta CG，Moron AF，Avila MA，Weiner CP. Application of ductus venosus Doppler velocimetry for the detection of fetal aneuploidy in the first trimester of pregnancy. Fetal Diagn Ther. 2002;17(5):308-14.

[25] Zoppi MA，Putzolu M，Ibba RM，Floris M，Monni G. First trimester ductus venosus velocimetry in relation to nuchal translucency thickness and fetal karyotype. Fetal Diagn Ther. 2002;17(1):52-7.

[26] Borrell A，Martinez JM，Seres A，Borobio V，Cararach V，Fortuny A. Ductus venosus assessment at the time of nuchal translucency measurement in the detection of fetal aneuploidy. Prenat Diagn. 2003;23(11):921-6.

[27] Toyama JM，Brizot ML，Liao AW，Lopes LM，Nomura RM，Saldanha FA，et al. Ductus venosus blood flow assessment at 11 to 14 weeks of gestation and fetal out-come. Ultrasound Obstet Gynecol. 2004;23(4):341-5.

[28] Prefumo F，Sethna F，Sairam S，Bhide A，Thilaganathan B. First trimester ductus venosus，nasal bones，and Down syndrome in a high-risk population. Obstet Gynecol. 2005; 105(6):1348-54.

[29] Maiz N，Valencia C，Kagan KO，Wright D，Nicolaides KH. Ductus venosus Doppler in screening for trisomies 21，18 and 13 and Turner syndrome at 11-13 weeks of gestation. Ultrasound Obstet Gynecol. 2009;33(5):512-7.

[30] Florjański J，Fuchs T，Zimmer M，Homola

W，Pomorski M，Blok D．The role of ductus venosus Doppler flow in the diagnosis of chromosomal abnormalities during the first trimester of pregnancy．Adv Clin Exp Med．2013；22 (3)：395-401．

[31] Chelemen T，Syngelaki A，Maiz N，Allan L，Nicolaides KH．Contribution of ductus venosus Doppler in first-trimester screening for major cardiac defects．Fetal Diagn Ther．2011；29(2)：127-34．

[32] Borrell A，Grande M，Bennasar M，Borobio V，Jimenez JM，Stergiotou I，et al．First-trimester detection of major cardiac defects with the use of ductus venosus blood flow．Ultrasound Obstet Gynecol．2013；42(1)：51-7．

[33] Zidere V，Bellsham-Revell H，Persico N，Allan LD．Comparison of echocardiographic findings in fetuses at less than 15 weeks' gestation with later cardiac evaluation．Ultrasound Obstet Gynecol．2013；42(6)：679-86．

[34] Huggon IC，DeFigueiredo DB，Allan LD．Tricuspid regurgitation in the diagnosis of chromosomal anomalies in the fetus at 11-14 weeks of gestation．Heart．2003；89：1071-3．

[35] Maulik D，Nanda NC，Hsiung MC，Youngblood JP．Doppler color flow mapping of the fetal heart．Angiology．1986；37(9)：628-32．

[36] Gembruch U，Smrcek JM．The prevalence and clinical significance of tricuspid valve regurgitation in normally grown fetuses and those with intrauterine growth retardation．Ultrasound Obstet Gynecol．1997；9 (6)：374-82．

[37] Makikallio K，Jouppila P，Rasanen J．Human fetal cardiac function during the first trimester of pregnancy．Heart．2005；91：334-8．

[38] Rizzo G，Muscatello A，Angelini E，Capponi A．Abnormal cardiac function in fetuses with increased nuchal translucency．Ultrasound Obstet Gynecol．2003；21(6)：539-42．

[39] Lopes LM，Brizot ML，Lopes MA，Ayello VD，Schultz R，Zugaib M．Structural and functional cardiac abnormalities identified prior to 16 weeks' gestation in fetuses with increased nuchal translucency．Ultrasound Obstet Gynecol．2003；22(5)：470-8．

[40] Falcon O，Faiola S，Huggon I，Allan L，Nicolaides KH．Fetal tricuspid regurgitation at the 11 + 0 to 13 + 6-week scan：association with chromosomal defects and reproducibility of the method．Ultrasound Obstet Gynecol．2006；27(6)：609-12．

[41] Nicolaides KH，Wright D，Poon LC，Syngelaki A，Gil MM．First-trimester contingent screening for trisomy 21 by biomarkers and maternal blood cell-free DNA testing．Ultrasound Obstet Gynecol．2013；42(1)：41-50．

[42] Schulman H，Fleischer A，Farmakides G，Bracero L，Rochelson B，Grunfeld L．Development of uterine artery compliance in pregnancy as detected by Doppler ultrasound．Am J Obstet Gynecol．1986；55(5)：1031-6．

[43] Pijnenborg R，Bland JM，Robertson WB，Brosens I．Uteroplacental arterial changes related to interstitial trophoblast migration in early human pregnancy．Placenta．1983；4(4)：397-413．

[44] Brosens IA，Robertson WB，Dixon HG．The role of the spiral arteries in the pathogenesis of preeclampsia．Obstet Gynecol Annu．1972；1：117-91．

[45] Lyall F，Robson SC，Bulmer JN．Spiral artery remodeling and trophoblast invasion in preeclampsia and fetal growth restriction：relationship to clinical out-come．Hypertension．2013；62(6)：1046-54．

[46] Jurkovic D，Jauniaux E，Kurjak A，Hustin J，Campbell S，Nicolaides KH．Transvaginal color Doppler assessment of the uteroplacental circulation in early pregnancy．Obstet Gynecol．1991；77(3)：365-9．

[47] Guzman ER，Kontopoulos E，Zalud I．Doppler velocimetry of the uteroplacental circulation．In：Maulik D，Zalud I，editors．Doppler ultrasound in obstetrics and gynecology．2nd ed．New York，NY：Springer；2005．

p. 227-42.

[48] Thaler I, Amin A. Doppler velocimetry of the utero-placental circulation in early pregnancy. In:Maulik D, Zalud I, editors. Doppler ultrasound in obstetrics and gynecology. 2nd ed. New York, NY:Springer;2005. p. 255-75.

[49] Khalil A, Nicolaides KH. How to record uterine artery Doppler in the first trimester. Ultrasound Obstet Gynecol. 2013;42(4):478-9.

[50] Lefebvre J, Demers S, Bujold E, Nicolaides KH, Girard M, Brassard N, et al. Comparison of two different sites of measurement for transabdominal uterine artery Doppler velocimetry at 11-13 weeks. Ultrasound Obstet Gynecol. 2012;40(3):288-92.

[51] Gomez O, Figueras F, Martinez JM, del Rio M, Palacio M, Eixarch E, et al. Sequential changes in uterine artery blood flow pattern between the first and second trimesters of gestation in relation to pregnancy outcome. Ultrasound Obstet Gynecol. 2006;28(6):802-8.

[52] Kofi nas A, Penry M, Greiss F, Meis PJ, Nelson LH. The effect of placental location on uterine artery flow velocity waveforms. Am J Obstet Gynecol. 1988;159(6):1504-8.

[53] Campbell S, Bewley S, Cohen-Overbrook T. Investigation of the uteroplacental circulation by Doppler ultrasound. Semin Perinatol. 1987;11(4):362-8.

[54] Fleischer A, Schulman H, Farmakides G, Bracero L, Grunfeld L, Rochelson B, et al. Uterine artery Doppler velocimetry in pregnant women with hypertension. Am J Obstet Gynecol. 1986;154(4):806-13.

[55] Thaler I, Weiner Z, Itskovitz J. Systolic or diastolic notch in uterine artery blood flow velocity waveforms in hypertensive pregnant patients:relationship to out-come. Obstet Gynecol. 1992;80(2):277-82.

[56] Martin AM, Bindra R, Curcio P, Cicero S, Nicolaides KH. Screening for pre-eclampsia and fetal growth restriction by uterine artery Doppler at 11-14 weeks of gestation. Ultrasound Obstet Gynecol. 2001;18(6):583-6.

[57] Skrastad RB, Hov GG, Blaas HG, Romundstad PR, Salvesen K. A prospective study of screening for hypertensive disorders of pregnancy at 11-13 weeks in a Scandinavian population. Acta Obstet Gynecol Scand. 2014;93(12):1238-47.

[58] Cnossen JS, Morris RK, ter Riet G, Mol BW, van der Post JA, Coomarasamy A, et al. Use of uterine artery Doppler ultrasonography to predict pre-eclampsia and intrauterine growth restriction: a systematic review and bivariable meta-analysis. CMAJ. 2008;178(6):701-11.

[59] Audibert F, Boucoiran I, An N, Aleksandrov N, Delvin E, Bujold E, et al. Screening for preeclampsia using first-trimester serum markers and uterine artery Doppler in nulliparous women. Am J Obstet Gynecol. 2010;203(4):383. e1-8.

[60] Goetzinger KR, Zhong Y, Cahill AG, Odibo L, Macones GA, Odibo AO. Effi ciency of first-trimester uterine artery Doppler, a-disintegrin and metalloprotease 12, pregnancy-associated plasma protein a, and maternal characteristics in the prediction of pre-eclampsia. J Ultrasound Med. 2013;32(9):1593-600.

[61] Velauthar L, Plana MN, Kalidindi M, Zamora J, Thilaganathan B, Illanes SE, et al. First-trimester uterine artery Doppler and adverse pregnancy out-come:a meta-analysis involving 55,974 women. Ultrasound Obstet Gynecol. 2014;43(5):500-7.

[62] Roberge S, Nicolaides KH, Demers S, Villa P, Bujold E. Prevention of perinatal death and adverse perinatal outcome using low-dose aspirin:a meta-analysis. Ultrasound Obstet Gynecol. 2013;41(5):491-9.

[63] Stampalija T, Gyte GML, Alfi revic Z. Utero-placental Doppler ultrasound for improving pregnancy out-come. Cochrane Database Syst Rev. 2010;(9):CD008363.

第13章

3D超声在早期妊娠中的作用

Luís F. Gonçalves

引言

尽管中孕期"18—22周"是超声评估胎儿解剖结构的标准时期,随着超声设备和高频经阴道换能器的技术进步,孕早期对胎儿详细评估成为现实[1-9]。高质量的孕早期超声检查是识别先天性结构异常的第一次机会,通常发现的是那些最严重的异常[8,10-13]。被诊断为严重的和(或)致死性异常胎儿的父母受益于更早期的辅助诊断检查和咨询,如果需要终止妊娠,与中孕期相比,孕早期超声检查可以使终止妊娠更早、更安全[11]。

本章回顾了3D超声作为2D超声的辅助成像方式在孕早期诊断先天性异常中的作用。提醒读者,与配备最先进3D技术的高分辨率超声系统的相比,胚胎学知识、先天性异常的自然史及操作人员的经验可能对孕早期检查的质量产生更大的影响。

仪器

3D超声可以通过机械或矩阵阵列传感器来实现。孕早期产前诊断先天性异常最好使用高频经阴道探头。如果需要对胎儿心脏进行评估,强烈建议使用彩色多普勒,因为彩色多普勒的使用会增加孕早期先天性心脏病的检出率[11,14-16]。孕早期心脏检查,使用4D时间空间关联成像(STIC)技术获取容积,就可以分析心脏的运动[17-20]。

进行检查的理想胎龄

最近的研究表明,如果NT增加,除了早期胎儿超声心动图外,还应包括胎儿异常的详细筛查,这样可提高先天性异常的检出率[11,12,16,21]。妊娠12周后胎儿心脏结构的显示率比11周高,13周以后更高,此时主动脉根部可以更一致地显示[22]。需要权衡的是NT测量时头臀长度不能超过84mm[9]。因此,建议仔细安排检查时间,以便两项检查可以在一次就诊中进行。

据报道,在妊娠14—17周期间,超声专家进行经阴道超声检查,对胎儿异常(包括先天性心脏病)的检出率较高[13,23]。

什么可以被确切的显像

在孕早期,很多确切的显像是使用2D超声完成的。表13.1列出了11—13$^{+6/7}$周超声扫查可以评估的解剖结构[9]。我们鼓励读者尝试显示列出的供选择的结构,并提升极限,超出参考范围。例如,有了良好的技术和合适的设备,胎儿心脏流出道可以早期成像,早期诊断圆锥动脉干异常是可能的[5,14,24,25]。

表 13.1　11－13^{+6} 周建议评估的结构（ISUOG 国际妇产科超声学会-指南）^{a}

器官/解剖区	存在和（或）正常
头部	存在
	颅骨
	大脑镰
	充满脉络丛的脑室
颈后	正常外观
	颈后透明层厚度（在知情同意和有培训/认证的操作人员的情况下获得）^{b}
脸	眼（含晶体）^{b}
	鼻骨^b
	正常轮廓/下颌骨^b
	完整的嘴唇^b
脊柱	椎骨（纵向和横向）^{b}
	完整的表皮^b
胸部	对称肺野
	无积液或肿块
心脏	心脏规律跳动
	四个对称的腔室^b
腹部	胃位于左上腹
	膀胱^b
	肾^b
腹壁	正常脐带插入点
	无脐带缺损
四肢	四肢各有三节
	手和脚姿势正常^b
胎盘	大小和质地
脐带	三血管结构^b

　　^{a} 经 ISUOG 实践指南许可改编：孕早期胎儿超声扫查．妇产科超声杂志，2013；41：102-113。

　　^{b} 可选结构。

孕早期超声诊断胎儿先天性异常

　　自从 20 世纪 80 年代末首次报道证明孕早期诊断先天性异常的可行性之后[1,26,27]，越来越多的证据表明，高分辨率经阴道超声检查可以在孕早期对一些严重的异常进行准确的产前诊断[1,2,8,23,28]。表 13.2 提供了截至 2014 年发表的研究总结。这些研究表明尽管早期准确诊断先天性异常是可行的，有助于早期决策，但如果不进行中孕期（甚至晚孕期）扫查，一些异常可能会被遗漏。孕早期扫查可能遗漏的异常包括蚓部发育不全、胼胝体发育不全、神经元迁移异常（如无脑回、多小脑回、灰质异位）、先天性肺异常、左心发育不良、主动脉瓣和肺动脉瓣狭窄、主动脉缩窄、肾和膀胱异常、胃肠道异常及一些可能仅在妊娠后期才会出现的骨骼异常[7,10,12,14,25,29-32]。

3D 超声能带来什么

　　3D 超声增加了从 3D 数据集中获取多个平面解剖结构的可能性。特别是垂直于声束方向的仰角面，使用常规二维超声无法获得。当阴式探头的操作受到限制，可获得的切面有限的情况下，这种功能在孕早期尤其有用[33]。3D 超声另一个潜在的好处是，如果可以明确证明容积数据集的离线分析至少与 2D 超声图像的实时分析具有相同的准确性，就可以减少胚胎在超声波下的暴露时间，因为容积采集只需几秒钟，图像处理和分析可以离线进行[34]。

　　超声胚胎学是描述高分辨率经阴道超声对体内活胚胎进行详细评估的术语[33,35,36]。超声胚胎学的最初出版物依赖于 2D 超声获得的图像。自从 Blaas 等于 1995 年开始使用专门设计的高分辨率 3D 经阴道探头重建小型胚胎结构以来[37]，一些研究人员报道了使用 3D 超声进行体积测量[38,39]、评估正常胚胎发育和早期胎儿解剖结构[34,40-46]，以及先天性异常的早期产前诊断[42,47-55]。

　　已研究的最好的器官是胚胎大脑，最初的研究集中在颅内脑囊泡的体积测量和解剖结构上[37,38,56]。如今，可以使用商用设备和

常只有在 12 周后才能提高某些特定结构(如主动脉根部和三血管切面)的显示率,并进行全面的心脏检查[18]。显示率的增加提升了容积数据集的质量(基于原始图像缺乏运动和原始图像的清晰度)和使用经阴道探头容积采集的质量[19]。一些研究报道了早期成功诊断先天性心脏病的案例,包括大动脉转位、三尖瓣闭锁、Ebstein 畸形、法洛四联症、肺动脉闭锁伴室间隔缺损、孤立性室间隔缺损、右室双出口伴二尖瓣闭锁、左心发育不良

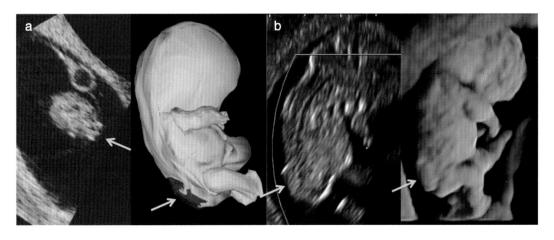

图 13.2　自末次月经计算妊娠 9 周时,通过 2D 超声和 3D 超声早期诊断脊柱裂

(a)头臀长为 22mm。左. 胚胎腹部横切面。右. 通过手动分割获得的三维几何重建;将隆起的脊柱缺损单独分隔开并涂成红色。箭指向脊柱缺损处。(b)头臀长为 25 mm。左. 矢状切面扫查胚胎脊柱。右. 3D 表面渲染清晰显示胚胎背部的脊髓脊膜膨出。箭指向脊柱缺损处。转载自 Best Practice & Research Clinical Obstetrics & gynecology,28,Blaas HK,《超声检测孕早期结构异常》,341-53。版权所有,获 Elsevier 许可。

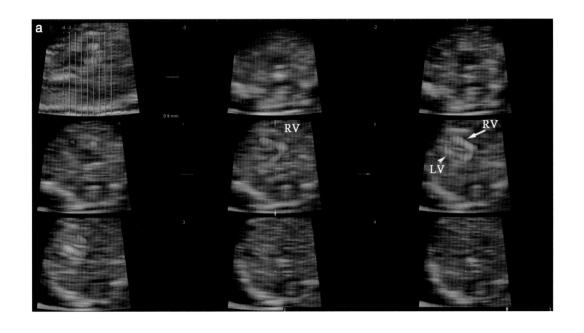

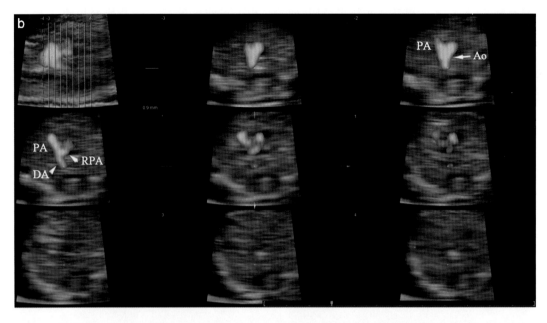

图 13.3 应用经阴道超声彩色多普勒联合 STIC 技术获得的 12 周胎儿心脏断层超声图像容积数据集
　　舒张期图像（a）和收缩期图像（b）。请注意，正如先前发表的研究所述，在孕早期获得的容积中，主动脉根部和肺静脉有时难以显示。PA. 肺动脉；Ao. 主动脉；DA. 动脉导管；RPA. 右肺动脉；LV. 左心室；RV. 右心室。

综合征和房室隔缺损[18-20]。Espinoza 等报道了一项多中心研究[20]，其中要求 4 个具有孕早期 4D 胎儿超声心动图专业知识的国际中心，在不了解临床症状或 2D 超声检查结果的情况下，检查正常（$n=17$）和异常（$n=16$）胎儿的 4D 容积数据。先天性心脏病胎儿诊断准确率的中位数（范围）、敏感性、特异性及阳性、阴性似然比分别为 79%（77% ～ 83%）、90%（70% ～ 96%）、59%（58% ～ 93%）、2.35%（2.05% ～ 9.80%）和 0.18%（0.08%～0.32%）。研究表明，尽管经验丰富的检查人员在使用 11—15 周的容积数据集诊断先天性心脏病灵敏度尚可，但是 59% 的特异度有些令人失望。有一项研究比较了 4D 超声联合时间空间关联成像技术检查与经阴道 2D 超声检查先天性心脏病的诊断效能，研究包括 121 例 2D 超声检查的胎儿和 115 例即进行 2D 超声检查又进行 4D 超声联合时间空间关联成像技术检查的胎儿，2D

超声诊断准确率和受试者工作特征（ROC）曲线下面积明显更高（诊断准确率：2D 超声组为 94.2%，4D 超声联合时间空间关联成像技术组为 88.7%；ROC 曲线下面积：2D 超声组为 0.912，4D 超声联合时间空间关联成像技术组为 0.818，$P<0.05$）[18]。

总 结

　　3D 超声是一种很有吸引力的孕早期评估胎儿的技术，如一些病例报告、系列和图像分析所示，该方法可正确诊断出几种畸形，通常是很严重的畸形。目前，没有证据明确支持 3D 超声优于 2D 超声，也没有证据表明 3D 超声在孕早期诊断先天性异常的准确性优于 2D 超声。

　　比较孕早期容积数据集离线分析实际诊断准确性，还需要更多的研究，技术人员或同事获得的 2D 超声图像之前不告知其 2D 超声诊断结果,或直接为患者进行实时检查[60]。只有这样,才能获得无偏移的数据验证 3D 超声在孕早期系统性评估中的作用。

教学要点

- 通过阴道超声检查可获得胚胎和早期胎儿的高分辨率图像。
- 多项研究表明,高分辨率经阴道超声检查可早期诊断重大先天性畸形;然而,早期超声检查不足以诊断大量只出现在中孕期或晚孕期的异常。
- 使用配备 3D 和 4D 技术的经阴道探头,可获得胚胎和早期胎儿的高分辨率 3D 成像,有助于了解体内胚胎的解剖结构(超声胚胎学)。
- 目前没有证据表明孕早期 3D 超声优于 2D 超声,或 3D 超声比 2D 超声明显提高了先天性畸形的检出率。

参 考 文 献

[1] Rottem S，Bronshtein M，Thaler I，Brandes JM. First trimester transvaginal sonographic diagnosis of fetal anomalies. Lancet. 1989;1: 444-5.

[2] Rottem S，Bronshtein M. Transvaginal sonographic diagnosis of congenital anomalies between 9 weeks and 16 weeks，menstrual age. J Clin Ultrasound. 1990;18:307-14.

[3] Achiron R，Tadmor O. Screening for fetal anomalies during the first trimester of pregnancy:transvaginal versus transabdominal sonography. Ultrasound Obstet Gynecol. 1991;1: 186-91.

[4] Timor-Tritsch IE，Monteagudo A，Peisner DB. High-frequency transvaginal sonographic examination for the potential malformation assessment of the 9-week to 14-week fetus. J Clin Ultrasound. 1992;20:231-8.

[5] Achiron R，Weissman A，Rotstein Z，Lipitz S，Mashiach S，Hegesh J. Transvaginal echocardiographic examination of the fetal heart between 13 and 15 weeks' gestation in a low-risk population. J Ultrasound Med. 1994;13: 783-9.

[6] Souka AP，Pilalis A，Kavalakis Y，Kosmas Y，Antsaklis P，Antsaklis A. Assessment of fetal anatomy at the 11-14-week ultrasound examination. Ultrasound Obstet Gynecol. 2004;24:730-4.

[7] Ebrashy A，El Kateb A，Momtaz M，et al. 13-14-week fetal anatomy scan:a 5-year prospective study. Ultrasound Obstet Gynecol. 2010;35:292-6.

[8] Katorza E，Achiron R. Early pregnancy scanning for fetal anomalies-the new standard? Clin Obstet Gynecol. 2012;55:199-216.

[9] Salomon LJ，Alfirevic Z，Bilardo CM，et al. ISUOG practice guidelines: performance of first-trimester fetal ultrasound scan. Ultrasound Obstet Gynecol. 2013;41:102-13.

[10] Guariglia L，Rosati P. Transvaginal sonographic detection of embryonic-fetal abnormalities in early pregnancy. Obstet Gynecol. 2000;96:328-32.

[11] Iliescu D，Tudorache S，Comanescu A，et al. Improved detection rate of structural abnormalities in the first trimester using an extended examination protocol. Ultrasound Obstet Gynecol. 2013;42:300-9.

[12] Bromley B，Shipp TD，Lyons J，Navathe RS，Groszmann Y，Benacerraf BR. Detection of fetal structural anomalies in a basic first-trimester screening program for aneuploidy. J Ultrasound Med. 2014;33:1737-45.

[13] Bronshtein M，Solt I，Blumenfeld Z. The advantages of early midtrimester targeted fetal systematic organ screening for the detection of fetal anomalies-will a global change start in Israel? Harefuah. 2014;153:320-4.

[14] Becker R，Wegner RD. Detailed screening for fetal anomalies and cardiac defects at the 11-

13-week scan. Ultrasound Obstet Gynecol. 2006;27:613-8.

[15] Lombardi CM, Bellotti M, Fesslova V, Cappellini A. Fetal echocardiography at the time of the nuchal translucency scan. Ultrasound Obstet Gynecol. 2007;29:249-57.

[16] Persico N, Moratalla J, Lombardi CM, Zidere V, Allan L, Nicolaides KH. Fetal echocardiography at 11-13 weeks by transabdominal high-frequency ultrasound. Ultrasound Obstet Gynecol. 2011;37:296-301.

[17] Vinals F, Ascenzo R, Naveas R, Huggon I, Giuliano A. Fetal echocardiography at 11 + 0 to 13 + 6 weeks using four-dimensional spatiotemporal image correlation telemedicine via an Internet link:a pilot study. Ultrasound Obstet Gynecol. 2008;31:633-8.

[18] Bennasar M, Martinez JM, Olivella A, et al. Feasibility and accuracy of fetal echocardiography using four-dimensional spatiotemporal image correlation technology before 16 weeks' gestation. Ultrasound Obstet Gynecol. 2009; 33:645-51.

[19] Votino C, Cos T, Abu-Rustum R, et al. Use of spatiotemporal image correlation at 11-14 weeks' gestation. Ultrasound Obstet Gynecol. 2013;42:669-78.

[20] Espinoza J, Lee W, Vinals F, et al. Collaborative study of 4-dimensional fetal echocardiography in the first trimester of pregnancy. J Ultrasound Med. 2014;33:1079-84.

[21] Goldstein I, Weizman B, Nizar K, Weiner Z. The nuchal translucency examination leading to early diagnosis of structural fetal anomalies. Early Hum Dev. 2014;90:87-91.

[22] Haak MC, van Vugt JM. Echocardiography in early pregnancy:review of literature. J Ultrasound Med. 2003;22:271-80.

[23] Bronshtein M, Zimmer EZ. The sonographic approach to the detection of fetal cardiac anomalies in early pregnancy. Ultrasound Obstet Gynecol. 2002;19:360-5.

[24] Achiron R, Rotstein Z, Lipitz S, Mashiach S,

Hegesh J. First-trimester diagnosis of fetal congenital heart disease by transvaginal ultrasonography. Obstet Gynecol. 1994;84:69-72.

[25] Yagel S, Weissman A, Rotstein Z, et al. Congenital heart defects:natural course and in utero development. Circulation. 1997;96:550-5.

[26] Benacerraf BR, Lister JE, DuPonte BL. First-trimester diagnosis of fetal abnormalities. A report of three cases. J Reprod Med. 1988; 33:777-80.

[27] Cullen MT, Green J, Whetham J, Salafia C, Gabrielli S, Hobbins JC. Transvaginal ultrasonographic detection of congenital anomalies in the first trimester. Am J Obstet Gynecol. 1990;163:466-76.

[28] Syngelaki A, Chelemen T, Dagklis T, Allan L, Nicolaides KH. Challenges in the diagnosis of fetal non-chromosomal abnormalities at 11-13 weeks. Prenat Diagn. 2011;31:90-102.

[29] Yagel S, Achiron R, Ron M, Revel A, Anteby E. Transvaginal ultrasonography at early pregnancy cannot be used alone for targeted organ ultrasono-graphic examination in a high-risk population. Am J Obstet Gynecol. 1995; 172:971-5.

[30] Hernadi L, Torocsik M. Screening for fetal anomalies in the 12th week of pregnancy by transvaginal sonog-raphy in an unselected population. Prenat Diagn. 1997;17:753-9.

[31] D'Ottavio G, Mandruzzato G, Meir YJ, et al. Comparisons of first and second trimester screening for fetal anomalies. Ann N Y Acad Sci. 1998;847:200-9.

[32] Comas Gabriel C, Galindo A, Martinez JM, et al. Early prenatal diagnosis of major cardiac anomalies in a high-risk population. Prenat Diagn. 2002;22:586-93.

[33] Timor-Tritsch IE, Peisner DB, Raju S. Sonoembryology:an organ-oriented approach using a high-frequency vaginal probe. J Clin Ultrasound. 1990;18:286-98.

[34] Benoit B, Hafner T, Kurjak A, Kupesic S,

Bekavac I，Bozek T. Three-dimensional sono-embryology. J Perinat Med. 2002;30:63-73.

[35] Timor-Tritsch IE，Farine D，Rosen MG. A close look at early embryonic development with the high-frequency transvaginal transducer. Am J Obstet Gynecol. 1988;159:676-81.

[36] Takeuchi H. Transvaginal ultrasound in the first trimester of pregnancy. Early Hum Dev. 1992;29:381-4.

[37] Blaas HG，Eik-Nes SH，Kiserud T，Berg S，Angelsen B，Olstad B. Three-dimensional imaging of the brain cavities in human embryos. Ultrasound Obstet Gynecol. 1995;5:228-32.

[38] Blaas HG，Eik-Nes SH，Berg S，Torp H. In-vivo three-dimensional ultrasound reconstructions of embryos and early fetuses. Lancet. 1998;352:1182-6.

[39] Blaas HG，Taipale P，Torp H，Eik-Nes SH. Three-dimensional ultrasound volume calculations of human embryos and young fetuses：a study on the volumetry of compound structures and its reproducibility. Ultrasound Obstet Gynecol. 2006;27:640-6.

[40] Pooh RK，Pooh KH. The assessment of fetal brain morphology and circulation by transvaginal 3D sonography and power Doppler. J Perinat Med. 2002;30:48-56.

[41] Zanforlin Filho SM，Araujo Junior E，Guiaraes Filho HA，Pires CR，Nardozza LM，Moron AF. Sonoembryology by three-dimensional ultrasonography：pictorial essay. Arch Gynecol Obstet. 2007;276:197-200.

[42] Kim MS，Jeanty P，Turner C，Benoit B. Three-dimensional sonographic evaluations of embryonic brain development. J Ultrasound Med. 2008;27:119-24.

[43] Atanasova D，Markov D，Pavlova E，Markov P，Ivanov S. Three-dimensional sonoembryology-myth or reality. Akush Ginekol. 2010;49:26-30.

[44] Pooh RK，Shiota K，Kurjak A. Imaging of the human embryo with magnetic resonance imaging microscopy and high-resolution trans-vaginal 3-dimensional sonography：human embryology in the 21st century. Am J Obstet Gynecol. 2011;204:77. e1-16.

[45] Pooh RK. Neurosonoembryology by three-dimensional ultrasound. Semin Fetal Neonatal Med. 2012;17:261-8.

[46] Pooh RK，Kurjak A. Novel application of three-dimensional HDlive imaging in prenatal diagnosis from the first trimester. J Perinat Med. 2015;43:147.

[47] Bonilla-Musoles F，Raga F，Osborne NG，Blanes J. Use of three-dimensional ultrasonography for the study of normal and pathologic morphology of the human embryo and fetus：preliminary report. J Ultrasound Med. 1995;14:757-65.

[48] Blaas HG，Eik-Nes SH. First-trimester diagnosis of fetal malformations. In：Rodeck C，Whittle M，editors. Fetal medicine：basic science and clinical practice. London：Harcourt Brace;1999. p. 581-97.

[49] Blaas HG，Eik-Nes SH，Isaksen CV. The detection of spina bifida before 10 gestational weeks using two-and three-dimensional ultrasound. Ultrasound Obstet Gynecol. 2000;16:25-9.

[50] Blaas HG，Eik-Nes SH，Vainio T，Isaksen CV. Alobar holoprosencephaly at 9 weeks gestational age visualized by two-and three-dimensional ultrasound. Ultrasound Obstet Gynecol. 2000;15:62-5.

[51] Tonni G，Ventura A，Centini G，De Felice C. First trimester three-dimensional transvaginal imaging of alobar holoprosencephaly associated with proboscis and hypotelorism (ethmocephaly) in a 46,XX fetus. Congenit Anom (Kyoto). 2008;48:51-5.

[52] Timor-Tritsch IE，Monteagudo A，Santos R. Three-dimensional inversion rendering in the first-and early second-trimester fetal brain：its use in holoprosen-cephaly. Ultrasound Obstet Gynecol. 2008;32:744-50.

[53] Blaas HG，Eik-Nes SH. Sonoembryology and

early prenatal diagnosis of neural anomalies. Prenat Diagn. 2009;29:312-25.

[54] Dane B, Dane C, Aksoy F, Yayla M. Semilobar holoprosencephaly with associated cyclopia and radial aplasia:first trimester diagnosis by means of integrating 2D-3D ultrasound. Arch Gynecol Obstet. 2009;280:647-51.

[55] Bromley B, Shipp TD, Benacerraf BR. Structural anomalies in early embryonic death:a 3-dimensional pictorial essay. J Ultrasound Med. 2010;29:445-53.

[56] Blaas HG, Eik-Nes SH, Kíserud T, Hellevik LR. Early development of the hindbrain:a longitudinal ultrasound study from 7 to 12 weeks of gestation. Ultrasound Obstet Gynecol. 1995;5:151-60.

[57] Maymon R, Halperin R, Weinraub Z, Herman A, Schneider D. Three-dimensional transvaginal sonography of conjoined twins at 10 weeks:a case report. Ultrasound Obstet Gynecol. 1998;11:292-4.

[58] Kurjak A, Pooh RK, Merce LT, Carrera JM, Salihagic-Kadic A, Andonotopo W. Structural and functional early human development assessed by three-dimensional and four-dimensional sonography. Fertil Steril. 2005;84:1285-99.

[59] Forest CP, Goodman D, Hahn RG. Meningomyelocele:early detection using 3-dimensional ultrasound imaging in the family medicine center. J Am Board Fam Med. 2010;23:270-2.

[60] Blaas HG. Detection of structural abnormalities in the first trimester using ultrasound. Best Pract Res Clin Obstet Gynaecol. 2014;28:341-53.

[61] Sleurs E, Goncalves LF, Johnson A, et al. First-trimester three-dimensional ultrasonographic findings in a fetus with frontonasal malformation. J Matern Fetal Neonatal Med. 2004;16:187-97.

[62] Gindes L, Matsui H, Achiron R, Mohun T, Ho SY, Gardiner H. Comparison of ex-vivo high-resolution episcopic microscopy with in-vivo four-dimensional high-resolution transvaginal sonography of the first-trimester fetal heart. Ultrasound Obstet Gynecol. 2012;39:196-202.

[63] Economides DL, Braithwaite JM. First trimester ultrasonographic diagnosis of fetal structural abnormalities in a low risk population. Br J Obstet Gynaecol. 1998;105:53-7.

[64] Whitlow BJ, Chatzipapas IK, Lazanakis ML, Kadir RA, Economides DL. The value of sonography in early pregnancy for the detection of fetal abnormalities in an unselected population. Br J Obstet Gynaecol. 1999;106:929-36.

[65] Carvalho MH, Brizot ML, Lopes LM, Chiba CH, Miyadahira S, Zugaib M. Detection of fetal structural abnormalities at the 11-14 week ultrasound scan. Prenat Diagn. 2002;22:1-4.

[66] den Hollander NS, Wessels MW, Niermeijer MF, Los FJ, Wladimiroff JW. Early fetal anomaly scanning in a population at increased risk of abnormalities. Ultrasound Obstet Gynecol. 2002;19:570-4.

[67] Drysdale K, Ridley D, Walker K, Higgins B, Dean T. First-trimester pregnancy scanning as a screening tool for high-risk and abnormal pregnancies in a district general hospital setting. J Obstet Gynaecol. 2002;22:159-65.

[68] Taipale P, Ammala M, Salonen R, Hiilesmaa V. Two-stage ultrasonography in screening for fetal anomalies at 13-14 and 18-22 weeks of gestation. Acta Obstet Gynecol Scand. 2004;83:1141-6.

[69] Chen M, Lam YH, Lee CP, Tang MH. Ultrasound screening of fetal structural abnormalities at 12 to 14 weeks in Hong Kong. Prenat Diagn. 2004;24:92-7.

[70] Saltvedt S, Almstrom H, Kublickas M, Valentin L, Grunewald C. Detection of malformations in chromosomally normal fetuses by routine ultrasound at 12 or 18 weeks of gestation-a randomised controlled trial in 39,572

pregnancies. BJOG. 2006;113:664-74.

[71] Cedergren M，Selbing A. Detection of fetal structural abnormalities by an 11-14-week ultrasound dating scan in an unselected Swedish population. Acta Obstet Gynecol Scand. 2006;85:912-5.

[72] Dane B，Dane C，Sivri D，Kiray M，Cetin A，Yayla M. Ultrasound screening for fetal major abnormalities at 11-14 weeks. Acta Obstet Gynecol Scand. 2007;86:666-70.

[73] Oztekin O，Oztekin D，Tinar S，Adibelli Z. Ultrasonographic diagnosis of fetal structural abnormalities in prenatal screening at 11-14 weeks. Diagn Interv Radiol. 2009;15:221-5.

第 14 章

多胎妊娠——令许多人头痛

Jacques S. Abramowicz

引言

多胎妊娠通常是一个惊喜。确诊后，所有相关人员都会感到担忧，未来的父母和护理者都会如此，这就解释了本章的标题。在过去 30 年中，多胞胎的发生率一直在上升，目前在美国[1]和英国[2]，多胞胎占所有活产儿的 3%。多胞胎的增多主要是由于辅助生殖技术（ART）的引入和越来越多的使用，特别是近 1/4 体外受精（IVF）成就了多胎妊娠（主要是双胞胎）[3,4]。另一个因素是女性群体年龄的变化，孕妇年龄的增长是自发多胎妊娠率的增加的一个因素。多胎妊娠增加了 1/4~1/3[5]，原因在于孕妇年龄的增加及这一群体对 ART 治疗的需求增加[6]。双胞胎传统上被分为异卵双胎（DZ）和同卵双胎（MZ）。遗传学提供了新的见解，似乎彻底改变了我们对双胞胎现象的认知：有非同卵的 MZ 双胞胎，有中间形式而不是纯粹的异卵或同卵，而且 MZ 双胞胎可能不是偶然发生的[7]。一个不变的事实是，多胎妊娠增加了孕妇和胎儿/新生儿发生并发症的风险。孕妇发病率，如流产[8]、糖尿病[9]、高血压疾病[10]（包括先兆子痫[11]）、早产[12]、胎膜早破[13]、胎盘早剥、剖宫产[14]和产后出血[15]，以及孕妇死亡率[16,17]都大大增加。反过来，胎儿自然流产、遗传异常、生长受限、死胎、早产的发生率要高得多[50% 双胎，67% 多胎妊

娠的胎龄（GA）低于 28 周早产，而单胎妊娠仅为 26%[18]]，以及单卵双胎的特殊并发症，如双胎输血综合征[19]。虽然多胎妊娠占新生儿的 3%，但其围产期死亡率占 10%~15%[20]。在出生时低体重的婴儿中，23% 是双胞胎。据统计，高达 25% 的新生儿重症是多胎妊娠的结果，其中双胎妊娠的新生儿重症概率是单胎的六倍[21,22]。自然，对于高阶多胎妊娠，这个比例更高[23,24]。在对 11 061 599 例单胎妊娠、297 622 例双胎妊娠和 15 375 例三胎妊娠的分析中，24 周胎儿死亡的预期风险分别为 0.28/1000、0.92/1000 和 1.30/1000[24]。此外，双胎新生儿发生脑瘫的概率为 4.6%~10%，这是普通人群的四倍多[25]。多胎妊娠的出生率从 1980 年的 1.9% 上升到 1990 年的 2.4%，在 CP 婴儿中多胎妊娠的比例从 1976 年的 4.6% 上升到 1990 年的 10%。总体而言，多胎婴儿的 CP 发生率是单胎婴儿的四倍[平均每 1000 个新生儿 7.6 : 1.8，相对风险（RR）4.36；95% 置信区间（CI）3.76~4.97[22,26]。值得注意的是，多胎妊娠风险不是只增加早产的风险。多胎妊娠比单胎妊娠的新生儿 CP 患病率增加了三倍[27]。高阶多胎妊娠（如三胞胎、四胞胎或更多胎）更容易出现并发症[20,28]。

胚胎学

最近多胎妊娠增加的一个主要原因是

ART 和提高生育能力治疗的使用。在美国，双胞胎出生率从 1980 年的约 1/50 增加到 2009 年的 1/30[29]。来自世界其他地区的多份报告中也描述了类似的趋势[30]。两个常见的原因是促排卵剂增加了不止一次排卵的可能性（图 14.1），以及在体外受精（IVF）中移植了多个胚胎，这些都导致了 DZ 双胞胎[31]。这导致生殖内分泌学和不孕症相关的各个协会都在规范移植的最佳胚胎数量[32]。然而，IVF 中，胚胎分裂的风险导致单卵双胎增加了[33,34]。造成这种风险的原因是基因问题，而不是技术[34]。

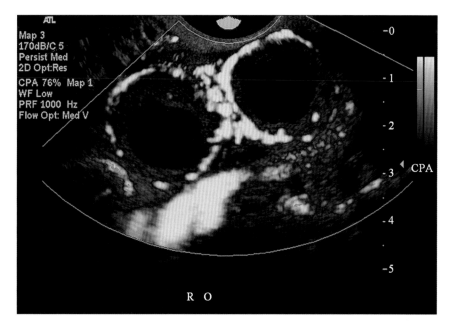

图 14.1　**多个黄体**

这表明有多个卵泡排卵。多个黄体是双卵妊娠的征兆；然而，在使用增强生育能力的药物时也经常出现这种情况。

胎儿的胚胎发育在本书第 2 章中有详细的论述。多胎妊娠可能是单个卵母细胞被单个精子受精，并在不同时间分裂产生的受精卵（单卵双胞胎）也可能是多个卵母细胞（两个或多个），每个卵母细胞由自己的精子受精，产生两个或多个受精卵［双卵双胎（DZ）或多卵双胎］。双卵双胎更常见（70%），也被称为"异卵双胎"，是因为从遗传学上讲，产生的两个受精卵与两个正常兄弟姐妹（如异性）一样不同。DZ 双胎的发生率随着孕妇年龄、产次、排卵诱导的增加而增加，在一些家庭中更为常见。据报道，DZ 双胎的母亲生下的女孩明显多于单卵双胎的母亲。已知遗传史、高龄和产次增加等母体因素会增加 DZ 双胞胎的风险[35]。新的研究结果表明，一些女性可能具有怀上双胞胎的遗传倾向，特别是双胞胎母亲生长分化因子 9（GDF9）序列的插入或缺失和错义改变[36,37]。DZ 双胎的比率在地理上存在差异，一些国家及大陆（如南亚和东南亚）及拉丁美洲的发生率较低。例如，每 1000 名婴儿中有 6～9 对双胞胎[38]，而在一些民族中，这一比率明显增高，如尼日利亚的约鲁巴是世界上双胞胎出生率最高的地区，每 1000 名新生儿中有 45～50 对双胞胎，这可能是因为他们大量食用了一种含有天然植物雌激素的山药[39]。异卵双胎通常为双绒毛膜-双羊膜（DCDA）。单卵双胎被称为"同卵双胎"，因为它们起源于单个受精卵，因此在基因上是相同的（例外情况见下文）。他们占双胎妊娠的 30%，其发生率是偶发的，没有家族遗传倾向，在世界各地的发生率相似（妊娠率为 1∶250）。在 MZ 双胎中，受精卵分裂的时间将决定胎盘形成、绒毛膜形成和羊膜形成（见下文，胎盘形成）。与男婴儿相比，女婴儿的出生概率从单胎妊娠相对均等增加到在联体双胎占大多数。

诊断

在超声发展之前，双胞胎通常在出生时，在一个新生儿出生后才被确认。事实上，临床上怀疑多胎妊娠的只有 25%～50%。在著名的常规产前超声诊断成像研究（RADIUS）中，38% 的双胎在 26 周后被诊断出来，13% 的双胎直到分娩才被诊断出来[40]。在赫尔辛基超声试验中，25% 的双胎直到 21 周才被确诊[41]。然而，这两项研究并不是真正关于孕早期的超声检查，而是关于孕中期（16－24 周）的扫查。双胎可在孕早期使用超声进行诊断。当有指征时（如子宫比预期的大），超声检查准确率约为 75%。对于已知有多胎妊娠史的妇女[43]，当常规进行超声检查时，这一比例可上升到 90%[42]。多胎妊娠的第一个超声提示可能是存在多个黄体（见图 14.1）。虽然常规超声检查仍然不是官方的规定，正如美国妇产科学会（ACOG）、美国放射学会（ACR）或美国医学超声学会（AIUM）在低风险妊娠中所建议的，在孕早期进行常规扫查的优势包括早期发现多胎妊娠，从而可早期检测绒毛膜性和羊膜性[44,45]。另一个明显的优势是准确评估胎龄（GA）。当用超声"确定"怀孕日期时，如果最后一次月经周期未知或不清楚，则使用胎儿生长发育指标来确定 GA。然而，在双胎中可能存在生长不一致的情况，如一个胎比另一胎测量大 1 周。已发表的文献没有提供相关数据来证明究竟是根据双胎中较小胎儿的值、还是较大的胎儿的 GA 抑或两个胎儿的平均 GA 来确定 GA。然而，为了避免遗漏双胞胎早期生长受限，大多数人会根据双胞胎中较大胎儿的生长发育指标来确定怀孕日期[46]。一个重要的考虑因素是单胎妊娠的胎儿生长曲线是否可用于双胎或多胎妊娠[47]。似乎在孕早期，单胎妊娠和多胎妊娠的胎儿生长发育指标没有明显差异[46]。因此，单胎的头臀长度（CRL）曲线可用于评估双胎和三胎[48,49]。有研究表明，单胎、单绒毛膜（MC）和双绒毛膜（DC）双胎及三绒毛膜三胎在 11 周和 $13^{+6/7}$ 周之间的胎盘质量无显著差异[50]。大约 34 周前，单胎的生长曲线可用于评估双胎的生长发育指标[51]。对于三胞胎，曲线应用的上限可能较低，如 25 周[52]。

胎盘形成

确定绒毛膜囊的数量是很重要的，因为 DC 双胎妊娠的预后比 MC 双胎妊娠好得多。与 DC 双胎相比，MC 双胎的死亡率（死产、围产期和新生儿死亡）要高出 3～4 倍[53-58]。主要原因是 MC 双胎两个胎盘循环之间存在血管吻合[59-61]。MC 双胎面临诸多风险：双胎输血综合征或 TTTS[62-66]、双胎贫血-红细胞增多综合征或 TAPS[67-69]、双胎反向动脉灌注或 TRAP 综合征[70,71]、胎盘共享不均伴不协调双胎生长或选择性宫内胎儿生长受限[72]，以及若同时存在单羊膜（MA）此时的脐带缠结会增加其中一个胎儿的死亡风险，并使凝血活酶从流产胎儿栓塞到健康胎儿[73-75]。此外，MC 双胎还有联体的风险，发生率在 1/50 000[76]。DCDA 死亡率为 8%～10%，MCDA 死亡率为 25%，MCMA 死亡率为 50%～60%，24 周以下的联体双胎死亡率为 90%[77-79]，DC 双胎死亡率为

1.8%，MC 双胎死亡率为 12%[53]。

如上所述，大约 70% 的双胎是自然受孕和分娩的，是两个独立卵母细胞受精的结果，即异卵双胎（DZ）；其余的 30% 是单个受精卵分裂的结果，即单卵（MZ）双胎。有趣的是，与自然受孕相比，在辅助生殖技术的帮助下受孕的 MZ 双胞胎比率高出 3 倍[80,81]。如果受精卵的分裂发生在桑椹胚期之前的双细胞期（0—4 天），则会产生两个桑椹胚、两个囊胚、两个绒毛膜和两个羊膜（双绒毛膜-双羊膜或 DCDA 胎盘形成），约占单卵双胎的 1/3。在大约 2/3 的单卵双胎中，受精卵分裂发生于桑椹胚期（4—7 天）后，单个桑椹胚分裂将导致 MCDA 胎盘形成。如果受精卵分裂发生在 7—14 天，此时胚盘已经形成，结果将是两个胚胎在同一囊中（MCMA）。如果受精卵分裂发生在第 13—14 天之后，就会出现联体双胎。当两个异卵双胎中的一个以同卵方式分裂时，也可能存在两者的组合，从而导致绒毛膜和羊膜的各种组合。

在孕早期测定绒毛膜和羊膜方面，超声即使不是主要作用，也起着重要作用[44,72,82-94]。根据已知的（或假定）胎龄，可以使用各种算法[95-97]。经过适当的训练，结果的可重复性已被证明是极好的[98]。从 4—6 周，囊的数量决定了绒毛膜性：两个囊意味着 DC 双胎（图 14.2）。

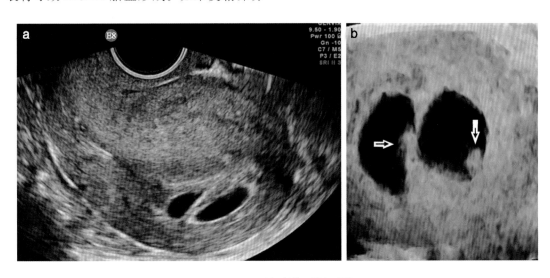

图 14.2　双绒毛膜双胎（5 周）
（a）在后倾子宫中，5 周时有两个独立的囊；（b）几天后的 3D 图像显示存在两个胚胎（箭）。

6—8 周，如果绒毛膜囊的数量与卵黄囊的数量和胎儿的数量相同，则为 DCDA 妊娠。如果是 MC 妊娠，囊内可以看到两个胎儿，卵黄囊的数量有助于区分 DA 和 MA 胎盘形成。观察两个卵黄囊或两个透明的羊膜腔（图 14.3）可以诊断为双卵双胞胎[99]。当观察到单卵黄囊伴两个胚胎时可诊断单羊膜性双胎（图 14.4）。一旦可以看到胎膜，超声成像就可以区分 MC 和 DC 双胎妊娠，准确率超过 90%[93]。超声图像上，绒毛膜与胎盘附着处的"双峰"，也称为 λ 征，双胎间之隔膜包含一层绒毛组织夹在两层羊膜之间，表示 DC 双胎妊娠（图 14.5），其准确率为 100%；而当双胎间膜（由两个无绒毛的羊膜组成）以 90° 角离开胎盘时（图 14.6）出现"T 标志"，则表明为单绒毛膜双羊膜双胎妊娠[100]。在一项对 55 例患者的研究中，双峰征对双绒毛膜性的敏感性为 94%，特异性为

88%,阳性预测值为 97%,阴性预测值为 78%[101]。在另一项关于 506 例 DC 和 154 例 MC 双胎妊娠的研究中,在妊娠 11—14 周,使用双峰和 T 征及胎盘数量对单绒毛膜性的敏感性为 100%,特异性为 99.8%,只有一例 DC 妊娠被错误地诊断为 MC[102]。

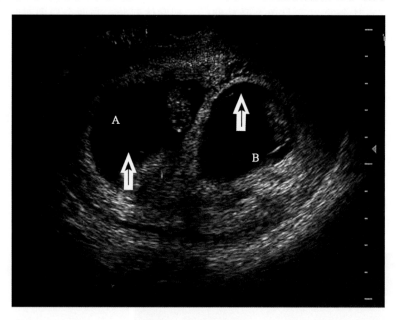

图 14.3　双羊膜双胎
有两个明显分开的羊膜腔,羊膜上有箭标记。

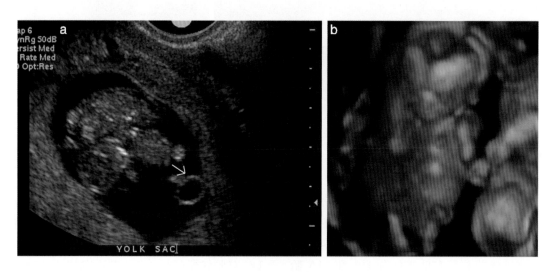

图 14.4　单羊膜双胎(6 周)
(a)显示两个胚胎,仅显示一个卵黄囊(箭);(b)10 周时,三维超声显示双胎均在一个囊中,没有中间膜。

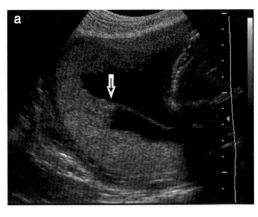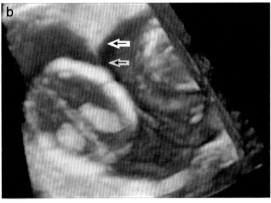

图 14.5　双峰或 λ 征

2D B 超(a)和 3D 超声(b)显示双绒毛膜双羊膜。白色箭指向两个相邻胎盘形成的"双峰"。双胎间膜(黄色箭)看起来很薄。如果没有 λ 征表现,准确测定绒毛膜性将是一个挑战。

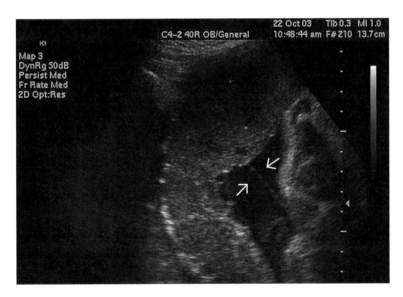

图 14.6　T 征

箭指向一层薄膜,与胎盘成直角连接,形成字母 T。这是单绒毛膜胎盘的诊断。

在 8—14 周,可以如上文所述,评估胎盘的数量或 λ、T 征,但在此阶段,还可以分析胎膜厚度[88]。双绒毛膜双胎通常是边界清晰的,并且易于用超声观察到。膜层有 4 层(即两层羊膜和绒毛膜),其宽度大于 2mm(图 14.7)。在一项 42 例双胎研究中,有 38 例(90%)出现了厚分隔膜,表明是双绒毛膜-双绒毛膜妊娠[103]。分隔膜的数量偶尔也可以观察到:4 个表示 DCDA(图 14.8),2 个表示 MCDA[95]。

对于孕 14 周 0 天以后的孕妇,上述所有特征都可以观察到。此外,还应评估胎儿性别,因为性别不一致性显然意味着双卵双胎[104]。在妊娠中期和晚期,胎膜厚度的作用要小得多[105]。

如果由于 BMI 过高或子宫后倾,而导致

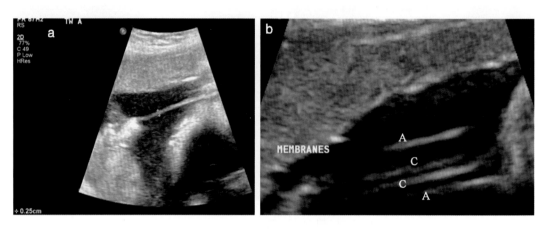

图 14.7　双绒毛膜双胎

(a)薄膜宽度＞2mm；(b)可以看到 4 层(双绒毛膜和双羊膜)。

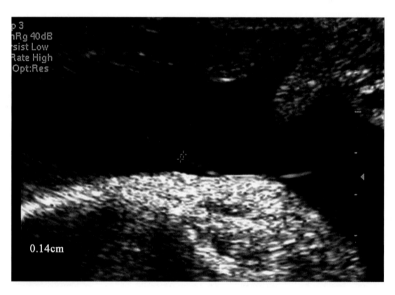

图 14.8　单绒毛膜双羊膜

薄膜很薄(1.4mm)且显示不清。

经腹检查效果不理想,建议使用经阴道超声检查。在 Bora 和他的同事的一项研究中[106],分别记录了 67 例双胎在 7－9 周和 11－14 周的绒毛膜性和羊膜性。在 67 例中,有 65 例(97％)在两次检查中报告的绒毛膜性和羊膜性一致。在 54 例 7－9 周检查为 DCDA 双胎中有 53 例(98％)在 11－14 周时检查结果一致,1 例(2％)被发现为 MCDA。

然而,这些双胞胎出生时的性别不同,证实了 DCDA 双胞胎最初在 7－9 周时被检出。在 7－9 周时诊断为 MCDA 的 12 例双胎中,在 11－14 周检查时结果一致。在(罕见的)无法确定绒毛膜性的情况下,除非另有证明,否则应基于妊娠为单绒毛膜的假设。在对双胎进行超声诊断和鉴定后,在 22 周之前,MC 双胎自然流产的风险明显高于 DC 妊娠,

MCMA 双胎流产的风险明显高于 MCDA 双胎[107]。因此,如果没有胎盘类型的详细信息,则不应考虑对双胞胎的超声报告进行最终确定[108]。在三胞胎妊娠中还描述了另一个迹象:异位胎膜带,即三胎间膜的连接,在 19 例三胎妊娠中可以 100% 成功地确定了绒毛膜性[109]。

超声在多胎妊娠中的另一个重要作用是观察胎盘中的脐带插入胎盘情况。在多胎妊娠中,异常脐带插入,如边缘和帆状插入更为常见(图 14.9)。此外,单脐动脉在双胎妊娠中也很常见[110,111]。

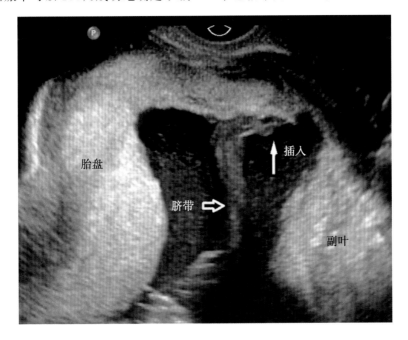

图 14.9　双胎妊娠时脐带帆状插入

并发症

多胎妊娠有几个特有的并发症:双胎消失、一个胎儿死亡、胎儿生长不一致、不一致的基因或结构异常和部分性葡萄胎。一些仅在单绒毛膜妊娠(TTTS、TAPS、TRAP)中被发现,而联体双胎和脐带缠结则是 MCMA 妊娠的特有的,被称为“最不稳定的双胎妊娠”[112]。

双胎消失

这种现象第一次出现在 1982 年[113],在记录了多个胎儿心脏活动后,一个胚胎可能无法在超声中显示。事实上,在以双胎开始的妊娠中,大约 1/3 最终会以单胎生产,大约 10% 会没有胎儿。多胎妊娠可能占所有自然受孕的 12% 以上,其中只有约 2% 会足月妊娠,约 12% 会演变为单胎[114]。在妊娠 7 周之前被诊断为双胞胎的妊娠中,36% 的双胎、53% 的三胎和 65% 的四胎妊娠在妊娠第 12 周之前发生一个或多个孕囊和(或)胚胎自行减少[115]。从上述数字可以明显看出,胎儿消失在多胎妊娠中更为常见[116],在 7 周左右诊断为三胎的 38 例妊娠中,高达 50% 的孕妇出现胎儿消失,三胎分娩率为 47.4%。尽管如此,仍有 31.6% 的孕妇诞下双胎,18.4% 的孕妇诞下单胎,只有 1 例患者流产[117]。超声诊断包括先前明确显示的孕囊和(或)胚胎或声像图特征完全消失,表明妊娠失败：孕囊小于预期，边缘不规则，新月形，而不是球形及滋养层环不完整[118]（图14.10）。尽管有些患者会出现阴道出血，但无论绒毛膜胎盘的类型如何，发生双胎消失现象后幸存者的结局都很好。然而，双胎消失综合征幸存者出生时的体重较轻[119]。出现这种情况的原因之一是血清非整倍体筛查可能会受到几种因子水平升高的影响。在最近的一项对174例双胎消失妊娠的研究中，与对照组相比，双胎消失妊娠的妊娠相关血浆蛋白A（PAPP-A）增加了21%（$P = 0.0026$），甲胎蛋白（AFP）增加了10%（$P < 0.0001$），二聚抑制素a（DIA）增加了13%（$P = 0.0470$）。这些妊娠中，未结合雌三醇和人绒毛膜促性腺激素总量没有显著变化[120]。无创游离细胞胎儿DNA检测也可能出现错误，特别是性别鉴定[121]。单胎死亡在某种程度上类似于双胞胎消失现象，但通常发生在孕晚期[122]。双胎妊娠中单胎死亡发生率在3.7%～6.8%，显著增加了双胎

妊娠的并发症发生率，包括胎儿流产、早产和终末器官损伤[123,124]。在一项大量文献回顾的研究中，Ong和他的同事发现，DC和MC在出现双胎中一胎死亡后，另一胎死亡的风险分别为4%和12%。存活的DC和MC同卵双胞胎发生神经系统异常的风险分别为1%和18%。MC双胎皆宫内死亡的概率是DC双胎的6倍[122]。存活胚胎的神经损伤问题是父母和临床医师特别关心的。当MC双胎中的一胎死亡时，存活的胎儿有发生严重疾病和死亡的风险。这是由于幸存的胚胎暴露于凝血活酶。凝血活酶起源于死胎循环，到达与存活的双胎盘血管连接处，并导致各种器官的血栓栓塞现象，特别是大脑[125]和DIC。文献中最常见的幸存胎儿异常似乎都涉及一些血管意外因素，包括脑穿通性囊肿、积水性无脑畸形、小头畸形、肠闭锁、腹裂、截肢和皮肤发育不全[126]。另一种可能的机制是与低血容量相关的低血压，继发于存活胎儿进入死亡双胞胎的低阻力循环导

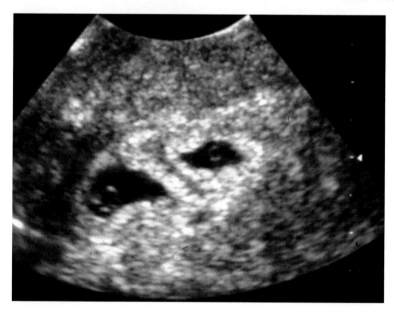

图 14.10　消失的双胎

其中一个孕囊远小于另一个，包含一个非常小的卵黄囊。如果再晚一些扫描，这可能会被遗漏。

致大量失血。纸样胎儿是一种罕见的双胎之一在宫内死亡的情况。据估计的胎儿的出生率为 1:12 000,在双胎妊娠的发生率为 1:184~1:200[128-130],但可能更常见于多胎妊娠。死亡胎儿的水分和羊水被重新吸收,胎儿被压缩成木乃伊,类似于埃及羊皮纸,因此得名。纸样胎儿被合并到存活的胎的胎盘中,可被保留不同的时间,包括直到存活胎分娩(早产或足月),分娩后可以在胎盘中找到它[131]。

生长受限与差异生长

正常双胎在孕早期和孕中期的生长速度与单胎相比并无显著差异。任何导致单胎生长受限的病因都可能同样影响双胎或其中一个,而不是另一个,这种情况被称为差异生长。通常,在这些情况下,双胎中一胎符合 GA(AGA),另一小于 GA(SGA)。如果一个胎儿为 AGA,另一个胎儿大于 GA(LGA),则差异生长不会引起严重并发症(至少在分娩时和分娩之前)。差异生长的两个主要机制是胎盘特异性功能障碍和遗传因素。在 DZ 双胎中,SGA 胎儿通常只是发育后体型较小,与他/她的孪生兄弟(姐妹)区别同正常的兄弟姐妹一样。另一个可能的病因是小胎儿脐带的异常插入。如前所述,这种情况在多胎妊娠中更常见[110],并且可能与宫内生长受限有关[132],这可能是对营养素的不利竞争造成的[133]。此外,由于胎盘或遗传原因,两个胎儿都可能是 SGA。在孕早期,可以通过头臀长度(CRL)的差异来检测差异生长。胎儿之间的生长差异可能很早就出现了[137]。与正常 CRL 相比,过小的 CRL 与染色体异常相关性更高[137-140]。在 3194 个绒毛膜取样中,CRL 小于预期的单胎为 4.3%,对照组为 1.7%(P<0.004),其中 277 个(8.7%)胎儿 CRL 小于预期至少 7 天[138]。在一项对 159 对双胎妊娠的研究中证实了这种联系。超过 10% 的头臀长度不

一致的双胎与胎儿异常发生率密切相关(22.2:2.8%;P=0.01)[141]。不一致性达到 10% 或以上[142,143],其他结果(如胎儿流产)也更易发生,即使在整倍体胚胎中也是如此[144]。在一项关于 17 个研究的大型 meta 分析中,CRL 不一致≥10% 的双胎妊娠具有更高风险的围产期流产[RR=2.80,胎儿流产≥24 周(RR=4.07)、体重不一致(RR=2.24)和<34 周时的早产(RR=1.49 但<24 周时无胎儿流产)][145]。在 8 周之前,头臀长度超过 3mm 的差异与 50% 的较小双胞胎死亡风险相关[146]。这种生长不一致的并不总是与不良的妊娠结局相关[65],且基于这种差异对妊娠结局预测不是最优的[147],但双胎间 CRL 差异>10% 会增加胎儿生长不一致或 TTTS 的风险,而 CRL 差异<10% 则在围产期有极好的预后[148]。当两个胎儿都是 AGA,但其中一个明显小于另一个时,也可能发现生长差异。在这些病例中,围产儿不良结局的风险存在于单绒毛膜双胎,而非双绒毛膜双胎[149]。在中孕期及晚孕期,生长差异使用了各种定义:双胎之一体重低于预期的 10%,腹围差异或估计体重大于预期的 25%[111,150]。这方面超出了本书的范围。

遗传/结构异常的不一致性

见遗传和形态异常的筛查。

完全性葡萄胎与胎儿共存

这是另一个罕见的"孪生"事件,即正常胎儿发育的同时存在一个完全性葡萄胎[151],发生率为 1:20 000~1:100 000 妊娠[152](图 14.11)。如果继续妊娠,管理过程会很复杂且孕妇应该在高危产科病房接受治疗。超过 1/3 的病例[153,154],继续妊娠的风险包括流产、先兆子痫和持续性妊娠滋养细胞疾病,但分娩健康婴儿并非不可能,大约 50% 的病例分娩健康婴儿[154,155]。

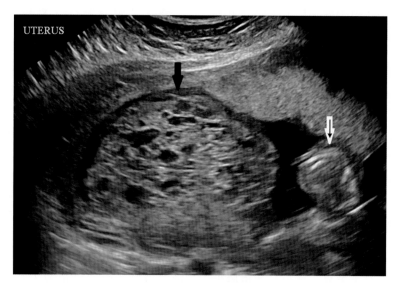

图 14.11　并存的葡萄胎
胎盘的典型外观(黑色箭),右侧可见部分胎儿(白色箭)。

MC 双胎特有的并发症

胎盘的共享往往不平等,这可能导致严重的问题:胎儿生长不一致伴随 IUGR,代谢紊乱和死亡[156]。此外,胎盘血管吻合可能导致慢性单向血液分流,造成 TTTS 或双胎反向动脉灌注(TRAP)或死亡。此外,对于MCMA 双胎,额外的风险包括联体双胎和脐带缠结。继发于血管吻合所造成的脑损伤和随后脑瘫的风险比 DC 高 7 倍。如果存在TTTS,该风险将上升至 21%[56,126]。其中一胎宫内死亡后,该风险高达 18%[157-159]。

双胎输血综合征(TTTS)

双胎输血综合征是单绒毛膜多胎妊娠最严重的并发症之一,在 MCDA 双胎妊娠中发生率为 10%～15%[19]。它与胎儿/新生儿发病率和死亡率的高风险相关,如果不进行诊断和处理,其风险接近 100%[160]。存活下来的胎儿存在严重心脏、神经和发育障碍的风险。TTTS 的诊断需要两个标准:①是

MCDA 妊娠;②一个囊中出现羊水过少(定义为最大垂直径<2cm),另一个囊中出现羊水过多(最大垂直径>8cm)[64]。当胎儿大小不一致时,通常怀疑该综合征,与 MCDA妊娠中较大胎儿的羊水过多和较小胎儿的羊水过少有关(图 14.12)。羊水量的变化通常是第一个迹象,尽管在孕早期也可以看到CRL 和颈后透明层(NT)的差异[55,161]。孕早期静脉导管多普勒速度异常(a 波缺失或反向)与染色体异常、心脏缺陷和胎儿死亡风险增加相关[162](图 14.13)。双胎之间静脉导管多普勒波形的差异也被认为是 TTTS后续发展的早期预警信号[162,163]。其原因是两个胎盘之间的血管吻合不平衡,即动脉-静脉(AV)、动脉-动脉(AA)、静脉-动脉(VA)或静脉-静脉(VV)。而 AA 和 VV 吻合部位位于胎盘表面,AV 和 VA 则在胎盘实质深处。两种循环之间的联系几乎存在于所有的MC 胎盘中,但 TTTS 的发生率仅为 10%～15%,继发于血流动力学失衡,这一现象尚未得到完全解释[63]。在 150 对 MCDA 双胎中,TTTS 主要继发于胎盘深部实质的 AV

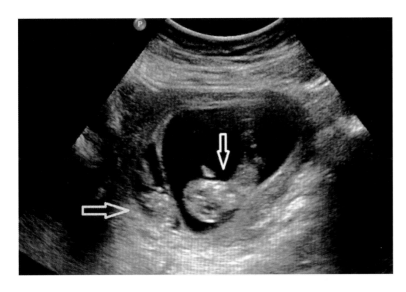

图 14.12　TTTS 的早期征象，10 周

供血儿（黄色箭）和受血儿（白色箭）羊膜囊大小和羊水量存在明显差异。

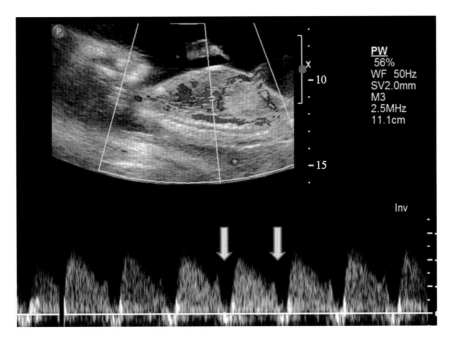

图 14.13　TTTS 中的静脉导管多普勒测速

很明显的 a 波反向（箭）。这是受血儿心脏衰竭的征象。

吻合不平衡，而非存在于其浅表的 AA 吻合，且伴有脐带帆状插入时更容易发病[60]。双胎中较小的胎儿（供血儿）相对低血容量，释放血管加压素和肾素-血管紧张素，导致羊水过少。更有甚者，羊膜会紧紧地黏附在胎儿身上，导致一个固定的"贴附儿"。双胎中另一胎儿（受血儿）出现高血容量，导致扩大的心脏释放心房利钠肽（ANP）和脑利钠肽（BNP）。这些（利钠）激素的释放会导致胎儿多尿进而羊水过多。双胎中受血儿，高血容量、肾素和血管紧张素水平升高（来自双胎中供血儿通过胎盘交叉）导致心脏肥大，特别是右心室肥大和心肌病。舒张性心肌功能障碍发生在 TTTS 的病理生理学早期[164]，与脑胎盘的再分布均出现于明显的心肌病发现之前[165]。静脉性高血压并伴有水肿使病情进一步恶化。在孕中期，通常用 Quintero's 分期来描述病情的严重程度[166]。

双胎贫血-红细胞增多综合征(TAPS)

TAPS 是 TTTS 的一种形式，其特征是在双胎羊水无异常的情况下，二者血红蛋白存在较大差异，而不是双胎羊水过少或TOPS[167]。TAPS 可在高达 5% 的单绒毛膜双胎中自发发生，也可在不完全激光治疗后的 TTTS 病例中发生[168]。其病因可能是极少的微小 AV 胎盘吻合（直径<1 mm），供血儿缓慢输血给受血儿，导致受血儿血红蛋白（Hb）水平逐渐升高，供血儿血红蛋白（Hb）水平逐渐降低[167]。可以通过发现胎儿大脑中动脉收缩期峰值速度（MCA-PSV）不一致进行诊断。围产期结局很难评估，因为文献主要是病例报道和小系列。结果因严重程度不同而异，可以是宫内双胎均死亡，也可以是两名出生时无严重并发症的健康新生儿，但双胎之间 Hb 差异较大。供血儿出生时出现严重贫血，需要输血；受血儿出现严重红细胞增多症，需要部分换血。TAPS 中的严重脑损伤病例也有报道，但结局似乎比典型的 TTTS 要好得多。19 对受TAPS影响的双胎，38 对未受影响的双胎作为对照组，新生儿死亡率和发病率与对照组相似[168]。

双胎动脉反向灌注(TRAP)综合征

这是一种非常严重的 TTTS 并发症，发生在单绒毛膜胎盘，表现为单向动脉-动脉胎盘吻合，可在孕早期检出[169]。它影响到大约 1% 的 MC 双胎，患病率为 1:35 000。有两种理论可以解释这一现象，它们都导致了双胎脐动脉之间的动脉-动脉吻合。一种理论认为，TRAP 的主要原因是胎儿心脏发育严重畸形，导致胎儿心脏结构的缺失（因此称为"无心畸胎"）。血管吻合被认为是继发性的。第二种理论认为，主要原因是从泵血胎儿到无心受血儿的血管吻合和反向血液灌注，多普勒研究证明了这一点[170,171]（图14.14）。这导致了继发性胎儿心脏发育不全[172]和双胎之一的头部、躯干和上肢畸形发育，尽管偶尔可辨认出脊柱和下肢。这种差异性发育的原因是，来自泵血儿的脱氧血液通过动脉-动脉吻合穿过胎盘，导致无心胎儿体内血液的反流。无心胎儿的身体的下半部分可以提取剩余的氧气，允许下肢的一些发育，而身体的其余部分则得不到氧气。无心畸形双胎经常表现为单脐动脉和羊水过多。较早的分类包括：不定形无心畸胎，其分化程度最低，表现为异质性团块；无头无心畸胎，最常见，表现为胎儿缺乏头部、胸部和上肢（图 14.14），以及部分头无心型和无心无躯干型，最成熟的形式，可存在头部、胸部和腹部器官，但没有心脏。所有无心畸形双胎都可起源于无心无脑，其演变程度取决于胎儿其他部分对于原本就供应不足的氧气的摄取。MCMA 和 MCDA 双胎妊娠均可发生TRAP。由于供体血液的高输出量导致的心力衰竭和早产，总妊娠流产率约为 50%[71]。通过计算无心畸胎的重量和泵血儿预估体重的比率，可以确定预后。无心畸胎的重量计算公式为：重量（g）= 1.2×［最长尺寸（cm））^{2}－1.7×最长尺寸（cm）][173]。如果该比例高于 70%，则表明预后不佳，泵血儿可能处于充血性心力衰竭（如非免疫性水肿）。目前，该病的治疗方式多种多样：脐带闭塞（通过栓塞、脐带结扎、激光凝固、双极电凝、单极电凝）和胎内消融（通过乙醇，单极电凝疗法，间质激光和射频消融），其中胎内消融效果最好[174]。

联体双胎

大约每 87 例新生儿中就有一例是双胎。

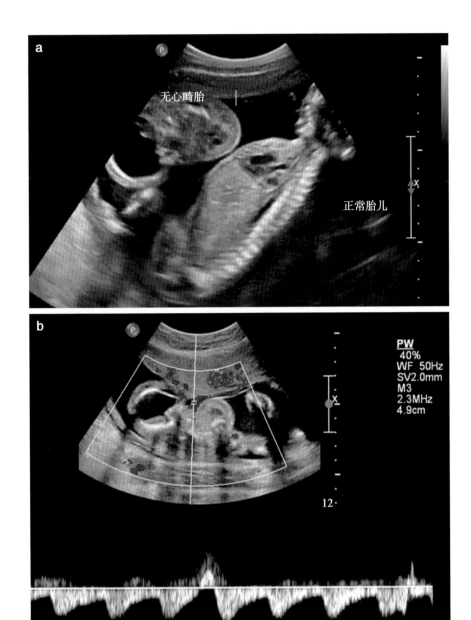

图 14.14　TRAP 综合征

(a)如图所示,无心畸胎位于图像的上部,可以辨认出一些模糊的解剖结构;(b)多普勒测速
显示无心畸胎的脐动脉的血流向远离探头的方向流动,即从胎盘反向流向胎儿。

其中 1/3 是同卵双胎,约 1% 的同卵双胎是联体的。联体双胎十分罕见,其发生率为 1/250 000～1/75 000[22,23]。在美国,平均出生率为 1/165 000～1/33 000,幸存率为 1/200 000[175]。联体双胎属于 MCMA,通常在孕中期做出诊断,尽管孕早期也可检出[176,177]。女性联体双胎比男性更常见(幸存联体婴儿中男女比例为 3:1),非白人比白人更常见[178]。由于不明原因,联体双胎似乎在印度和非洲人口中更为常见。其死产率非常高(40%～60%)。由于在孕早期常规使用超声[179-181],现在有更多的病例被检出。

联体双胎可能是对称的,即有两个发育良好的胎儿身体,或者是不对称的,其中一个胎儿身体正常发育,而另一个胎儿身体不完整,如双胎反向动脉灌注或 TRAP(以前称为无心畸胎)或寄生胎或胎中胎。寄生胎是一种非常罕见的 MCDA 异常双胎,指宿主胎内含有一个同卵的、具有残缺解剖结构的胎儿[182]。

根据联体部位对联体双胎进行分类[183],最常见的类型如下:①胸脐联胎(胸部或腹部或两者相连),占 75%(图 14.15)。胸脐联胎患儿通常共用一颗心脏(图 14.16),这使得通过分离来挽救两个胎儿几乎是不可能的。②臀部联胎(臀部相连),占 18%。③坐骨联胎(在坐骨处相连),占 6%。④颅部联胎(颅骨相连),占 2%~5%。

联体双胎的治疗、结果和产后问题超出了本书的范围[180,184-186]。

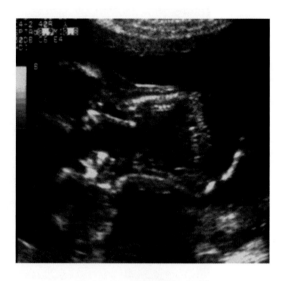

图 14.15 联体双胎,13 周
这是一种典型的胸脐联胎,最常见的类型,在胸腹部水平连接。

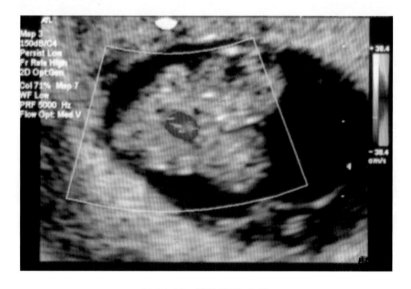

图 14.16 联体双胎,8 周
彩色多普勒证实联体双胎共用一颗心脏。

脐带缠绕

MZ 双胞胎(设计为单卵型)的这类并发症早在 1952 年就已经被报道(不是通过超声)[187]。它可出现于在孕早期,只要胎儿(非自愿)一开始运动,7-8 周的 GA[188]。脐带缠绕主要的风险包括间歇性脐带压迫,可能导致神经损伤,尽管很难证明直接的因果关系[73]和脐带闭塞导致胎儿死亡[189]。超声对于脐带缠绕的检出十分灵敏,特别是在应用频谱和彩色多普勒时。彩色多普勒可显示复杂的血管团块[190,191]（图 14.17）。3D 超声也可以用来显示缠绕的脐带[192,193]。脐带缠绕的多普勒波形特征有：脐动脉舒张末期速度持续缺失[194]和脉动的高速波形伴脐静脉舒张末期速度缺失[195]。

脐带缠绕区域前的脐动脉切迹表明下游阻力升高，这是被认为与不良预后相关的一个特定标志[196,197]，最近的研究似乎表明，尽管在脐带缠绕情况下存在脐动脉切迹，如果没有其他胎儿恶化的迹象，并不意味着不良的围产期结局[75]。

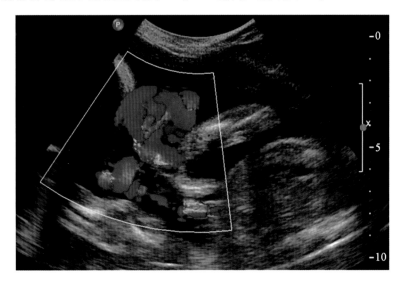

图 14.17 单羊膜双胎的脐带缠绕
在这张彩色多普勒图像中，可以看到包含两根脐带的团块。这是在孕中期初发现的，并非在孕早期。

事实上，前面提到的可怕预后[189]可能没有最初描述的可怕[198]。在一项对 114 对单羊膜双胎（228 个胎儿）分娩时出现脐带缠绕的研究中，脐带缠绕本身并不会增加产前发病率和死亡率[199]。在另一篇报道中，参与研究的 18 对单羊膜双胎经超声和彩色多普勒系统评估证实都存在脐带缠绕[73]。造成围产期死亡的主要原因是联体双胎、TRAP、生长不一致和 20 周前的自然流产。

遗传和形态学异常的筛查

一项对 14 个欧洲国家 540 万新生儿的研究清楚地表明，双胎遗传异常的风险增加，

其中 3% 是多胞胎[200]。同卵双胎和异卵双胎发生核型异常的风险不同。对于 MZ 双胎来说，与年龄相关的异常风险与单胎妊娠相同，不过从母亲的角度来看，双胎怀孕时有一个胎儿受累的风险是单胎的 2 倍，三胎怀孕时是 3 倍，依此类推。然而，对于异卵双胎来说，双胎之一受累的风险与同卵双胎相似，但两个胎儿均受累的风险要低得多。事实上，它是单胎患病风险率的平方：例如，如果与母亲的年龄相关风险率为 1:250，则异卵双胎（如果是双卵双胎）受累的风险为 1:62 500[201]。在多胎妊娠中筛查 21-三体是非常复杂的[202,203]。所有风险计算都需要考虑双胎中非整倍体的局部患病率[204]。仅进行血清筛查的价值有限，因为高值只表明风险升高，但无法确定受影响的胎儿或多少胎儿

受到影响,由于未受影响的胎儿可能会"掩盖"受影响的胎儿的异常血清结果,而且对于 DZ 或 MZ 双胎的解释也不同[205-207]。可能需要使用特定的参考文献[208]。在双胎妊娠的孕早期,可以接受的非整倍体筛查试验包括胎儿颈后透明层,并结合母亲的年龄。结构性(相对于母体血清)孕早期标记物(包括 NT、鼻骨、三尖瓣血流和静脉导管波形)可能有助于非整倍体的风险评估,因为它们反映每个胎儿的独立测量值,而不受绒毛膜性的影响[209]。颈后透明层(NT)筛查对双胎妊娠是有效的,并且是一种极好的方式(当无法获得血浆游离胎儿 DNA 时,见下文)。当通过颈后透明层和母亲年龄进行筛查时,应计算 MC 双胎妊娠的特异性风险。在 DC 双胎中,计算胎儿的特异性风险[203]。在双胎中,仅通过 NT 筛查就有 69% 的 21-三体检出率[210]。也可以考虑使用孕早期血清分析物,并结合颈部透明层(也称为首次筛查)进行筛查。这种筛查降低了 21-三体的假阳性率。在 2014 年的一项对双胎妊娠孕早期综合风险评估(颈后透明层和母体血清分析物)进行的系统回顾中,DC 和 MC 双胎的测试敏感性分别为 86% 和 87%[211]。可以选择包含孕早期筛查和妊娠中期血清筛查的综合筛查。除了 21-三体,颈后透明层增加是其他非整倍体、先天性畸形的标志,也是 TTTS 早期发展的标志[65,161]。孕早期 NT 和血清生化标记物的联合检测 DS 的检出率为 72%,综合筛查的 DS 检出率为 80%,FPR 为 5%[210]。"双胎消失"(见下文)导致的误差问题尤其严重,因为多胎妊娠中一个或多个胚胎的早期丢失可能会影响分析物的水平[212]。在已知的情况下,NT 筛查可能是首选的方案。当通过颈后透明层和孕妇年龄进行筛查时,应计算 MC 双胎的妊娠特异性风险。在 DC 双胞胎中,通常计算胎儿特异性风险[203]。一些研究所采用 MPS 方法进行无创 DNA 筛查(NIDS)在对双胎进行验证

后提供双胎妊娠的检测。对同卵双胎的检测预计与单胎妊娠的检测类似,但是异卵双胎和多胎妊娠的检测由于每一胎胎儿分数可能较低而变得复杂[213]。事实上,多胎妊娠的无报告率(7.4%)高于单胎妊娠(2%)。此外,如果一个胎儿是整倍体,而另一个是非整倍体,则非整倍体胎儿的细胞游离胎儿 DNA 会被稀释,从而导致与单胎妊娠相比,检测率降低。仅仅基于 NIDS 结果,是不可能确定双胎中哪个是异常的。因此,需要进行侵入性检查(CVS 或羊膜穿刺术)以区分受累的胎儿。一些假阳性结果认为是生理性的,如局限性胎盘镶嵌(CPM)、母体染色体异常和双胎消失。一些 NIDS 方法可能提供一些其他意想不到的信息,如未诊断的葡萄胎或双胎消失[214]。

MZ 双胎的先天性畸形发生率是相当高的,实际上是 DZ 双胎的 3~5 倍[215-216]。尽管这在一定程度上与辅助生殖技术有关[217],但似乎也与孪生现象本身有直接关系,无论是自发的还是由 MZ 双胎和畸形早期序列的共同诱发的[218]。双胎中最常见的结构异常包括无脑畸形、颜面裂、前脑无裂畸形、VATER 五联征(脊椎缺损、肛门闭锁、食管瘘伴气管食管瘘、桡骨和肾发育不良)、泄殖腔畸形序列和骶尾畸胎瘤,所有这些都应该通过详细的超声解剖扫查尽早识别。Glinianaia 和她的同事进行了一项大型研究,将 2329 例双胎妊娠(4658 对双胞胎)和 147 655 例单胎妊娠进行了比较。双胎的先天性畸形发生率为 405.8/10 000,而单胎为 238.2/10 000[比率(RR)=1.7,95% 可信区间(CI)1.5~2.0]。在已知绒毛膜性的双胎(占所有双胎的 84.8%)中,MC 双胎的先天性畸形发生率(633.6/10 000)几乎是 DC 的 2 倍(343.7/10 000;RR=1.8,95% 可信区间 1.3~2.5)。除染色体异常外,与单胎妊娠相比,双胎妊娠的所有主要类型的先天性畸形发生率都有所增加[215]。单卵双胎,特别是

MCDA 双胎,似乎是增加先天性心脏病(CHD)发病率的独立危险因素。在一篇报道中,在 830 例 MCDA 双胎妊娠的胎儿中有 40 例患有 CHD,其相对风险增加了 9.18[219]。然而,先天性心脏病在 DZ 双胎中的患病率也高于单胎[220]。因此,事实上,所有胎儿都需进行胎儿超声心动图检查。在一项对 844 例双胎的研究中,MZ 双胎的主要先天性畸形患病率为 2.7%,DZ 双胎为 1.0%,单胎为 0.6%。对于 MZ 双胎,两个胎儿的主要先天性畸形的一致率为 18%,但是没有一对 DZ 双胎的主要先天性畸形类型相一致[221]。

同卵双胎"真的"完全相同吗?它们非常相似,但通常在大多数情况下他们的基因并不"完全"相同[222-224]。事实上,可能有双胎之间数百种(据估计有 360 种)的基因差异发生于孕早期。这些变异可能发生于受精后,如染色体嵌合、X-倾斜性失活、印迹机制及在囊胚分裂后早期发生的 DNA 点突变或复制错误[224]。此外,由于孕早期之后可能发生的基因突变,以及由于环境因素引起的表观遗传修饰,都会导致遗传差异[225,226]。另一种解释两个 MCMA 双胎核型差异的现象是异核型:由于一个胎儿早期受精后染色体联会紊乱或有丝分裂错误导致一个三体胎儿与一个正常胎儿的同卵双胞胎[227]。从道德、伦理、宗教、哲学,通常还有医学的角度来看,先天性异常的不一致性是非常严重的问题[228,229]。在进行有效且安全的宫内治疗之前(对于极少数异常可能已经如此),可选的治疗方法包括期待治疗[230]、终止妊娠或选择性堕胎[231-233]。通过血管内注射氯化钾或地高辛,选择性终止异常 DC 双胎妊娠是相对安全的,但会增加流产或早产的风险[234,235]。在单绒毛双胞胎中,选择性堕胎需要循环完全分离[236,237],因此最好通过脐带结扎[238]、双极电凝[239,240]、射频消融[241]或激光消融[236]封闭一条脐带。

孕妇并发症

如引言所述,多胎妊娠的孕妇发病率(和死亡率)增加。多胎妊娠是孕妇、新生儿和围产期不良结局最有力的预测因素[242]。妊娠会对母体造成生理负担,多胎妊娠意味着更多的压力和营养需求[243]。大多数并发症在孕早期并不会出现临床症状,而是表现于妊娠后期,如先兆子痫和糖尿病[244]。一项多中心试验登记的 684 例双胎妊娠和 2946 例单胎妊娠孕妇中,双胎妊娠孕妇的妊娠高血压和先兆子痫发生率明显高于单胎妊娠孕妇。此外,不良新生儿结局往往出现于双胎妊娠和高血压并发症的孕妇[16]。在一项对 23 000 多名孕妇(其中 553 双胞胎)的研究中,在调整了年龄、种族、体重指数、最大收缩压和舒张压、吸烟和产次后,多元回归分析表明,双胎妊娠孕妇发生妊娠糖尿病的风险会增加 2 倍。非洲裔美籍年轻女性的风险最高[245]。血栓栓塞性疾病是孕妇发病和死亡的主要原因。血栓栓塞性疾病的诱因包括血液凝固性增加[246],体重指数升高,妊娠年龄超过 35 岁,尤其是多胎妊娠,单胎妊娠的发病率为每年 6.3/10 000,而多胎妊娠的发病率多达每年 18.2/10 000[247]。多胎妊娠孕妇其他相对常见的并发症,很可能继发于各种激素水平的升高,特别是 β-hCG,包括妊娠剧吐[248],尽管这并不是多胎妊娠中最常见的并发症——缺铁性贫血[250],妊娠期肝内胆汁淤积[251]和妊娠期或 PUPPP 的产后瘙痒性荨麻疹丘疹及斑块。妊娠瘙痒性荨麻疹是妊娠期最常见的特异性皮肤病,发病率为 1/300~1/160[252]。大多数患者为未经产妇,多胎妊娠孕妇的 PUPPP 发生率是单胎妊娠孕妇的 8~12 倍,可能是由于如上文所述激素水平升高或腹部张力增加[253]。另一个并发症是急性脂肪肝。这是一种罕见的情况,通常发生在晚孕期,大约每 10 000

例单胎妊娠中有 1 例会出现这种情况[254]，但在所有已报道的病例中，双胎妊娠急性脂肪肝的发病率为 14%[255]。三胎妊娠的发病率约为 7%[256]。

多胎妊娠

这些妊娠（三胎、四胎等）发生并发症的风险极高[257]。典型多胎妊娠中，三胎的发病率是 $1:90^2$，四胎的发病率是 $1:90^3$。随着 ART 的引入，数字发生了巨大的变化[258-260]。多胎妊娠根据绒毛膜性和羊膜性进行分类（图 14.18 和图 14.19）。在一项对 49 组三胎妊娠的研究中，包括 18 对组自然受孕的三胎妊娠和 31 对 ART 辅助的三胎妊娠，在自然受孕的三胎妊娠中，MZ 双胎的比率为 48%；30% 的 DC 三胎妊娠为 MZ 三胎，70% 为 DZ 三胎；三绒毛膜三胎（TC）妊娠中 20% 为 DZ，80% 为 TZ。对于 ART 三胎，MZ 双胎妊娠率为 6.5%；100% 的 DC 三胎妊娠为 DZ 三胎；TC 三胎中 4% 为 DZ，96% 为 TZ[261]。早期并发症，如遗传异常、生长不一致、TTTS，与双胎妊娠相似，同样取决于胎盘，尽管从管理的角度来看，自然更具挑战性[258,262,263]。与双胎妊娠相比，先天

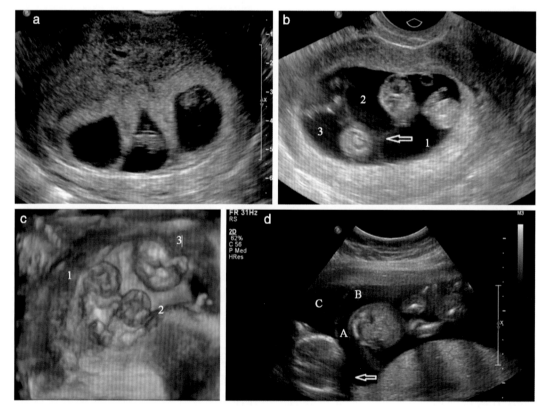

图 14.18　三胎妊娠

　　(a)早孕早期三绒毛膜三胎妊娠图像；(b)ε 征（箭）可诊断为三绒毛膜三胎妊娠；(c)三胎妊娠的 3D 图像，虽然两个"低"的胎儿似乎在同一个囊中，但如 ε 征所示，为三绒毛膜囊妊娠；(d)双绒毛膜三胎，胎儿的 A 和 B 共用一个绒毛膜囊，但位于不同的羊膜囊中。胎儿 C 位于其自身的绒毛膜囊和羊膜囊中。箭指向双胎峰标志。这证实了胎儿 C 位于其自身的绒毛膜囊和羊膜囊中。

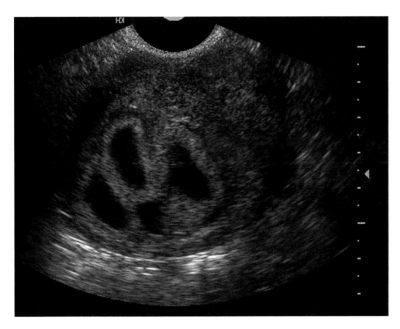

图 14.19 四胎妊娠

可以看到四个不同的妊娠囊,它们之间似乎有很厚的间隔。这是一名接受促排卵治疗的患者的四绒毛膜四胎妊娠图。

性异常的发生率没有增加[259]。多胎妊娠的并发症大多发生在孕后期。在一项对 316 696 例双胎妊娠、12 193 例三胎妊娠和 778 例四胎妊娠的研究中,与双胎妊娠相比,三胎妊娠和四胎妊娠更容易发生早产或胎膜早破(AORs,分别为 1.53、1.74)、妊娠期高血压(AORs,1.22、1.27)和大出血(AORs,1.50、2.22),于 29 周前行剖宫产分娩(AORs,6.55、7.38)(AORs,3.76、7.96),以及有 1 个或多名胎儿死亡(AORs,3.02、4.07)。相比于单胎妊娠和双胎妊娠,多胎妊娠孕妇并发症的发生率最高。在对 57 例三胎妊娠的回顾性研究中,86.0%的孕妇发生早产,58.1%的孕妇发生贫血,33.3%的孕妇发生先兆子痫,17.5%的孕妇发生胎膜早破,12.3%的孕妇发生产后出血,10.5%的孕妇发生 HELLP 综合征(溶血、肝功能酶谱升高和血小板减少)[264]。

双胎的侵入性诊断/治疗

本书第 20 章对此进行了详细论述。

教学要点

- 多胎产儿目前占美国所有活产儿的 3%。
- 双胎妊娠 70%为异卵妊娠,30%为同卵妊娠。
- 在进行超声检查时,应始终尝试确定胎盘(绒毛膜性和羊膜性),并书写在报告中。
- 所有双胎都有更高的遗传异常风险。
- 双胎消失、单胎死亡、胎儿生长不一致、遗传/结构异常及不一致和部分性葡萄胎是双胎妊娠特有的并发症。
- 单绒毛膜双胎特有的并发症包括 TTTS 及其变体（TTTS、TAPS、TRAP)及单羊膜双胎中的联体双胎和脐带缠绕。
- 孕妇并发症在多胎妊娠中很常见,如先兆子痫、妊娠糖尿病、血栓栓塞性疾病、妊娠胆汁淤积症和急性脂肪肝,以及更高的剖宫产风险。
- 多胎妊娠(三胞胎及以上)的分类类似

于双胎妊娠,是根据胎盘划分的。

参 考 文 献

[1] Martin JA, Hamilton BE, Osterman MJ, Curtin SC, Matthews TJ. Births:final data for 2013. National vital statistics reports:from the Centers for Disease Control and Prevention, National Center for Health Statistics. Natl Vital Stat Syst. 2015;64(1):1-65.

[2] (NICE) NIfHaCE. National Collaborating Centre for Women's and Children's Health. Multiple pregnancy. The management of twin and triplet pregnancies in the antenatal period. London, UK: 2011 Contract no.: Clinical guideline:no. 129.

[3] Reynolds MA, Schieve LA, Martin JA, Jeng G, Macaluso M. Trends in multiple births conceived using assisted reproductive technology, United States, 1997-2000. Pediatrics. 2003;111(5 Pt 2):1159-62.

[4] Vahratian A, Schieve LA, Reynolds MA, Jeng G. Live-birth rates and multiple-birth risk of assisted reproductive technology pregnancies conceived using thawed embryos, USA 1999-2000. Hum Reprod. 2003;18(7):1442-8.

[5] Blondel B, Kaminski M. The increase in multiple births and its consequences on perinatal health. J Gynecol Obstet Biol Reprod. 2002;31(8):725-40.

[6] Oleszczuk JJ, Keith LG, Oleszczuk AK. The paradox of old maternal age in multiple pregnancies. Obstet Gynecol Clin North Am. 2005;32(1):69-80. 1.

[7] Shur N. The genetics of twinning:from splitting eggs to breaking paradigms. Am J Med Genet C Semin Med Genet. 2009;151(2):105-9.

[8] Joo JG, Csaba A, Szigeti Z, Rigo Jr J. Spontaneous abortion in multiple pregnancy:focus on fetal pathology. Pathol Res Pract. 2012;208(8):458-61.

[9] Roach VJ, Lau TK, Wilson D, Rogers MS. The incidence of gestational diabetes in multiple pregnancy. Aust N Z J Obstet Gynaecol. 1998;38(1):56-7.

[10] Krotz S, Fajardo J, Ghandi S, Patel A, Keith LG. Hypertensive disease in twin pregnancies:a review. Twin Res. 2002;5(1):8-14.

[11] Mastrobattista JM, Skupski DW, Monga M, Blanco JD, August P. The rate of severe preeclampsia is increased in triplet as compared to twin gestations. Am J Perinatol. 1997;14(5):263-5.

[12] Elliott JP. Preterm labor in twins and high-order multiples. Clin Perinatol. 2007;34(4):599-609. 4.

[13] von Dadelszen P, Kives S, Delisle MF, Wilson RD, Joy R, Ainsworth L, et al. The association between early membrane rupture, latency, clinical chorioamnionitis, neonatal infection, and adverse perinatal outcomes in twin pregnancies complicated by preterm prelabour rupture of membranes. Twin Res. 2003;6(4):257-62.

[14] Sentilhes L, Bouhours AC, Biquard F, Gillard P, Descamps P, Kayem G. Delivery of twins. Gynecol Obstet Fertil. 2009;37(5):432-41.

[15] Suzuki S, Kikuchi F, Ouchi N, Nagayama C, Nakagawa M, Inde Y, et al. Risk factors for postpartum hemorrhage after vaginal delivery of twins. J Nippon Med Sch. 2007;74(6):414-7.

[16] Sibai BM, Hauth J, Caritis S, Lindheimer MD, MacPherson C, Klebanoff M, et al. Hypertensive disorders in twin versus singleton gestations. National Institute of Child Health and Human Development Network of Maternal-Fetal Medicine Units. Am J Obstet Gynecol. 2000;182(4):938-42.

[17] American College of O, Gynecologists Committee on Practice B-O, Society for Maternal-Fetal M, Committee AJE. ACOG practice bulletin ♯ 56:multiple gestation:complicated

twin, triplet, and high-order multifetal pregnancy. Obstet Gynecol. 2004;104(4):869-83.

[18] Garne E, Andersen HJ. The impact of multiple pregnancies and malformations on perinatal mortality. J Perinatal Med. 2004;32(3):215-9.

[19] Quintero RA. Twin-twin transfusion syndrome. Clin Perinatol. 2003;30(3):591-600.

[20] Alexander GR, Slay Wingate M, Salihu H, Kirby RS. Fetal and neonatal mortality risks of multiple births. Obstet Gynecol Clin North Am. 2005;32(1):1-16. 1.

[21] Luke B, Bigger HR, Leurgans S, Sietsema D. The cost of prematurity: a case-control study of twins vs singletons. Am J Public Health. 1996;86(6):809-14.

[22] Ananth CV, Joseph Ks K, Smulian JC. Trends in twin neonatal mortality rates in the United States, 1989 through 1999:influence of birth registration and obstetric intervention. Am J Obstet Gynecol. 2004;190(5):1313-21.

[23] Chelmow D, Penzias AS, Kaufman G, Cetrulo C. Costs of triplet pregnancy. Am J Obstet Gynecol. 1995;172(2 Pt 1):677-82.

[24] Kahn B, Lumey LH, Zybert PA, Lorenz JM, Cleary-Goldman J, D'Alton ME, et al. Prospective risk of fetal death in singleton, twin, and triplet gestations: implications for practice. Obstet Gynecol. 2003;102(4):685-92.

[25] Yokoyama Y, Shimizu T, Hayakawa K. Incidence of handicaps in multiple births and associated factors. Acta Genet Med Gemellol. 1995;44(2):81-91.

[26] Topp M, Huusom LD, Langhoff-Roos J, Delhumeau C, Hutton JL, Dolk H, et al. Multiple birth and cerebral palsy in Europe:a multicenter study. Acta Obstet Gynecol Scand. 2004;83(6):548-53.

[27] Grether JK, Nelson KB, Cummins SK. Twinning and cerebral palsy: experience in four northern California counties, births 1983 through 1985. Pediatrics. 1993;92(6):854-8.

[28] Yokoyama Y, Shimizu T, Hayakawa K. Prevalence of cerebral palsy in twins, triplets and quadruplets. Int J Epidemiol. 1995;24(5):943-8.

[29] Martin JA, Hamilton BE, Osterman MJ. Three decades of twin births in the United States, 1980-2009. NCHS Data Brief. 2012;2012(80):1-8.

[30] Scholten I, Chambers GM, van Loendersloot L, van der Veen F, Repping S, Gianotten J, et al. Impact of assisted reproductive technology on the incidence of multiple-gestation infants: a population perspective. Fertil Steril. 2015;103(1):179-83.

[31] Sunderam S, Kissin DM, Crawford SB, Folger SG, Jamieson DJ, Barfield WD. Assisted reproductive technology surveillance-United States, 2011. MMWR Surveill Summ. 2014;63(10):1-28.

[32] Pandian Z, Marjoribanks J, Ozturk O, Serour G, Bhattacharya S. Number of embryos for transfer following in vitro fertilisation or intracytoplasmic sperm injection. Cochrane Database Syst Rev. 2013;7:Cd003416.

[33] Knopman JM, Krey LC, Oh C, Lee J, McCaffrey C, Noyes N. What makes them split? Identifying risk factors that lead to monozygotic twins after in vitro fertilization. Fertil Steril. 2014;102(1):82-9.

[34] Sobek Jr A, Zborilova B, Prochazka M, Silhanova E, Koutna O, Klaskova E, et al. High incidence of monozygotic twinning after assisted reproduction is related to genetic information, but not to assisted reproduction technology itself. Fertil Steril. 2015;103(3):756-60.

[35] Hoekstra C, Zhao ZZ, Lambalk CB, Willemsen G, Martin NG, Boomsma DI, et al. Dizygotic twinning. Hum Reprod Update. 2008;14(1):37-47.

[36] Palmer JS, Zhao ZZ, Hoekstra C, Hayward NK, Webb PM, Whiteman DC, et al. Novel variants in growth differentiation factor 9 in mothers of dizygotic twins. J Clin Endocrinol

Metab. 2006;91(11):4713-6.

[37] Montgomery GW, Zondervan KT, Nyholt DR. The future for genetic studies in reproduction. Mol Hum Reprod. 2014; 20 (1): 1-14.

[38] Smits J, Monden C. Twinning across the developing world. PLoS One. 2011; 6 (9), e25239.

[39] Segal NL. Art for twins: Yoruba artists and their statues/twin research studies: twins' education and conceptions; diurnal preference; inherited eye diseases; ultrasound counseling when twins are conjoined/ popular twin reports; twin sisters (the film); rare pregnancy; diet test; French twins reared apart and reunited. Twin Res Hum Genet. 2014; 17 (3): 215-21.

[40] Ewigman BG, Crane JP, Frigoletto FD, Le-Fevre ML, Bain RP, McNellis D. Effect of prenatal ultrasound screening on perinatal outcome. RADIUS Study Group. N Engl J Med. 1993;329(12):821-7.

[41] Saari-Kemppainen A, Karjalainen O, Ylostalo P, Heinonen OP. Ultrasound screening and perinatal mortality: controlled trial of systematic one-stage screening in pregnancy. The Helsinki Ultrasound Trial. Lancet. 1990;336 (8712):387-91.

[42] Chasen ST, Chervenak FA. What is the relationship between the universal use of ultrasound, the rate of detection of twins, and outcome differences? Clin Obstet Gynecol. 1998; 41(1):66-77.

[43] Hughey MJ, Olive DL. Routine ultrasound scanning for the detection and management of twin pregnancies. J Reprod Med. 1985; 30 (5):427-30.

[44] Abramowicz JS. Benefits and risks of ultrasound in pregnancy. Semin Perinatol. 2013; 37(5):295-300.

[45] Reddy UM, Abuhamad AZ, Levine D, Saade GR. Fetal imaging: executive summary of a joint Eunice Kennedy Shriver National Institute of Child Health and Human Development, Society for Maternal-Fetal Medicine, American Institute of Ultrasound in Medicine, American College of Obstetricians and Gynecologists, American College of Radiology, Society for Pediatric Radiology, and Society of Radiologists in Ultrasound Fetal Imaging Workshop. J Ultrasound Med. 2014; 33 (5): 745-57.

[46] Morin L, Lim K. Ultrasound in twin pregnancies. J Obstet Gynaecol Can. 2011;33(6):643-56.

[47] Blickstein I. Normal and abnormal growth of multiples. Semin Neonatol. 2002; 7 (3): 177-85.

[48] Martins WP, Nastri CO, Barra DA, Navarro PA, Mauad Filho F, Ferriani RA. Fetal volume and crown-rump length from 7 to 10 weeks of gestational age in singletons and twins. Eur J Obstet Gynecol Reprod Biol. 2009;145(1):32-5.

[49] Dias T, Mahsud-Dornan S, Thilaganathan B, Papageorghiou A, Bhide A. First-trimester ultra-sound dating of twin pregnancy: are singleton charts reliable? BJOG. 2010;117(8): 979-84.

[50] Wegrzyn P, Fabio C, Peralta A, Faro C, Borenstein M, Nicolaides KH. Placental volume in twin and triplet pregnancies measured by three-dimensional ultrasound at 11 + 0 to 13 + 6 weeks of gestation. Ultrasound Obstet Gynecol. 2006;27(6):647-51.

[51] Senoo M, Okamura K, Murotsuki J, Yaegashi N, Uehara S, Yajima A. Growth pattern of twins of different chorionicity evaluated by sonographic biometry. Obstet Gynecol. 2000;95(5):656-61.

[52] Shushan A, Mordel N, Zajicek G, Lewin A, Schenker JG, Sadovsky E. A comparison of sonographic growth curves of triplet and twin fetuses. Am J Perinatol. 1993;10(5):388-91.

[53] Sebire NJ, Snijders RJ, Hughes K, Sepulveda W, Nicolaides KH. The hidden mortality of

monochorionic twin pregnancies. Br J Obstet Gynaecol. 1997;104(10):1203-7.

[54] Matijevic R，Solak M，Kalogjera N，Kurjak A. Monochorionic twin pregnancy：retrospective analysis of predicted pregnancy outcome. Croat Med J. 2003;44(6):734-9.

[55] El Kateb A，Nasr B，Nassar M，Bernard JP，Ville Y. First-trimester ultrasound examination and the out-come of monochorionic twin pregnancies. Prenatal Diagn. 2007;27(10)：922-5.

[56] Lopriore E，Stroeken H，Sueters M，Meerman RJ，Walther F，Vandenbussche F. Term perinatal mortality and morbidity in monochorionic and dichorionic twin pregnancies：a retrospective study. Acta Obstet Gynecol Scand. 2008;87(5):541-5.

[57] D'Antonio F，Khalil A，Dias T，Thilaganathan B，Southwest Thames Obstetric Research C. Early fetal loss in monochorionic and dichorionic twin pregnancies：analysis of the Southwest Thames Obstetric Research Collaborative（STORK）multiple pregnancy cohort. Ultrasound Obstet Gynecol. 2013;41(6):632-6.

[58] Ghalili A，McLennan A，Pedersen L，Kesby G，Hyett J. Outcomes of monochorionic diamniotic twin pregnancies：a comparison of assisted and spontaneous conceptions. Aust N Z J Obstet Gynaecol. 2013;53(5):437-42.

[59] Denbow ML，Blomley MJ，Cosgrove DO，Fisk NM. Ultrasound microbubble contrast angiography in monochorionic twin fetuses. Lancet. 1997;349(9054):773.

[60] Hack KE，Nikkels PG，Koopman-Esseboom C，Derks JB，Elias SG，van Gemert MJ，et al. Placental characteristics of monochorionic diamniotic twin pregnancies in relation to perinatal outcome. Placenta. 2008; 29 (11)：976-81.

[61] Lewi L，Gucciardo L，Huber A，Jani J，Van Mieghem T，Done E，et al. Clinical outcome and placental characteristics of monochorionic diamniotic twin pairs with early-and late-onset discordant growth. Am J Obstet Gynecol. 2008;199(5):511e1-7.

[62] Obladen M. Unequal but monozygous：a history of twin-twin transfusion syndrome. J Perinatal Med. 2010;38(2):121-8.

[63] Giconi SS. Twin-to-twin transfusion syndrome：a case study. Adv Neonatal Care. 2013;13(1):31-7.

[64] Simpson LL. Twin-twin transfusion syndrome. Am J Obstet Gynecol. 2013;208(1)：3-18.

[65] Allaf MB，Vintzileos AM，Chavez MR，Wax JA，Ravangard SF，Figueroa R，et al. First-trimester sonographic prediction of obstetric and neonatal outcomes in monochorionic diamniotic twin pregnancies. J Ultrasound Med. 2014;33(1):135-40.

[66] Diehl W，Diemert A，Hecher K. Twin-twin transfusion syndrome：treatment and outcome. Best Pract Res Clin Obstet Gynaecol. 2014;28(2):227-38.

[67] Rossi AC，Prefumo F. Perinatal outcomes of twin anemia-polycythemia sequence：a systematic review. J Obstet Gynaecol Can. 2014;36(8):701-7.

[68] Degenhardt J，Enzensberger C，Tenzer A，Kawecki A，Kohl T，Axt-Fliedner R. Management komplizierter monochorialer Zwillingsschwangerschaften. Z Geburtshilfe Neonatol. 2015;219(1):22-7.

[69] Van Winden KR，Quintero RA，Kontopoulos EV，Korst LM，Llanes A，Chmait RH. Preoperative twin anemia/polycythemia in the setting of twin-twin transfusion syndrome（TTTS）. Fetal Diagn Ther. 2015;37:274-80.

[70] Hartge DR，Weichert J. Prenatal diagnosis and out-come of multiple pregnancies with reversed arterial perfusion（TRAP-sequence）. Arch Gynecol Obstet. 2012;286(1):81-8.

[71] Prasad RH，Prasad TR，Kumar KD. TRAP sequence-an interesting entity in twins. J Clin Imaging Sci. 2012;2:56.

［72］ Simpson LL. Ultrasound in twins：dichorionic and monochorionic. Semin Perinatol. 2013；37 (5)：348-58.

［73］ Dias T，Mahsud-Dornan S，Bhide A，Papageorghiou AT，Thilaganathan B. Cord entanglement and perinatal outcome in monoamniotic twin pregnancies. Ultrasound Obstet Gynecol. 2010；35(2)：201-4.

［74］ Zollner U，Rehn M，Heuer S，Morr AK，Dietl J. Umbilical cord entanglement in monoamniotic twins. Ultrasound Obstet Gynecol. 2012；40(1)：121-2.

［75］ Aurioles-Garibay A，Hernandez-Andrade E，Romero R，Garcia M，Qureshi F，Jacques SM，et al. Presence of an umbilical artery notch in monochorionic/ monoamniotic twins. Fetal Diagn Ther. 2014；36(4)：305-11.

［76］ Kaufman MH. The embryology of conjoined twins. Childs Nerv Syst. 2004；20 (8-9)：508-25.

［77］ Farah N，Hogan J，Johnson S，Stuart B，Daly S. Prospective risk of fetal death in uncomplicated monochorionic twins. Acta Obstet Gynecol Scand. 2012；91(3)：382-5.

［78］ D'Antonio F，Khalil A，Dias T，Thilaganathan B. Early fetal loss in monochorionic and dichorionic twin pregnancies：analysis of the Southwest Thames Obstetric Research Collaborative (STORK) multiple pregnancy cohort. Ultrasound Obstet Gynecol. 2013；41 (6)：632-6.

［79］ Prefumo F，Fichera A，Pagani G，Marella D，Valcamonico A，Frusca T. The natural history of monoamniotic twin pregnancies：a case series and systematic review of the literature. Prenatal Diagn. 2015；35(3)：274-80.

［80］ Derom C，Vlietinck R，Derom R，Van den Berghe H，Thiery M. Increased monozygotic twinning rate after ovulation induction. Lancet. 1987；1(8544)：1236-8.

［81］ Aston KI，Peterson CM，Carrell DT. Monozygotic twinning associated with assisted reproductive technologies：a review. Reproduc-

tion. 2008；136(4)：377-86.

［82］ Alhamdan D，Bora S，Condous G. Diagnosing twins in early pregnancy. Best Pract Res Clin Obstet Gynaecol. 2009；23(4)：453-61.

［83］ Arabin B，van Eyck J. The role of ultrasound in multiple pregnancy. Twin Res. 2001；4(3)：141-5.

［84］ Ayala Mendez JA，Jimenez Solis G，Fernandez Martinez LR，Lopez Rangel JA. Determination by ultrasound of chorionicity in twin pregnancy. Ginecol Obstetr Mexico. 1997；65：111-3.

［85］ Benson CB，Doubilet PM. Sonography of multiple gestations. Radiol Clin North Am. 1990；28(1)：149-61.

［86］ Blane CE，DiPietro MA，Johnson MZ，White SJ，Louwsma GI，Hamman JE. Sonographic detection of monoamniotic twins. J Clin Ultrasound. 1987；15(6)：394-6.

［87］ Bracero LA，Byrne DW. Ultrasound determination of chorionicity and perinatal outcome in twin pregnancies using dividing membrane thickness. Gynecol Obstet Invest. 2003；55 (1)：50-7.

［88］ Carroll SG，Soothill PW，Abdel-Fattah SA，Porter H，Montague I，Kyle PM. Prediction of chorionicity in twin pregnancies at 10-14 weeks of gestation. BJOG. 2002；109 (2)：182-6.

［89］ Cheung A，Wan M，Collins RJ. Differentiation of monochorionic and dichorionic twin placentas by antenatal ultrasonic evaluation. Aust N Z J Obstet Gynaecol. 1990；30(2)：134-6.

［90］ D'Antonio F，Bhide A. Early pregnancy assessment in multiple pregnancies. Best Pract Res Clin Obstet Gynaecol. 2014；28 (2)：201-14.

［91］ Egan JF，Borgida AF. Multiple gestations：the importance of ultrasound. Obstet Gynecol Clin North Am. 2004；31(1)：141-58.

［92］ Hubinont C，Santolaya-Forgas J. A systematic approach to first-trimester ultrasound assessment of twins. Am J Perinatol. 2010;27 (8):595-8.

[93] Kurtz AB, Wapner RJ, Mata J, Johnson A, Morgan P. Twin pregnancies: accuracy of first-trimester abdominal US in predicting chorionicity and amnionicity. Radiology. 1992;185(3):759-62.

[94] Tong S, Vollenhoven B, Meagher S. Determining zygosity in early pregnancy by ultrasound. Ultrasound Obstet Gynecol. 2004;23 (1):36-7.

[95] Monteagudo A, Timor-Tritsch IE, Sharma S. Early and simple determination of chorionic and amniotic type in multifetal gestations in the first four-teen weeks by high-frequency transvaginal ultrasonography. Am J Obstet Gynecol. 1994;170(3):824-9.

[96] Levy R, Arfi JS, Mirlesse V, Jacob D. Ultrasonic diagnosis of chorionicity in multiple pregnancies. Gynecol Obstet Fertil. 2003;31 (11):960-3.

[97] Shetty A, Smith AP. The sonographic diagnosis of chorionicity. Prenatal Diagn. 2005;25 (9):735-9.

[98] Devlieger RG, Demeyere T, Deprest JA, Van Schoubroeck D, Witters I, Timmerman D, et al. Ultrasound determination of chorionicity in twin pregnancy: accuracy and operator experience. Twin Res. 2001;4(4):223-6.

[99] Bromley B, Benacerraf B. Using the number of yolk sacs to determine amnionicity in early first trimester monochorionic twins. J Ultrasound Med. 1995;14(6):415-9.

[100] Sepulveda W, Sebire NJ, Hughes K, Odibo A, Nicolaides KH. The lambda sign at 10-14 weeks of gestation as a predictor of chorionicity in twin pregnancies. Ultrasound Obstet Gynecol. 1996;7(6):421-3.

[101] Wood SL, St Onge R, Connors G, Elliot PD. Evaluation of the twin peak or lambda sign in determining chorionicity in multiple pregnancy. Obstet Gynecol. 1996;88 (1):6-9.

[102] Dias T, Bhide A, Thilaganathan B. Early pregnancy growth and pregnancy outcome in twin pregnancies. Ceylon Med J. 2010;55 (3):80-4.

[103] Hertzberg BS, Kurtz AB, Choi HY, Kaczmarczyk JM, Warren W, Wapner RJ, et al. Significance of membrane thickness in the sonographic evaluation of twin gestations. AJR Am J Roentgenol. 1987;148(1):151-3.

[104] Vayssiere C, Benoist G, Blondel B, Deruelle P, Favre R, Gallot D, et al. Twin pregnancies: guidelines for clinical practice from the French College of Gynaecologists and Obstetricians (CNGOF). Eur J Obstet Gynecol Reprod Biol. 2011;156(1):12-7.

[105] Stagiannis KD, Sepulveda W, Southwell D, Price DA, Fisk NM. Ultrasonographic measurement of the dividing membrane in twin pregnancy during the second and third trimesters: a reproducibility study. Am J Obstet Gynecol. 1995;173(5):1546-50.

[106] Bora SA, Papageorghiou AT, Bottomley C, Kirk E, Bourne T. Reliability of transvaginal ultrasonography at 7-9 weeks' gestation in the determination of chorionicity and amnionicity in twin pregnancies. Ultrasound Obstet Gynecol. 2008;32(5):618-21.

[107] Kristiansen MK, Joensen BS, Ekelund CK, Petersen OB, Sandager P with the Danish Fetal Medicine Study Group. Perinatal outcome after first-trimester risk assessment in monochorionic and dichorionic twin pregnancies: a population-based register study. BJOG 2015; doi:10.1111/1471-0528.13326.

[108] Fisk NM, Bryan E. Routine prenatal determination of chorionicity in multiple gestation: a plea to the obstetrician. Br J Obstet Gynaecol. 1993;100(11):975-7.

[109] Sepulveda W, Sebire NJ, Odibo A, Psarra A, Nicolaides KH. Prenatal determination of chorionicity in triplet pregnancy by ultrasonographic examination of the ipsilon zone. Obstet Gynecol. 1996;88(5):855-8.

[110] Benirschke K. The biology of the twinning process: how placentation influences outcome. Semin Perinatol. 1995;19(5):342-50.

[111] Victoria A, Mora G, Arias F. Perinatal outcome, placental pathology, and severity of discordance in monochorionic and dichorionic twins. Obstet Gynecol. 2001;97(2):310-5.

[112] Dorum A, Nesheim BI. Monochorionic monoamniotic twins-the most precarious of twin pregnancies. Acta Obstet Gynecol Scand. 1991;70(4-5):381-3.

[113] Landy HJ, Keith L, Keith D. The vanishing twin. Acta Genet Med Gemellol. 1982;31(3-4):179-94.

[114] Boklage CE. Survival probability of human conceptions from fertilization to term. Int J Fertil. 1990;35(2):75. 9-80, 1-94.

[115] Dickey RP, Taylor SN, Lu PY, Sartor BM, Storment JM, Rye PH, et al. Spontaneous reduction of multiple pregnancy: incidence and effect on outcome. Am J Obstet Gynecol. 2002;186(1):77-83.

[116] Goldman GA, Dicker D, Feldberg D, Ashkenazi J, Yeshaya A, Goldman JA. The vanishing fetus. A report of 17 cases of triplets and quadruplets. J Perinatal Med. 1989;17 (2):157-62.

[117] Manzur A, Goldsman MP, Stone SC, Frederick JL, Balmaceda JP, Asch RH. Outcome of triplet pregnancies after assisted reproductive techniques: how frequent are the vanishing embryos? Fertil Steril. 1995;63(2):252-7.

[118] Landy HJ, Keith LG. The vanishing twin: a review. Hum Reprod Update. 1998;4(2):177-83.

[119] Shebl O, Ebner T, Sommergruber M, Sir A, Tews G. Birth weight is lower for survivors of the vanishing twin syndrome: a case-control study. Fertil Steril. 2008;90(2):310-4.

[120] Huang T, Boucher K, Aul R, Rashid S, Meschino WS. First and second trimester maternal serum markers in pregnancies with a vanishing twin. Prenatal Diagn. 2015;35(1):90-6.

[121] Vlkova B, Hodosy J. Vanishing twin as a potential source of bias in non-invasive fetal sex determination: a case report. J Obstet Gynecol Res. 2014;40(4):1128-31.

[122] Ong SS, Zamora J, Khan KS, Kilby MD. Prognosis for the co-twin following single-twin death: a systematic review. BJOG. 2006;113(9):992-8.

[123] Blickstein I, Perlman S. Single fetal death in twin gestations. J Perinatal Med. 2013;41 (1):65-9.

[124] Shek NW, Hillman SC, Kilby MD. Single-twin demise: pregnancy outcome. Best Pract Res Clin Obstet Gynaecol. 2014;28(2):249-63.

[125] Bejar R, Vigliocco G, Gramajo H, Solana C, Benirschke K, Berry C, et al. Antenatal origin of neurologic damage in newborn infants. II. Multiple gestations. Am J Obstet Gynecol. 1990;162(5):1230-6.

[126] Pharoah PO, Glinianaia SV, Rankin J. Congenital anomalies in multiple births after early loss of a conceptus. Hum Reprod. 2009;24(3):726-31.

[127] Posner AC, Klein MA. Fetus papyraceus: recognition and significance. Obstet Gynecol. 1954;3(1):106-10.

[128] Daw E. Fetus papyraceus-11 cases. Postgrad Med J. 1983;59(695):598-600.

[129] Jauniaux E, Elkhazen N, Vanrysselberge M, Leroy F. Anatomo-clinical aspects of papyraceus fetus syndrome. J Gynecol Obstet Biol Reprod (Paris). 1988;17(5):653-9.

[130] Luna-Lugo G, Barragan-Ramirez G, Cruz Hinojosa Mde L. Fetus compressus and fetus papyraceous. Clinical differences (report of three cases). Ginecol Obstetr Mexico. 2011;79(5):313-8.

[131] Nevermann L, Hartge R, Rehder H, Schumann K, Stolp W. Particularly small foetus

papyraceus after full pregnancy period (author's transl). Zeitschr Geburtsh Perinatol. 1981;185(3):187-91.

[132] Costa-Castro T, De Villiers S, Montenegro N, Severo M, Oepkes D, Matias A, et al. Velamentous cord insertion in monochorionic twins with or without twin-twin transfusion syndrome:does it matter? Placenta. 2013;34 (11):1053-8.

[133] Hanley ML, Ananth CV, Shen-Schwarz S, Smulian JC, Lai YL, Vintzileos AM. Placental cord insertion and birth weight discordancy in twin gestations. Obstet Gynecol. 2002;99(3):477-82.

[134] Kent EM, Breathnach FM, Gillan JE, McAuliffe FM, Geary MP, Daly S, et al. Placental cord insertion and birthweight discordance in twin pregnancies:results of the national prospective ESPRiT study. Am J Obstet Gynecol. 2011;205(4):376. el-7.

[135] Lopriore E, Pasman SA, Klumper FJ, Middeldorp JM, Walther FJ, Oepkes D. Placental characteristics in growth-discordant monochorionic twins:a matched case-control study. Placenta. 2012;33(3):171-4.

[136] Machin GA. Velamentous cord insertion in mono-chorionic twin gestation. An added risk factor. J Reprod Med. 1997;42(12):785-9.

[137] Isada NB, Sorokin Y, Drugan A, Johnson MP, Zador I, Evans MI. First trimester interfetal size variation in well-dated multifetal pregnancies. Fetal Diagn Ther. 1992;7(2):82-6.

[138] Drugan A, Johnson MP, Isada NB, Holzgreve W, Zador IE, Dombrowski MP, et al. The smaller than expected first-trimester fetus is at increased risk for chromosome anomalies. Am J Obstet Gynecol. 1992;167 (6):1525-8.

[139] Bhide A, Sankaran S, Sairam S, Papageorghiou AT, Thilaganathan B. Relationship of intertwin crownrump length discrep-ancy to chorionicity, fetal demise and birth-weight discordance. Ultrasound Obstet Gynecol. 2009;34(2):131-5.

[140] Harper LM, Roehl KA, Odibo AO, Cahill AG. First-trimester growth discordance and adverse pregnancy outcome in dichorionic twins. Ultrasound Obstet Gynecol. 2013;41 (6):627-31.

[141] Kalish RB, Gupta M, Perni SC, Berman S, Chasen ST. Clinical significance of first trimester crown-rump length disparity in dichorionic twin gestations. Am J Obstet Gynecol. 2004;191(4):1437-40.

[142] Bora SA, Bourne T, Bottomley C, Kirk E, Papageorghiou AT. Twin growth discrepancy in early pregnancy. Ultrasound Obstet Gynecol. 2009;34(1):38-42.

[143] Papaioannou GI, Syngelaki A, Maiz N, Ross JA, Nicolaides KH. Prediction of outcome in dichorionic twin pregnancies at 6-10 weeks' gestation. Am J Obstet Gynecol. 2011;205 (4):348. el-5.

[144] Fareeduddin R, Williams 3rd J, Solt I, Mirocha JM, Kim MJ, Rotmensch S. Discordance of first-trimester crown-rump length is a predictor of adverse outcomes in structurally normal euploid dichorionic twins. J Ultrasound Med. 2010;29(10):1439-43.

[145] D'Antonio F, Khalil A, Pagani G, Papageorghiou AT, Bhide A, Thilaganathan B. Crown-rump length discordance and adverse perinatal outcome in twin pregnancies:systematic review and meta-analysis. Ultrasound Obstet Gynecol. 2014;44(2):138-46.

[146] Dickey RP, Olar TT, Taylor SN, Curole DN, Rye PH, Matulich EM, et al. Incidence and significance of unequal gestational sac diameter or embryo crown-rump length in twin pregnancy. Hum Reprod. 1992;7(8):1170-2.

[147] Johansen ML, Oldenburg A, Rosthoj S, Cohn Maxild J, Rode L, Tabor A. Crown-rump length discordance in the first trimes-

ter: a predictor of adverse outcome in twin pregnancies? Ultrasound Obstet Gynecol. 2014;43(3):277-83.

[148] Tai J, Grobman WA. The association of crown-rump length discordance in twin gestations with adverse perinatal outcomes. Am J Obstet Gynecol. 2007;197(4):369. e1-5.

[149] Harper LM, Weis MA, Odibo AO, Roehl KA, Macones GA, Cahill AG. Significance of growth discordance in appropriately grown twins. Am J Obstet Gynecol. 2013;208(5): 393. e1-5.

[150] Charlemaine C, Duyme M, Ville Y, Aurengo A, Tremblay R, Frydman R, et al. Fetal biometric parameters, twin type and birth weight difference. A longitudinal study. Eur J Obstet Gynecol Reprod Biol. 2000;93(1): 27-32.

[151] Kutuk MS, Ozgun MT, Dolanbay M, Batukan C, Uludag S, Basbug M. Sonographic findings and perinatal outcome of multiple pregnancies associating a complete hydatiform mole and a live fetus: a case series. J Clin Ultrasound. 2014;42(8):465-71.

[152] Arsene E, Clouqueur E, Stichelbout M, Devisme L, Vaast P, Subtil D. Twin pregnancy with complete mole and coexisting fetus: reach fetal viability is possible. J Gynecol Obstet Biol Reprod. 2015; pii: S0368-2315 (15)00039-3.

[153] Wee L, Jauniaux E. Prenatal diagnosis and management of twin pregnancies complicated by a coexisting molar pregnancy. Prenat Diagn. 2005;25(9):772-6.

[154] Piura B, Rabinovich A, Hershkovitz R, Maor E, Mazor M. Twin pregnancy with a complete hydatidiform mole and surviving coexistent fetus. Arch Gynecol Obstet. 2008; 278(4):377-82.

[155] Sebire NJ, Foskett M, Paradinas FJ, Fisher RA, Francis RJ, Short D, et al. Outcome of twin pregnancies with complete hydatidiform mole and healthy co-twin. Lancet. 2002;359

(9324):2165-6.

[156] Sherer DM. Adverse perinatal outcome of twin pregnancies according to chorionicity: review of the literature. Am J Perinatol. 2001;18(1):23-37.

[157] Lopriore E, Slaghekke F, Vandenbussche FP, Middeldorp JM, Walther FJ, Oepkes D. Cerebral injury in monochorionic twins with selective intrauterine growth restriction and/or birthweight discordance. Am J Obstet Gynecol. 2008;199(6):628. e1-5.

[158] Pharoah PO. Twins and cerebral palsy (Oslo, Norway;1992) supplement. Acta Paediatr. 2001;90(436):6-10.

[159] Wagner S, Repke JT, Ural SH. Overview and long-term outcomes of patients born with twin-to-twin transfusion syndrome. Rev Obstetr Gynecol. 2013;6(3-4):149-54.

[160] Lewi L. Monochorionic diamniotic twin pregnancies pregnancy outcome, risk stratification and lessons learnt from placental examination. Verh K Acad Geneeskd Belg. 2010; 72(1-2):5-15.

[161] Fratelli N, Prefumo F, Fichera A, Valcamonico A, Marella D, Frusca T. Nuchal translucency thickness and crown rump length discordance for the prediction of outcome in monochorionic diamniotic pregnancies. Early Hum Dev. 2011;87(1):27-30.

[162] Maiz N, Nicolaides KH. Ductus venosus in the first trimester: contribution to screening of chromosomal, cardiac defects and monochorionic twin complications. Fetal Diagn Ther. 2010;28(2):65-71.

[163] Matias A, Montenegro N, Areias JC. Anticipating twin-twin transfusion syndrome in monochorionic twin pregnancy. Is there a role for nuchal translucency and ductus venosus blood flow evaluation at 11-14 weeks? Twin Res. 2000;3(2):65-70.

[164] Bensouda B, Fouron JC, Raboisson MJ, Lamoureux J, Lachance C, Leduc L. Relevance of measuring diastolic time intervals in

the ductus venosus during the early stages of twin-twin transfusion syndrome. Ultrasound Obstet Gynecol. 2007;30(7):983-7.

[165] Votava-Smith JK，Habli M，Cnota JF，Divanovic A，Polzin W，Lim FY，et al. Diastolic dysfunction and cerebrovascular redistribution precede overt recipient twin cardiomyopathy in early-stage twin-twin transfusion syndrome. J Am Soc Echocardiogr. 2015 May;28(5):533-40.

[166] Quintero RA，Morales WJ，Allen MH，Bornick PW，Johnson PK，Kruger M. Staging of twin-twin transfusion syndrome. J Perinatol. 1999;19(8 Pt 1):550-5.

[167] Slaghekke F，Kist WJ，Oepkes D，Middeldorp JM，Klumper FJ，Vandenbussche FP，et al. TAPS and TOPS:two distinct forms of feto-fetal transfusion in monochorionic twins. Z Geburtshilfe Neonatol. 2009; 213 (6):248-54.

[168] Slaghekke F，Kist WJ，Oepkes D，Pasman SA，Middeldorp JM，Klumper FJ，et al. Twin anemia-polycythemia sequence:diagnostic criteria，classification，perinatal management and outcome. Fetal Diagn Ther. 2010;27(4):181-90.

[169] Kamitomo M，Kouno S，Ibuka K，Oku S，Sueyoshi K，Maeda T，et al. First-trimester findings associated with twin reversed arterial perfusion sequence. Fetal Diagn Ther. 2004; 19(2):187-90.

[170] Schwarzler P，Ville Y，Moscosco G，Tennstedt C，Bollmann R，Chaoui R. Diagnosis of twin reversed arterial perfusion sequence in the first trimester by transvaginal color Doppler ultrasound. Ultrasound Obstet Gynecol. 1999;13(2):143-6.

[171] Bornstein E，Monteagudo A，Dong R，Schwartz N，Timor-Tritsch IE. Detection of twin reversed arterial perfusion sequence at the time of first-trimester screening:the added value of 3-dimensional volume and color Doppler sonography. J Ultrasound Med.

2008;27(7):1105-9.

[172] Coulam CB，Wright G. First trimester diagnosis of acardiac twins. Early Pregn（Online）. 2000;4(4):261-70.

[173] Moore TR，Gale S，Benirschke K. Perinatal outcome of forty-nine pregnancies complicated by acardiac twinning. Am J Obstet Gynecol. 1990;163(3):907-12.

[174] Tan TY，Sepulveda W. Acardiac twin:a systematic review of minimally invasive treatment modalities. Ultrasound Obstet Gynecol. 2003;22(4):409-19.

[175] De Ugarte DA，Boechat MI，Shaw WW，Laks H，Williams H，Atkinson JB. Parasitic omphalopagus complicated by omphalocele and congenital heart disease. J Pediatr Surg. 2002;37(9):1357-8.

[176] Lam YH，Sin SY，Lam C，Lee CP，Tang MH，Tse HY. Prenatal sonographic diagnosis of conjoined twins in the first trimester: two case reports. Ultrasound Obstet Gynecol. 1998;11(4):289-91.

[177] Mackenzie TC，Crombleholme TM，Johnson MP，Schnaufer L，Flake AW，Hedrick HL，et al. The natural history of prenatally diagnosed conjoined twins. J Pediatr Surg. 2002; 37(3):303-9.

[178] Mutchinick OM，Luna-Munoz L，Amar E，Bakker MK，Clementi M，Cocchi G，et al. Conjoined twins:a worldwide collaborative epidemiological study of the International Clearinghouse for Birth Defects Surveillance and Research. Am J Med Genet C Semin Med Genet. 2011;157C(4):274-87.

[179] Pajkrt E，Jauniaux E. First-trimester diagnosis of conjoined twins. Prenatal Diagn. 2005;25(9):820-6.

[180] Cuillier F，Dillon KC，Grochal F，Scemama JM，Gervais T，Cerekja A，et al. Conjoined twins:what ultrasound may add to management. J Prenatal Med. 2012;6(1):4-6.

[181] Baken L，Rousian M，Kompanje EJ，Koning AH，van der Spek PJ，Steegers EA，et al.

Diagnostic techniques and criteria for first-trimester conjoined twin documentation:a review of the literature illustrated by three recent cases. Obstet Gynecol Surv. 2013; 68 (11):743-52.

[182] Brand A, Alves MC, Saraiva C, Loio P, Goulao J, Malta J, et al. Fetus in fetu-diagnostic criteria and differential diagnosis-a case report and literature review. J Pediatr Surg. 2004;39(4):616-8.

[183] Edmonds LD, Layde PM. Conjoined twins in the United States, 1970-1977. Teratology. 1982;25(3):301-8.

[184] Brizot ML, Liao AW, Lopes LM, Okumura M, Marques MS, Krebs V, et al. Conjoined twins pregnancies:experience with 36 cases from a single center. Prenatal Diagn. 2011; 31(12):1120-5.

[185] Jackson OA, Low DW, Larossa D. Conjoined twin separation:lessons learned. Plast Reconstr Surg. 2012;129(4):956-63.

[186] Kobylarz K. History of treatment of conjoined twins. Anaesthesiol Intensive Ther. 2014;46(2):116-23.

[187] Vermelin H, Facq J. Fetal death in the fourth month by entanglement of the umbilical cords in a case of uniovular twins. Bull Fed Soc Gynecol Obstet Lang Fr. 1952; 4 (4):755-6.

[188] Overton TG, Denbow ML, Duncan KR, Fisk NM. First-trimester cord entanglement in monoamniotic twins. Ultrasound Obstet Gynecol. 1999;13(2):140-2.

[189] Hod M, Merlob P, Friedman S, Ovadia J. Single intrauterine fetal death in monoamniotic twins due to cord entanglement. Clin Exp Obstet Gynecol. 1988;15(3):63-5.

[190] Belfort MA, Moise Jr KJ, Kirshon B, Saade G. The use of color flow Doppler ultrasonography to diagnose umbilical cord entanglement in monoamniotic twin gestations. Am J Obstet Gynecol. 1993;168(2):601-4.

[191] Sherer DM, Sokolovski M, Haratz-Rubinstein N. Diagnosis of umbilical cord entanglement of monoamniotic twins by first-trimester color Doppler imaging. J Ultrasound Med. 2002;21(11):1307-9.

[192] Hanaoka U, Tenkumo C, Ito M, Mori N, Tanaka H, Hata T. Three-dimensional surface-rendered imaging of cord entanglement in monoamniotic twins. Arch Gynecol Obstet. 2012;286(4):1091-2.

[193] Henrich W, Tutschek B. Cord entanglement in monoamniotic twins:2D and 3D colour Doppler studies. Ultraschall Medizin. 2008; 29 Suppl 5:271-2.

[194] Rosemond RL, Hinds NE. Persistent abnormal umbilical cord Doppler velocimetry in a monoamniotic twin with cord entanglement. J Ultrasound Med. 1998;17(5):337-8.

[195] Kofinas AD, Penry M, Hatjis CG. Umbilical vessel flow velocity waveforms in cord entanglement in a monoamnionic multiple gestation. A case report. J Reprod Med. 1991;36 (4):314-6.

[196] Abuhamad AZ, Mari G, Copel JA, Cantwell CJ, Evans AT. Umbilical artery flow velocity waveforms in monoamniotic twins with cord entanglement. Obstet Gynecol. 1995;86 (4 Pt 2):674-7.

[197] Hugon-Rodin J, Guilbert JB, Baron X, Camus E. Notching of the umbilical artery waveform associated with cord entanglement in a monoamniotic twin pregnancy. J Matern Fetal Neonatal Med. 2013;26(15):1559-61.

[198] Lewi L. Cord entanglement in monoamniotic twins:does it really matter? Ultrasound Obstet Gynecol. 2010;35(2):139-41.

[199] Rossi AC, Prefumo F. Impact of cord entanglement on perinatal outcome of monoamniotic twins:a systematic review of the literature. Ultrasound Obstet Gynecol. 2013; 41 (2):131-5.

[200] Boyle B, McConkey R, Garne E, Loane M, Addor MC, Bakker MK, et al. Trends in the prevalence, risk and pregnancy outcome of

multiple births with congenital anomaly：a registry-based study in 14 European countries 1984-2007. BJOG. 2013；120(6)：707-16.

[201] Rodis JF，Egan JF，Craffey A，Ciarleglio L，Greenstein RM，Scorza WE. Calculated risk of chromosomal abnormalities in twin gestations. Obstet Gynecol. 1990；76（6）：1037-41.

[202] Matias A，Montenegro N，Blickstein I. Down syndrome screening in multiple pregnancies. Obstet Gynecol Clin North Am. 2005；32(1)：81-96. 1.

[203] Audibert F，Gagnon A. Prenatal screening for and diagnosis of aneuploidy in twin pregnancies. J Obstet Gynaecol Can. 2011；33(7)：754-67.

[204] Boyle B，Morris JK，McConkey R，Garne E，Loane M，Addor MC，et al. Prevalence and risk of Down syndrome in monozygotic and dizygotic multiple pregnancies in Europe：implications for prenatal screening. BJOG. 2014；121(7)：809-19. discussion 20.

[205] Spencer K，Kagan KO，Nicolaides KH. Screening for trisomy 21 in twin pregnancies in the first trimester：an update of the impact of chorionicity on maternal serum markers. Prenatal Diagn. 2008；28(1)：49-52.

[206] Linskens IH，Spreeuwenberg MD，Blankenstein MA，van Vugt JM. Early first-trimester free beta-hCG and PAPP-A serum distributions in monochorionic and dichorionic twins. Prenatal Diagn. 2009；29(1)：74-8.

[207] Prats P，Rodriguez I，Nicolau J，Comas C. Early first-trimester free-beta-hCG and PAPP-A serum distributions in monochorionic and dichorionic twins. Prenatal Diagn. 2012；32(1)：64-9.

[208] Madsen HN，Ball S，Wright D，Torring N，Petersen OB，Nicolaides KH，et al. A reassessment of biochemical marker distributions in trisomy 21-affected and unaffected twin pregnancies in the first trimester. Ultrasound Obstet Gynecol. 2011；37(1)：38-47.

[209] Maiz N，Staboulidou I，Leal AM，Minekawa R，Nicolaides KH. Ductus venosus Doppler at 11 to 13 weeks of gestation in the prediction of outcome in twin pregnancies. Obstet Gynecol. 2009；113(4)：860-5.

[210] Ben-Ami I，Maymon R，Svirsky R，Cuckle H，Jauniaux E. Down syndrome screening in assisted conception twins：an iatrogenic medical challenge. Obstet Gynecol Surv. 2013；68(11)：764-73.

[211] Prats P，Rodriguez I，Comas C，Puerto B. Systematic review of screening for trisomy 21 in twin pregnancies in first trimester combining nuchal translucency and biochemical markers：a meta-analysis. Prenatal Diagn. 2014；34(11)：1077-83.

[212] Spencer K，Staboulidou I，Nicolaides KH. First trimester aneuploidy screening in the presence of a vanishing twin：implications for maternal serum markers. Prenatal Diagn. 2010；30(3)：235-40.

[213] del Mar GM，Quezada MS，Bregant B，Syngelaki A，Nicolaides KH. Cell-free DNA analysis for trisomy risk assessment in first-trimester twin pregnancies. Fetal Diagn Ther. 2014；35(3)：204-11.

[214] Curnow KJ，Wilkins-Haug L，Ryan A，Kirkizlar E，Stosic M，Hall MP，et al. Detection of triploid，molar，and vanishing twin pregnancies by a single-nucleotide polymorphism-based noninvasive prenatal test. Am J Obstet Gynecol. 2015；212(1)：79. e1-9.

[215] Glinianaia SV，Rankin J，Wright C. Congenital anomalies in twins：a register-based study. Hum Reprod. 2008；23(6)：1306-11.

[216] Campbell KH，Copel JA，Ozan Bahtiyar M. Congenital heart defects in twin gestations. Minerva Ginecol. 2009；61(3)：239-44.

[217] Allen VM，Wilson RD，Cheung A. Pregnancy outcomes after assisted reproductive technology. J Obstet Gynaecol Can. 2006；28(3)：220-50.

[218] Schinzel AA，Smith DW，Miller JR.

Monozygotic twinning and structural defects. J Pediatr. 1979;95(6);921-30.

[219] Bahtiyar MO，Dulay AT，Weeks BP，Friedman AH，Copel JA. Prevalence of congenital heart defects in monochorionic/diamniotic twin gestations：a systematic literature review. J Ultrasound Med. 2007；26（11）：1491-8.

[220] Herskind AM，Almind Pedersen D，Christensen K. Increased prevalence of congenital heart defects in monozygotic and dizygotic twins. Circulation. 2013;128(11);1182-8.

[221] Chen CJ，Wang CJ，Yu MW，Lee TK. Perinatal mortality and prevalence of major congenital malformations of twins in Taipei city. Acta Genet Med Gemellol. 1992；41（2-3）：197-203.

[222] Machin G. Non-identical monozygotic twins，intermediate twin types，zygosity testing，and the non-random nature of monozygotic twinning；a review. Am J Med Genet C Semin Med Genet. 2009;151c(2);110-27.

[223] Zwijnenburg PJ，Meijers-Heijboer H，Boomsma DI. Identical but not the same；the value of discordant monozygotic twins in genetic research. Am J Med Genet B Neuropsychiatr Genet. 2010;153b(6);1134-49.

[224] Silva S，Martins Y，Matias A，Blickstein I. Why are monozygotic twins different? J Perinatal Med. 2011;39(2);195-202.

[225] Singh SM，Murphy B，O'Reilly R. Epigenetic contributors to the discordance of monozygotic twins. Clin Genet. 2002;62(2);97-103.

[226] Czyz W，Morahan JM，Ebers GC，Ramagopalan SV. Genetic，environmental and stochastic factors in monozygotic twin discordance with a focus on epigenetic differences. BMC Med. 2012;10;93.

[227] Cheng PJ，Shaw SW，Shih JC，Soong YK. Monozygotic twins discordant for monosomy 21 detected by first-trimester nuchal translucency screening. Obstet Gynecol. 2006；107

(2 Pt 2);538-41.

[228] Malhotra A，Menahem S，Shekleton P，Gillam L. Medical and ethical considerations in twin pregnancies discordant for serious cardiac disease. J Perinatol. 2009;29(10);662-7.

[229] Berkowitz RL. Ethical issues involving multifetal pregnancies. Mt Sinai J Med N Y. 1998;65(3);185-90. discussion 215-23.

[230] Linskens IH，Elburg RM，Oepkes D，Vugt JM，Haak MC. Expectant management in twin pregnancies with discordant structural fetal anomalies. Twin Res Hum Genet. 2011;14(3);283-9.

[231] Rustico MA，Baietti MG，Coviello D，Orlandi E，Nicolini U. Managing twins discordant for fetal anomaly. Prenat Diagn. 2005；25（9）；766-71.

[232] Stewart KS，Johnson MP，Quintero RA，Evans MI. Congenital abnormalities in twins：selective termination. Curr Opin Obstet Gynecol. 1997;9(2);136-9.

[233] Rodeck CH，Mibashan RS，Abramowicz J，Campbell S. Selective feticide of the affected twin by fetoscopic air embolism. Prenat Diagn. 1982;2(3);189-94.

[234] Alvarado EA，Pacheco RP，Alderete FG，Luis JA，de la Cruz AA，Quintana LO. Selective termination in dichorionic twins discordant for congenital defect. Eur J Obstet Gynecol Reprod Biol. 2012;161(1);8-11.

[235] Evans MI，Goldberg JD，Horenstein J，Wapner RJ，Ayoub MA，Stone J，et al. Selective termination for structural，chromosomal，and Mendelian anomalies；international experience. Am J Obstet Gynecol. 1999；181(4);893-7.

[236] Challis D，Gratacos E，Deprest JA. Cord occlusion techniques for selective termination in monochorionic twins. J Perinatal Med. 1999;27(5);327-38.

[237] Rossi AC，D'Addario V. Umbilical cord occlusion for selective feticide in complicated monochorionic twins：a systematic review of

literature. Am J Obstet Gynecol. 2009；200
(2)：123-9.

[238] Quintero RA，Romero R，Reich H，Goncal-ves L，Johnson MP，Carreno C，et al. In utero percutaneous umbilical cord ligation in the management of complicated monochori-onic multiple gestations. Ultrasound Obstet Gynecol. 1996；8(1)：16-22.

[239] Lewi L，Gratacos E，Ortibus E，Van Schoubroeck D，Carreras E，Higueras T，et al. Pregnancy and infant outcome of 80 con-secutive cord coagulations in complicated monochorionic multiple pregnancies. Am J Obstet Gynecol. 2006；194(3)：782-9.

[240] Robyr R，Yamamoto M，Ville Y. Selective feticide in complicated monochorionic twin pregnancies using ultrasound-guided bipolar cord coagulation. BJOG. 2005；112 (10)：1344-8.

[241] Paramasivam G，Wimalasundera R，Wiechec M，Zhang E，Saeed F，Kumar S. Radiofre-quency ablation for selective reduction in complex monochorionic pregnancies. BJOG. 2010；117(10)：1294-8.

[242] Okun N，Sierra S. Pregnancy outcomes after assisted human reproduction. J Obstet Gynaecol Can. 2014；36(1)：64-83.

[243] Luke B. Nutrition and multiple gestation. Semin Perinatol. 2005；29(5)：349-54.

[244] Buhling KJ，Henrich W，Starr E，Lubke M，Bertram S，Siebert G，et al. Risk for gesta-tional diabetes and hypertension for women with twin pregnancy compared to singleton pregnancy. Arch Gynecol Obstet. 2003；269(1)：33-6.

[245] Rauh-Hain JA，Rana S，Tamez H，Wang A，Cohen B，Cohen A，et al. Risk for develo-ping gestational diabetes in women with twin pregnancies. J Matern Fetal Neonatal Med. 2009；22(4)：293-9.

[246] Bar J，Blickstein D，Hod M，Bar-Hava I，Ben-Rafael Z，Rahmany-Babai J，et al. In-creased D-dimer levels in twin gestation.

Thromb Res. 2000；98(6)：485-9.

[247] Virkus RA，Lokkegaard E，Lidegaard O，Langhoff-Roos J，Nielsen AK，Rothman KJ，et al. Risk factors for venous thromboembo-lism in 1. 3 million pregnancies：a nationwide prospective cohort. PLoS One. 2014；9(5)，e96495.

[248] Derbent AU，Yanik FF，Simavli S，Atasoy L，Urun E，Kuscu UE，et al. First trimester maternal serum PAPP-A and free beta-HCG levels in hyperemesis gravidarum. Prenat Di-agn. 2011；31(5)：450-3.

[249] McCarthy FP，Lutomski JE，Greene RA. Hyperemesis gravidarum：current perspec-tives. Int J Women Health. 2014；6：719-25.

[250] Hall MH，Campbell DM，Davidson RJ. A-naemia in twin pregnancy. Acta Genet Med Gemellol (Roma). 1979；28(4)：279-82.

[251] Rioseco AJ，Ivankovic MB，Manzur A，Hamed F，Kato SR，Parer JT，et al. Intra-hepatic cholestasis of pregnancy：a retrospec-tive case-control study of perinatal outcome. Am J Obstet Gynecol. 1994；170(3)：890-5.

[252] Ohel I，Levy A，Silberstein T，Holcberg G，Sheiner E. Pregnancy outcome of patients with pruritic urticarial papules and plaques of pregnancy. J Matern Fetal Neonatal Med. 2006；19(5)：305-8.

[253] Elling SV，McKenna P，Powell FC. Pruritic urticarial papules and plaques of pregnancy in twin and triplet pregnancies. J Eur Acad Dermatol Venereol. 2000；14(5)：378-81.

[254] Simpson KR，Moore KS，LaMartina MH. Acute fatty liver of pregnancy. J Obstet Gy-necol Neonatal Nurs. 1993；22(3)：213-9.

[255] Dey M，Reema K. Acute fatty liver of preg-nancy. North Am J Med Sci. 2012；4(11)：611-2.

[256] Nishida R，Morikawa M，Yamada T，Akai-shi R，Yamada T，Minakami H. Liver dys-function in triplet pregnancies：relation to an-tenatal changes in antithrombin activity and platelet count. J Obstet Gynecol Res. 2014；

40(12):2177-83.

[257] Luke B, Brown MB. Maternal morbidity and infant death in twin vs triplet and quadruplet pregnancies. Am J Obstet Gynecol. 2008;198 (4):401.

[258] Ron-El R, Mor Z, Weinraub Z, Schreyer P, Bukovsky I, Dolphin Z, et al. Triplet, quadruplet and quintuplet pregnancies. Management and outcome. Acta Obstet Gynecol Scand. 1992;71(5):347-50.

[259] Seoud MA, Toner JP, Kruithoff C, Muasher SJ. Outcome of twin, triplet, and quadruplet in vitro fertilization pregnancies: the Norfolk experience. Fertil Steril. 1992; 57 (4): 825-34.

[260] Elliott JP. High-order multiple gestations. Semin Perinatol. 2005;29(5):305-11.

[261] Guilherme R, Drunat S, Delezoide AL, Oury JF, Luton D. Zygosity and chorionicity in triplet pregnancies: new data. Hum Reprod. 2009;24(1):100-5.

[262] Adegbite AL, Ward BS, Bajoria R. Perinatal out-come of quadruplet pregnancies in relation to chorionicity. J Perinatol. 2007; 27 (1):15-21.

[263] Gonen R, Heyman E, Asztalos EV, Ohlsson A, Pitson LC, Shennan AT, et al. The outcome of triplet, quadruplet, and quintuplet pregnancies managed in a perinatal unit: obstetric, neonatal, and follow-up data. Am J Obstet Gynecol. 1990;162(2):454-9.

[264] Albrecht JL, Tomich PG. The maternal and neonatal outcome of triplet gestations. Am J Obstet Gynecol. 1996;174(5):1551-6.

第 15 章

孕早期超声检查：早期妊娠失败

Timothy P. Canavan and Joan M. Mastrobattista

引言

大约 40 年前，超声成像技术的引入为孕期检查打开了一扇可视化窗口。随着更高频率阴道探头的出现，超声医师能够更详细地研究早期妊娠的进展情况。明确了妊娠成功和妊娠失败的标志。在本章中，回顾了关于妊娠早期妊娠失败的影像学和诊断背后的最新医学证据。我们强调，在检查和解释现有数据时，任何单一的发现都无法替代临床判断。大多数妊娠失败都有不止一个超声或生化检查结果异常。

定义

- 早期妊娠失败：缺乏表明目前或预期生存能力的超声证据。
- 先兆流产：妊娠 20 周前，宫颈长且闭合时发生的阴道出血。
- 完全流产：胚胎、羊膜和绒毛膜完全排出宫腔。
- "流产未遂"：目前不推荐使用术语，因为它不能充分描述病理生理事件[1]。
- 无胚妊娠：一种由孕囊组成的异常妊娠，预期有胚胎时无胚胎迹象。
- 胚胎死亡：胚胎在预期心管搏动时无心管搏动。

失败的风险因素

早期妊娠失败与许多危险因素有关；然而，40%～50% 是无法解释的。表 15.1 列出了妊娠失败的医疗风险因素。与妊娠失败风险增加相关的临床因素包括：月经初潮年龄晚、β-人绒毛膜促性腺激素（β-hCG）水平降低、黄体酮水平降低、阴道出血[2-4]。与妊娠失败有关的人口学特征包括高龄产妇、吸烟和有流产史。Stern 等前瞻性地追踪了 83 例 4—12 周的妊娠，发现与无复发性流产史的受试者相比，在 6 周时记录心管搏动后，至少有 2 次自然流产的妇女发生妊娠失败的可能性几乎是前者的 4 倍[5]。

表 15.1　妊娠早期失败的医疗风险因素

已知病因	可能病因
父母染色体异常	环境因素
未经治疗的甲状腺功能减退症	遗传性和（或）获得性血栓形成
未控制的糖尿病	感染
先天性子宫纵隔畸形	母亲酗酒
Asherman 综合征	多囊卵巢综合征
抗磷脂综合征	

妊娠失败的检验证据

支持妊娠存活生化筛查的证据非常少。评估妊娠相关血浆蛋白 A（PAPP-A）、雌三醇、α-甲胎蛋白和抑制素 A 的研究并未发现这些标记物的变化和早期妊娠失败之间的统计关联。然而，β-hCG 和黄体酮水平可能与早孕成熟有直接关系。一些研究报告了 β-hCG 水平升高与"正常"妊娠成熟之间的数学关系。Kadar 等报告，48 小时内 β-hCG 水平升高 66% 与正常的宫内妊娠有关[6]。然而研究的样本量和方法中存在明显缺陷，使得该结论不可靠。这项研究仅基于 20 名患者，这些患者的采样间隔不一致，为 1—5 天，48 小时的时间间隔是在将置信区间降低到 85% 后确定的。Barnhart 等最近的一项研究发现，β-hCG 在 1 天内增加 24%，在 2 天内增加 53%；然而，他们的采样间隔也不一致，变化在 1～7 天，这引起了人们对其结果重复性的担忧[7]。尽管 β-hCG 滴度升高的趋势可能无法可靠地预测可存活的妊娠，但低 β-hCG 滴度合并"空"孕囊应引起对妊娠失败的关注[8]。低黄体酮水平也与妊娠失败的风险增加相关[3,9]，当黄体酮水平降至 30 nmol/L 以下时[3]，这种关联显著增加。当将女性年龄和孕囊大小相关联时，妊娠失败的相关性最强。妊娠失败率随着母亲年龄的增长和孕囊大小的增加而增加[3]。

多项研究试图确定超声应识别正常宫内妊娠的 β-hCG 水平，通常称为判别水平。在阴道超声检查中（TVS），一些作者将该判别水平界定为 1000 mU/ml，而另一些人则界定为 2000 mU/ml[10]。这个判别水平被定义为异常（自然流产或异位妊娠）和正常宫内妊娠之间的阈值。Doubilet 和 Benson 报道了通过 TVS 显示宫内妊娠和最终足月存活新生儿时最高的 β-hCG 为 4336mU/ml。他们的结论是，β-hCG 判别水平不应仅用于确定早期妊娠管理[10]。因此，β-hCG 判别水平并不是预测妊娠失败或异常妊娠的可靠指标。

早期妊娠的超声特征

早期妊娠事件遵循经阴道超声记录的可预测顺序（详见第 7 章）。孕囊是妊娠的第一个可识别的超声征象，一般在末次月经后 5 周出现。孕囊是一个小的囊性结构，植入子宫内膜里而位于子宫腔内一侧。孕囊是圆形的，轮廓清晰，无任何内容物。妊娠 5 周 3 天时，可见圆形结构的卵黄囊，通常位于偏心侧。在妊娠 6 周左右，胚胎先出现在卵黄囊附近。此时，可以观察到胎儿心率。随着妊娠接近 10 周，胚胎的大小继续增加，并慢慢呈现出更多的胎儿形态，头臀长度平均每天增加约 1mm。

孕早期影像学检查

孕早期最好使用高频经阴道探头观察妊娠囊的形态和位置。经阴道超声探头离妊娠部位近，从而有较高的分辨率。高分辨率成像可清楚显示早期卵黄囊、胎心，并在胎龄早期准确测量头臀长度。经阴道检查不需要充盈膀胱。此外，还可以评估附件和卵巢的情况。

妊娠失败的超声证据

孕囊

妊娠囊的位置和形态为可能发生的妊娠失败提供了重要的线索。在最初的超声检查中，记录妊娠囊的位置非常重要，对于帮助确定预期生存力和妊娠失败风险及产妇并发症都非常重要，特别是异位妊娠时的产科出血。应记录妊娠囊与宫角区、宫颈或先前子宫瘢痕间的关系。

位置

位于宫腔两端(子宫角或子宫颈)的妊娠囊往往是异常的,可能因存在破裂和出血风险而需要切除。着床于宫角区的妊娠囊需要系统的密切观察。位于输卵管开口侧的宫腔内妊娠称为宫角妊娠,有可能正常生长到子宫腔内(图 15.1a,b)。在输卵管间质部分的是子宫角异位妊娠,需要额外治疗(图 15.2)。由于宫颈的血管基础结构差,在宫颈管附近或宫颈管内的着床容易失败;然而,有些会继续生长为宫颈异位妊娠(图 15.3)。宫颈异位妊娠最终会破裂和(或)出血,存在显著的孕妇发病风险。宫腔内低位孕囊的识别与失败风险增加相关。Nyberg 等评估了孕囊的位置。据报道,当孕囊位于子宫下段时,妊娠失败的风险增加,敏感性和阳性预测值(PPV)分别为 20% 和 94%。[11]

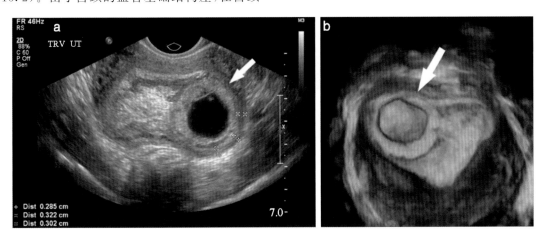

图 15.1　(a)宫角区着床。如图为经阴道、横切面宫底部图像,描述了一个 5 周 0 天妊娠囊的宫角区着床;(b)宫角区着床,在(a)中所示的同一妊娠囊的 3D 渲染横切面图像中,箭所示为宫角区着床

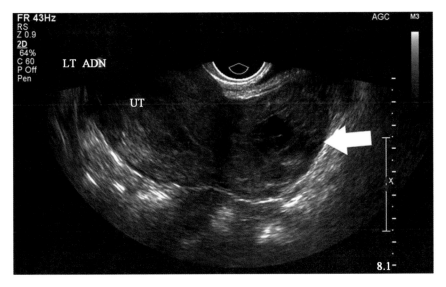

图 15.2　异位妊娠

右侧子宫角的横切面图像显示了 6 周 3 天的子宫角异位妊娠(箭所示)。

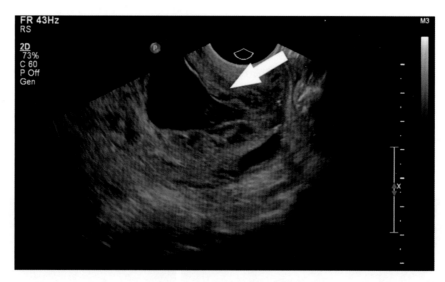

图 15.3 宫颈异位妊娠

子宫颈正中矢状面箭所示为 7 周 6 天的宫颈异位妊娠。

形态

超声可识别的第一个妊娠标志是妊娠囊,表现为圆形、无回声的囊性结构,其壁偏心位于子宫内膜线内(图 15.4a)。通常在妊娠第 4 周达到 2～3mm 大小时可识别出该囊。孕囊的大小是指平均孕囊直径(囊纵经、横径和前后径的平均值)。妊娠囊的形态和大小是早期妊娠失败的重要超声预测因素。

位于宫腔中心的薄壁囊性结构通常是假孕囊,即宫腔内的积液,而不是孕囊(图 15.4b)。当输卵管或宫颈异位妊娠时,可以看到假孕囊。它往往是"泪滴"状、缺乏正常孕囊的环状回声,其内可能有回声。如果怀疑是假孕囊,则需要进一步检查来确定可能存在的异位妊娠。

尽管很少有预测结局的研究,但出现塌陷或含有大量碎片的孕囊妊娠失败的风险很高(图 15.4c)。这些妊娠可能是无胚胎,也可能是最近的胚胎死亡。这些碎片可能是最近出血造成的。由于碎片可能掩盖卵黄囊和(或)胚胎,因此需要仔细检查妊娠囊是否有这些结构。

Nyberg 等分析了 168 名受试者孕囊的形态,发现薄蜕膜反应(≤2mm)、弱回声的蜕膜反应和不规则的孕囊形态,妊娠失败的阳性预测值分别为 96％、98％ 和 97％[11]。此外,作者的报道显示,位于子宫下段的孕囊妊娠失败的 PPV 为 94％(图 15.5)。孕囊形状扭曲导致妊娠失败的 PPV 最高,为 100％。尽管 PPV 较高,但这些发现的敏感性较低,从孕囊形态扭曲的 10％ 到弱回声蜕膜反应的 53％ 不等(图 15.6)。

有些研究者已经提出早期孕囊形成一个囊性回声复合体,该囊性回声复合体扩张进入宫腔,并被蜕膜组织勾勒出轮廓。这种超声表现被称为双蜕膜征(DDS),研究表明,没有这种征象预示着妊娠失败(图 15.4a)。Nyberg 等发现,缺乏 DDS 妊娠失败的 PPV 为 94％。Bradley 等报道了 DDS 在区分宫外孕和早期宫内妊娠中的作用,但发现 DDS 并不能很好地预测妊娠失败[11,12]。Doubilet 和 Benson 描述了 DDS 存在时观察者间的一致性较差($\kappa =$ 0.24),并指出早期妊娠结局与 DDS 的存在无关[13]。

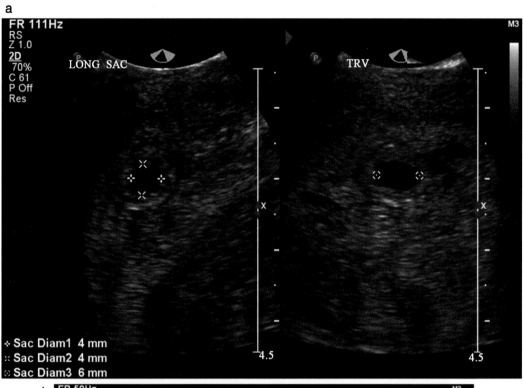

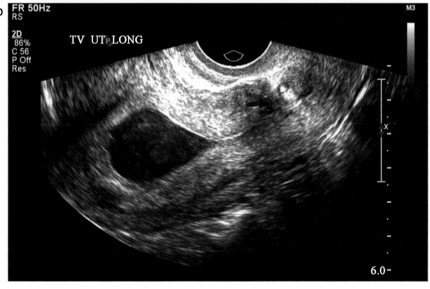

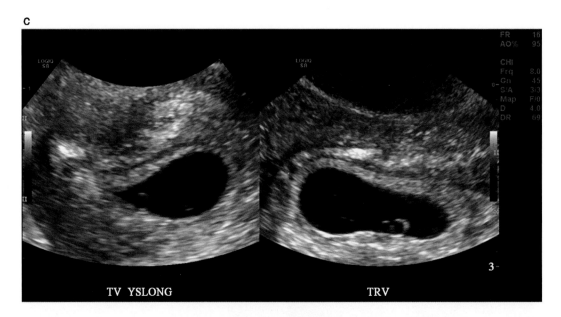

图 15.4　早期孕囊

（a）经阴道纵切和横切面图像显示 4 周 1 天的正常孕囊，注意孕囊周围的"甜甜圈"形环，称为双蜕膜征；（b）经阴道正中矢状切面图像显示妊娠 5 周 2 天，子宫腔内的假孕囊为异位妊娠（未显示）；（c）在妊娠 5 周 5 天时，出现异常的"泪滴"形孕囊的纵、横切面图像，并伴有异常的卵黄囊。

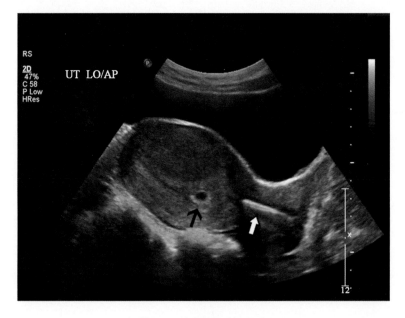

图 15.5　位置异常的孕囊

这是一张经腹部正中矢状位的图像，显示一个 5 周 0 天的孕囊着床于宫腔的下段（实心黑色箭），宫颈管内有节育器（白色箭）。

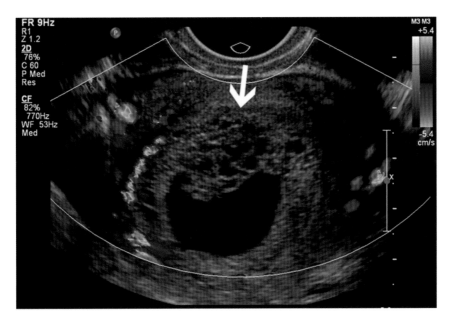

图 15.6　不规则孕囊

经阴道横切面图像显示，在一例失败妊娠中，7 周 5 天的不规则孕囊，核型为三倍体。注意囊性（水样）胎盘（箭所示），有时见于三倍体。

Yeh 和他的同事描述了妊娠的另一个早期超声表现。据报道，早期孕囊着床于宫腔一侧增厚的蜕膜内，这些超声检查结果统称为蜕膜内征（IDS）[14]（图 15.7）。92％的宫内妊娠在妊娠 25 天就发现了 IDS，其敏感性和特异性分别为 92％和 100％。Laing 等发现，IDS 的敏感性和特异性分别为 34％～66％和 55％～73％，观察者之间的一致性较差[15]。预测宫内妊娠的总体准确率仅为 45％。Chaing 等再次研究了 IDS 在识别宫内妊娠中的作用，发现了更好的敏感性、特异性、准确性和观察者间的一致性（kappa 统计）分别为 70％、100％、75％ 和 0.79[16]。Doubilet 和 Benson 也研究了 IDS 作为正常宫内妊娠的标志，发现观察者间的一致性较差，kappa 统计值为 0.23。他们发现，在孕早期末 IDS 的存在与胚胎的存活力之间没有统计学差异[13]。根据目前的文献，DDS 和 IDS 通常不可见或难以区分，最终的妊娠结局似乎与这两项发现无关。鉴于研究者间的一致性较差，这些征象似乎不能预测妊娠的成功或失败。

大小及增长

确定妊娠失败最具预测性的标准是在预期胎龄存在一个不含胚胎的大孕囊。一些研究已经调查了最小平均孕囊直径的临界值，超过这个临界值时，通过 TVS 能准确识别正常胚胎。最初的研究表明，临界值为 16mm，但数据的样本量很小[17]。其他研究发现，平均直径在 17～21mm 的空孕囊，在后续的检查中发现是存活的妊娠[18,19]。Pexsters 等发现，在测量平均孕囊直径时，观察者间的误差为 ±19％[20]。考虑到这些研究的结果，一名观察者测量的平均孕囊直径为 21mm，第二名观察者测量的直径可高达 25mm。因此，在没有胚胎的情况下，平均孕囊直径 25mm 是诊断妊娠失败的最佳临界点（图 15.8）。

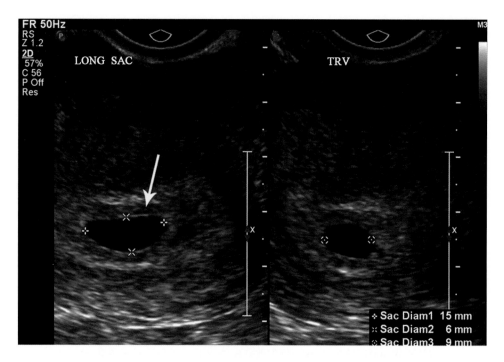

图 15.7 蜕膜内征

图中所示为 5 周 1 天孕囊的经阴道横切面图像,有蜕膜内征象(箭所示)

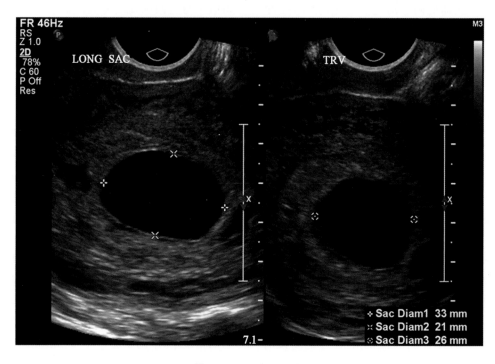

图 15.8 大的空孕囊

这张经阴道横切面图像显示 7 周 5 天的空孕囊,平均孕囊直径为 27mm,预示着妊娠失败。

正常孕囊在孕早期平均每天生长约 1mm（图 15.9）[21]。然而通过孕囊发育不正常来预测妊娠失败是不可靠的[22]。早孕事件的常规时间（±0.5 周）包括 4.5 周时可见孕囊，5.5 周时可见卵黄囊，6 周时可见有心脏活动的胚胎，但这存在差异。在 6 周时进行一次检查，如果不能证明胚胎有心管搏动，则不能诊断为妊娠失败，特别是妊娠周数是根据月经周期确定的，这通常是不可靠的。建议进行第二次检查以确认妊娠失败。一旦在宫腔内观察到孕囊，应在 14 天内通过超声检查确定有心管搏动的胚胎。如果观察到孕囊和卵黄囊，则应在 11 天内观察到有心脏活动的胚胎[23,24]。如果不能达到这些情况，将提示妊娠失败。

胎龄与 GSD 的关系

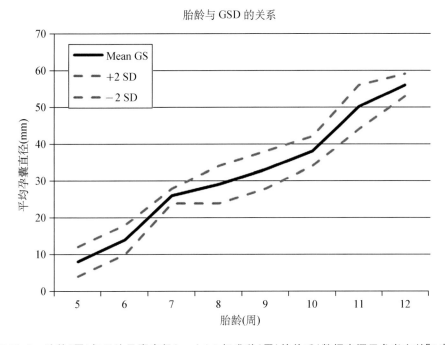

图 15.9　胎龄（周）与平均孕囊直径（mm）±2 标准差（周）的关系（数据来源于参考文献[24]）

羊膜

羊膜腔是细胞滋养层和由羊膜细胞排列的胎盘之间的空间。羊膜通常与胚胎几乎同时出现（约 6.5 周）。在孕早期（6.5－10 周），羊膜腔的直径大约等于胚胎头臀长度（羊膜直径＝1.1×CRL－0.07）[25]。在发育良好的羊膜腔内发现小胚胎或胚胎不可见提示妊娠失败。Horrow 发现，CRL/羊膜腔差异大于 0.48cm（0.86±0.38cm）与妊娠失败相关。McKenna 等报道，"空羊膜"（定义为无胚胎的羊膜）总是与妊娠失败相关（图 15.10）[26]。Yegul 和他的同事描述，羊膜内没有心管搏动的胚胎（＜5.4mm）与妊娠失败有关。这一发现被称为"羊膜扩张征"，在他们的分析中，该征的 PPV 为 100%[27]。该小组的进一步研究发现，无论孕囊大小，若观察羊膜腔无胚胎迹象（称为"空羊膜征"），PPV 为 100%，均可证实妊娠失败[28]。

胎盘绒毛膜

绒毛膜由中胚层和滋养层形成，形成绒毛膜腔的壁。绒毛膜腔是胚胎、羊膜和卵黄

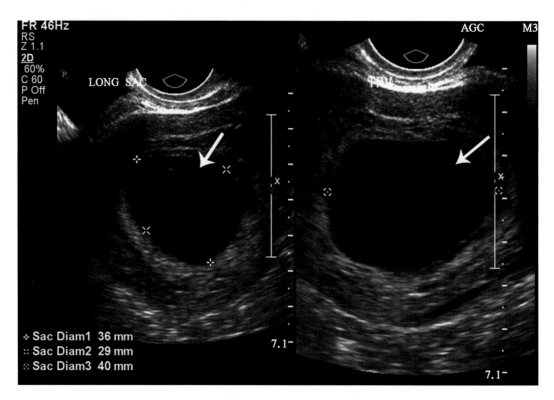

图 15.10　空羊膜

经阴道子宫横切面图像,显示了妊娠 6 周 6 天的空羊膜(箭)

囊悬浮和生长的无回声液体集合,称为"孕囊"。绒毛膜腔最终与扩张的羊膜融合,形成单一的羊膜腔。

　　绒毛膜最重要的问题是血肿的形成。孕早期出血是最常见的产科并发症之一,约占所有妊娠的 14%[29]。这种出血可形成绒毛膜下血肿。多项研究表明,绒毛膜下血肿(SCH)与早期和晚期妊娠不良结局有关。血肿的定义并不明确,但大多数研究人员认为血肿是在胎膜和(或)胎盘后面形成新月形低回声积液。血肿可能是绒毛膜下的(在绒毛膜和子宫肌层之间)或胎盘后的(在胎盘后面),随着胎龄的增长,血肿经常充满絮状回声[30,31](图 15.11a,b)。

阴道出血

　　Falco 等对 270 名妊娠 5—12 周阴道出血的孕妇进行了跟踪调查,发现 17% 的孕妇

患有 SCH。妊娠失败率在 6%～84%,这取决于其他因素,如孕囊 CRL 差异、超声胎龄差异和胚胎心率[2]。他们发现,在线性回归模型中,胎心率是妊娠结局最有力的预测因子,心率慢[<1.2 SDs,妊娠 6 周时为 94 次/分钟(bpm),妊娠 10 周时为 124 次/分钟]会增加妊娠失败的风险。Borlum 等对 380 名阴道出血妇女进行了跟踪调查,发现存在 SCH 患者的妊娠失败率增加了 11.3%[32]。Schauberger 等发现,有 14% 的女性因阴道出血经超声证实为怀孕成功,但在妊娠 20 周时妊娠失败[33]。关于孕早期阴道出血妇女的其他研究也报道了妊娠早期失败和妊娠 20 周流产的类似结果[34]。

血肿

　　多项研究调查了确诊 SCH 后妊娠失败的风险,结果喜忧参半。此外,孕早期阴道出

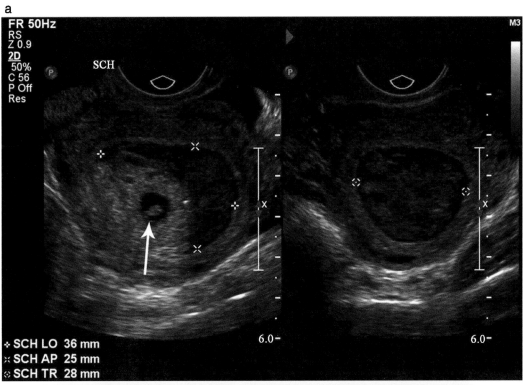

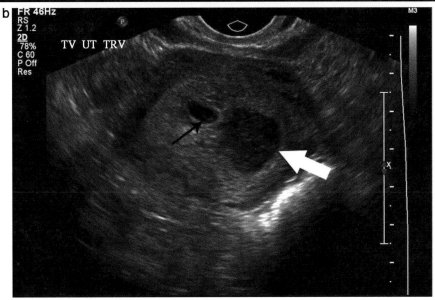

图 15.11 （a）绒毛膜下血肿。经阴道横切面图像中，测量数值显示了妊娠 5 周 5 天的大绒毛膜下血肿，箭显示了早期胚胎。（b）绒毛膜下血肿。这张经阴道横切面图像显示，妊娠 5 周出现绒毛膜下血肿（粗白色箭），卵黄囊形态正常（细黑色箭）

血的妇女与那些通过超声证实血肿形成的妇女之间存在交叉。这些研究受到各种方法和研究设计的限制（样本量小，缺乏对照组，对患者特征的描述和分析有限和发表偏倚）[35,36]。在这些研究中，SCH 的发生率在 $0.5\%\sim20\%$，然而 Pedersen 等和 Stabile 等的研究发现 SCH 与妊娠失败没有关联，Borlum 等和 Maso 等的其他研究发现妊娠失败的风险至少增加 2 倍[32,34,37,38]。大多数研究没有发现血肿体积与不良结局之间的统计关系；然而 Maso 等发现，如果妊娠 9 周前发现血肿，自然流产的总风险增高 2.4 倍[34]。Ball 等进行的一项规模最大的研究，评估了 238 名患有 SCH 的受试者，发现自然流产的风险增加了 2.8 倍（妊娠 20 周前流产）[31]。在患有 SCH 的受试者中，与没有阴道出血的受试者相比，阴道出血增加了自然流产的风险，但研究结果

没有达到统计学意义（$P=0.057$）[31]。Tuuli 等进行的系统回顾和 meta 分析计算出 SCH 患者自然流产风险增加 2.2 倍[35]。基于这些发现，可以合理假设 SCH 与妊娠失败风险增加 2 倍有关。

绒毛膜隆起

Harris 和他的同事研究了从绒毛膜蜕膜表面延伸到孕囊的圆形无血管肿块（称为绒毛膜隆起）与孕早期结局的关系[39]（图 15.12a，b）。他们假设绒毛膜隆起代表绒毛膜蜕膜出血，并报道绒毛膜隆起与妊娠失败的风险增加 4 倍相关，主要是在孕早期。Sana 等进行了一项回顾性病例对照试验，发现与对照组相比，在孕早期发现的绒毛膜隆起妊娠失败的风险大约是前者的 2 倍。这两项研究均未发现绒毛膜隆起的大小或位置与妊娠失败风险之间存在统计学差异[40]。

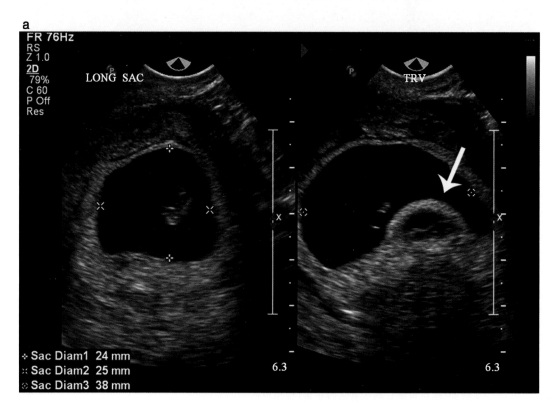

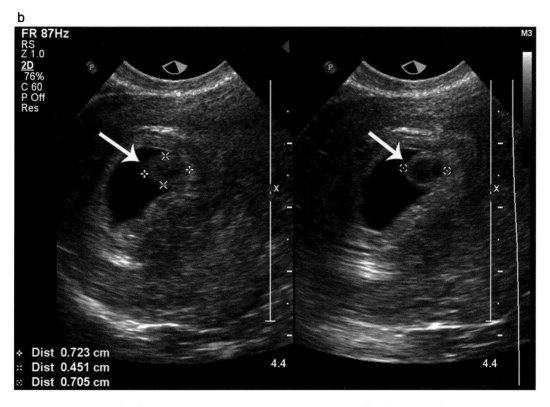

b

图 15.12　(a)绒毛膜隆起。右侧纵向图像显示 8 周 0 天孕囊的绒毛膜隆起(箭),其内存在胚胎。(b)绒毛膜隆起。在经阴道横切面和纵向图像中测量 5 周 0 天孕囊的绒毛膜隆起(箭)

血管形态

一旦观察到孕囊,大多数正常妊娠中可以识别子宫胎盘循环(图 15.13)。与正常妊娠相比,妊娠失败的孕妇通过灰阶成像检测到的 8—11 周胎盘内的移动回声更常见($88\% \sim 100\%$ vs. $36\% \sim 60\%$,$P < 0.01 - 0.001$)[41]。在妊娠失败的妇女中,由于中心有大量静脉池,胎盘往往呈点状(图 15.14)。Wherry 等发现,低阻力子宫内膜动脉血流与滋养层组织有关,但不能区分正常妊娠和妊娠失败[42]。Jaffe 等对 100 名妊娠 7—12 周孕妇进行了前瞻性蜕膜螺旋动脉和绒毛间隙的彩色多普勒检查,并记录了妊娠结局[43]。13 名妇女在孕早期出现妊娠失败,6 名妇女在妊娠中期出现并发症,包括高血压、先兆子痫和糖尿病。彩色多普勒异常表现为绒毛间隙血流活跃,螺旋动脉阻力指数 >0.55。对针对早期妊娠失败的数据进行了重新评估,得出的敏感性、特异性、PPV 和阴性预测值分别为 92%、82%、43% 和 99%。这些发现表明,彩色多普勒可能有助于预测妊娠失败,但不应单独用于诊断。

卵黄囊

初级卵黄囊在妊娠第 2 周或第 3 周退化,超声不再可见。次级卵黄囊(YS)是超声观察到的最早的胚胎标记物;通常妊娠 5.5 周左右、孕囊长度 8—10mm 时可见卵黄囊(图 15.15)。然而在少数正常妊娠中,孕囊 20mm 时才会观察到卵黄囊[19]。卵黄囊是一个圆形结构,具有高回声壁,大小为 3～5mm。其大小在妊娠 8—11 周逐渐增大,12 周后消失(图 15.16)。卵黄囊的识别证实了宫腔无回声是以后出现的孕囊。

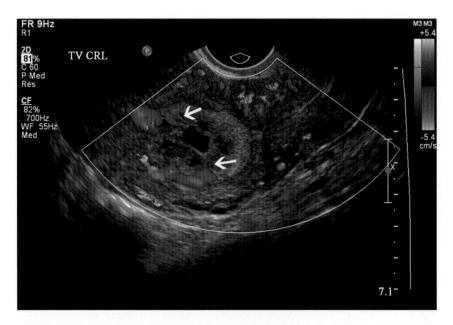

图 15.13　绒毛间血流

彩色多普勒显示 5 周 6 天妊娠失败的绒毛间血流(箭)。

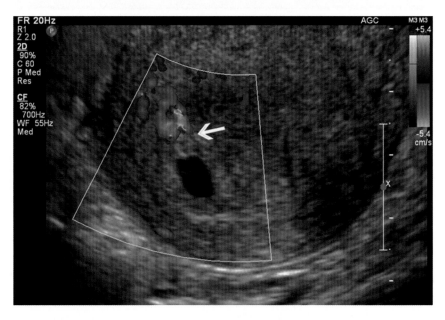

图 15.14　滋养层周围血流

图中显示妊娠 4 周 6 天时正常的滋养层周围血流(箭所示)。

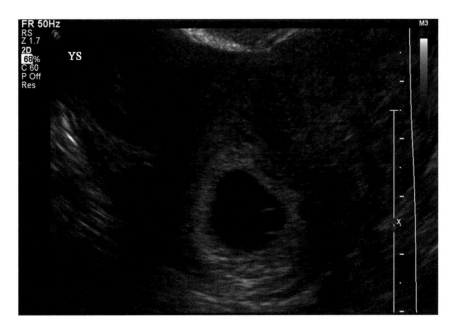

图 15.15 正常孕囊和卵黄囊

经阴道旁矢状面图像显示正常的 5 周 6 天孕囊和卵黄囊。

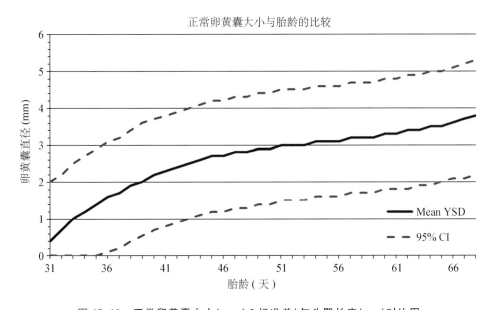

图 15.16 正常卵黄囊大小(mm±2 标准差)与头臀长度(mm)对比图

得到 Lindsay DJ,Lovett IS,Lyons EA 等的转载许可。经阴道超声卵黄囊的直径和形状:妊娠前三个月妊娠结局的预测因素。放射学,1992;183:115-118。

由于在妊娠早期,卵黄囊与胚胎、羊膜和连接蒂是连续的,它通常靠近孕囊壁。

形态

不同研究对卵黄囊异常或畸形的描述略有不同,但大多数研究人员将卵黄囊异常描述为以下情况中任何一种:不规则(非圆形)形状、皱褶边缘、壁凹陷、壁塌陷、厚壁回声、加倍(出现 2 个或更多卵黄囊)或包含斑点或带回声(见图 15.4c 和图 15.17a,b)。中心部分有回声而不是无回声的卵黄囊,未被视为异常。只有一项研究描述了有回声卵黄囊妊娠的不良结局,但其他几项研究报道了正常妊娠的这一发现[44]。有回声的卵黄囊应与钙化的卵黄囊相鉴别,后者有声影。钙化的卵黄囊通常表明胎儿在妊娠 12 周前心脏活动丧失[45]。

与异常卵黄囊相关的流产风险研究有好有坏。Lindsay 和 Cho 等都发现异常卵黄囊增加了妊娠失败的风险,但这两项研究只跟踪了少量受影响的妊娠(分别为 7例和 5 例)[46,47]。Kucuk 等对 19 名卵黄囊异常的女性随访,发现妊娠失败率增加,敏感性和 PPV 分别为 29% 和 47%[48]。最近,Tan 等对 31 名卵黄囊异常的女性进行了跟踪调查,发现其与妊娠失败没有统计学关联[44]。在许多发现卵黄囊异常的研究中,一个具有心脏活动的胚胎正常地存活到足月。这引起了人们的关注,即卵黄囊异常并不总是与妊娠失败相关[44,46,49]。因此,卵黄囊异常充其量只能作为妊娠失败的微弱预测因子。

许多研究表明,胚胎存在时卵黄囊缺失与妊娠失败有关[46,47]。也有报道称,在卵黄囊增大的妊娠中,妊娠失败的风险也增加,但在这些研究中,尽管卵黄囊增大,但仍可继续正常妊娠(图 15.17a,b)。Berdahl 等追踪了80 名女性,发现她们的卵黄囊直径 ≥5mm,与正常大小卵黄囊相比,妊娠失败的风险增加了 3 倍[50]。Lindsay 等发现,增大的卵黄囊(根据孕囊大小,>2 个标准差)对妊娠失败的敏感性和 PPV 分别为 15.6% 和60.0%[46]。Chama 等发现,卵黄囊直径大于或小于平均值的 2 个标准差可预测妊娠失败,其敏感性、特异性和 PPV 分别为91.4%、66.0% 和 88.8%[51]。Lindsay 等确定了小的卵黄囊(根据孕囊大小,<2 个标准差)与妊娠失败的相关性,其敏感性和 PPV 分别为 15.6% 和 44.4%[46]。然而一个大卵黄囊伴存活胚胎可以在正常妊娠中存在[47]。根据这些研究,在没有胚胎的情况下,卵黄囊直径大于平均值的 2 个标准差,则提示妊娠失败。

在妊娠囊内存在卵黄囊是令人放心的;然而在没有胚胎的情况下,未来的生存能力是不确定的。Abdallah 和他的同事对 1060例妊娠进行了前瞻性生存能力随访。在有卵黄囊但无胚胎的妊娠亚组中,诊断妊娠失败的假阳性率(FPR)①孕囊直径为 16mm 时为 2.6%;②截断值为 20mm 时为 0.4%;③孕囊直径 ≥21mm 时无假阳性结果。考虑到观察者间的误差,当有卵黄囊未见胚胎[18]时,建议使用截断值 ≥25 mm 来诊断妊娠失败。

胚胎

观察胚胎的位置、形态和活力可以为不可避免的妊娠失败提供线索。胚胎大小和生长异常与妊娠失败密切相关。

胚胎运动

可以通过 TVS 在孕早期观察到胚胎运动,由于胚胎神经系统不成熟,胚胎往往呈快速抽搐运动[24]。Goldstein 等报道了妊娠 8周开始可以识别胚胎运动,其敏感性和 PPV分别为 100% 和 94.3%[24]。

位置

胚胎首次在超声上被识别为沿着卵黄囊的增厚。随着胚胎的生长,它呈 C 形,通常在妊娠55天左右开始与卵黄囊分离。卵黄

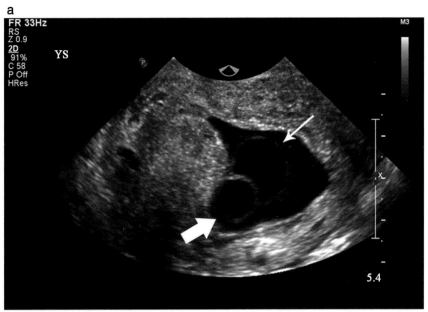

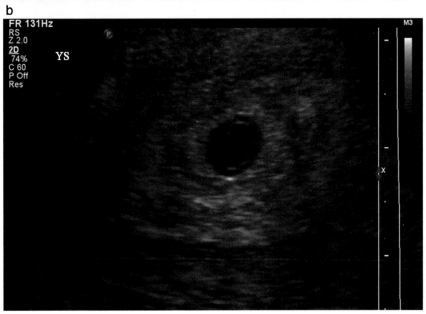

图 15.17 (a)大卵黄囊。经阴道正中矢状图像中,可见妊娠 6 周 1 天时,一个大卵黄囊(粗箭)压迫一个空羊膜(细箭)。(b)大卵黄囊。经阴道横切面图像中,可见妊娠 4 周 1 天时,一个大的卵黄囊充满绒毛膜腔

囊通过卵黄蒂与胚胎保持着一种很薄的连接,偶尔可以在 TVS 上看到卵黄蒂。在妊娠第 6 周末(CRL 为 8mm)卵黄蒂从中肠环分离,使卵黄囊与胚胎分离。这种分离持续到妊娠第

10—12 周,此时卵黄囊开始退化,并固定在羊膜和绒毛膜之间[52]。这些解剖关系的缺失引起了临床对潜在妊娠失败的关注。

Filly 等在对无心管搏动的 5mm 及以下

胚胎中的卵黄蒂进行的回顾性研究报道,胚胎与卵黄囊过早分离(卵黄蒂出现"卵黄蒂征"的证据)提示胚胎死亡,PPV 为 100%[53]。他们从理论上推测,只有当 CRL 达到 8mm 时,才能看到卵黄蒂,而此时心管搏动是正常的。因此,心管搏动的缺失是胚胎死亡的进一步证据。

表征

胚胎具有一个典型的外观,因为它沿卵黄囊的增厚处发育成可识别头部和四肢的胎儿。当胚胎的大小达到 2~3mm,并沿胚胎壁呈直线回声时,TVS 上就可以初步观察到胚胎。大约在第 21 天,随着尾侧神经孔的延长,胚胎发育成 C 形。在第 24 天,可以看到心脏隆起;到第 28 天,胚胎长度为 4mm,出现肢芽;在 35 天左右,当胚胎长 8mm 时,可以看到明显的四肢;直到第 49 天胚胎长 18mm(图 15.18)时,才可测量头臀长度[52]。

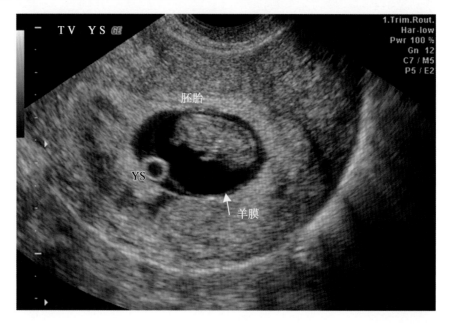

图 15.18　卵黄囊、胚胎和羊膜的正常定位

这张经阴道的横切面图像显示了卵黄囊(YS)、胚胎(CRL)和羊膜的正常定位。

在没有上述标志的情况下,尚无严格的研究评估妊娠结局,但它们可以提供临床指导。外观平直的 4mm 胚胎应该引起人们对妊娠失败可能的关注,特别是在没有心管搏动的情况下,需要进行后续检查。TVS 可对胚胎的形状进行成像,并且该信息可以与其他发现一起使用。进一步的研究正在进行中,特别是使用 3D 成像,以评估胚胎外观和妊娠失败的风险。

大小及增长率

多个研究人员评估了正常妊娠的胚胎大小与胎龄的比较,并由此开发了胚胎生长的列线图和回归公式。这些研究支持的正常的胚胎生长平均速度每日约为 1mm[54](图 15.19)。Bottomly 等的一项研究评估了胚胎生长,得出的结论认为胚胎生长不是线性的,他们的研究质疑了确定胎儿生存能力的绝对生长率的可靠性[55]。Reljic 发现,当 CRL 大于预期胎龄平均值 2 个标准差以上,且≤18mm 时,与平均值或高于平均值者相比,妊娠失败的风险增加 6.5 倍。妊娠失败的风险随着差异的增加而增加[56]。当 CRL>18mm 时,Reljic 未发现类似的关联。Stern 等的一项研究评估了记录胚胎心率

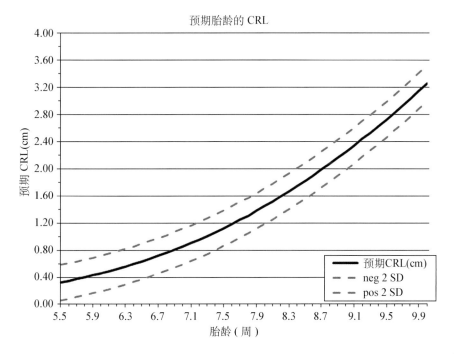

图 15.19　根据参考文献的数据，将预期的头臀长（CRL）（cm）±2 标准差与胎龄（周）进行比较[54]

（EHR）后的妊娠失败，发现在 86% 的受试妇女中，CRL 的超声孕龄比月经日期晚 0.6 周以上[5]。Mukri 等对 292 名孕妇的胚胎/胎儿生长进行了前瞻性监测，发现死亡时间为 11—14 周的妊娠中，CRL 的胎龄与 LMP 的预期胎龄之间存在显著的统计学差异[57]。61% 的失败妊娠的 CRL 低于平均值 2 个标准差以上；差异的增加与妊娠失败的风险有直接关系。在低于平均值 2 个标准差的阈值下，妊娠失败的敏感性和 PPV 分别为 61% 和 31%。

许多研究者对确定在无胎心搏动情况下的胚胎死亡的阈值 CRL 进行了广泛评估。阈值的应用是至关重要的，不仅为患者提供准确可靠的保证，还考虑了观察者间的误差。Abdullah 等在一项前瞻性研究中，评估了无心脏活动情况下的 CRL 测量结果，确定使用 CRL 为 4.0mm 或 5.0mm 诊断妊娠失败的假阳性率为 8.3%，而使用 CRL≥5.3mm 时未发现假阳性结果[22]。考虑到观察者间和观察者内的差异，当无法观察到心管搏动时，建议将阈值 CRL≥7 mm 用于诊断妊娠失败。

解剖

现在，在孕早期发现解剖结构异常的频率越来越高（另见第 19 章）。异常并不一定预示妊娠失败，但某些解剖异常可能与非整倍体相关，这会增加妊娠失败的风险。超声医师应谨慎，因为胚胎期和早期胎儿期的发育变化可能被误解为异常（图 15.20、图 15.21 和图 15.22）。表 15.2 列出了一些孕早期常见的超声缺陷。表 15.3（图 15.23、图 15.24、图 15.25、图 15.26 和图 15.27）列出了孕早期出现的异常情况。

胎心率

EHR 随着胎龄的增加而增加，从妊娠 6 周时的 90～113bpm 到妊娠 9 周时的 140～170bpm[58]。图 15.28 描述了正常妊娠的平均 EHR ±2 个标准差与头臀长之间的差异[59,60]。

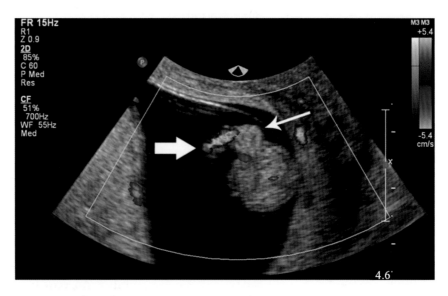

图 15.20　生理性肠疝

　　一个 10 周 0 天胎儿的经阴道正中矢状位图像显示了胎儿肠襻（细箭）进入脐带（粗箭）。在 14 周的随访检查中没有发现这种异常。

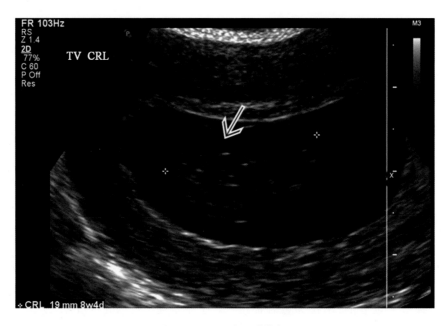

图 15.21　胚胎心脏隆起

　　经阴道的轴位图像中，胚胎心脏在正常 8 周 5 天胚胎的躯干中部显示为一个"隆起"（见箭）。

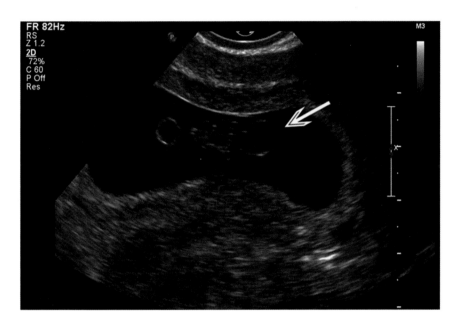

图 15.22　突出的后脑

经阴道横切面图像显示正常 9 周 3 天胎儿明显的后脑,可能误诊为脑积水。18 周的胎儿解剖扫查显示颅内解剖结构正常。

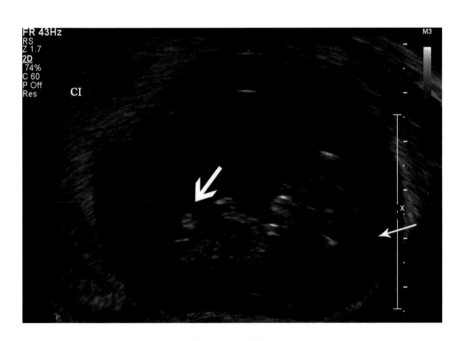

图 15.23　脐膨出

11 周 4 天胎儿的经阴道横切面图像中,可以看到脐膨出(粗箭)和颈后透明层增厚(细箭)。

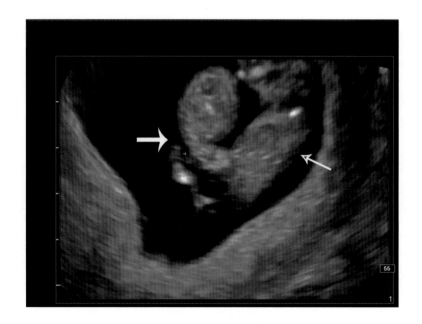

图 15.24　联体双胎

　　妊娠 11 周 0 天的经阴道正中矢状位图像中,细箭的胎儿 A 和粗箭的胎儿 B 通过脐部相连。

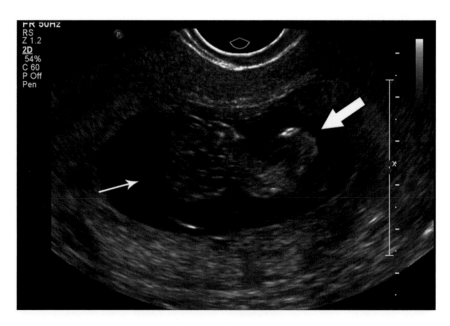

图 15.25　胸腹壁缺损

　　11 周胎儿经阴道横切面图像显示胸腹壁缺损(粗箭),心脏和肠道内容物从胎儿腹壁疝出。颈后透明层增厚(细箭)。

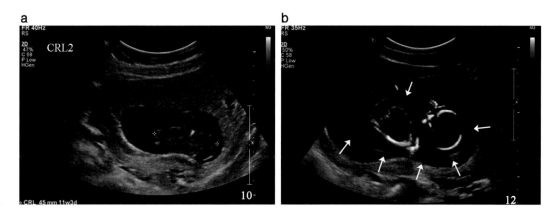

图 15.26　(a)胎儿水肿。经阴道的横切面图像显示了 11 周 6 天的胎儿死亡(测量值),染色体核型显示为三倍体。(b)胎儿水肿。经阴道纵向图像显示了 13 周 6 天的胎儿死亡,并伴有颈后透明层水肿(箭所示),纵向图像也显示颈后透明层增厚。胎儿核型为 13-三体

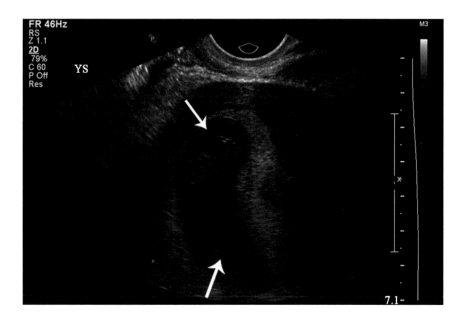

图 15.27　羊膜增大伴异常胎儿

经阴道横切面图像显示 9 周 4 天的胎儿异常羊膜增大(箭所示)。胎心搏动在预期时间未出现。胎儿核型为 45X。

表 15.2　孕早期超声检查的发育缺陷

超声检查	疑似异常	正常胚胎发育
后颅窝囊性空腔	Dandy walker 畸形,脑积水	正常后脑
胎儿脐带插入处肿块	脐膨出	胎儿生理性肠疝
胎儿心脏,胸部肿块	异位心脏	在早期胚胎中,心脏通常是前胸部隆起

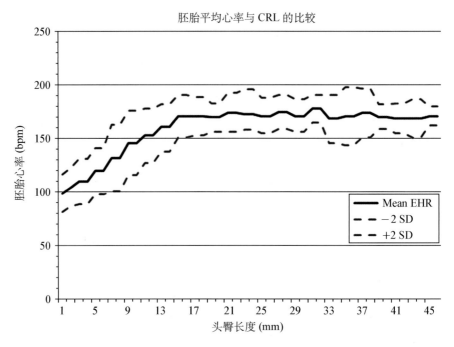

图 15.28　该图显示了胚胎心率（单位：bpm±2 标准差）与头臀长度（单位：mm）的比较（使用参考文献[59]和[60]中的数据创建）

表 15.3　孕早期超声发现的异常

先天无脑畸形
膀胱出口梗阻
联体双胎
囊性水瘤
脑膨出
腹裂
前脑无裂畸形
肢体-体壁综合征
脐膨出/腹壁缺损

多项研究表明，慢 EHR（85～100 bpm，胎龄低于 8 周）与妊娠失败相关[58,61-63]。Stefos 等进行了一项最大规模的前瞻性研究，评估了 2164 名妇女，并认为妊娠少于 6 周 3 天时预测妊娠失败的阈值 EHR 为 85bpm。在 7 周 4 天和 8 周 0 天，阈值增加到 125bpm[61]。研究报告随着胎龄的增加 EHR 阈值也增加。值得注意的是，妊娠失败的风险随着 EHR 的降低而增加，特别是在

妊娠 6－9 周[61,64,65]。在一些研究中，即使妊娠 8 周随访 EHR 在正常范围内，妊娠 6－7 周时观察到的慢 EHR（<90 bpm）早期妊娠失败的风险也大约为 25%[64,65]。EHR 增加（超过平均值 2 个标准差）与妊娠失败无关[64]。

非整倍体与胎心率异常（FHR）有关[66-68]。Liao 等对 25 000 名接受孕早期筛查的妇女进行了回顾性评估，发现患有 21-三体、13-三体和 Turner 综合征的胎儿发生 FHR 高于平均值 2 个标准差的概率增加（分别为 9.7%、67.4% 和 52.2%），而 18-三体和三倍体胎儿 FHR 降低的概率增加，低于平均值 2 个标准差以上（分别为 18.7% 和 30.0%）[68]。

妊娠残留物

妊娠残留物（RPOC）是指流产、终止妊娠或分娩后胎盘和（或）胎儿组织在子宫内的

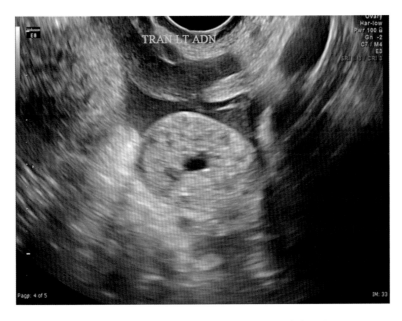

图 16.11　患者 hCG＝465 mU/ml,可见明显的腹腔积血

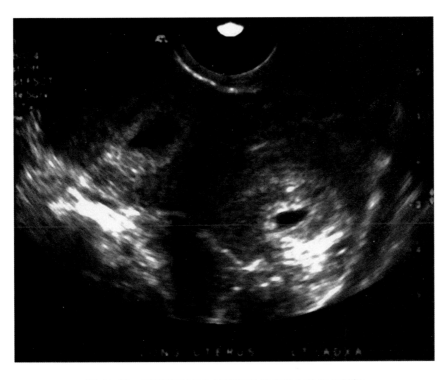

图 16.12　同时伴有宫内妊娠和输卵管妊娠的异位妊娠

进行全面评估的习惯,以避免确定 IUP 时遗漏同时存在的 EP。

间质妊娠

间质妊娠是指位于输卵管间质部和子宫内膜腔外侧的妊娠(图 16.13)。3D 多平面重建在冠状面定位此类妊娠方面非常有价值。超声检查发现宫腔内无绒毛膜囊、距宫腔(子宫内膜)外侧缘＞1cm 处有一个绒毛膜囊,绒毛膜囊周围有一层薄薄的(＜5mm)子宫肌层[27]。这种怀孕也被错误地称为宫角妊娠。从技术上讲,宫角妊娠是指宫内妊娠着床在双角子宫、纵隔子宫或部分纵隔子宫的一个宫角[28]。宫角妊娠是指宫内妊娠偏心着床在正常形状子宫的宫角部。Jansen 和 Elliott 于 1981 年提出了诊断宫角妊娠的具体标准[29]。这些标准包括:

- 子宫不对称增大,疼痛,随后出现流产或阴道分娩。
- 直接观察到子宫横向扩张,有或没有破裂,并伴有两侧圆韧带侧向反折移位。
- 胎盘滞留在子宫角。

宫角妊娠可能会持续到足月,或者至少能存活,有更保守的处理方法供选择。总之,对于所有位置异常的妊娠,TVS,特别是 3D 的冠状切面,已经显著地改变并明确诊断。3D 技术能够检测子宫异常并确定妊娠的特定着床部位。因此,目前诊断标准不是基于外科病理学而是超声。正确的命名是超声检查结果能够恰当沟通的必要条件。

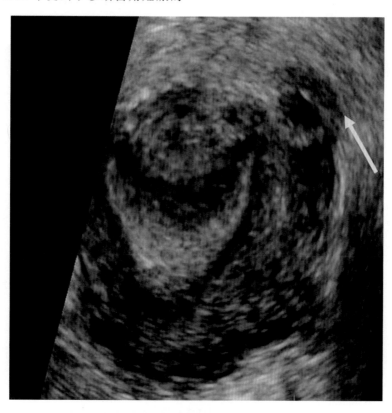

图 16.13 3D 冠状面上确定的间质妊娠

卵巢妊娠

卵巢妊娠罕见,0.15%～3%的 EP 发生在卵巢[30,31]。诊断包括宫腔内未见明显妊娠囊,卵巢内可见妊娠囊、卵黄囊、胎心搏动或卵巢中可见胚胎[32](图 16.14)。诊断卵巢 EP 的超声标准是：宽回声环伴内部无回声区和卵巢内可见卵黄囊或胎心搏动[32]。根据 Spiegelberg 标准,对诊断进行了组织学确认[33]。

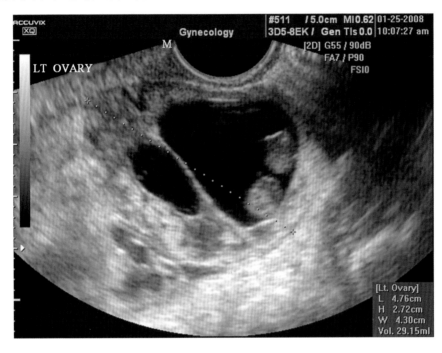

图 16.14　卵巢妊娠：卵巢内的妊娠囊中发现不能存活的胚胎

- 妊娠位于卵巢的正常位置。
- 妊娠囊及卵巢必须通过卵巢韧带与子宫相连。
- 经组织学证实,卵巢组织存在于妊娠囊壁内。
- 患侧的输卵管必须完好。

腹腔妊娠

腹腔妊娠非常罕见。然而,腹腔妊娠有很高的孕产妇和围产期死亡率和发病率。这是由于着床在子宫外的腹腔的任何地方。当着床在肝或脾时,死亡率显著增高[34]。诊断通常是在怀孕后期,因为怀孕时腹部会增大。Studdiford 提出的恰当诊断标准如下[35]。

- 输卵管和卵巢正常。
- 子宫和腹腔之间没有异常连接,如瘘管。
- 妊娠仅与腹膜表面有关,无既往输卵管破裂迹象。诊断需要显示"空"子宫,通常子宫外观正常,胎儿所在的孕囊与子宫和宫颈分离[36](图 16.15)。

宫颈妊娠

宫颈妊娠的发生率为 1/1000 ～ 1/16 000[37]。子宫颈内膜内可见含有卵黄囊或胚胎的妊娠囊,且可见"空"宫腔,此时可诊断为宫颈妊娠(图 16.16)。如果妊娠着床的位置较高,靠近宫腔,则称为颈峡部妊娠[38]。以前手术标本采用 Rubin 标准,在组织学上证实宫颈妊娠的诊断。这些标准包括[39]：

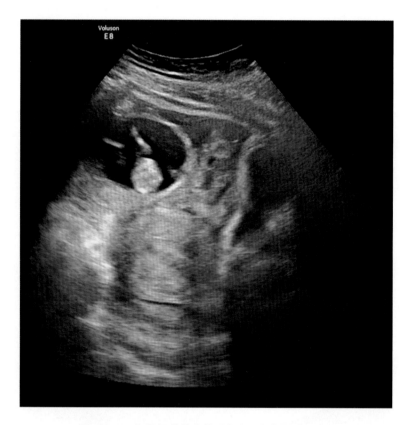

图 16.15 经腹超声检查腹腔妊娠(注意"空"子宫)

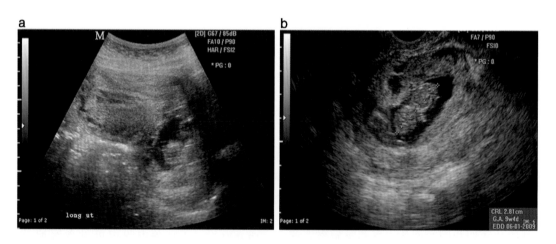

图 16.16 (a,b)宫颈妊娠:宫颈内膜内可见胚胎

- 宫颈腺体与滋养层组织相对。
- 滋养层附着在子宫血管到子宫的入口或前腹膜反折的下方。

- 子宫体部无胎儿成分。

目前的治疗较为保守,通常采用直接注射甲氨蝶呤或氯化钾(KCl)、子宫动脉栓塞或更为保守的手术方法[37]。因此，妊娠未行子宫切除术治疗，无法使用 Rubin 标准。

剖宫产瘢痕妊娠

这种怀孕的频率越来越高。Timor-Tritsch 和 Monteagudo 于 2012 年就这一主题发表了一篇广泛的文献综述[40]，将在后续的章节中进行阐述（见第 17 章）。

总结

由于保守的内科和外科治疗方案依赖于早期诊断，异位妊娠仍然是一个具有挑战性和关键的诊断。诊断过程中，超声仍然是检查的主要手段，结合其他实验室检查，特别是 hCG 的定量检测，在部分患者中，还包括血清黄体酮。当超声无法确定妊娠部位，即所谓的未知部位妊娠，临床护理疗法是合适的。对于血流动力学稳定的患者，这种疗法允许适当的随访，直到确定妊娠部位及其生存状态。在评估疑似异位妊娠患者时，一个确定的检查方案是至关重要的，以确保正确诊断着床在异常部位的妊娠。严格遵守这些协议和疗法可以及时准确地进行诊断，并为患者提供合适的个性化的治疗方案。

教学要点

- 由于大多数患者最终被诊断为正常发育的或失败的宫内妊娠，因此可以对血流动力学稳定的不明部位妊娠患者进行期待治疗。
- 在 97% 的 hCG 低于判别水平的患者中，子宫内膜薄，≤8mm，与异常妊娠相关。
- >99% 的患者在孕早期，在无附件包块的情况下，子宫膜内的囊性结构与宫内妊娠有关。
- 附件区有卵黄囊或胚胎，无论是否可见胎心搏动均可诊断为异位妊娠。
- 在定量检测 hCG 之前，可先行超声检查，因为 50% 的异位妊娠破裂时 hCG 水平<1000 mU/ml。
- 对血流动力学稳定的患者可以进行随访观察，因为 25%～88% 的患者会发生异位妊娠自行消除。
- 对于异常部位异位妊娠的诊断有特定标准。

参 考 文 献

[1] Barnhart KT. Clincal practice. Ectopic pregnancy. N Engl J Med. 2009;361:379-87.

[2] Kirk E, Papageorghiou A, Condous G, Tan L, Bora S, Bourne T. The diagnostic effectiveness of an initial transvaginal scan in detecting ectopic pregnancy. Hum Reprod. 2007;22:2824-8.

[3] Condous G, Timmerman D, Goldstein S, Valentin L, Jurkovic D, Bourne T. Pregnancies of unknown location: consensus statement. Ultrasound Obstet Gynecol. 2006;28:121-2.

[4] Barnhart K, van Mello NM, Bourne T, Kirk E, Van Calster B, Bottomley C, et al. Pregnancy of unknown location: a consensus statement of nomenclature, definitions, and outcome. Fertil Steril. 2011;95(3):857-66.

[5] Condous G, Kirk E, Lu C, Van Huffel S, Gevaert O, De Moor B, et al. Diagnostic accuracy of varying discriminatory zones for the prediction of ectopic pregnancy in women with a pregnancy of unknown location. Ultrasound Obstet Gynecol. 2005;26(7):770-5.

[6] Barnhart KT, Sammel MD, Takacs P, Chung K, Morse CB, O'Flynn O'Brien K, et al. Validation of a clinical risk scoring system, based solely on clinical presentation, for the management of pregnancy of unknown location. Fertil Steril. 2013;99(1):193-8.

[7] Kadar N，DeVore G，Romero R. Discrimina-
tory hCG zone：its use in the sonographic eval-
uation for ectopic pregnancy. Obstet Gynecol.
1981;58(2):156-61.

[8] Barnhart K，Sammel MD，Rinaudo PF，Zhou
L，Hummel A，Guo W. Symptomatic pa-
tients with an early viable intrauterine preg-
nancy；hCG curves redefined. Obstet Gynecol.
2004;104:50-5.

[9] Silva C，Sammel MD，Zhou L，Gracia C，
Hummel AC，Barnhart K. Human chorionic
gonadotropin profile for women with ectopic
pregnancy. Obstet Gynecol. 2006; 107（3）：
605-10.

[10] Goldstein S，Snyder JR，Watson C，Danon
M. Very early pregnancy detection with endo-
vaginal ultrasound. Obstet Gynecol. 1988;72:
200-4.

[11] Connolly A，Ryan DH，Stuebe AM，Wolfe
HM. Reevaluation of discriminatory and
threshold levels for serum β-hCG in early
pregnancy. Obstet Gynecol. 2013;121(1):65-
70. doi:10.1097/AOG.0b013 e318278f421.

[12] Doubilet PM，Benson CB. Further evidence a-
gainst the reliability of the human chorionic
gonadotropin discriminatory level. J Ultra-
sound Med. 2011;30(12):1637-42.

[13] Shwayder JM. Waiting for the tide to change：
reducing risk in the turbulent sea of liability.
Obstet Gynecol. 2010;116(1):8-15.

[14] Spandorfer S，Barnhart K. Endometrial stripe
thickness as a predictor of ectopic pregnancy.
Fertil Steril. 1996;66(3):474-7.

[15] Benson CB，Doubilet PM，Peters HE，Frates
MC. Intrauterine fluid with ectopic pregnancy：
a reappraisal. J Ultrasound Med. 2013; 32:
389-93.

[16] Brown DL，Doubilet PM. Transvaginal
sonography for diagnosing ectopic pregnanacy：
positivity criteria and performance characteris-
tics. J Ultrasound Med. 1994;13(4):259-66.

[17] Frates MC，Doubilet PM，Peters HE，Benson
CB. Adnexal sonographic findings in ectopic

pregnancy and their correlation with tubal rup-
ture and human chorionic gonadotropin levels.
J Ultrasound Med. 2014;33(4):697-703.

[18] Garcia CR，Barnhart KT. Diagnosing ectopic
pregnancy：decision analysis comparing six
strategies. Obstet Gynecol. 2001; 97（3）：
464-70.

[19] El Bishry G，Ganta S. The role of single ser-
um progesterone measurement in conjunction
with β-hCG in the management of suspected
ectopic pregnancy. J Obstet Gynaecol. 2008;
28(4):413-7.

[20] Mol BWJ，van der Veen F，Bossuyt PMM.
Implementation of probabilistic decision rules
improves the predictive values of algorithms in
the diagnostic management of ectopic pregnan-
cy. Hum Reprod. 1999;14(11):2855-62.

[21] Stovall TG，Ling FW. Single-dose methotrex-
ate：an expanded clinical trial. Am J Obstet
Gynecol. 1993;168:1759-65.

[22] Mol BW，Lijmer JG，Ankum WM，van der
Veen F，Bossuyt PM. The accuracy of single
serum progesterone measurement in the diag-
nosis of ectopic pregnancy：a meta-analysis.
Hum Reprod. 1998;13(11):3220-7.

[23] Saxon D，Falcone T，Mascha EJ，Marino T，
Yao M，Tulandi T. A study of ruptured tubal
ectopic pregnancy. Obstet Gynecol. 1997;90
(1):46-9.

[24] Korhonen J，Stenman UH，Ylöstalo P. Ser-
um human chorionic gonadotropin dynamics
during spontaneous resolution of ectopic preg-
nancy. Fertil Steril. 1994;61:632-6.

[25] Clayton HB，et al. Ectopic pregnancy risk
with assisted reproductive technology proce-
dures. Obstet Gynecol. 2006;107:598-604.

[26] Kirk E，Bottomley C，Bourne T. Diagnosing
ectopic pregnancy and current concepts in the
management of pregnancy of unknown loca-
tion. Hum Reprod Update. 2013; 20（2）：
250-61.

[27] Timor-Tritsch IE，Monteagudo A，Matera C，
Veit CR. Sonographic evolution of cornual

pregnancies treated without surgery. Obstet Gynecol. 1992;79(6):1044-9.

[28] Arleo EK，DeFilippis EM. Cornual，interstitial，and angular pregnancies:clarifying the terms and a review of the literature. Clin Imaging. 2014;38(6):763-70.

[29] Jansen RPS，Elliott PM. Angular intrauterine pregnancy. Obstet Gynecol. 1981; 58 (2): 167-75.

[30] Nwanodi O，Khulpateea N. The preoperative diagnosis of primary ovarian pregnancy. J Natl Med Assoc. 2006;989(5):796-8.

[31] Einenkel J，Baier D，Horn L，Alexander H. Laparoscopic therapy of an intact primary ovarian pregnancy with ovarian hyperstimulation syndrome. Hum Reprod. 2000; 15: 2037-40.

[32] Comstock C，Huston K，Lee W. The ultrasonographic appearance of ovarian ectopic pregnancies. Obstet Gynecol. 2005;105(1): 42-5.

[33] Plotti F，Di Giovanni A，Oliva C，Battaglia F，Plotti G. Bilateral ovarian pregnancy after intrauterine insemination and controlled ovarian stimulation. Fertil Steril. 2008;90(5):2015. e3-5.

[34] Yagil Y，Beck-Razi N，Amit A，Kerner H，Gaitini D. Splenic pregnancy:the role of abdominal imaging. J Ultrasound Med. 2007;26 (11):1629-32.

[35] Studdiford W. Primary peritoneal pregnancy. Am J Obstet Gynecol. 1942;44:487-91.

[36] Roberts R，Dickinson J，Leung Y，Charles A. Advanced abdominal pregnancy:still an occurrence in modern medicine. Aust N Z J Obstet Gynaecol. 2005;45:518-21.

[37] Vela G，Tulandi T. Cervical pregnancy:the importance of early diagnosis and treatment. J Min Invas Gynecol. 2007;14(4):481-4.

[38] Avery DM，Wells MA，Harper DM. Cervico-Isthmic corporeal pregnancy with delivery at term:a review of the literature with a case report. Obstet Gynecol Surv. 2009; 64 (5): 335-44.

[39] Dixit N，Venkatesan S. Cervical pregnancy:an uncommon ectopic pregnancy. Med J Armed Forces India. 2008;64(2):183-4.

[40] Timor-Tritsch IE，Monteagudo A. Unforeseen consequences of the increasing rate of cesarean deliveries:early placenta accreta and cesarean scar pregnancy. A review. Am J Obstet Gynecol. 2012;207(1):14-29.

第 17 章

剖宫产的后续影响：孕早期剖宫产瘢痕妊娠

Ilan E. Timor-Tritsch，Ana Monteagudo，and Terri-Ann Bennett

引言/术语

在讨论流行病学之前，关于剖宫产瘢痕妊娠（CSP）的诊断和处理非常重要。有各种术语和名称用来定义这种实体和特殊形式的早期妊娠，通常被称为"剖宫产异位妊娠""剖宫产瘢痕异位妊娠"或"剖宫产瘢痕妊娠"。其他术语也可能包括"异位"一词。由于绝大多数报道使用了我们认为是正确和最恰当的术语，即"剖宫产瘢痕妊娠"（简称 CSP）来描述这种疾病，因此在这一章中也用这一术语描述此疾病。事实上，避免使用"异位"一词主要有 3 个主要原因。首先，CSP 在子宫腔内状态良好。胎盘有时（但并非总是）被挤压到位于子宫下段或宫颈因剖宫产所产生的憩室或裂隙中。如果不治疗，孕囊和胚胎/胎儿将在宫腔内发育。其次，CSP 可以产生活的新生儿，而不像真正的异位妊娠很少（如果有的话）会产生活的新生儿。最后，为真正的异位妊娠设计和应用的治疗方案对于 CSP 可能无效，甚至可能引起并发症。

对截至 2012 年的 751 例 CSP 病例进行分析，发现近 1/3（30%）的 CSP 患者被误诊或被延误诊断，导致大量并发症的发生，而早期正确的诊断本可以避免这些并发症。尽管无法引用确切数字，但由于对该病的认识提高，在 2012—2014 年发表的文献中所报道的 1223 例病例中，误诊率似乎显著下降。

背景

由于剖宫产史（CD）与 CSP 之间存在密切的因果关系，所以必须讨论美国和世界其他地区剖宫产率的持续稳定上涨。在美国，CD 的比率从 1970 年的 5% 缓慢上升到 2009 年的 32.9%[1]。疾病控制和预防中心的最新国家统计报告显示，CD 率于 2012 年趋于平稳，达到 32.8%[2]。据报道，世界其他地区的 CSP 发病率在 35% ~ 80%[3]，高于美国。

CD 可造成许多不良后果，如前置胎盘和胎盘病态附着（MAP、胎盘植入和穿透性胎盘植入），在过去 10 年中，许多产科医师越来越多地接触到 MAP 的临床情况，而很少见到中孕初期的 CSP 患者。而对这个疾病的认知过程却是艰辛的，许多 CSP 患者曾被误诊为"流产""异位妊娠"和"宫颈妊娠"。此外，产科医师还面临诊断和治疗的难题。当使用 D&C 和全身甲氨蝶呤（MTX）等"传统"治疗方法时，有可能出现严重且几乎无法控制的阴道出血，甚至有时会导致子宫切除。若"低位"妊娠继续下去，许多病例会导致孕中期子宫破裂，大量内出血或阴道出血，进而导致流产甚至子宫切除。即使在回顾文献时，人们通常也能找到符合临床情况的单发或散发病例或一至二十几例的系列病例报告。很明显，不可能从众多以前使用的治疗中学习，在少数患者身上"测试"（有时只有一个）。已发表的综述汇编了 751 例诊断为 CSP 的患者[4]，这可能有助于阐明各种治疗方法及其并发症；然而，到目前为止，还没有得到专业团队普遍认可的治疗方案。本章将根据文献中的证据以及我们自己的临床经验，讨论 CSP 的发病机制、诊断、宣教和治疗选择。

什么是剖宫产瘢痕妊娠

如果孕囊植入子宫瘢痕或裂隙处（也称为"憩室"），则会发生剖宫产瘢痕妊娠，这是由于先前 CD 的子宫切口处的修复所致。受精卵植入有缺陷的子宫前壁将导致 CSP。

在进行 CSP 的诊断之前，需要讨论切口在 CD 愈合时和修复后出现的两种方式。正常情况下，愈合的组织在不留下缺陷的情况下产生厚厚的瘢痕。有时，具有一定深度和宽度的裂口（通常称为憩室）标志着上一次剖宫产的区域，无论是否进行生理盐水灌注超声宫腔造影均可看到[5]。憩室可以是三角形或矩形，并且可以充满液体（图 17.1a）。子宫矢状面上的憩室大小可能会有误差；因此，应始终在横切面上观察该区域，在横切面上可以测量裂缝的实际尺寸（图 17.1b）。这是合乎逻辑的，因为大多数初次剖宫产的切口是从一侧到另一侧，即在横切面上的切口。Bij de Vatea 等[6]发表了一篇综述，全面深入地分析了 21 篇关于 CD 后子宫憩室的发生率、潜在危险因素和症状的文章。CD 后憩室的发生率在 56%～84%。研究人员发现了几个影响憩室形成的危险因素：修复技术、切口位置、伤口愈合、闭合中涉及的组织层数、多次 CD 和子宫后屈位。先前的 CD 留下的裂口可能很大，达子宫前壁或膀胱下方区域，形成连接宫腔和上述区域的瘘口（图17.1c,d）。

有时，憩室又深又宽（图 17.2a），这是小胎盘插入的位置很深及其血液供应很丰富的原因（图 17.2b,c）。由于憩室的发生率相对较高，可以预期这种深部植入的可能性很大；因此，在所有 CSP 的早期诊断中，都应仔细检查小胎盘及其血管。

发病率/风险因素

估计 CSP 的发生率在所有曾行 CD 的患者中占 1/1800～1/2500[7-10]。Seow 等指出[11]，有 CD 病史的所有妊娠中，CSP 的发生率为 0.15%。上述数字似乎不切实际；但是，由于缺乏以人口为基础的统计（登记）数据，其真实发生率尚不清楚。

CSP 的唯一危险因素是既往的 CD。然而，由于在文献中发现了大约 8 例复发的 CSP，包括我们自己的 4 例复发的病例[12]，不得不考虑既往的 CSP 是一个罕见但可能的危险因素。

CSP 的发病机制

在本章后面，我们将提供证据证明在孕早期，微小胎盘植入或肌层侵犯中，CSP 的组织学表现与孕中期和孕晚期 MAP 的组织学表现相同。唯一经科学证实的事实是，在这两种疾病（CSP 和 MAP）中，胎盘中位于子宫肌层和细胞滋养层之间的中间纤维蛋白层在变薄或缺失，却自然存在于正常附着胎盘的子宫内膜之间。这种纤维蛋白层（纤维蛋白样物质）被称为尼塔布赫层。以前的子宫手术或子宫干预导致瘢痕区域的基底蜕膜及上述子宫下段的保护层变薄或缺失。在 CSP 和 MAP 中，该层缺失，胎盘绒毛附着在子宫肌层纤维之间，并渗透到子宫肌壁的深处。

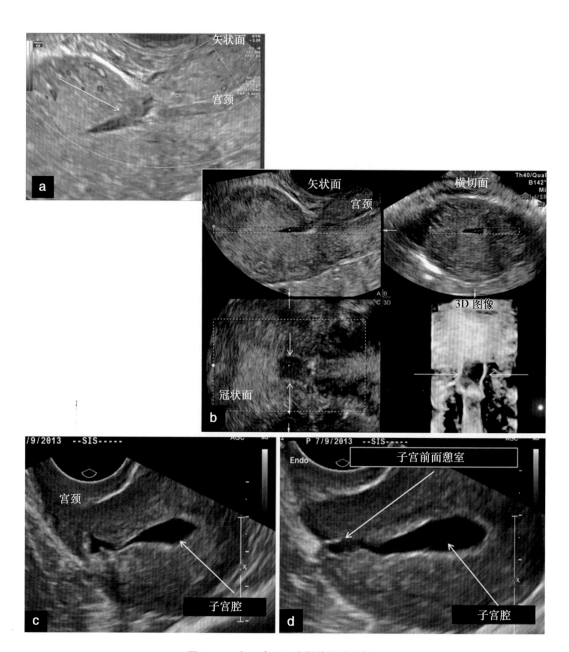

图 17.1　上一次 CD 遗留的憩室/缺口

　　(a)憩室的矢状位图像,用箭标记。(b)子宫 3D 正交图像显示憩室(箭)。裂隙的宽度应始终在横切面或冠状面上观察,因为这是裂隙的真实尺寸。未增强图像。(c,d)有时,憩室/裂隙从子宫腔一直延伸到子宫的前表面。盐水灌注超声图像。

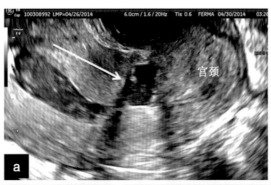

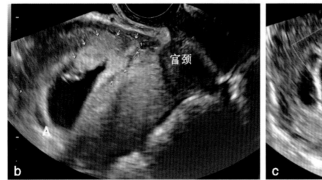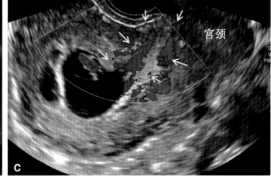

图 17.2 胎盘植入上一次 CD 的憩室。矢状位图像

（a）盐水灌注超声造影显示子宫伴有大憩室；（b）CSP 的灰阶矢状位图像。注意胎盘植入在小箭头所示的憩室中；（c）同一 CSP 的彩色多普勒图像显示胎盘（小箭所示）及其血管侵入子宫肌层。

其他最常被引用的理论有下面两点：一是瘢痕区域的低氧张力对侵入的细胞滋养层提供了一定的协助刺激作用[13,14]，二是 Kliman 等[15]对滋养层和 EM 外植体的体外研究，提示滋养层和 EM 外植体有附着于暴露的细胞外基质和子宫内膜上皮细胞的强烈倾向。这两种理论都支持一个观察结果，即患者曾做过的剖宫产次数越多，前置胎盘和 MAP 的风险越高。

CSP 的诊断

使用的两种诊断方法是超声和 MRI；其中超声是最好的方法。经阴道超声（TVS）比经腹超声（TAS）更有优势，因为它具有更高的分辨率，并且可以放置在靠近低位和前位孕囊的位置。MRI 已经被用于成像，但价格昂贵，且需要将患者转移到放射科。此外，MRI 无法提供高分辨率图像的彩色多普勒血流，而血流信息对建立正确的诊断很重要。

CSP 的诊断需要临床高度怀疑作为前提。我们重申，所有有 CD 史且妊娠试验阳性的孕早期妇女都应"排除 CSP"，除非被证明是其他情况。Stirnemann 等[16,17]发表的研究为这种筛查奠定了基础。应该充分考虑到 CSP 筛查的必要性，因为第一次早期扫描没有任何负面影响。Godin 等[18]、Vial 等[19]和 Seow 等[20]发表了他们用来定义 CSP 的类似超声标准；然而其他作者使用了更多的特征，主要依赖于单个病例。

我们的 CSP 诊断标准[4,21]包括了既往 CD 病史、妊娠试验阳性及以下超声诊断标准（图 17.3）。

• 子宫腔和宫颈管内没有孕囊。

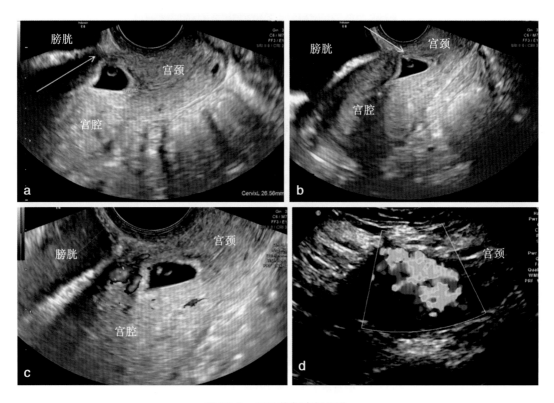

图 17.3 　CSP 的超声标记物

　　(a)空的宫腔和宫颈管。低位前壁的三角形孕囊,卵黄囊靠近膀胱(长箭)。(b)靠近膀胱的三角形孕囊。(c)孕囊和膀胱之间的血管形成。(d)CSP 中需要 UAE 的动静脉畸形。

- 胎盘和(或)孕囊嵌入子宫切口瘢痕/憩室中。
- 在早期妊娠中,三角形孕囊填充瘢痕憩室(图 17.4)。
- 孕囊和膀胱之间的肌层变薄或缺失。
- 存在绒毛膜囊,有或没有胚胎/胎芽和(或)卵黄囊,有或没有心脏活动。
- CD 瘢痕处或区域内存在显著且丰富的血流信号。一般来说,在有 CD 史的患者中,通过最敏感的多普勒设置,在位于低处、前壁绒毛膜囊周围检测到滋养层周围的血流信号,是 CSP 的可靠标志。
- 值得注意的是,在妊娠早期(4—5周),血管往往集中在绒毛膜囊的前侧(图 17.5)可视为胎盘植入部位的"标志"。
- 3D 超声在诊断中的有效性存在争议。然而,它提供了有关孕囊的确切位置、血流分布和体积的信息,后两者是定量数据(图 17.6)。使用上述测量来跟踪治疗病例的愈合过程,或作为治疗部位即将出现动静脉畸形(AVM)的早期预警信号。

如果怀疑有 AVM(有时,这可能是暂时的超声图像),则用多普勒测量血流速度,并用以 cm/s 为单位的收缩期峰值速度(PSV)表示。介入放射科医师认为速度高于39cm/s 时应子宫动脉栓塞(UAE)。当多普勒的感兴趣区被限制到可疑区域时,使用适当的脉冲重复频率和滤波器设置,这种评估是最好的。

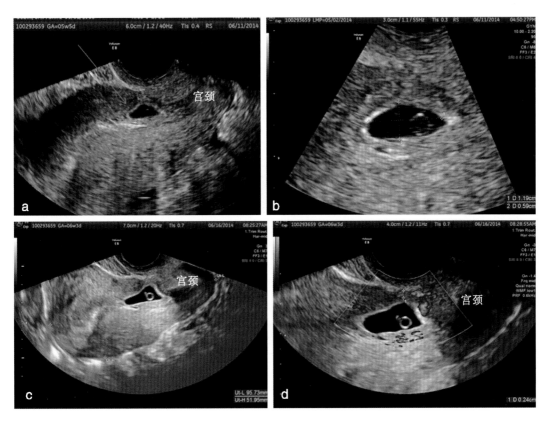

图 17.4 CSP 早期 4-6 周绒毛膜囊形状的附加图像
（a）扁平囊；（b）卵圆囊；（c）三角囊；（d）方形囊。

这是一种病理性、高速、低阻的器官动静脉之间的"短路"。超声为 AVM 的诊断和治疗提供了一个有价值的工具[22]。虽然不常见，但在流产或子宫内固定术后，由于血管破裂超声可能会导致严重的出血[23]。在 CSP 中所见的 AVM 类型通常是创伤性的，由先前的扩张和刮宫（D&C）、治疗性流产、子宫手术或直接子宫创伤引起。其发病率约为 CSPs 的 1％。在我们的 60 例 CSP 患者中，5 例患有 AVM[24]。

CSP 的鉴别诊断

需要考虑两个主要鉴别诊断：第一，宫颈妊娠，很罕见，并且没有既往的 CD 病史。第二，正在发生的流产，可以在宫颈管内或靠近内口处看到"正在排出"的没有胎心活动的孕囊。此外，在阴道探头对宫颈的压力下，孕囊会前后滑动，而真正的 CSP 会保持固定。应该注意的是，误诊有时会造成严重的后果。文献证实：751 例 CSP 患者中有 107 例（13.6％）被漏诊或误诊，导致并发症（如子宫切除和生育能力丧失）[4]。图 17.7 展示了一种简单的方法用来区分上述两种鉴别诊断和真正的 CSP。

然而，这种简化的辅助诊断只有在孕囊很小（如直径 5～6mm 或停经后 5-6 周）并保持"局部"（靠近憩室或瘢痕上方）的情况下才有效和可靠。换句话说，只适用于孕囊还没有开始伸长，并向宫底移动/扩张以填充子宫腔的情况。在这种情况下，孕囊将越来越多地在子宫腔内被发现，误导没有经验的检查

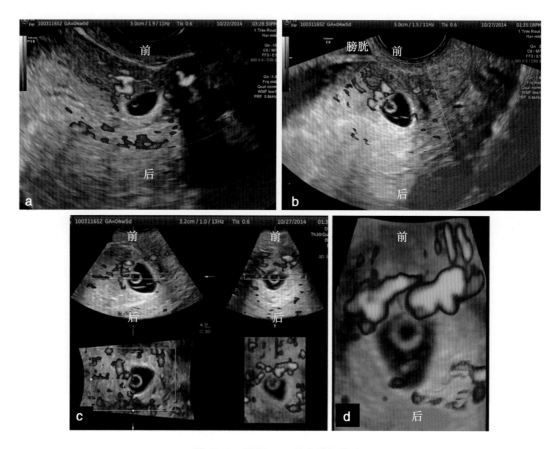

图 17.5 早期 CSP 的血管网发育

(a,b)绒毛膜囊周围血管的 2D 彩色多普勒图;(c)3D 正交平面和 3D 显示(右下图)的血管开始集中在孕囊前侧,即以后胎盘的部位。怀疑之后的胎盘会向前侵入子宫肌层;(d)孕囊厚层 3D 渲染,孕囊前方血管更为明显。

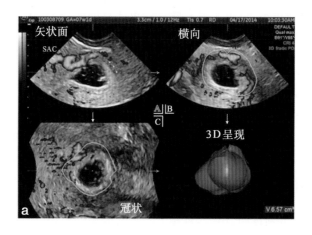

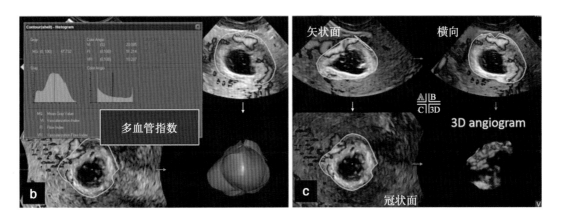

图 17.6　3D 超声在 CSP 诊断和治疗随访中的应用

（a）3D 正交平面，用能量多普勒分割（标记囊周），以获得孕囊体积；（b）获得孕囊体积后，应用特殊算法计算并显示上述体积的定量血管内容物；（c）局部注射 UAE 治疗后，3D 血管造影的视觉显示可用于以随访为目的定性。

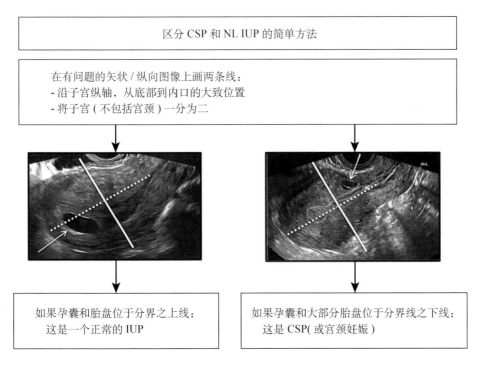

图 17.7　区分 IUP 和 CSP（或宫颈妊娠）的简单方法

者认为它是一个宫内孕囊。在这种情况下，应该将注意力从孕囊转移到微小胎盘的血管上，这些血管停留在原始的植入部位，因此保留了 CSP 最重要的诊断特征：胎盘植入的真实部位。图 17.2、图 17.3、图 17.4 和图 17.5 清楚地展示了上述诊断原理。

近年来，临床医师和临床研究人员开始关注胎盘植入在上一次 CD 留下的瘢痕/憩室区域的确切位置。Vial 等[19] 提出,根据植入深度,可以将胎盘植入分为两种。问题是在靠近膀胱具有非常薄或未显示子宫肌层的憩室或裂隙的深部植入的绒毛膜囊(图 17.8a,b)是否会导致比植入有一定厚度的瘢痕顶部更糟糕的结果(图 17.8c,d)。Comstock 等[25] 和 Cali G 将"瘢痕植入物"称为"低位囊",并假设这些是可能持续到孕晚期并导致 MAP 的 CSP。"真正的"瘢痕妊娠,深深植入憩室内,被子宫肌层包围,很少达到分娩期。我们对后一种形式的 CSP 的看法略有不同,因为我们曾目睹了一个活胎的分娩。

Rac 等[26] 研究了 39 例患者,其中 14 例经组织学证实为 MAP。最小的子宫肌层厚

度测量是与侵袭相关的变量之一。孕囊与膀胱之间的距离测量对孕早期 CSP 患者咨询的价值仍需更多研究(图 17.8)。

CSP 与 MAP 的联系

通过临床观察,CSP 和 MAP 之间的联系或连续性逐渐显现出来[27,28]。我们研究了早期(孕中期)胎盘植入和 CSP 中的胎盘植入,以确定它们是否代表着孕晚期的胎盘病态附着这一疾病的不同阶段[29]。两位对诊断不知情的病理学家在这些显微切片的基础上评估了它们的组织学特征。他们无法分辨这两个临床疾病之间的差异,并发现两者都有一个共同点:绒毛和子宫肌层之间没有

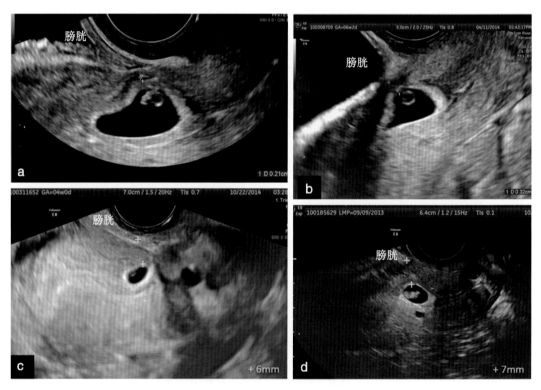

图 17.8 子宫前表面与孕囊之间的距离问题:"在憩室/瘢痕"或"在瘢痕上"

(a,b)这两个是孕囊靠近膀胱的病例(分别为 2.1mm 和 3.2mm);(c,d)描绘了两个 CSP,孕囊距膀胱分别为 6mm 和 7mm。

中间蜕膜，这与胎盘病态附着的经典定义一致。因此，结论是，CSP 和孕中期初期胎盘植入物在组织病理学上是相同的，在导致孕晚期 MAP 的疾病中代表不同的阶段。

下一个合乎逻辑的问题是，如果不进行治疗，CSP 是否会产出活胎。我们跟踪了 10 例被诊断患有 CSP 的患者，他们选择继续妊娠。妊娠 10 周前诊断为 CSP[30]。到孕中期，所有 10 名孕妇都有 MAP 的超声征象。10 例患者中有 9 例在 32—37 周分娩了活产新生儿。1 例患者在 20 周时出现进行性顽固性阴道出血，导致子宫切除。其他 9 例患者在 CD 处接受了子宫切除术。这些患者的失血量范围在 300～6000ml。所有胎盘的组织病理学诊断为：胎盘植入。

以上，我们提供了有关两个临床问题的可靠数据：CSP 是 MAP 的前兆，两者具有相同的组织病理学特征；孕早期诊断为 CSP 的妊娠可能会继续分娩活产儿，有早产、失去子宫和生育能力丧失的风险。这些数据可用于为 CSP 患者提供宣教，以在循证和知情的情况下，在早期终止妊娠或继续妊娠之间做出选择。

孕早期的 MAP

MAP 可以存在于孕早期。对于初学者来说，Comstock 等[25]描述了 7 例患者在 10 周或更早的超声检查后出现胎盘粘连、胎盘植入、穿透性胎盘植入，不仅通过临床过程，而且更注重子宫的病理检查。第 6 例在早期超声检查时，绒毛膜囊位于子宫下段，在先前 CD 的瘢痕区域。2 例患者接受了 D&C 治疗，此时严重出血导致子宫切除。其余 4 例患者在随后的超声检查中发现典型的胎盘植入，但足月分娩。作者的结论表明，对于既往有 CD 的患者，在 10 周以内对位于子宫下段的绒毛膜囊进行超声检查，可以提示有胎盘植入的可能性。Ballas 等发表了一篇类似的文章[27]。

根据我们的材料，图 17.9 描绘了 MAP 的早期超声特征：前置胎盘，透明间隙的局灶性损失和局灶性血管增多。本例中的患者在 34 周时分娩，并有胎盘植入。在 10 例患者中，我们报道了[30] MAP 的早期超声标志可以在孕早期末和孕中期初检测到。

为孕早期 CSP 患者提供宣教

CSP 可靠诊断之后，在治疗之前必须先确定胎儿心跳是否可见。如果没有看到卵黄囊和（或）没有胚胎和（或）没有心跳，则每 2～3 天重新检查一次。如果一周后，没有检测到心脏活动，没有检测到卵黄囊和（或）没有胚胎，则应计划进行超声检查和基于生物化学的随访。只有在这段时间之后，才可以考虑妊娠成功或妊娠失败，并且应该持续跟踪血清 hCG，直到达到非妊娠水平。一些治疗方案要求系统地使用甲氨蝶呤，即使是在早期药物作用所致的没有心跳的情况下。虽然这种方法不是禁忌的，但患者和治疗者必须确保在任何情况下都放弃这次怀孕。

在心脏活动正常的情况下，宣教应该列举两个主要的临床管理选择，以便尽早做出决定。在妊娠进一步发育前，有两种选择：终止妊娠或继续妊娠。我们对在孕早期被诊断为 CSP 的患者的宣教发生了一个根本性的变化。几年前，我们会毫不拖延地建议终止妊娠。最近通过对 CSP 自然史的研究，即有可能达到足月或近足月分娩健康婴儿，我们改变了宣教建议。通过提供充足证据告知患者，在 CD 处的胎盘植入有可能需要子宫切除。对上述病例的管理应根据以下因素决定：患者的年龄，既往的 CD 次数，希望生育孩子的数量及提供护理的临床医师的专业知识。如果患者决定继续妊娠，应给予出血预防措施。治疗应基于连续跟踪的超声检查，直

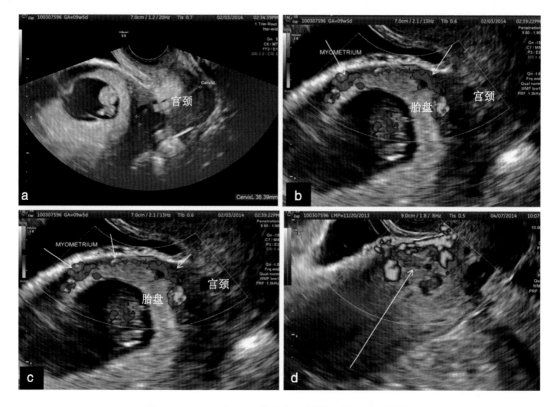

图 17.9　CSP 是 MAP 的前身。妊娠 9 周 5 天的图像

(a)具有前置胎盘的 CSP 的矢状位灰阶图像;(b)能量多普勒显示靠近膀胱的两个区域的血流,伴有子宫肌层缺失(箭)。(c)另一个切面显示与(b)相同的结果;(d)更侧向的切面集中在子宫肌层血管明显侵犯的区域(箭)。

至达到安全胎龄。由于超声无法预测手术中的失血量,因此应该有一个多学科团队参与分娩并提供血液制品。对 CSP 患者的宣教和管理的一般指南如图 17.10 所示。

CSP 的管理

治疗方案及其组合可分为以下几种。

1. 大手术(需要全身麻醉)

(a)剖腹手术(全子宫切除术或子宫次全切除术)。

(b)腹腔镜、宫腔镜或经阴道手术切除。

(c)扩张宫颈和尖锐或钝性刮匙刮宫。

(d)无扩张宫颈的负压吸宫。

(e)经阴道进行的切除。

后两种方法均可通过连续实时超声引导。

2. 微创手术(不涉及全身麻醉)

(a)局部注射甲氨蝶呤或氯化钾。

(b)局部应用抗利尿激素。

3. 全身用药

(a)单剂量或重复剂量给药:甲氨蝶呤和依托泊苷(部分中国文献主张静脉给药甲氨蝶呤)。

(b)子宫动脉栓塞(UAE)。

4. 上述处理的组合

大量的文章报道了以计划、同步或顺序的方式联合治疗。治疗方法也发生了变化,主要是在一线治疗失败后。事实上,在最近(2012—2014 年)公布的病例或病例系列中,

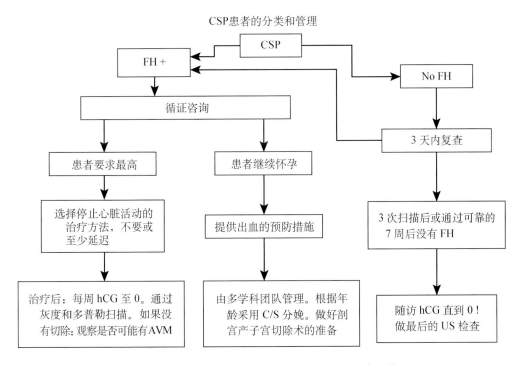

CSP患者的分类和管理

图 17.10　根据是否存在心脏活动对 CSP 进行分类和管理

很少发现患者仅使用单一的治疗药物或方案进行治疗。

5. 辅助措施　最近，在局部治疗（如吸宫、刮宫和局部注射）后，Foley 球囊置入和充气用来预防和（或）控制出血。

对于 CSP 患者来说，将其转诊到提供循证护理的机构是有益的，该机构在应对不断发展的紧急情况时具有管理经验。此类中心应能够提供手术室、介入放射治疗程序，并可紧急提供输血/血液制品。因为出血并发症是这类危险疾病的典型特征。

CSP 可选治疗方案

根据已有的文献，深入分析 CSP 的不同方面，2012 年报道了大约 33 种治疗方法及其结果和并发症[4]。其中，在 751 例患者中，D&C（305 例），手术切除（腹腔镜、宫腔镜和经阴道）（261 例）、UAE（142 例）、MTX（92

例），局部孕囊注射（86 例）是最常用的治疗方法。

在 2012—2014 年期间，在约 61 篇同行评论文章中发表了不少于 1223 例 CSP。不足为奇的是，中国作者贡献了 91％的病例，描述了他们管理约 1115 名患者的各种不同治疗方式/组合。这是因为他们人口众多，CD 率超过 40％。至少发现了 36 种主要或联合治疗方法；然而，这一数字与我们对 751 例病例的回顾中描述的治疗方法并无实质性差异。难怪人们不能得出一个明确的结论，哪种治疗方法最有效，并发症最少或没有。这一庞大的数字表明，在 2015 年，还没有一套能够管理 CSP 或孕早期胎盘植入的国家/国际商定或建议的指导方针发布。各种治疗方法及其使用率在之前的综述表格中可以找到[4]，治疗选择的不同分布详见表 17.1。

表 17.1　CSP 的治疗选择

治疗方法:单用或联合使用	患者数目	1223 例患者百分比（%）
刮宫	577	52.4
子宫动脉栓塞术	309	28.0
甲氨蝶呤	236	21.4
负压吸宫	81	12.0
经阴道切除术	119	9.7
腹腔镜切除术	94	7.7
宫腔镜切除或引导	63	5.2
剖腹或直视切除术	15	1.2
高频超声	20	1.6

尽管 CSP 有多种治疗方法，但详细讨论仅限于最常用的方法。在深入研究型综述中进行了更详细的分析[4]，包括其疗效和并发症发生率。我们目前增加了 2012 年后公布的 1223 例病例的相关数据。

抽吸或 D&C，单独或组合

根据对 305 例 D&C 患者的首次回顾，仅采用 D&C 或与其他方法联合作为"一线"或辅助治疗，治疗并发症的平均发生率约为 62%（范围为 29%～86%）[4]。主要并发症是意外出血，迫使紧急二线或三线治疗，几乎都需要外科手术。有时子宫切除术是必要的，这种方法需要全身麻醉。

这两次评估的结果有一些变化。如果 D&C 作为单一治疗方法，69 例患者中有 24 例（34.7%）出现并发症。如果将 D&C 结合其他治疗作为一线或二线治疗方法，413 例中仅有 52 例（12.2%）出现并发症。如果 UAE 与全身 MTX 联合使用，其并发症发生率 35%，而与其他方法（如负压吸宫或宫腔镜切除等）联合使用，则其并发症发生率仅为 11.3%。

与自然分娩或自然流产（胎盘分离后子宫肌层网收缩止血）相反，在 CSP 中，由于刮宫所致孕囊的血管暴露，可导致严重进行性出血，因为没有足够的肌肉网来控制出血。锐利的刮宫器械可能会损伤薄的子宫肌层，导致出血，甚至穿孔。

如果 D&C 或吸宫仍然是首选的治疗方法，则应随时提供血液和血液制品及 Foley 球囊导管[31]。Foley 球囊导管被成功地用于阻止和填塞可能的出血[32,33]。Cali 等[34]在 8 例患者中成功地使用了以下顺序治疗方法。入院时，患者接受 UAE 治疗，5 天后，通过插入和充气 Foley 球囊导管，在连续实时超声引导下进行缓慢抽吸，以预防和控制出血[31]。

最近的一些文章提倡安全、简单地使用钝性气囊抽吸，同时这些操作之前或之后都会结合其他治疗方法[35]。有趣的是，在对 2012—2014 年的病例回顾中，81 例吸宫没有出现并发症。这可能是由于使用的器械为钝性，而不是在 D&C 时的尖锐刮匙，因此不太容易破坏血管。

子宫动脉栓塞，单独或联合

这种治疗方法需要全身麻醉。如果作为主要和唯一的治疗方法，751 例 CSP 的回顾性研究中所描述的 64 例患者，并发症发生率为 47%。由于发表的文章中所提供的数据不完整，很难评估实际的并发症发生率。在另外 78 例患者中，UAE 与其他治疗方法联合使用。如果作为单一药物单独使用，UAE 似乎不是最好的一线治疗方法，因为它会导致妊娠血管生长和增加。因此，Cali 等[34]将 CSP 患者的吸宫操作延迟在 UAE 术后 5 天后进行。子宫动脉栓塞术与其他非侵入性和侵入性（吸宫）治疗相结合效果更好[36-38]。在 60 例 CSP 患者中，4 例出现持续性阴道出血或发生 AVM 的患者使用 UAE 作为辅助治疗。其中 1 例 AVM 患者的栓塞止血失败，因此进行了子宫切除术[24]。

如果 UAE 失败，临床医师必须采用二线治疗来应对。然而，由于一些文章没有足够的数据可供依赖，很难评估其实际的并发症发生率。如前所述，60 例 CSP 患者中，其中 1 例患者在首次局部注射 MTX 后 122 天要求（并最终同意）进行 AVM 栓塞，以阻止其持续的阴道出血（及在多普勒上的高 PSV）（图 17.11）。

通过对 2012 年后发表的 1223 例患者的回顾分析，更新了该治疗方法。在 309 例患者中，UAE 单独使用或联合使用，平均并发症发生率为 28%，在置管时联合动脉内注射 MTX 时的并发症的发生率最高：52 例患者中有 18 例（34.6%）。

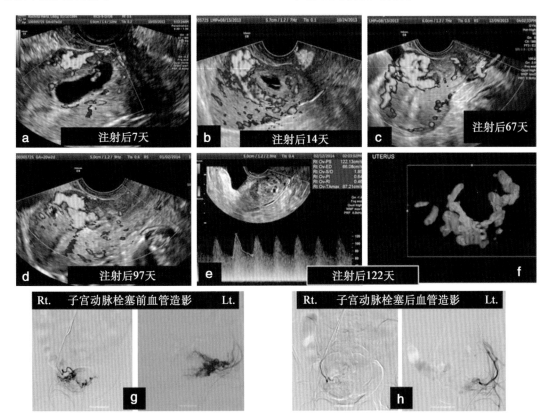

图 17.11　局部注射甲氨蝶呤后 AVM 的晚期发展，治疗后第 7、14、67、97 和 122 天血流情况的超声随访（a-f）。患者在 4 周后拒绝接受 UAE 治疗；但由于持续的阴道点状出血和轻微出血，最终接受双侧子宫动脉栓塞治疗并成功（g,h）

宫腔镜和（或）腹腔镜切除术

宫腔镜和腹腔镜手术需要全身麻醉。108 例宫腔镜治疗的总体并发症发生率为 13.8%[4]。然而，如果宫腔镜与经腹超声引导相结合，则未发现任何并发症（根据 9 例已发表的病例）。如果宫腔镜联合米非司酮，并发症的发生率增加到 17%。在经验丰富的临床医师的指导下，经腹超声引导下，宫腔镜可能是治疗 CSP 的一种合理方法[35,39-45]。在宫腔镜切除术后，使用充气气囊导管可预防（或治疗）手术部位可能出现的出血。

腹腔镜手术，单独或联合治疗，用于切除妊娠瘢痕部位和修复子宫前壁。截至 2012 年，已有 54 例此类病例发表在综述文献中，并发症发生率在 20%～30%[4]。自 2012 年以来，还有其他几例腹腔镜治疗的病例报告[38,46-50]。

机器人辅助腹腔镜下 CSP 切除术也已发表[51]。这类手术需要专门的工作人员,且仅在特定的医疗中心才可以使用这种手术方法来治疗 CSP。因此我们推测,这种复杂、耗时且昂贵的机器人手术可能会被简便且不复杂的治疗方法所取代。

甲氨蝶呤

治疗 CSP 最常用的疗法之一无疑是甲氨蝶呤(MTX)。单次或多次连续给药,肌内注射,局部注射到孕囊中,缓慢静脉滴注,最后在 UAE 时注射到脐动脉。据报道,该药可作为一线药物、辅助药物或备用药物,可作为单一治疗药物和(或)与任何其他可能的辅助治疗相结合。

全身性"一线"单剂量 MTX 作为肌内单次注射给药。通常的方案是 1mg/kg 体重或 $50mg/m^2$ 体表面积。其并发症发生率为 62.1%,当胎心搏动在几天后未能停止时,需要二线治疗[4]。Bodour 等[52]对这一结果提出质疑,这促使对审查材料进行重新评估;然而,在对病例进行更严格的重新统计后,发现并发症发生率更高(66.1%)[53]。

其原因可能是药物作用缓慢,药效可能需要几天才能看到。它也有可能无法阻止心脏活动和胎盘植入。在这几天(或整个一周)内,孕囊、胚胎或胎儿及其血管继续生长,迫使进行二线治疗以便能够处理更大月份的妊娠和更丰富的血管。全身性 MTX 治疗的缓慢作用在 Yin 等的一系列研究中得到了证实[54]。的确也有人支持将全身性 MTX 作为单一药物使用;然而不可能将心脏活动的停止归因于 MTX 的作用,因为至少有 10% 的孕早期宫内妊娠经历了自然死亡。

根据最近对 1223 例 CSP 病例的回顾,其中有 236 例患者使用 MTX 作为单一药物或与其他治疗方法联合使用,平均并发症发生率为 21.4%。单独使用甲氨蝶呤(单剂量或多剂量)导致 38% 的病例需要二线治疗[35,55]。合并 D&C 的治疗(26 例)并发症发生率高,均需二线治疗。

全身、连续、多剂量使用 MTX。此方法 MTX 注射量与单次给药方案的剂量相似。然而,在一周内每隔 2~3 天进行 2~3 次肌内注射(1 mg/kg 体重或 $50 mg/m^2$ 体表面积)。在这种情况下,应注意该药物对肝和骨髓的不良影响,因为其总剂量高于单剂量方案。事实上,即使是多剂量治疗也失败了[56]。有些人将其与不同剂量的亚叶酸结合使用,以防止不必要的和不良的全身反应(称为"抢救"方案)。几篇文章表达了作者对全身多剂量 MTX 治疗的信心[57]。

很难评估与上述方法相关的并发症发生率,因为它通常与"一线"治疗结合使用,或在"二线"治疗后使用[54]。很明显,MTX 可以成功地作为一种辅助药物,并与其他非手术治疗相结合。这两种治疗方法的缺点是观察其疗效的等待时间很长。如果他们不能停止心脏活动,并迅速降低 hCG 水平,就必须进行二次治疗,以处理更大月份的妊娠和更多血供。

动脉内或静脉注射 MTX 治疗。在中国对 193 名患者进行静脉或动脉注射 MTX 治疗。动脉内给药途径在 UAE 时应用。大多数血管内治疗会与其他方法相结合,如吸宫、腹腔镜、宫腔镜和 D&C。Li C 等[58]治疗的 33 例 CSP 患者中,有 13 例静脉注射 MTX。13 例中有 3 例因大出血需要行子宫切除术。Zhang Y 等[59]一项包括 96 例患者的系列研究,其中 33 例接受了 MTX 静脉注射治疗。由于大多数患者是结合其他方法治疗的,因此英文摘要中不清楚他们的治疗结果。另一种方法是在 UAE 时将 MTX 溶液注入子宫动脉。An 等[60]用 UAE 和动脉内输注 MTX 治疗了 22 例患者:6 例患者出现严重出血,12 例患者出现腹痛,4 例需要进行子宫切除术。Lan 等[61]在 UAE 时成功地将 50mg MTX 注入子宫动脉,治疗了 79 例患者。

宫腔镜引导下单独或联合切除术

在第一篇综述中[4]，113 例患者单独行宫腔镜切除术或与其他治疗方法联合使用，平均并发症发生率为 18.4％，与其他治疗方法相比，这个比率相当低。手术需要全身麻醉。

在 2012 年后发表的文献中，发现 63 例患者采用该方法单独治疗或通常与腹腔镜联合治疗[46,59,62-65]。

腹腔镜引导下切除术

主要用作单独的、独立的治疗，因为它提供了去除孕囊和微小胎盘的最终解决方案。需要全身麻醉。2013 年之前发表的文献描述的 49 例患者中，有 15 例（30.6％）出现并发症，而 2012 年及以后报道的 94 例患者[35,38,46,47,49,50,64,65]，在宫腔镜和腹腔镜联合应用时仅出现 7.7％的并发症。由于病例数太少，可能无法对后两种治疗方法进行有意义的评价。

剖腹子宫切除术

只有少数文章发表，大约有 15 名患者使用这种相对复杂的手术方式进行孕囊切除，通常在全身麻醉下进行[46,65-67]。有时，择期剖腹手术是子宫切除术的首选治疗方法，或作为治疗出血并发症的一种解决方案[60,68-71]。图 17.12a 显示了 CSP 切除后的闭合缝合线，图 17.12b 显示了 1 年后的局部图像。

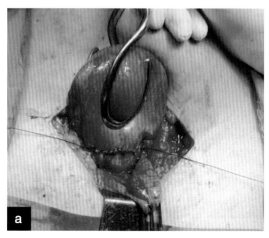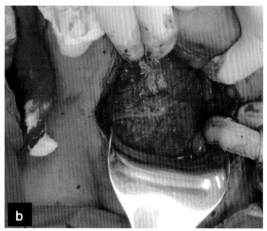

图 17.12　CSP 患者孕囊的切除和修复（a）及先前切除和修复（b）1 年后的随访照片
（由阿根廷 Jose Palacios Jaraquemada 博士提供）。

经阴道手术切除

由经验丰富、手法娴熟的外科医师，有选择性地应用于 119 例患者，并发症发生率相对较低（平均 9.7％）[72-75]。Li 等[35]描述了这种手术方法，即抬高膀胱，刮宫后切除孕囊，最后缝合该区域。他们治疗了 49 例患者，报道说，尽管有 18％的轻微并发症，但手术是简单和安全的。3 例患者在术后 6 个月和 12 个月发生宫内妊娠。1 例患者出现复发性 CSP，并再次行经阴道手术切除。另 1 例患者术后 5 个月发生宫内妊娠，但为防止子宫破裂进行了 D&C 检查。

妊娠期囊内注射甲氨蝶呤或氯化钾，持续实时超声引导

这种方法（图 17.13）不需要麻醉，并发症最少。在某些病例中，通过放置 Foley 球

囊导管完成局部注射,该球囊导管在用几毫升盐水充盈后可在原位保持几天,以防止阴道出血(图 17.14a-f)。83 例中,仅有 9 例(10.8%)出现并发症。经腹超声引导的病例并发症发生率(15%)略高于经阴道超声引导的病例。自 2012 年以来,有几位作者在 53 例患者中使用了这种简单的治疗方法。

自综述发表以来,有几篇文章报道了在 53 例患者中成功使用局部孕囊内注射乙醇[64]、MTX[56,76-79]和氯化钾[55],并发症发生率为 5.8%。Yin 等[54]通过局部经阴道超声引导下孕囊内注射 MTX 治疗 34 例 CSP 患者中的 20 例,无并发症。Yamaguchi 等[79]在经阴道超声的引导下,采用腔内注射 MTX 治疗 8 例 CSP 患者。其中 2 例患者需要额外的局部或全身 MTX 注射。hCG 正常

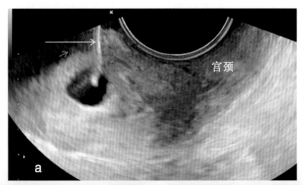

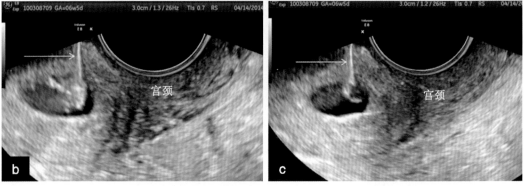

图 17.13　经阴道超声引导下经阴道局部注射 CSP
针头进入绒毛膜囊(a),插入胚胎(b),并瞄准卵黄囊(c),试图通过针的旋转破坏卵黄囊。

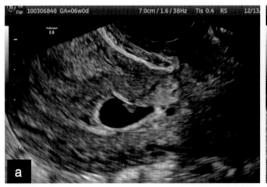

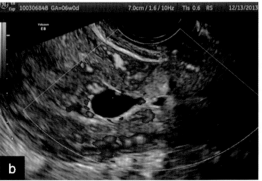

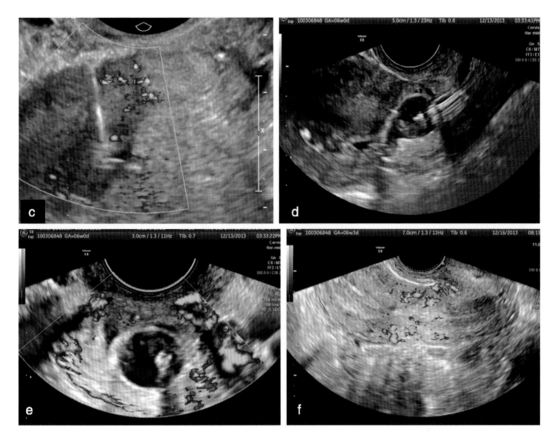

图 17.14 使用局部注射插入 Foley 球囊治疗 5－6 周的 CSP 的连续图像

（a）矢状图显示孕囊位于前倾/前屈的子宫内；（b）血管化明显；（c）经阴道超声引导下穿刺，并注射 MTX；（d）充气球囊在原位对周围组织产生压迫；（e）充气球囊横切面图像几乎检测不到血管；（f）拆下球囊 3 天后的区域。1 周后，可见少量血管，少量阴道出血停止。

化的平均时间为 78.5 天（范围为 42～166 天）。5 例患者中有 4 例在治疗后继续妊娠，分娩顺利，1 例患者再次诊断为 CSP。Pang 等[77] 通过局部、腔内注射甲氨蝶呤成功治疗了 3 例患者。一些治疗者更倾向于在所有类型的异位妊娠（包括 CSP）中使用氯化钾进行局部注射[80]。氯化钾专门用于注射异位妊娠，以保证宫内妊娠的正常发育。

局部孕囊内注射是通过停止心脏活动提供最终解决方案，对于 6 周和 8－9 周的孕早期 CSP 而言，这似乎是最有效和最简单的干预措施，可在 TAS 或 TVS 引导下进行。这种治疗可能对希望将来生育的患者更有意义。

Shirodkar 缝合术治疗 CSP

它是由 Jurkovic 等[81] 在剖宫产瘢痕妊娠手术时使用的一种确保止血的有效方法。他们认为，这种操作可以有效减少输血需求，并确保保留产妇生育能力。

Foley 球囊导管作为预防/控制出血的辅助治疗

一种创造性的、相对较新的治疗方法是在 CSP 部位插入一个充气的 Foley 球囊导管，类似于产科出血时的 Bakri 球囊[32,82-84]。使用这种方法作为 CSP 治疗的辅助手段[31]。即便如此，如果发生出血，这种方法几乎总是作为备用手段或与另一种治疗方法相结合使用（图 17.15a-h）。根据具体情况，在应用抗生素的条件下，导管可以保留 3～4 天。如上所述，对于局部注射甲氨蝶呤 23 天后再次出血，且妊娠期相对较大（9 周 3 天以上）的患者，使用这种方法需要提前制定好治疗计划。将球囊充气至 20ml 可控制出血（图 17.16）。

复发性 CSP

应告知在孕早期接受 CSP 治疗的患者，妊娠再次发生 CSP 的风险很低，约为 1%。在 2012 年的文献回顾中，描述了 7 例 CSP 复发病例[4]。Gupta 等[12] 提供了另外一个病例，该患者在 2 年内连续发生了 4 次 CSP。请注意，该患者第 5 次 CSP 怀孕，决定继续妊娠，目前已怀孕 16 周。

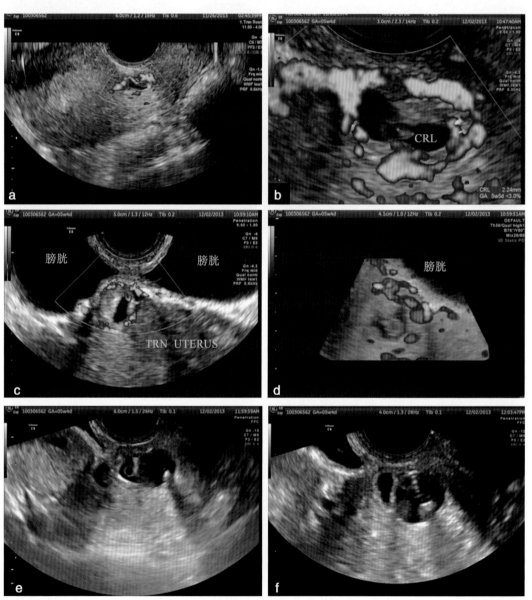

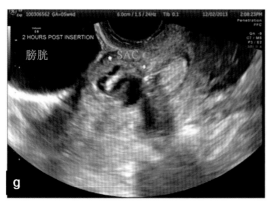
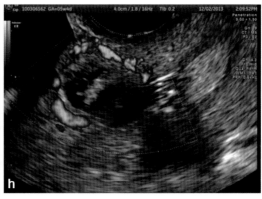

图 17.15 连续 4 周 5 天 CSP 治疗和使用 Foley 球囊导管的顺序图示
　　(a)第 4 周 5 天的矢状面能量多普勒图像。患者选择等待全身 MTX 是否足以治疗。(b)第 5 周 4 天,观察到胎心搏动。(c)横切面显示前壁胎盘,其血管位于孕囊和膀胱之间。(d)3D 多普勒血管造影清楚显示膀胱下方丰富的血管网。(e,f)局部腔内注射 MTX 后,插入 Foley 球囊。可见受压的孕囊。(g,h)在球囊插入 2 小时后,通过多普勒模式观察到球囊周围血流减少。

多胎妊娠 CSP

　　罕见但有可能出现两个妊娠囊和两个胚胎出现双胎 CSP(图 17.17)。还有过一个关于三胎 CSP 的报道。到目前为止,他们的治疗方法是终止妊娠。

异位 CSP

　　报道了几例异位妊娠。在这些病例中,宫内妊娠可产生活的新生儿(图 17.18)。有几篇文章报道了异位 IUP 和 CSP,包含详细信息的最佳综述是 Ugurlucan 等撰写的[85]。CS 后可能发生异位 CSP,特别容易发生在辅助生殖技术后的妊娠。这些妊娠通常通过局部注射氯化钾和腹腔镜切除术来进行管理[86,87]。幸运的是,大多数宫内妊娠在治疗后可以保留下来。

总结

　　根据定义,剖宫产瘢痕妊娠并不是异位妊娠。与真正的异位妊娠相反,CSP 位于宫腔内,如果不终止(根据最近可用的文献),可能会产生生活的新生儿。CSP 是一种相对罕见但危险、复杂的临床疾病,与剖宫产史密切相关。

　　经阴道超声检查是最佳的诊断方式,有时也用于治疗。此外,经腹超声和彩色多普勒超声也提供了很多有价值的诊断信息。CSP 的主要鉴别诊断是宫颈妊娠和难免流产。对 CSP 患者应根据最新文献中发表的最新证据进行宣教。此外,必须告知患者可能出现的孕中期、孕晚期并发症。

　　越来越多的证据表明,每一位有 CD 史的患者都应该尽快进行 CSP 筛查以便于提示孕早期 MAP。CSP 和 MAP 具有相同的组织学特征,因为 CSP 是 MAP 的前身。大多数在孕早期诊断为 CSP 的患者将在孕晚期出现 MAP。几乎所有再次 CD 都会接受子宫切除术。

　　对于有心管搏动阳性的 CSP,目前还没有单一的最佳治疗方法。因此,应立即考虑并实施并发症最少的手术方法。单剂量全身注射甲氨蝶呤是一种耗时较长且通常无效的一线治疗方法,延误最终治疗。然而甲氨蝶呤作为其他治疗的辅助药物已经被证明是有

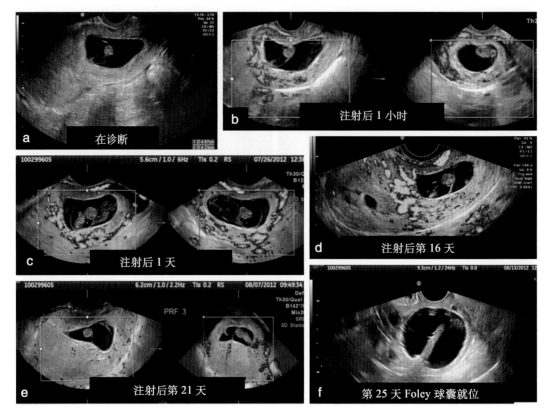

图 17.16　对一名 CSP 相对晚期(9 周以上)且孕囊为 4.4cm×4.3cm 的患者使用 Foley 球囊导管进行局部腔内注射 MTX 治疗,治疗后 25 天开始出血。(a-e)从诊断到局部注射 MTX 停止胎心后以及治疗后第 1、16 和 21 天的连续能量多普勒超声图像。没有阴道出血的发现,但孕囊的体积没有变小,孕囊中仍然可见小胚胎。(f)在初次治疗后第 25 天,发生阴道出血,通过插入直径约 20mm 的 Foley 球囊导管深 4cm 成功止血

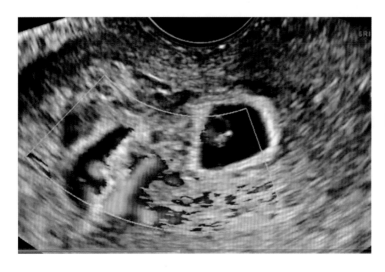

图 17.17　妊娠第 5 周 5 天,瘢痕处的孪生 CSP 检测到活跃的心脏活动。采用单针插入法局部腔内注射 MTX,轻轻调整针头到达两个孕囊的方向

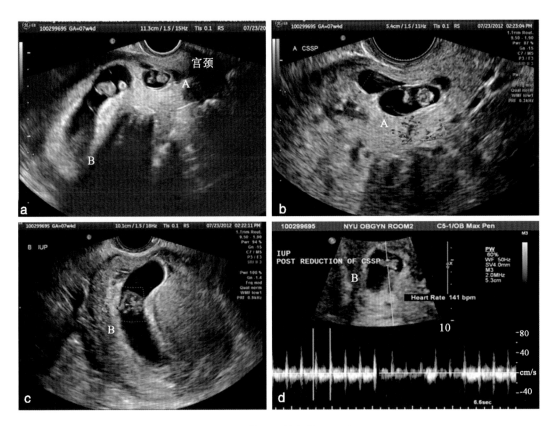

图 17.18　7 周 4 天的异位 CSP 和 IUP
(a)两个孕囊的矢状位全景图像。两个胚胎均为活胎。宫内孕囊(B)充满宫腔的可用空间。(b)前下孕囊中胚胎(A)的图像。(c)上方孕囊中宫内胚胎(B)的图像。(d)瘢痕妊娠注射后子宫内胎心搏动的证据。该患者足月分娩了一个健康的新生儿。

效的。超声引导下孕囊局部注射甲氨蝶呤/氯化钾,操作简单,并发症发生率低。快速刮除 CSP 部位可导致严重出血。子宫动脉栓塞术作为一种单一的一线治疗方法效果较差,但可作为其他治疗的辅助手段,也可在阴道持续出血的紧急情况下应用。在 CSP 局部注射或内镜治疗后,Foley 球囊导管的插入和充气可有效预防或治疗 CSP 部位出血。应注意复发性 CSP、多胎 CSP 和异位 CSP 的可能性。

教学要点

- 根据诊断标准诊断剖宫产瘢痕妊娠,并将其与宫颈妊娠和(或)自然流产进行鉴别。
- 认识到剖宫产瘢痕妊娠和胎盘病态附着(胎盘粘连、胎盘植入和穿透性胎盘植入)有共同的组织学特征。
- 考虑到患者的妊娠目标和循证管理,为 CSP 制定宣教内容和管理计划。

参 考 文 献

[1] Spong CY, Berghella V, Wenstrom KD, Mercer BM, Saade GR. Preventing the first cesarean delivery:summary of a joint Eunice Kennedy Shriver National Institute of Child Health

and Human Development, Society for Maternal-Fetal Medicine, and American College of Obstetricians and Gynecologists Workshop. Obstet Gynecol. 2012;120(5):1181-93.

[2] Hamilton BE, Hoyert DL, Martin JA, Strobino DM, Guyer B. Annual summary of vital statistics: 2010-2011. Pediatrics. 2013; 131 (3):548-58.

[3] Arnold J. World Cesarean Rates: OECD Countries 2012. Available from: http://www.cesareanrates.com/blog/2012/12/8/world-cesarean-rates-oecd-countries.html

[4] Timor-Tritsch IE, Monteagudo A. Unforeseen consequences of the increasing rate of cesarean deliveries: early placenta accreta and cesarean scar pregnancy. A review. Am J Obstet Gynecol. 2012;207(1):14-29.

[5] Monteagudo A, Carreno C, Timor-Tritsch IE. Saline infusion sonohysterography in nonpregnant women with previous cesarean delivery: the "niche" in the scar. J Ultrasound Med. 2001;20(10):1105-15.

[6] Bij de Vaate AJ, van der Voet LF, Naji O, Witmer M, Veersema S, Brolmann HA, et al. Prevalence, potential risk factors for development and symptoms related to the presence of uterine niches following Cesarean section: systematic review. Ultrasound Obstet Gynecol. 2014;43(4):372-82.

[7] Jauniaux E, Jurkovic D. Placenta accreta: pathogenesis of a 20th century iatrogenic uterine disease. Placenta. 2012;33(4):244-51.

[8] Jurkovic D, Hillaby K, Woelfer B, Lawrence A, Salim R, Elson CJ. Cesarean scar pregnancy. Ultrasound Obstet Gynecol. 2003;21 (3):310.

[9] Jurkovic D, Hillaby K, Woelfer B, Lawrence A, Salim R, Elson CJ. First-trimester diagnosis and management of pregnancies implanted into the lower uterine segment Cesarean section scar. Ultrasound Obstet Gynecol. 2003; 21(3):220-7.

[10] Rotas MA, Haberman S, Levgur M. Cesare-an scar ectopic pregnancies: etiology, diagnosis, and management. Obstet Gynecol. 2006; 107(6):1373-81.

[11] Seow KM, Hwang JL, Tsai YL, Huang LW, Lin YH, Hsieh BC. Subsequent pregnancy outcome after conservative treatment of a previous cesarean scar pregnancy. Acta Obstet Gynecol Scand. 2004;83(12):1167-72.

[12] Gupta S, Pineda G, Rubin S, Timor-Tritsch IE. Four consecutive recurrent cesarean scar pregnancies in a single patient. J Ultrasound Med. 2013;32(10):1878-80.

[13] Norwitz ER. Defective implantation and placentation: laying the blueprint for pregnancy complications. Reprod Biomed Online. 2006; 13(4):591-9.

[14] Rosen T. Placenta accreta and cesarean scar pregnancy: overlooked costs of the rising cesarean section rate. Clin Perinatol. 2008; 35 (3):519-29. 3.

[15] Kliman HJ, Feinberg RF, Haimowitz JE. Human trophoblast-endometrial interactions in an in vitro suspension culture system. Placenta. 1990;11(4):349-67.

[16] Stirnemann JJ, Chalouhi GE, Forner S, Saidji Y, Salomon LJ, Bernard JP, et al. First-trimester uterine scar assessment by transvaginal ultrasound. Am J Obstet Gynecol. 2011;205 (6):551. e1-6.

[17] Stirnemann JJ, Mousty E, Chalouhi G, Salomon LJ, Bernard JP, Ville Y. Screening for placenta accreta at 11-14 weeks of gestation. Am J Obstet Gynecol. 2011; 205 (6): 547. e1-6.

[18] Godin PA, Bassil S, Donnez J. An ectopic pregnancy developing in a previous caesarian section scar. Fertil Steril. 1997; 67 (2): 398-400.

[19] Vial Y, Petignat P, Hohlfeld P. Pregnancy in a cesarean scar. Ultrasound Obstet Gynecol. 2000;16(6):592-3.

[20] Seow KM, Hwang JL, Tsai YL. Ultrasound diagnosis of a pregnancy in a Cesarean section

scar. Ultrasound Obstet Gynecol. 2001; 18
(5):547-9.

[21] Timor-Tritsch IE, Monteagudo A, Santos R,
Tsymbal T, Pineda G, Arslan AA. The diag-
nosis, treatment, and follow-up of cesarean
scar pregnancy. Am J Obstet Gynecol. 2012;
207(1):44. e1-e13.

[22] Timmerman D, Wauters J, Van Calenbergh
S, Van Schoubroeck D, Maleux G, Van Den
Bosch T, et al. Color Doppler imaging is a val-
uable tool for the diagnosis and management of
uterine vascular malformations. Ultrasound
Obstet Gynecol. 2003;21(6):570-7.

[23] Polat P, Suma S, Kantarcy M, Alper F, Lev-
ent A. Color Doppler US in the evaluation of
uterine vascular abnormalities. Radiographics.
2002;22(1):47-53.

[24] Timor-Tritsch IE, Khatib N, Monteagudo A,
Ramos J, Berg R, Kovacs S. Cesarean scar
pregnancy (csp):experience of sixty cases. J
Ultrasound Med. 2015;34(4):601-10.

[25] Comstock CH, Lee W, Vettraino IM, Brons-
teen RA. The early sonographic appearance of
placenta accreta. J Ultrasound Med. 2003;22
(1):19-23. quiz 4-6.

[26] Rac M, Moschos E, Wells E, McIntire DD,
Dashe JS, Twickler DM. Ultrasound (US)
findings of placenta accreta in the first trimes-
ter. Ultrasound Obstet Gynecol. 2014; 44
Suppl 1:62-180.

[27] Ballas J, Pretorius D, Hull AD, Resnik R,
Ramos GA. Identifying sonographic markers
for placenta accreta in the first trimester. J
Ultrasound Med. 2012;31(11):1835-41.

[28] Sinha P, Mishra M. Caesarean scar pregnan-
cy:a precursor of placenta percreta/accreta. J
Obstet Gynaecol. 2012;32(7):621-3.

[29] Timor-Tritsch IE, Monteagudo A, Cali G,
Palacios-Jaraquemada JM, Maymon R, Ars-
lan AA, et al. Cesarean scar pregnancy and
early placenta accreta share common histolo-
gy. Ultrasound Obstet Gynecol. 2014;43(4):
383-95.

[30] Timor-Tritsch IE, Monteagudo A, Cali G,
Vintzileos A, Viscarello R, Al-Khan A, et al.
Cesarean scar pregnancy is a precursor of mor-
bidly adherent placenta. Ultrasound Obstet
Gynecol. 2014;44(3):346-53.

[31] Timor-Tritsch IE, Cali G, Monteagudo A,
Khatib N, Berg R, Forlani F, et al. Foley
balloon catheter to prevent or manage bleeding
during treatment for cervical and cesarean scar
pregnancy. Ultrasound in Obstet Gynecol
2015;46(1):118-23.

[32] Jiang T, Liu G, Huang L, Ma H, Zhang S.
Methotrexate therapy followed by suction cu-
rettage followed by Foley tamponade for cae-
sarean scar pregnancy. Eur J Obstet Gynecol
Reprod Biol. 2011;156(2):209-11.

[33] Yu XL, Zhang N, Zuo WL. Cesarean scar
pregnancy:an analysis of 100 cases. Zhonghua
Yi Xue Za Zhi. 2011;91(45):3186-9.

[34] Cali G, Giambanco L, Puccio G, Forlani F.
Morbidly adherent placenta:evaluation of ul-
trasound diagnostic criteria and differentiation
of placenta accreta from percreta. Ultrasound
Obstet Gynecol. 2013;41(4):406-12.

[35] Li JB, Kong LZ, Fan L, Fu J, Chen SQ, Yao
SZ. Transvaginal surgical management of ce-
sarean scar pregnancy:analysis of 49 cases
from one tertiary care center. Eur J Obstet
Gynecol Reprod Biol. 2014;182C:102-6.

[36] Cao S, Zhu L, Jin L, Gao J, Chen C. Uterine
artery embolization in cesarean scar pregnan-
cy:safe and effective intervention. Chin Med J
(Engl). 2014;127(12):2322-6.

[37] Gao L, Huang Z, Gao J, Mai H, Zhang Y,
Wang X. Uterine artery embolization followed
by dilation and curettage within 24 hours com-
pared with systemic methotrexate for cesarean
scar pregnancy. Int J Gynaecol Obstet. 2014;
127(2):147-51.

[38] Wu X, Xue X, Wu X, Lin R, Yuan Y, Wang
Q, et al. Combined laparoscopy and hysteros-
copy vs. uterine curettage in the uterine artery
embolization-based management of cesarean

scar pregnancy: a cohort study. Int J Clin Exp Med. 2014;7(9):2793-803.

［39］ Chang Y, Kay N, Chen YH, Chen HS, Tsai EM. Resectoscopic treatment of ectopic pregnancy in previous cesarean delivery scar defect with vasopressin injection. Fertil Steril. 2011; 96(2):e80-2.

［40］ Chao A, Wang TH, Wang CJ, Lee CL, Chao AS. Hysteroscopic management of cesarean scar pregnancy after unsuccessful methotrexate treatment. J Minim Invasive Gynecol. 2005;12(4):374-6.

［41］ Chen ZY, Zhang XM, Xu H, Zhang J, Huang XF. Management of cesarean scar pregnancy by hysteroscopy combined with uterine artery embolism. Zhonghua Fu Chan Ke Za Zhi. 2011;46(8):591-4.

［42］ Deans R, Abbott J. Hysteroscopic management of cesarean scar ectopic pregnancy. Fertil Steril. 2010;93(6):1735-40.

［43］ Gubbini G, Centini G, Nascetti D, Marra E, Moncini I, Bruni L, et al. Surgical hysteroscopic treatment of cesarean-induced isthmocele in restoring fertility: prospective study. J Minim Invasive Gynecol. 2011;18(2):234-7.

［44］ Ozkan S, Caliskan E, Ozeren S, Corakci A, Cakiroglu Y, Coskun E. Three-dimensional ultrasonographic diagnosis and hysteroscopic management of a viable cesarean scar ectopic pregnancy. J Obstet Gynaecol Res. 2007;33 (6):873-7.

［45］ Robinson JK, Dayal MB, Gindoff P, Frankfurter D. A novel surgical treatment for cesarean scar pregnancy: laparoscopically assisted operative hysteroscopy. Fertil Steril. 2009;92 (4):1497. e13-6.

［46］ Wang G, Liu X, Bi F, Yin L, Sa R, Wang D, et al. Evaluation of the effi cacy of laparoscopic resection for the management of exogenous cesarean scar pregnancy. Fertil Steril. 2014;101 (5):1501-7.

［47］ He Y, Wu X, Zhu Q, Wu X, Feng L, Wu X, et al. Combined laparoscopy and hysteroscopy

vs. uterine curettage in the uterine artery embolization-based management of cesarean scar pregnancy: a retrospective cohort study. BMC Womens Health. 2014;14:116.

［48］ Hudecek R, Ivanova Z, Smerdova M, Pankova S, Krajcovicova R. Effect of GnRH analogues pretreatment on myomectomy outcomes in reproductive age women. Ceska Gynekol. 2012;77(2):109-17.

［49］ Jiang S, Zhao S. Laparoscopic surgery for ectopic pregnancy within a cesarean scar. Clin Exp Obstet Gynecol. 2013;40(3):440-4.

［50］ Wang YL, Weng SS, Huang WC, Su TH. Laparoscopic management of ectopic pregnancies in unusual locations. Taiwan J Obstet Gynecol. 2014;53(4):466-70.

［51］ Siedhoff MT, Schiff LD, Moulder JK, Toubia T, Ivester T. Robotic-assisted laparoscopic removal of cesarean scar ectopic and hysterotomy revision. Am J Obstet Gynecol. 2015; 212:681. e1.

［52］ Bodur S, Gun I, Guido R. What is the role of primary methotrexate treatment in scar ectopic pregnancy? Am J Obstet Gynecol. 2014;210 (4):379-80.

［53］ Timor-Tritsch I, Monteagudo A. Correction: unforeseen consequences of the increasing rate of cesarean deliveries: early placenta accreta and cesarean scar pregnancy. A review. Am J Obstet Gynecol. 2014;210(4):371-4.

［54］ Yin XH, Yang SZ, Wang ZQ, Jia HY, Shi M. Injection of MTX for the treatment of cesarean scar pregnancy: comparison between different methods. Int J Clin Exp Med. 2014; 7(7):1867-72.

［55］ Uysal F, Uysal A. Spontaneous heterotopic cesarean scar pregnancy: conservative management by transvaginal sonographic guidance and successful pregnancy outcome. J Ultrasound Med. 2013;32(3):547-8.

［56］ Berhie SH, Molina RL, Davis MR, Anchan RM, Wang KC. Beware the scar: laparoscopic hysterectomy for 7-week cesarean delivery scar implantation pregnancy. Am J Obstet Gynecol. 2015;212;247. e1.

[57] Kutuk MS, Uysal G, Dolanbay M, Ozgun MT. Successful medical treatment of cesarean scar ectopic pregnancies with systemic multidose methotrexate:single-center experience. J Obstet Gynaecol Res. 2014;40(6):1700-6.

[58] Li C, Feng D, Jia C, Liu B, Zhan X. Transcatheter arterial chemoembolization versus systemic methotrexate for the management of cesarean scar pregnancy. Int J Gynaecol Obstet. 2011;113(3):178-82.

[59] Zhang Y, Chen YS, Wang JJ, Lu ZY, Hua KQ. Analysis of 96 cases with cesarean scar pregnancy. Zhonghua Fu Chan Ke Za Zhi. 2010;45(9):664-8.

[60] An X, Ming X, Li K, Wang J. The analysis of efficacy and failure factors of uterine artery methotrexate infusion and embolization in treatment of cesarean scar pregnancy. TheScientificWorldJournal. 2013;2013;213603.

[61] Lan W, Hu D, Li Z, Wang L, Yang W, Hu S. Bilateral uterine artery chemoembolization combined with dilation and curettage for treatment of cesarean scar pregnancy:a method for preserving the uterus. J Obstet Gynaecol Res. 2013;39(6):1153-8.

[62] Fylstra DL. Cervical pregnancy:13 cases treated with suction curettage and balloon tamponade. Am J Obstet Gynecol. 2014; 210 (6): 581. e1-5.

[63] Mollo A, Alviggi C, Conforti A, Insabato L, De Placido G. Intact removal of spontaneous twin ectopic Caesarean scar pregnancy by office hysteroscopy:case report and literature review. Reprod Biomed Online. 2014;29(5): 530-3.

[64] Shao MJ, Hu MX, Xu XJ, Zhang L, Hu M. Management of caesarean scar pregnancies using an intrauterine or abdominal approach based on the myometrial thickness between the gestational mass and the bladder wall. Gynecol Obstet Invest. 2013;76(3):151-7.

[65] Li Y, Xiang Y, Wan X, Feng F, Ren T. Clinical study on 39 cases with caesarean scar pregnancy with sonographic mass. Zhonghua Fu Chan Ke Za Zhi. 2014;49(1):10-3.

[66] Abdelkader MA, Fouad R, Gebril AH, El Far MA, Elyassergi DF. Caesarean scar pregnancy:hysterotomy is rapid and safe management option. Arch Gynecol Obstet. 2014;290 (2):381-3.

[67] Kai K, Shimamoto K, Matsumoto H, Narahara H. Conservative surgical treatment for caesarean scar pregnancy. J Obstet Gynaecol. 2014;34(1):91-2.

[68] Nankali A, Ataee M, Shahlazadeh H, Daeichin S. Surgical management of the cesarean scar ectopic pregnancy:a case report. Case Rep Obstet Gynecol. 2013;2013;525187.

[69] Sorbi F, Sisti G, Pieralli A, Di Tommaso M, Livi L, Buccoliero AM, et al. Cervicoisthmic choriocarcinoma mimicking cesarean section scar ectopic pregnancy. J Res Med Sci. 2013; 18(10):914-7.

[70] Wozniak S, Pyra K, Kludka-Sternik M, Czuczwar P, Szkodziak P, Paszkowski T, et al. Uterine artery embolization using gelatin sponge particles performed due to massive vaginal bleeding caused by ectopic pregnancy within a cesarean scar:a case study. Ginekol Pol. 2013;84(11):966-9.

[71] Zhang B, Jiang ZB, Huang MS, Guan SH, Zhu KS, Qian JS, et al. Uterine artery embolization combined with methotrexate in the treatment of cesarean scar pregnancy:results of a case series and review of the literature. J Vasc Interv Radiol. 2012;23(12):1582-8.

[72] Shi J, Qin J, Wang W, Zhang H. Clinical study on 57 cases with caesarean scar pregnancy. Zhonghua Fu Chan Ke Za Zhi. 2014;49 (1):18-21.

[73] Wang DB, Chen YH, Zhang ZF, Chen P, Liu KR, Li Y, et al. Evaluation of the transvaginal resection of low-segment cesarean scar ectopic pregnancies. Fertil Steril. 2014;101(2):

602-6.

[74] Wang Z, Shan L, Xiong H. Transvaginal removal of ectopic pregnancy tissue and repair of uterine defect for cesarean scar pregnancy. Clin Exp Obstet Gynecol. 2013;40(4):546-7.

[75] Le A, Shan L, Xiao T, Zhuo R, Xiong H, Wang Z. Transvaginal surgical treatment of cesarean scar ectopic pregnancy. Arch Gynecol Obstet. 2013;287(4):791-6.

[76] Nguyen-Xuan HT, Lousquy R, Barranger E. Diagnosis, treatment, and follow-up of cesarean scar pregnancy. Gynecol Obstet Fertil. 2014;42(7-8):483-9.

[77] Pang YP, Tan WC, Yong TT, Koh PK, Tan HK, Ho TH. Caesarean section scar pregnancy: a case series at a single tertiary centre. Singapore Med J. 2012;53(10):638-42.

[78] Seow KM, Wang PH, Huang LW, Hwang JL. Transvaginal sono-guided aspiration of gestational sac concurrent with a local methotrexate injection for the treatment of unruptured cesarean scar pregnancy. Arch Gynecol Obstet. 2013;288(2):361-6.

[79] Yamaguchi M, Honda R, Uchino K, Tashiro H, Ohba T, Katabuchi H. Transvaginal methotrexate injection for the treatment of cesarean scar pregnancy: efficacy and subsequent fecundity. J Minim Invasive Gynecol. 2014;21(5):877-83.

[80] Doubilet PM, Benson CB, Frates MC, Ginsburg E. Sonographically guided minimally invasive treatment of unusual ectopic pregnancies. J Ultrasound Med. 2004;23(3):359-70.

[81] Jurkovic D, Ben-Nagi J, Ofilli-Yebovi D, Sawyer E, Helmy S, Yazbek J. Efficacy of Shirodkar cervical suture in securing hemostasis following surgical evacuation of Cesarean scar ectopic pregnancy. Ultrasound Obstet Gynecol. 2007;30(1):95-100.

[82] Atilgan R, Celik A, Boztosun A, Ilter E, Yalta T, Ozercan R. Evaluation of cervical cytological abnormalities in Turkish population. Indian J Pathol Microbiol. 2012;55(1):52-5.

[83] Tsui KH, Lin LT, Yu KJ, Chen SF, Chang WH, Yu S, et al. Double-balloon cervical ripening catheter works well as an intrauterine balloon tamponade in postabortion massive hemorrhage. Taiwan J Obstet Gynecol. 2012;51(3):426-9.

[84] Shao HJ, Ma JT, Yang XE, Xu LP, Yang CL. Diagnosis and treatment of cesarean scar pregnancy. Zhonghua Yi Xue Za Zhi. 2010;90(37):2616-9.

[85] Ugurlucan FG, Bastu E, Dogan M, Kalelioglu I, Alanya S, Has R. Management of cesarean heterotopic pregnancy with transvaginal ultrasound-guided potassium chloride injection and gestational sac aspiration, and review of the literature. J Minim Invasive Gynecol. 2012;19(5):671-3.

[86] Demirel LC, Bodur H, Selam B, Lembet A, Ergin T. Laparoscopic management of heterotopic cesarean scar pregnancy with preservation of intrauterine gestation and delivery at term: case report. Fertil Steril. 2009;91(4):1293. e5-7.

[87] Wang CJ, Tsai F, Chen C, Chao A. Hysteroscopic management of heterotopic cesarean scar pregnancy. Fertil Steril. 2010;94(4):1529. e15-8.

第 18 章

孕早期妊娠滋养细胞疾病的超声检查

Katharine M. Esselen, Donald P. Goldstein, Neil S. Horowitz, and Ross S. Berkowitz

引言

妊娠滋养细胞疾病（GTD）是由胎盘的滋养细胞上皮引起的一系列疾病。GTD 的特定组织学亚型有葡萄胎（完全性或部分性）、侵袭性葡萄胎、绒毛膜癌、胎盘部位滋养细胞肿瘤（PSTT）和上皮样滋养细胞肿瘤（ETT）。所有类型的 GTD 都会产生同一种肿瘤标志物——人绒毛膜促性腺激素（hCG）。大约 90% 的 GTD 患者为完全性葡萄胎（CHM）患者或部分性葡萄胎（PHM）患者。葡萄胎妊娠是指由异常受精引起的非侵入性局部肿瘤[1-4]。CHM 起源于空受精卵，核型通常为二倍体，染色体组型为 46XX，具有雄激素；而 PHM 则是正常卵子与两个精子受精的结果，因此具有三倍体核型[5]。其余 10% 的 GTD 包括由葡萄胎妊娠及非葡萄胎妊娠进展成的恶性肿瘤的患者[4]。

据报道，CHM 的发病率在世界不同地区差异很大，其范围为每 10 万次妊娠中会出现 23～1299 例[6]。主要的危险因素是育龄超过 35 岁和既往 GTD 病史。GTD 常表现为异常出血和 hCG 升高。在孕早期进行超声检查时，CHM 的典型表现包括子宫增大（大小大于停经月份）、胎心音缺失、hCG 水平显著升高、盆腔压力过高或下腹疼痛、卵巢

黄素化囊肿、阴道出血及继发贫血、妊娠呕吐、甲状腺功能亢进，可在 20 周前出现先兆子痫[7]。PHM 通常表现为稽留流产。CHM 和 PHM 的治疗包括清宫和清宫后的 hCG 定量监测，以检测葡萄胎后滋养细胞肿瘤（GTN）。hCG 水平的监测至关重要，因为 CHM 后发生 GTN 的风险为 15%～20%，PHM 妊娠后发生 GTN 的风险为 1%～5%[2]。GTN 的治疗包括化疗，偶尔需要手术干预。

超声对于 GTD 患者的管理具有重要作用，不仅体现在葡萄胎妊娠和 GTN 的初步诊断中，而且对复发性和耐药性患者的评估及长期随访也具有重要意义。最近的研究也证明了超声也许可以做具有化疗药耐药风险的 GTN 患者的预后评估。

超声诊断葡萄胎

葡萄胎的典型超声表现

CHM 的典型超声表现包括子宫增大，并伴有复杂的异质性物质，而无正常的宫内妊娠。CHM 妊娠的描述包括"暴风雪"或"葡萄串"状，它们代表增大水肿的绒毛[8,9]（图 18.1）。另一方面，部分性葡萄胎可能表现为胎盘增大，并伴有多个无回声区，宫内可

见已死亡的胚胎或由三倍体导致的生长受限的异常胚胎[8,10-12]（图18.2）。从历史来看，只有30%～47%的患者在孕早期被诊断为完全性葡萄胎。然而，在孕早期使用超声检查的增加使得CHM的检出率达到了84%以上[7]。

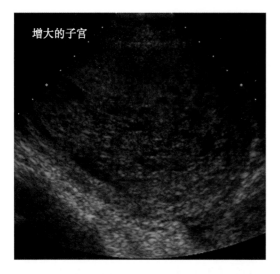

图 18.1　典型弥漫性多囊改变的完全性葡萄胎

图由 Carol B. Benson 博士提供，她来自布里格姆妇女医院放射科，超声主任，哈佛医学院放射学教授，波士顿，马萨诸塞州。

早期葡萄胎妊娠的超声诊断

孕早期出现阴道流血的患者，可能缺乏上述CHM的典型超声表现，其超声诊断更加困难。孕早期水肿绒毛较小，胎盘组织可能表现为一个复杂回声的宫内肿块，伴有多个囊状无回声区[10,13]（图18.3）。在孕早期，PHM和CHM的鉴别也比较困难。可能有助于区分两种类型葡萄胎妊娠的一个鉴别点是PHM患者的孕囊不是空的，表现为在大片囊泡的胎盘组织中伴有小胎儿影像[14]。此外，越是早期出现就越难区分葡萄胎妊娠和非葡萄胎性的水肿流产。早期组织学证实的葡萄胎妊娠的超声描述包括：空孕囊或宫内无回声积液、实性回声肿块伴积液、子宫内

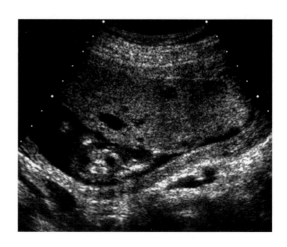

图 18.2　部分性葡萄胎伴局灶性囊状改变及已死亡的胚胎

图由 Carol B. Benson 博士提供，她来自布里格姆妇女医院放射科，超声主任，哈佛医学院放射学教授，波士顿，马萨诸塞州。

膜增厚和子宫内膜内充满液性回声区[15,16]。

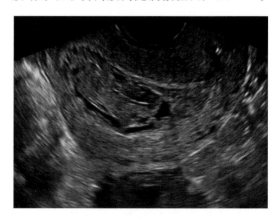

图 18.3　孕早期完全性葡萄胎，囊泡不多，病变不明显，采用经阴道超声观察最清晰

图由 Carol B. Benson 博士提供，她来自布里格姆妇女医院放射科，超声主任，哈佛医学院放射学教授，波士顿，马萨诸塞州。

超声也可以评估子宫中存在的葡萄胎组织的容积，这已被证明是GTN的危险因素[17-20]。一些专家认为体积的3D评估优于单一测量。然而，在一项研究中表明超声测量的病变大小不能预测其是否需要化疗[18]。

虽然超声可以评估病变对子宫肌层的浸润，但认为 MRI 能够更好地呈现葡萄胎组织对子宫壁的侵入[19,20]。

超声检测葡萄胎的敏感性

一些研究人员检测了超声诊断葡萄胎的准确性。Fowler 等发表了最大规模的研究[21]，他们评估了超声在葡萄胎检测中的作用。作者回顾了 1053 例的葡萄胎早期超声评估，发现不论是 CHM 还是 PHM 其诊断灵敏度均为 44%。纳入该研究诊断为葡萄胎的患者平均孕周为 10 周。研究者们发现 CHM 的超声检出率高于 PHM（CHM79%，PHM29%，$P < 0.0001$），该研究的假阳性率为 10%，这些患者的最终病理结果显示非葡萄胎的水样变性。其他较小规模的研究表明，超声检测葡萄胎的灵敏度为 34%～57%[15,16,21,22]。诊断葡萄胎妊娠的关键是结合 hCG 水平。研究表明，临床指标（如 hCG）有助于超声诊断完全性葡萄胎[23]。当按葡萄胎妊娠类型分析超声检测的灵敏度时，超声在检测 CHM（灵敏度范围 58%～95%）[13,16,21-24]方面始终比 PHM（灵敏度范围 17%～29%）[16,21,22]更为敏感。随着孕周的增加，水肿绒毛也随之增大，超声检测的灵敏度有所提高，因此更容易检出葡萄胎。

葡萄胎的鉴别诊断

在孕早期，还有其他类似于葡萄胎的超声表现的疾病，如胎盘水肿样变性、稽留流产、受精卵萎缩和宫腔妊娠组织物残留。葡萄胎的超声假阳性率估计为 4%～10%[21,25]。其他妊娠期胎盘的水肿变化可能与葡萄胎的水肿绒毛相似，但往往分布不均匀[21,26]。尽管很难在孕早期区分部分性葡萄胎与其他疾病，但稽留流产或受精卵萎缩的超声表现更多为孕囊周边回声增强[14]。

彩色多普勒超声诊断葡萄胎

彩色多普勒超声可以让临床医师评估血管状况。在滋养层组织中，增生血管内血流呈现高流速、低阻力的状态。因此，使用彩色多普勒成像有助于鉴别与葡萄胎超声表现相类似的疾病，如稽留流产[10,27]。

子宫动脉多普勒测量在葡萄胎和 GTN 的应用

多项研究表明，子宫动脉阻力指数与 hCG 水平密切相关，因此子宫动脉多普勒有助于诊断疾病和反映治疗情况[28-33]。Yalcin 等用 hCG 和子宫动脉多普勒对 21 例葡萄胎患者进行了随访，发现 hCG 和多普勒指数呈显著负相关，即随着 hCG 下降，患者状况好转，子宫动脉阻力指数升高[31]。在这项研究中，最终演变为葡萄胎后 GTN 的患者的多普勒指数明显低于那些疾病自然转归的患者。其他研究也表明，子宫动脉阻力指数越低的患者患上葡萄胎后 GTN 的风险越大[29,30,34-36]。最后，一项对 25 例葡萄胎患者进行 hCG 和经阴道超声（TVUS）多普勒监测的研究也指出，对于预期为 GTN 的患者，多普勒监测要在常规 hCG 监测前 1—3 周开始，超声表现比 hCG 水平提前 8 周回归正常[32]。

卵巢黄素囊肿的超声诊断与治疗

卵巢黄素囊肿发生在 25%～65% 的完全性葡萄胎中，与明显升高的 hCG 水平（＞100 000 mU/ml）相关。一项研究表明，对 386 例未经治疗的葡萄胎患者中，102 例（26.4%）同时存在黄素囊肿[37]。黄素囊肿的超声表现为无回声、多房性卵巢囊肿[38]（图 18.4）。据报道，囊肿的平均直径约为 7cm，范围为 3～20cm[26,38]。通常情况下，这些囊肿会在详细的子宫超声检查中检出。值得注意的是，通常在 hCG 水平 ＜100 000 mU/ml 的孕早期完全性或部分性葡萄胎患者中，黄素囊肿的检出概率较小[15]。尽管双侧卵巢囊肿患者患有 GTN 风险更高，但尚无研究表明黄素囊肿的大小与持续性疾病相关[37]。定期超声检查有助于监测黄素囊肿的转归，随着 hCG 水平的下降，黄素囊肿在葡萄胎患者清宫后的 2－4 个月逐渐消退[39]。虽然黄素囊肿很少自发破裂或发生扭转，一旦发生，及时的腹腔镜手术可以有效地干预。在超声引导下经皮穿刺引流巨大的黄素囊肿也可显著缓解腹部不适。

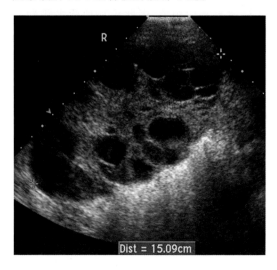

图 18.4　黄素囊肿充满卵巢，呈无回声的多房囊性结构

图由 Carol B. Benson 博士提供，她来自布里格姆妇女医院放射科，超声主任，哈佛医学院放射学教授，波士顿，马萨诸塞州。

超声诊断双胎共存的葡萄胎

据估计，22 000～100 000 例妊娠中有1 例同时发生葡萄胎和胎儿并存的双胎妊娠[40]。葡萄胎与胎儿共存的诊断几乎总是基于超声检查结果，并且发现时间往往晚于单一的 CHM[41]。超声检查结果显示，存活的胚胎会有一个增大的胎盘伴典型囊状改变及回声增强，或者同时出现两个胎盘，一个为正常的胎盘，另一个为葡萄胎胎盘[42]（图 18.5）。超声检测在这些患者的妊娠的持续管理中也至关重要，以帮助确保共存胎儿的健康。在文献中描述的那些诊断为共

存葡萄胎双胎后继续妊娠的孕妇中，超过一半的患者妊娠持续到第 28 周后，约 70％的孩子存活[40]。继续妊娠组和诊断后中止妊娠组的 GTN 发生率无显著差异。然而，与单纯葡萄胎相比，双胎葡萄胎更容易发生GTN[41]。

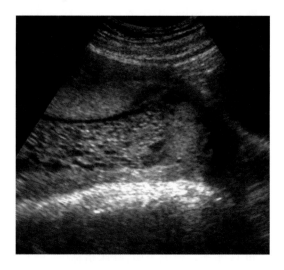

图 18.5　双胎妊娠，前面有一个正常胎盘，后面有一个完整的葡萄胎，表现为典型的弥漫性多囊改变

图由 Carol B. Benson 博士提供，她来自布里格姆妇女医院放射科，超声主任，哈佛医学院放射学教授，波士顿，马萨诸塞州。

超声在葡萄胎清除中的应用

管理葡萄胎的第一步是清宫，通常采用吸刮术。清宫技术类似于自然流产和人工流产[43]。然而，由于葡萄胎的血管丰富，减少术中出血是关键。在吸引刮宫葡萄胎时，术中超声可能是葡萄胎吸刮术中一个非常有用的工具，特别是病变体积很大的情况下。如果条件允许，应在手术开始前使用超声检查宫内疾病，并评估是否蔓延至盆腔。在连续扩张宫颈和放置吸引刮匙的过程中，超声可以帮助防止子宫穿孔。最后，在手术结束时，超声检查可以让临床医师观察子宫腔并确保葡萄胎组织完全清除[43]。

超声在 GTN 诊断和治疗中的应用

妊娠滋养细胞肿瘤（GTN）包括侵袭性葡萄胎、绒毛膜癌、PSTT 和 ETT。绒毛膜癌起源于细胞滋养层和合胞体滋养层,并产生高水平的 hCG。绒毛膜癌虽然会早期转移扩散,但通常对化疗高度敏感。与绒毛膜癌不同,PSTT 和 ETT 起源于绒毛中外层滋养细胞,产生低水平的 hCG。虽然不幸但很重要的是,PSTT 和 ETT 与其他类型的 GTN 不同,PSTT 和 ETT 都对化疗相对不敏感。当患者被诊断为 GTN 时,超声是对子宫和附件进行初步评估的首选成像方式。超声不能区分 GTN 的类型。因此,临床病史和 hCG 水平至关重要。Betel 等对比了 17 例 GTD 患者和 14 例妊娠后残余物患者的超声图像,发现 GTD 患者超声图像更多表现为较大的肿块（＞3.45 cm）、较薄的子宫内膜（＜12 mm）、子宫肌层肿块和丰富的血管[44]。超声表现与 GTN 类似的非妊娠期疾病,包括子宫平滑肌瘤和腺肌瘤性息肉[26,45]。除了血管增多外,多普勒还可以显示侵蚀性葡萄胎妊娠和绒毛膜癌患者子宫肌层内血流增加的局部区域[46]。GTN 研究中的子宫动脉多普勒指数的测量,包括阻力指数（RI）和搏动指数（PI）。GTN 的 RI 和 PI 往往非常低,在随访过程中,这些指标的变化与 GTN 疗效相关,随访过程中,当 hCG 水平下降时这些指数增加[47,48]。尽管如此,一些超声表现也可以成为诊断的线索。

- 侵蚀性葡萄胎可表现为子宫内肿块（es）伴无回声区,也常表现为子宫肌层内回声增强的局灶性区域,或为含有液性腔侵蚀性表现的异质性病变（图 18.6）。

- 绒毛膜癌可表现为子宫增大,包含伴有坏死和出血区域的囊实混合性不均匀回声肿块,绒毛膜癌结节血管丰富,彩色多普勒显示血管增多。绒毛膜癌也可侵犯子宫肌层,甚至宫外。

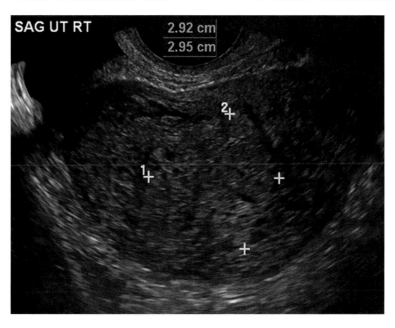

图 18.6　**侵蚀性完全性葡萄胎,子宫内肿块包含侵入子宫肌层的弥漫性多囊样改变**
图由 Carol B. Benson 博士提供,她来自布里格姆妇女医院放射科,超声主任,哈佛医学院放射学教授,波士顿,马萨诸塞州。

- 胎盘部位滋养细胞肿瘤也可表现为小的不均匀回声区，伴有充满液体的囊肿，但通常坏死程度低于绒毛膜癌。PSTT 也可表现为子宫内的实性肿瘤，伴或不伴囊性区域，可侵犯子宫肌层。这些肿物的血管表现无特异性，可为无血管肿块，也可为大范围血管增生[48,49]。

- 上皮样滋养细胞肿瘤在病程早期经阴道超声检查表现为子宫肌层内有不规则的回声区，但在疾病晚期则表现为宫底肌层内无血流的边界清楚的孤立性回声病变[50]。

超声评估宫内疾病的存在和大小

经阴道超声（TVUS）是检测侵袭性 GTN 的首选技术[29,51,52]。GTN 的 TVUS 可表现为子宫内膜和肌层内低回声结节[53]，肌层内的高回声簇代表浸润性肿瘤，无回声区代表出血[54]，以及贯穿子宫中部的多个"匐行的无回声通道"[51]。

葡萄胎后 GTN 的超声评价

在 CHM 或 PHM 诊断和清除后，连续检测的 hCG 水平被用来确定葡萄胎后 GTN 的发展。当 hCG 水平连续稳定 3 周以上，或连续上升 2 周以上时，可诊断为葡萄胎后 GTN[1]。一旦确诊 GTN，超声是可用来确定疾病位置和发展进程的影像学检查之一。在一项 33 例 GTN 患者的研究中，我们回顾了超声检查结果，其中 17/33（51.5%）患者的超声检查显示的病变与行子宫内膜刮除术或子宫切除术的病理 100% 相关。在超声检查未发现宫内疾病证据的 16/33 患者中，仅有 6/16（37.5%）的子宫内膜刮除术时滋养细胞肿瘤碎片呈阳性[55]。

彩色多普勒在 GTN 诊断中的应用

多普勒联合 TVUS 非常适合评估子宫内膜疾病的存在和程度。使用多普勒超声有助于鉴别子宫肌层浸润，这是 GTN 的一个特征，以前只有在子宫切除术后才能进行组织学检查。多普勒彩色血流可通过检测子宫肌层异常血流判断是否有肌层浸润[20,28,51,56]。多普勒 TVUS 可鉴别宫内的耐药性小病灶[29]，还可用于评估子宫肌层浸润的深度，这也可作为耐药性宫内疾病的预后指标[34]。多普勒还可用于监测和测量子宫动脉血流，并可计算 RI 和 PI。在妊娠期，随着子宫胎盘血管的发育，血液流入子宫的阻力急剧下降，而随着 GTD 的血管增生，阻力变得更低。事实上，从非妊娠子宫到正常妊娠，再到葡萄胎，再到侵蚀性葡萄胎和绒毛膜癌，阻力指数是逐渐降低的[27,57-59]。因此，在诊断不明确的情况下，使用彩色多普勒可以显示子宫肌层是否有浸润，而测量子宫动脉搏动指数对诊断 GTN 提示性较低。

超声在葡萄胎和 GTN 随访中的应用

用于确定是否需要手术干预

虽然 GTN 的主要治疗方法是化疗，但在某些情况下手术干预是可行的[60]。超声已被证明可以有效鉴别适合手术的患者。首先，持续性宫内出血的患者可受益于重复 D&C、局部切除术或子宫切除术。其次，在接受化疗的患者中，其 hCG 水平提示化疗耐药，这类患者可能受益于局部切除或子宫切除术，特别是那些未来不再需要生育能力的妇女[61,62]。当存在严重阴道出血或耐药性子宫肿瘤时，经阴道彩色多普勒超声应作为评估宫内疾病的首选成像方式。

子宫动脉搏动指数作为 GTN 化疗耐药性的预测指标

如上所述，低子宫动脉多普勒搏动指数

与化疗需求之间的关联已得到充分证实。因此,一些研究人员提出疑问,使用这些耐药指数是否有助于识别化疗耐药风险的患者。大约 30% 被认为患有低风险疾病(FIGO 风险评分<7)的患者将对一线单药化疗产生耐药性,并需要随后的替代化疗[63]。多项研究表明,多普勒指数可以预测需要多药化疗患者的化疗耐药性,而不是具有较低耐药性指数的单药化疗患者的耐药性[34,64]。Agarwal等研究了子宫动脉搏动指数(UAPI)是否是化疗耐药的预测因子。最初,他们发现在 164 例患者中,UAPI<1 的患者比 UAPI>1 的患者发生甲氨蝶呤耐药性的概率高 2.68[65]。由同一研究者进行的后续研究表明,在多变量分析中,与 UAPI>1 相比,UAPI<1 可预测化疗耐药性(UAPI<1 64.6%,UAPI>1 35.4%)。FIGO 评分为 6 且 UAPI≤1 的患者单药甲氨蝶呤耐药率为 100%[66]。因此,GTN 需要化疗的患者,除了计算 FIGO 风险评分外,UAPI 的测量也可能发挥作用。

GTN 相关的动静脉畸形

众所周知,子宫动静脉畸形(AVM)是 GTN 的常见并发症。肿瘤血管的增加可能导致子宫动脉和子宫肌层静脉之间产生异常连接[67]。动静脉畸形可导致严重危及生命的子宫出血,因此超声在诊断和后续治疗中至关重要。虽然 D&C 是许多阴道大出血情况下的首选治疗方法,但在 AVM 的情况下,这可能会加剧出血,而且需要其他控制出血的方法,如子宫切除术或动脉栓塞。多普勒模式对超声诊断有一定的帮助。AVM 将在多普勒超声上显示明显的血管分布。除了"频带增宽反应湍流"、低阻力指数测量(介于 0.25 和 0.55 之间)及动脉和静脉波形的混合外,脉冲波多普勒将显示收缩期和舒张期血流速度均升高[68]。其他研究人员将 GTN 相关 AVM 的密集血管分布描述为收缩期和舒张期均呈苍白阴影伴有代表湍流的彩色马赛克图案[69]。在 GTN 治疗完成后,AVM 可能会持续很长时间。有症状(即出血)AVM 的治疗可包括选择性子宫动脉栓塞术。文献报道的最大系列 GTN 相关 AVM,描述了 19 例患者中 18 例成功栓塞,其中 15/18 使用聚乙烯醇颗粒一次性栓塞成功。其余 4 例患者需要两次栓塞术[70]。在这篇和另一篇报道中均报道了 GTN 相关 AVM 栓塞治疗后成功正常足月妊娠的病例[70,71]。

超声对后续妊娠的评估

Vargas 等回顾了 2432 例完全性和部分性葡萄胎及 GTN 后的后续妊娠[72]。他们证明,有葡萄胎和 GTN 病史的患者在随后的妊娠中与普通人群有相似的生殖结局,除了观察到 1.7% 的再次葡萄胎发生率。妊娠成功的案例甚至包括患有晚期 GTN 合并广泛的宫内疾病(导致子宫穿孔或需要局部切除子宫)[73]。因此,医师应让患者放心,在解决葡萄胎和 GTN 后,绝大多数患者都实现了正常妊娠。尽管如此,由于复发性葡萄胎的风险增加,所有患者也应在孕早期进行超声检查,以排除后续妊娠中再次发生葡萄胎。

教学要点

- 完全性葡萄胎的水肿绒毛在超声上呈现典型的"暴风雪"或"葡萄簇"外观。
- 超声诊断葡萄胎的敏感性范围为 34%～57%,当与 hCG 水平相结合时,灵敏度显著增加。
- 超声是诊断妊娠滋养细胞疾病时用于评估子宫和附件的首选成像方式。
- 使用经阴道超声和彩色多普勒可以更好地检测子宫肌层浸润和持续性子宫疾病。
- GTN 患者的子宫动脉多普勒指数明

显低于正常妊娠的孕妇。

- 子宫动脉多普勒指数可以预测持续性疾病和化疗耐药性。
- 有 GTD 病史的患者应在随后的妊娠期间进行超声评估，以排除复发性葡萄胎。

参 考 文 献

［1］ Berkowitz RS，Goldstein DP. Chorionic tumors. N Engl J Med. 1996；335；1740-8.

［2］ Lurain JR. Gestational trophoblastic disease. I：Epidemiology，pathology，clinical presentation and diagnosis of gestational trophoblastic disease，and management of hydatidiform mole. Am J Obstet Gynecol. 2010；203：531-9.

［3］ Lurain JR. Gestational trophoblastic disease. II. Classification and management of gestational trophoblastic neoplasia. Am J Obstet Gynecol. 2011；204；11-8.

［4］ Seckl M，Sebire N，Berkowitz RS. Gestational trophoblastic disease. Lancet. 2010；376：717-29.

［5］ Szulman AE，Surti U. The syndromes of hydatidiform mole. I. Cytogenetic and morphologic correlations. Am J Obstet Gynecol. 1978；131；665.

［6］ Berkowitz RS，Goldstein DP，Horowitz NS. Hydatidiform Mole：Epidemiology，clinical features，diagnosis. In：Goff B，editor. UpToDate. Waltham，MA，UpToDate，2014. （Accessed January 2，2015） http://www. uptodate. com/contents/hydatidiform-mole-epidemiology-clinical-features-and-diagnosis? source＝search_result&s earch＝Hydatidiform＋Mole％3A＋Epidemiology％2C＋c linical＋features％2C＋diagnosis. &selectedTitle＝1 ％7E32

［7］ Soto-Wright V，Bernstein M，Goldstein DP，Berkowitz RS. The changing clinical presentation of complete molar pregnancy. Obstet Gynecol. 1995；86；775.

［8］ Albayram F，Hamper UM. First-trimester obstetric emergencies；spectrum of sonographic findings. J Clin Ultrasound. 2002；30；161-77.

［9］ Leopold GR. Diagnostic ultrasound in the detection of molar pregnancy. Radiology. 1971；98；171-6.

［10］ Dogra V，Paspulati RM，Bhatt S. First trimester bleeding evaluation. Ultrasound Q. 2005；21；69-85.

［11］ Naumoff P，Szulman AE，Weinstein B，Surti U. Ultrasonography of partial hydatidiform mole. Radiology. 1981；140；467-70.

［12］ Fine C，Bundy AL，Berkowitz RS，Boswell SB，Berezin AF，Doubilet PM. Sonographic diagnosis of partial hydatidiform mole. Obstet Gynecol. 1989；73；414-8.

［13］ Benson CB，Genest DR，Bernstein MR，Soto-Wright V，Berkowitz RS. Sonographic appearance of first trimester complete hydatidiform moles. Ultrasound Obstet Gynecol. 2000；16；188-91.

［14］ Woo JS，Wong LC，Hsu C，Ma HK. Sonographic appearances of the partial hydatidiform mole. J Ultrasound Med. 1983；2；261-4.

［15］ Lazarus E，Hulka CA，Siewert B，Levine D. Sonographic appearance of early complete molar pregnancies. J Ultrasound Med. 1999；18；589-93.

［16］ Kirk E，Papageorghiou AT，Condous G，Bottomley C，Bourne T. The accuracy of first trimester ultrasound in the diagnosis of hydatidiform mole. Ultrasound Obstet Gynecol. 2007；29；70-5.

［17］ Allen SD，Lim AK，Seckl MJ，Blunt DM，Mitchell AW. Radiology of gestational trophoblastic neoplasia. Clin Radiol. 2006；61；301-13.

［18］ Seckin KD，Baser E，Yeral I，Togrul C，Ozdal B，Gungor T. The impact of ultrasonographic lesion size and initial human chorionic gonadotropin values on treatment success in cases with complete hydatidiform mole. Eur Rev Med Pharmacol Sci. 2013；17；3381-4.

［19］ Green CLO，Angtuaco TL，Shah HR，Parmley TH. Gestational trophoblastic disease：a spectrum of radiologic diagnosis. Radiographics. 1996；16：1371-84.

［20］ Lim AKP，Patel D，Patel N，Hawtin K，Dayal L，Schmid P，et al. Pelvic imaging in gestational trophoblastic neoplasia. J Reprod Med. 2008；53；575-8.

［21］ Fowler DJ，Lindsay I，Seckl MJ，Sebire NJ. Routine pre-evacuation ultrasound diagnosis of hydatidiform mole：experience of more than 1000 cases from a regional referral center. Ultrasound Obstet Gynecol. 2006；27；56-60.

［22］ Sebire NJ. The diagnosis of gestational trophoblastic disease in early pregnancy：implications for screening，counseling and management. Ultrasound Obstet Gynecol. 2005；25；421-4.

［23］ Romero R，Horgan JG，Kohorn EI，Kadar N，Taylor KJ，Hobbins JC. New criteria for the diagnosis of gestational trophoblastic disease. Obstet Gynecol. 1985；66（4）；553-8.

［24］ Kobayashi M. Use of diagnostic ultrasound in trophoblastic neoplasm and ovarian tumors. Cancer. 1976；38；441-52.

［25］ Santos-Ramos R，Forney JP，Schwartz B. Sonographic findings and clinical correlations in molar pregnancy. Obstet Gynecol. 1980；56；86-92.

［26］ Reid MH，McGahan JP，Oi R. Sonographic evaluation of hydatidiform mole and its look-a-likes. Am J Roentgenol. 1983；140；307-11.

［27］ Zhou Q，Lei X-Y，Xie Q，Cardoza JD. Sonogaphic and Doppler imaging in the diagnosis and treatment of gestational trophoblastic disease. A 12-year experience. J Ultrasound Med. 2005；24；15-24.

［28］ Chau MT，Ghan FY，Pun TC，Leong L. Perforation of the uterus by an invasive mole using color Doppler ultrasound：case report. Ultrasound Obstet Gynecol. 1993；3；51-3.

［29］ Carter J，Carlson J，Hartenbach E，Saltzman A，Fowler J，Carson L，et al. Persistent postmolar gestational trophoblastic disease：use of transvaginal sonography and colour flow Doppler. Aust N Z J Obstet Gyaecol. 1993；33；417-9.

［30］ Schulman H，Fleischer A，Stern W，Farmakides G，Jagani N，Blattner P. Umbilical velocity wave ratios in human pregnancy. Am J Obstet Gynecol. 1984；148；985-9.

［31］ Yalcin OT，Ozalp SS，Tanir HM. Assessment of gestational trophoblastic disease by Doppler ultrasonography. Eur J Obstet Gynecol Reprod Biol. 2002；103；83-7.

［32］ Zanetta G，Lissoni A，Colombo M. Detection of abnormal intrauterine vascularization by color Doppler imaging：a possible additional aid for the follow up of patients with gestational trophoblastic tumors. Ultrasound Obstet Gynecol. 1996；7；32-7.

［33］ Schneider DF，Bukovsky I，Weinraub Z，Golan A，Caspi E. Transvaginal ultrasound diagnosis and treatment follow-up of invasive gestational trophoblastic disease. J Clin Ultrasound. 1990；18；110-3.

［34］ Oguz S，Sargin A，Aytan H，Kelekci S，Dumanli H. Doppler study of myometrium in invasive gestational trophoblastic disease. Int J Gynecol Cancer. 2004；14；972-9.

［35］ Gungor T，Ekin M，Dumanli H，Gokmen O. Color Doppler ultrasonography in the earlier differentiation of benign mole hydatidiforms from malignant gestational trophoblastic disease. Acta Obstet Gynecol Scand. 1998；77；860-2.

［36］ El Aal DEM，El Senosy ED，Kamel MA，Atwa M. Uterine artery Doppler blood flow in cases of hydatidiform mole and its correlation with β-hCG. Eur J Obstet Gynecol Reprod Biol. 2003；111；123-34.

［37］ Montz FJ，Schlaerth JB，Morrow CP. The natural history of theca lutein cysts. Obstet Gynecol. 1988；72（2）；247-51.

［38］ Chiang G，Levine D. Imaging of adnexal masses in pregnancy. J Ultrasound Med. 2004；

23:805-19.

[39] Long MG, Boultree JE, Begent RJH, Bagshawe KD. Ultrasonic morphology of the uterus and ovaries after treatment of invasive mole and gestational choriocarcinoma. Br J Radiol. 1990;63:942-5.

[40] Vejerslev LO. Clinical management and diagnostic possibilities in hydatidiform mole with coexistent fetus. Obstet Gynecol Surv. 1991; 46:577-88.

[41] Steller MA, Genest DR, Bernstein MR, Lage JM, Goldstein DP, Berkowitz RS. Clinical features of multiple conception with partial or complete molar pregnancy and co-existing fetuses. J Reprod Med. 1994;39:147-54.

[42] Bree RL, Silver TM, Wicks JD, Evans E. Trophoblastic disease with coexistent fetus: a sonographic and clinical spectrum. J Clin Ultrasound. 1978;6:310-4.

[43] Berkowitz RS, Goldstein DP, Horowitz NS. Hydatidiform mole: Management. In: Goff B, editor. Waltham, MA, UpToDate, 2014. (Accessed January 2, 2015) http://www. uptodate. com/contents/ hydatidiform-mole-management? source=search_resu lt&search=Hydatidiform+ mole% 3A + Management& selectedTitle = 1%7E32

[44] Betel C, Atri M, Arenson A-M, Khalifa M, Osborne R, Tomlinson G. Sonographic diagnosis of gestational trophoblastic disease and comparison with retained products of conception. J Ultrasound Med. 2006;25:985-93.

[45] Furuhashi M, Miyabe Y, Oda H. Adenomyomatous polyp mimicking hydatidiform mole on ultrasonography. Arch Gynecol Obstet. 2000; 263:198-200.

[46] Shah C, Johnson P, Bhanushali A, Glanc P. Complete Molar Gestation: Role of Ultrasound. Sonoworld: Obstetrics 1st trimester. 1-3 pages. (Accessed August 3, 2014). http://sonoworld. com/ArticleDetails/ Complete_Molar_Gestation__Role_of_Ultrasound. aspx? ArticleId=15

[47] Abd E, Aal DE, El Senosy ED, Kamel MA, Atwa M. Uterine artery Doppler blood flow in cases of hydatidiform mole and its correlation with beta-hCG. Eur J Obstet Gynecol Reprod Biol. 2003;111(2):129-34.

[48] Zhou Y, Ly H, Tian AQ, Lu W. Sonographic characteristics of placental site trophoblastic tumor. Ultrasound Obstet Gynecol. 2013;41: 679-84.

[49] Bajka M, Kochli OR, Schmidt D, Robbiani M, Stallmach T, Haller U. Transvaginal ultrasound of "placental-site trophoblastic tumor". Gynakol Geburtshilfliche Rundsch. 1995;35:38041 (In German).

[50] Okumura M, Fushida K, Rezende WW, Schultz R, Zugaib M. Sonographic appearance of gestational trophoblastic disease evolving into epithelioid trophoblastic tumor. Ultrasound Obstet Gynecol. 2010;36:249-51.

[51] Desai RK, Disberg AL. Diagnosis of gestational trophoblastic disease: value of endovaginal color flow Doppler sonography. Am J Roentgenol. 1991;157:787-8.

[52] Jauniaux E. Ultrasound diagnosis and follow-up of gestational trophoblastic disease. Ultrasound Obstet Gynecol. 1998;11:367-77.

[53] Mangili G, Spagnolo D, Valsecchi I, Maggi R. Transvaginal ultrasound in persistent trophoblastic tumor. Am J Obstet Gynecol. 1993;169:1218-23.

[54] Fleischer AC, James AE, Krause DA, Millis JB. Sonographic patterns in trophoblastic disease. Radiology. 1978;126:215-20.

[55] Berkowitz RS, Birnholz J, Goldstein DP, Bernstein MR. Pelvic ultrasonography and the management of gestational trophoblastic disease. Gynecol Oncol. 1983;15:403-12.

[56] Aoki S, Hata T, Hata K, Senoh D, Miyako J, Takamiya O, et al. Doppler color flow mapping of an invasive mole. Gynecol Obstet Invest. 1989;27:52-4.

[57] Kurjak A, Shalan H, Kupesic S, Predanic M, Zalud I, Breyer B, et al. Transvaginal color

Doppler sonography in the assessment of pelvic tumor vascularity. Ultrasound Obstet Gynecol. 1993;3;137-54.

[58] Long MG, Boultree JE, Begent RHJ, Hanson ME, Bagshawe KD. Preliminary Doppler studies on the uterine artery and myometrium in trophoblastic tumours requiring chemotherapy. Br J Obstet Gynaecol. 1990;97;686-9.

[59] Long MG, Boultree JE, Hanson ME, Begent RHJ. Doppler time velocity waveform studies of the uterine artery and uterus. Br J Obstet Gynaecol. 1989;96;588-93.

[60] Soper JT. Role of surgery and radiation therapy in the management of gestational trophoblastic disease. Best Pract Res Clin Obstet Gynaecol. 2003;17;943.

[61] Clark RM, Nevadunsky NS, Ghosh S, Goldstein DP, Berkowitz RS. The evolving role of hysterectomy in gestational trophoblastic neoplasia at the New England Trophoblastic Disease Center. J Reprod Med. 2010;55;194-8.

[62] Chapman-Davis E, Hoekstra AV, Rademaker AW, Schink JC, Lurain JR. Treatment of nonmetastatic and metastatic low-risk gestational trophoblastic neoplasia;factors associated with resistance to single-agent methotrexate chemotherapy. Gynecol Oncol. 2012; 125; 572-5.

[63] McNeish LA, Strickland S, Holden L, Rustin GJ, Foskett M, Seckl MJ, et al. Low-risk persistent gestational trophoblastic disease; outcome after initial treatment with low-dose methotrexate and folinic acid from 1992 to 2000. J Clin Oncol. 2002;20;1838-44.

[64] Hsieh F-J, Wu C-C, Lee C-H, Chen TM, Chen CA, Chen FC, et al. Vascular patterns of gestational trophoblastic tumors by color Doppler ultrasound. Cancer. 1994;74;2361-5.

[65] Agarwal R, Strickland S, McNeish IA, Patel DC, Foskett M, Boultbee JE, et al. Doppler ultrasonography of the uterine artery and the response to chemotherapy in patients with ges-tational trophoblastic tumors. Clin Cancer Res. 2002;8;1142-7.

[66] Agarwal R, Harding V, Short D, Fisher RA, Sebire NJ, Harvey R, et al. Uterine artery pulsatility index; a predictor of methotrexate resistance in gestational trophoblastic neoplasia. Br J Cancer. 2012;106;1089-94.

[67] Cura M, Martinez N, Cura A, Dalsaso TJ, Elmerhi F. Arteriovenous malformations of the uterus. Acta Radiol. 2009;50;823-9.

[68] Clarke MJ, Mitchell PJ. Uterine arteriovenous malformation;a rare cause of uterine bleeding. Diagnosis and treatment. Australas Radiol. 2003;47;302-5.

[69] Mungen E, Yergok YZ, Ertekin AA, Ergür AR, Uçmakli E, Aytaçlar S. Color Doppler sonographic features of uterine arteriovenous malformations; report of two Cases. Ultrasound Obstet Gynecol. 1997;10;215-9.

[70] McGrath S, Harding V, Lim AK, Burfi tt N, Seckl MJ, Savage P. Embolization of uterine arteriovenous malformations in patients with gestational trophoblastic tumors. A review of Patients at Charing Cross Hospital, 2000-2009. J Reprod Med. 2012;57;319-24.

[71] Garner E, Meyerwitz M, Goldstein DP, Berkowitz RS. Successful term pregnancy after selective arterial embolization of symptomatic arteriovenous malformation in the setting of gestational trophoblastic tumor. Gynecol Oncol. 2003;88;69-72.

[72] Vargas R, Barroilhet L, Esselen K, Diver E, Bernstein M, Goldstein DP, et al. Subsequent pregnancy outcomes in patients with molar pregnancy and persistent gestational trophoblastic neoplasia; updated results. J Reprod Med. 2014;59;1880-94.

[73] Behtash N, Ansari S, Sarvi F. Successful pregnancy after localized resection of perforated uterus in choriocarcinoma and a literature review. Int J Gynecol Cancer. 2006; 16; 446-8.

第 19 章

胎儿畸形

Ana Monteagudo，Margaret Dziadosz，and Ilan E. Timor-Tritsch

引言

随着超声设备和探头的发展，使用超声（US）检测胎儿畸形也在不断发展。25 年来，18－20 周的解剖扫查是孕妇常规成像方案的一部分；在扫查过程中，大多数胎儿畸形都可被检测出来。然而，18－20 周解剖结构扫查发现的许多胎儿畸形在孕早期和（或）孕中早期已经存在，如果在孕早期和（或）孕中早期进行检查，可以发现。Bromley 等报道[1]，在没有专门方案的情况下，11－13$^{+6/7}$ 周的畸形检出率为 41.4%；此外，还能够诊断 71% 的致死性畸形。Becker 和 Wegner[2] 在一项前瞻性观察性研究中，确定了超声扫查孕早期畸形的有效性，共扫查了 3094 个在 11－13$^{+6/7}$ 周的胎儿，主要畸形的检出率为 83.7%[2]。

高频经阴道探头由于其高频率，并且能够将换能器靠近发育中的胎儿，因此已成为早期胎儿解剖结构扫描的主要手段。在我们看来，这种早期对经阴道扫查方式的依赖性是早期和中期胎儿解剖结构扫查没有得到普及的主要原因。另一个重要原因是缺乏对早期胎儿发育解剖学和许多胎儿畸形的胚胎学的了解。另一方面，经腹成像的最新进展已经生产了高频探头，这种探头可以对孕早期和孕中期胎儿进行成像，因此不愿意经阴道扫查的操作者可以使用这种探头。

"颈部扫查"，或颈后透明层（NT）扫查在 20 世纪 90 年代被引入，目前在美国大约 22% 的商业保险患者和 8% 的公共保险患者进行了颈后透明层厚度扫查[3]。在 11－13$^{+6/7}$ 周期间进行 NT 扫描，获取三个超声参数：头臀长（CRL）、颈部透明层厚度（NT）测量及是否存在鼻骨（NB）。因此，对于孕早期的解剖学测量，这是理想的扫查时机。

在这个胎龄，可以可靠地检测到哪些正常和（或）异常胎儿结构

1992 年，Timor-Tritsch 等[4] 描述了 97 例低风险患者在 9－14 周期间使用经阴道超声（TVS）进行扫描；这项研究的目的是评估胎儿的结构，如身体轮廓、长骨、手指、脸、腭、脚、脚趾和四腔心切面等在什么胎龄时均可成像。研究表明，在 13－14 周时，所有查看的结构均可成像（表 19.1）。Whitlow 等[5] 在 1998 年进行了一项研究，以确定测量颈后透明层及同时检查胎儿解剖结构的最佳胎龄。他们得出结论，最佳时间是在妊娠 13 周。随着胎龄的增加，可以看到解剖结构的病例比例从 11 周时的 75% 增加到 13 周时的 98%；此外，随着胎龄的增加，对 TVS 的需求从 11 周时的 42% 下降到 13 周时的 15%。2004 年，Souka 等[6] 发表了对 1144 例

表 19.1 胚胎/胎儿结构列表及其均可出现的胎龄[a]

周	数	前 & 后轮廓	长骨	手指	面腭	脚趾头	四腔视图
9	17	+	F&H±T&R—	±	—	—	—
10	16	+	F&H±T&R—	±	±	—	—
11	17	+	+	±	±	±	—
12	15	+	+	+	+	±	±
13	14	+	+	+	+	+	±
14	18	+	+	+	+	+	+

±. 阈值水平(首次看到)。

+. 判别水平(始终可见)。

F. 股骨;H. 肱骨;T. 胫骨;R. 桡骨。

[a] 修改自参考文献[4]。

孕周为 11—14 周的低风险妇女进行胎儿心脏和非心脏解剖结构检查的可行性。利用经腹超声(TAS)和 TVS 对以下解剖结构进行扫查:头骨、大脑、面部、脊柱、心脏四腔心和三血管、胃、腹壁、肾、膀胱和四肢。结果显示,48% 的胎儿可以进行完整的解剖结构扫查。86% 的胎儿成功地进行了非心脏解剖成像。TVS 的使用使胎儿解剖结构扫查的成功率从 72% 提高到 86%。经阴道扫查在检查面部、肾和膀胱时尤其有用(表 19.2)。类似地,在其他研究中发现随着头臀长的增加,胎儿结构的显示率也随之增加。

表 19.2 随着 CRL 的增加,非心脏和心脏结构的可视化率[a]

CRL (mm)	非心脏的 (%)	心脏的	
		4ChV(%)	3V(%)
45～54	65	67	25
55～64	84	86	46
65～74	93	93	58
>74	96	97	67

CRL. 头臀长;4ChV. 四腔心切面;3V. 三血管切面。

[a] 基于参考文献中的数据[6]。

2004 年,Timor-Tritsch 等[7]对美国超声医师进行一项测试,旨在检测其在 11—14 周成功进行胎儿结构评估的能力。结果显示,其检出率与欧洲作者报道结果相似。在对 223 例 11—13[+6/7] 周的妇女进行的前瞻性横断面研究中,要求超声医师找到 37 个胎儿的结构,包括头部、颈部、脊柱、心脏、腹部、胸部和四肢(表 19.3)。病例按胎龄分为两组:11—12 周和 13—14 周。与之前的研究类似,随着胎龄的增加,所见结构的数量也会增加。在这项研究中,心脏结构的可检出百分比最低这并不奇怪,因为大多数超声医师发现胎儿心脏是最难成像的结构之一。作者得出结论,11—14 周的胎儿解剖结构可以由超声医师进行检查并且大多数胎儿结构的检出率很高。

在最近的一项系统评价中,Rossi 等[8]研究了 11—14 周超声诊断胎儿结构畸形的有效性。他们回顾了 19 篇文章,其中涉及 78 002 例胎儿在 11—14 周进行了解剖结构检查。共有 996 例胎儿出现畸形,畸形发生率为 12‰。在这个系统的回顾中,畸形的总检出率为 51%,当同时进行 TAS 和 TVS 时,检出率可增加到 62%。此外,在那些畸形的高危患者中,检出率增加到 65%。

表 19.3　超声专家在 11－12 周和 13－14 周观察到的结构百分比[a]

结构	11－12 周	13－14 周	P 值
	$n=121$（%）	$n=102$（%）	
头部和颈部			
颅骨光环	120(99)	100(98)	NS
颅内解剖学	115(95)	97(95)	NS
侧脑室	109(99)	94(92)	NS
脉络丛	118(98)	97(95)	NS
小脑	63(52)	70(69)	0.01
颅后窝/小脑延髓池	67(55)	73(72)	0.01
颈后解剖	115(96)	95(93)	NS
晶体	106(88)	91(89)	NS
轮廓	110(91)	91(89)	NS
鼻/嘴唇	86(71)	81(79)	NS
面部	89(74)	85(83)	0.08
脊柱			
颈椎	97(80)	91(89)	NS
胸椎	98(81)	89(87)	NS
腰椎	87(72)	79(77)	NS
骶骨	42(35)	49(48)	NS
心脏			
心轴	86(71)	75(73)	NS
四腔心	33(27)	42(41)	0.03
右室流出道	47(39)	59(58)	0.04
左室流出道	45(37)	62(61)	0.0004
主动脉弓	22(18)	31(30)	0.03
导管弓	18(15)	24(24)	NS
腹部和胸部			
肺	77(64)	79(77)	0.02
膈肌	65(87)	94(92)	NS
腹壁（脐带插入）	117(97)	98(96)	NS
胃	118(98)	100(98)	NS
肾	97(80)	93(91)	0.02
膀胱	113(93)	92(96)	NS
膀胱两侧观察到 2 条血管	102(84)	92(90)	NS
肠	93(77)	90(88)	0.02
生殖器	39(32)	51(50)	0.007
四肢			
肱骨	118(98)	98(96)	NS

（续 表）

结构	11－12 周	13－14 周	P 值
	n＝121（％）	n＝102（％）	
桡骨/尺骨	115(95)	99(97)	NS
手	118(98)	100(98)	NS
手指	104(86)	92(90)	NS
股骨	119(98)	98(96)	NS
胫骨/腓骨	111(92)	96(94)	NS
脚	117(97)	95(93)	NS

[a] 转载自《美国妇产科杂志》,191(4),Timor-Tritsch IE,Bashiri A,Monteagudo A,Arslan AA,在美国有资格且训练有素的超声医师可在 11－14 周进行孕早期胎儿解剖结构扫查,1247-52,版权 2004,得到爱思维尔的许可。

在 11－13$^{+6/7}$ 周的胎儿解剖检查中应寻找哪些胎儿解剖结构

在检查之前,要记住一个关键的临床重点。胎龄很重要!并不是所有在妊娠中期(18－22 周)扫查时检查的结构在 11－13$^{+6/7}$ 周时都完全形成,并且也不是所有胎儿结构在同一时间或同一胎龄都发育完成。例如,胎儿大脑在胚胎/胎儿生命周期不断发育和变化。根据胎龄的不同,某些结构可能被认为是正常的或病理性的,而实际上它们尚未完成发育。例如,在妊娠前三个月,胎龄相差 5－7 天可能会导致将正常发育的脑室结构(如后脑)误诊为脑室扩张,或将未见大脑镰误诊为前脑无裂畸形。因此,在进行早期胎儿解剖结构检查时,美国超声医学研究所(AIUM)[9]在 18－20 周胎儿结构扫查的列表不适用于孕早期胎龄的胎儿。2013 年,国际妇产科超声学会(ISUOG)发布了指南[10],列出了孕早期解剖结构检查时包含的建议检查清单(表 19.4)。在本章中,我们使用 ISUOG 列出的 11－13$^{+6/7}$ 周时建议扫查的结构列表(表 19.4)。使用这些指南,我们可以检出这些孕期的胎儿畸形。

表 19.4 11－13^{+6} 周扫查时建议的解剖学评估[a]

器官/解剖区域	存在和（或）正常吗
头部	存在
	颅骨
	脑中线
	充满脉络丛的脑室
颈部	外观正常
	颈部透明层厚度（需要知情同意和经过培训/认证的操作人员检查）[b]
面部	眼与晶体[b]
	鼻骨[b]
	正常轮廓/下颌骨[b]
	完整的嘴唇[b]
脊柱	椎骨（纵向和轴向）[b]
	完整的皮肤覆盖[b]
胸部	对称的肺野
	无积液或肿块
心脏	心脏正常活动
	四个对称的腔室[b]
腹部	胃出现在左上腹
	膀胱[b]
	肾[b]

（续　表）

器官/解剖区域	存在和(或)正常吗
腹壁	正常的脐带插入
	无脐带缺陷
四肢	四肢各有三个节段
	方向正常的手和脚[b]
胎盘	大小和回声
脐带	具有三个血管[b]

　　[a] 转载自 Salomon LJ，Alfirevic Z，Bilardo CM，Chalouhi GE，Ghi T，Kagan KO 等．ISUOG 实践指南：孕早期胎儿超声扫查的表现．妇产科超声。2013；41(1)：102-13，由 John Wiley & Sons 许可。

　　[b] 可选的结构。

头部

露脑畸形——无脑畸形序列，脑膨出

　　在怀孕后 26—32 天，由于前颅神经孔未闭合或异常闭合而导致的畸形，会导致大脑、脊柱或二者联合缺陷或闭合不全，其中最常见的缺陷包括无脑畸形序列、脑膨出和脊柱裂，据报道患病率为 1‰[11]。无脑畸形序列是一种致死性畸形。露脑畸形中，典型的超声特征是颅骨缺损，即可以看到相对良好的大脑组织而没有覆盖颅骨（图 19.1）。随着

妊娠的继续，暴露在外的胎儿大脑最终开始解体，形成典型的无脑畸形的超声特征，即颅骨缺失，胎儿眼眶突出。随着暴露的脑组织脱落，增加超声增益，羊水呈点状回声（图 19.2）[12]。报道指出露脑畸形在 11—13[+6/7] 周的检出率为 100%[8,13]。

　　脑膨出是一种沿骨缝发生的颅骨缺损，通过颅骨缺损形成大脑和(或)脑膜或两种的联合膨出；这一缺陷被认为是由于颅骨中胚层发育缺陷造成的。最新理论表明，脑膨出在发育和遗传上与露脑-无脑畸形序列不同，不应被视为神经管缺陷[11]。研究发现，胎儿后脑膨出存在于有 Meckel 综合征的胎儿中，后脑膨出与睫状体病综合征有关[11]。超声特征表现为后脑膨出病例为头部后方的囊状结构，前脑膨出病例胎儿面部前方的囊状结构（图 19.3）。脑膨出可大可小，可能只包含脑膜（脑膜膨出）或脑组织（脑膜脑膨出）。脑膨出越大，其包含的脑组织越多，胎儿的预后就越差。多达 20%～25% 的病例可能出现小头畸形。11—13[+6/7] 周报告的检出率为 100%[8]。

前脑无裂畸形

　　在正常胎儿发育过程中，大脑镰是一种中线结构，它将单个前脑腔分成两个半球，正

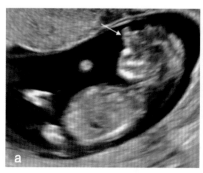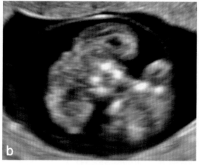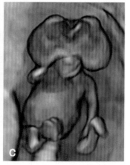

图 19.1　10[3/7] 周胎儿，伴有无脑畸形序列
　　(a)矢状切面：未见正常胎儿颅骨，头部看起来"扁平"且不规则；(b)胎儿头部冠状切面，显示大量脑组织因无颅骨保护而"下垂"至头的一侧；(c)3D 重建显示胎儿露脑畸形(箭；头部异常，颅骨缺失)。

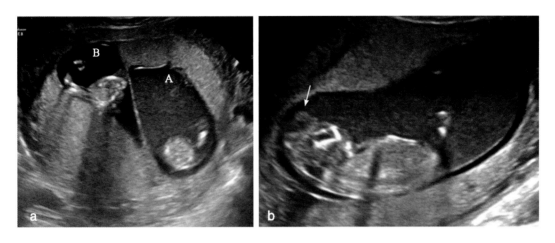

图 19.2　13^{1/7} 周时的双绒毛膜双羊膜囊(DCDA)双胎

(a)与双胞胎(B)的羊水相比,双胞胎 A 的羊水出现点状回声;(b)双胞胎(a)的进一步解剖评估发现露脑畸形——无脑畸形序列的典型特征;头部不规则,缺乏光滑、规则的典型颅骨回声超声表现(箭所示)。

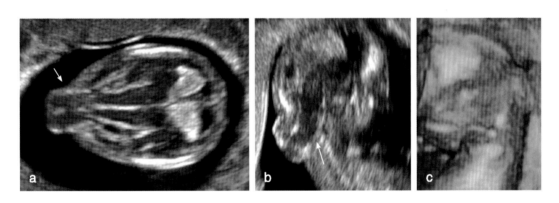

图 19.3　12^{4/7} 周后脑膨出

(a)胎儿头部的轴切面,显示后脑颅骨缺损,大脑已通过后脑膨出疝入后脑膨出囊(箭);(b)胎儿头部的矢状切面,显示后颅缺损,大脑和中脑疝入脑膨出囊中(箭);(c)脑膨出的 3D 重建。

常大脑在 9—10 周后都可以看到大脑镰。未显示大脑镰与前脑无裂畸形(HPE)相关(图 19.4)。在 11—13^{+6/7} 周时,大脑镰中线两侧均可见脉络丛;这种结构被比作一只张开翅膀的蝴蝶[14](见图 19.4a)。Sepulveda 等[15]利用"蝴蝶征"对 11 068 例胎儿进行了为期 9 年的 HPE 筛查。在这组患者中,他们诊断出 11 例 HPE,表现为未见"蝴蝶征",使用无"蝴蝶征"检测 HPE,检出率为 100%。此外,他们注意到 40% 的 HPE 患儿双顶径小

于胎龄(GA)的第 5 百分位数;这有助于进一步诊断。

前脑无裂畸形是一种累及前脑的常见畸形;这种畸形是由于受孕后的第 2—3 周前脑完全或不完全分裂失败所致[16-18]。据报道,11—13^{+6/7} 周时前脑畸形的患病率为 1:1300;大约 66% 的人有染色体异常,其中86% 的人有 13-三体,4% 的人有 18-三体[19]。这种异常有一个范围,从最严重的无叶HPE,到半叶 HPE,再到叶状 HPE 和最不

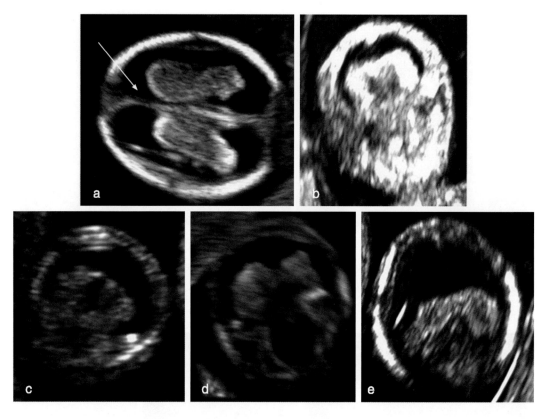

图 19.4　正常大脑与 4 例前脑无裂畸形的组合图像

　　(a)$13^{2/7}$ 周时正常胎儿的轴切面进行比较,显示中线大脑镰,将大脑分为左右两半球;大脑镰两侧可见脉络丛回声(箭=大脑镰)。我们将这种图像被比作一只张开翅膀的蝴蝶。(b)$9^{6/7}$ 周时患有 HPE 的胎儿。(c)$11^{4/7}$ 周时患有 HPE 的胎儿。(d)$12^{1/7}$ 周时患有 HPE 的胎儿。(e)$13^{2/7}$ 周时患有 HPE 的胎儿。4 个前脑无裂畸形的胎儿轴位图像中的共同超声特征是无大脑镰;单脑室腔;脉络丛位于融合丘脑的上方;以及缺乏正常的轴位"蝴蝶"视图。

严重的半球中央变异型(MIHV)。大约 80% 的 HPE 患者[9]存在颅面部异常[16]。颅面部异常包括独眼症(单眼位于中线部)、并眼畸形(两眼部分于中线处融合)和长鼻症(单鼻孔及鼻位于眼上方)[17]。在孕早期,大多数确诊的 HPE 病例被诊断为无叶型;虽然半叶型也可以诊断;然而,在 $11-13^{+6/7}$ 周时,这是一项具有挑战性的任务。3D 反转渲染可以用来区分正常大脑和 HPE;这可以作为孕早期诊断 HPE 的额外工具[20](图 19.5)。叶状 HPE 是一种更细微的畸形,取决于腔静脉的表现,在 18-20 周或之后的解剖结构扫查可诊断出

来。大多数 HPE 胎儿影响的无法存活。已报道的 HPE 检出率为 50%～100%[8,13]。

颈部

增厚颈后透明层,囊性水瘤

　　颈后透明层(NT)增厚或增加在筛查异倍体、先天性心脏缺陷和其他畸形方面的意义已得到充分证实。NT 增厚指大于第 95 个百分位数的测量值;相应的 NT 值又随着胎龄的增加而增加,其值约为 2.5mm;相比之下,它的第 99 个百分位数定为 3.5mm(图 19.6)[21,22]。NT 增厚本身并不是一种畸形,

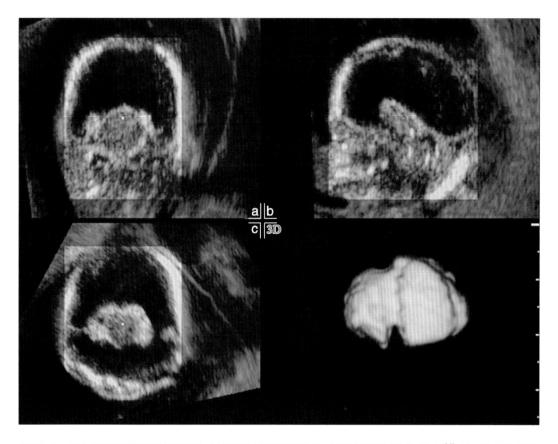

图 19.5　三个正交扫描切面(横切面、冠状面和矢状面)的 3D 显示及反转模式;孕 13$^{5/7}$ 周,13-三体伴有
　　　无叶 HPE 胎儿,无回声的脑脊液反转,呈现为有回声结构

　　(a)冠状切面显示单个或"单脑室";中线结构缺失,丘脑融合。(b)胎儿的矢状切面;胎儿面部朝向图
片的左侧;头部含有液体。(c)显示(a)中所描述类似特征的轴切面。Box 3D 描绘了包含液体的单腔脑
室反转图像。

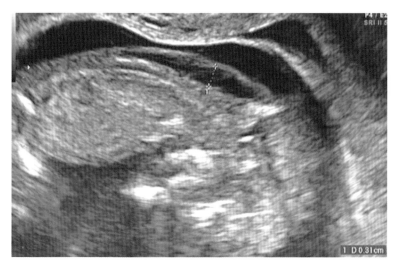

图 19.6　11$^{5/7}$ 周胎儿显示 NT
　　　为 3.1mm

　　在这个胎龄,这个测量值
在 95 百分位数以上。

因为它在正常妊娠和病理妊娠均可看到。Kagan 等[23]研究了增厚的 NT 与染色体缺陷之间的关系。当 NT 从 95 百分位数增加至 3.4mm 时，染色体异倍体的发生率为 7%；在 NT 为 3.5～4.4mm 时，染色体异倍体的发生率为 20%；在 NT 为 4.5～5.4mm 时，发生率为 45%；在 NT 为 5.5～6.4mm 时，发生率为 50%；在 NT 为 6.5～7.4mm 时，发生率为 70%；NT≥8.5mm，发生率为 75%。另一个有趣的发现是，大约一半的 21-三体胎儿的 NTs≤4.5mm；约 60% 的 13-三体胎儿，75% 的 18-三体胎儿和 90% 的特纳综合征胎儿的 NT>4.5mm；此外，Turner 胎儿的 NT 往往最厚，≥8.5mm。

众所周知，整倍体胎儿的 NT 增厚，与先天性心脏病（CHD）有关。在 2003 年 Makrydinas 等[24]进行的一项 meta 分析中，对于诊断严重先天性心脏缺陷，使用 NT>95 百分位数，敏感性为 37%，特异性为 96.6%；使用 NT>99 百分位数，敏感性和特异性分别为 31% 和 98.7%，阳性似然比为 24[21,24]。随后 2013 年 Sotiriadis 等[25]的 meta 分析，他们发现染色体正常胎儿患有冠心病大约 45% 胎儿的 NT>95 百分位数，20% 的胎儿的 NT>99 百分位数。

囊性水瘤是指位于枕颈部的双侧、分隔、囊性、充满液体的空腔[26]。这是由于颈部淋巴管和静脉血管之间的阻塞，导致淋巴液在颈静脉淋巴囊中积聚（图 19.7）。在 11—13+6/7 周之间患有囊性水瘤的胎儿中，51%[27]～54.9%[28]会出现染色体异常；其中 21-三体是最常见的。在最近的一项 944 例妊娠早期囊性水瘤胎儿的回顾性队列研究中；21-三体的患病率为 21.4%；其次是单体 X（Turner 综合征）12.1%，18-三体 11.4%，13-三体 3.6%，以及其他核型异常情况，如其他三体、缺失、重复、不平衡易位、倒置和性染色体异常[28]。在染色体核型正常的胎儿中，28.8% 的胎儿有严重畸形。泌尿系统、中枢神经系统和心脏是最常见的畸形部位，占

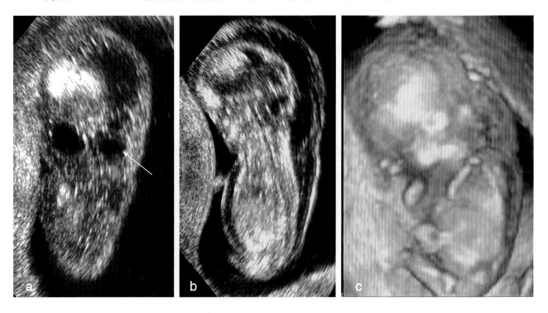

图 19.7　12^{3/7} 周患有囊性水瘤的胎儿

（a）后冠状切面，显示后颈水平的双侧囊性扩张（箭所示）。病理是由于颈部淋巴管和静脉之间阻塞，导致淋巴液在颈静脉淋巴囊内积聚；（b）胎儿的矢状切面，显示广泛的囊性水瘤和全身水肿；（c）囊性水瘤的 3D 重建。

全部畸形的 15%[28]。在同一队列中,6 个胎儿有遗传综合征;Angelman 和 Noonan 综合征是常见的遗传综合征。39% 的孕妇在围产期出现流产,86.6% 的胎儿继而出现异常结局[28]。

面部

鼻骨缺失,唇腭裂,白内障,小下颌畸形

在早期解剖结构检查期间,与传统的妊娠中期解剖结构扫查类似,应获取胎儿面部的侧面视图。该切面可能显示鼻骨缺失或发育不全,唇裂和(或)腭裂,或小颌畸形。鼻骨缺失本身不是胎儿畸形,但却是胎儿异倍体的标志;特别是常见的三体(图 19.8)。鼻骨实际上是成对的结构,包括一个右鼻骨和一个左鼻骨,可以是单侧或双侧缺失或发育不全。

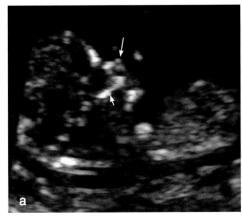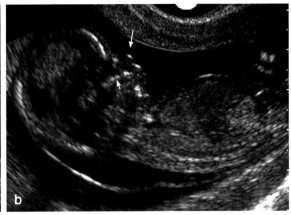

图 19.8　所示为两个胎儿,一个为正常胎儿,另一个为鼻骨缺失伴囊性水瘤胎儿

要对鼻骨或其缺失进行成像,获得正确的面部矢状切面非常重要,该平面可见鼻尖(长箭)和腭(短箭)。(a)胎儿 $12^{1/7}$ 周时,鼻骨外观正常。(b)胎儿 $13^{6/7}$ 周时,鼻骨缺失。

鼻骨缺失见于 60% 的 21-三体胎儿、53% 的 18-三体胎儿和 45% 的 13-三体胎儿;鼻骨缺失诊断 Down 综合征的似然比为 27.8。此外,在 2.5% 的整倍体胎儿中也可以看到这种现象[29]。在整倍体妊娠中,非裔美国女性(5.8%)比白人女性(2.6%)或亚洲女性(2.1%)更容易出现鼻骨缺失[30]。在最近发表的一篇文章中,在 57 例鼻骨缺失且核型正常的胎儿中,有 3 例出现了不良结局,并且在所有病例中都发现了其他超声可见的异常情况[30]。

唇裂和(或)腭裂(CLP)是一种常见的面部异常,据报道,活产儿发病率为 1.7‰;然而,存在种族和地理差异[31]。在高达 80% 的病例中,唇裂是单侧的,通常发生在左侧,大多数受累胎儿是男性。然而,单发腭裂更常见于女性,据报道,每 2500 例活产儿中就有

1 例发生[31]。在发育过程中,8 周时内侧鼻突和上颌突融合形成连续的上唇。内侧鼻突和上颌突融合失败将导致单侧或双侧唇裂。腭由原发腭和继发腭发育形成。从第 7 周开始发育,直到第 14 周才完成。在 $11-13^{+6/7}$ 周时,使用 2D 和 3D 超声的矢状面、冠状面和轴切面可以检测到 CLP(图 19.9)。在双侧唇裂和腭裂的病例中,在矢状面上可以看到唇部前方的突起;在横切面上,出现唇腭裂时可见一个很深的凹陷。3D 超声,特别是使用冠状面对面部进行 3D 重建,有助于评估面部缺陷(见图 19.9b)。孕早期 CLP 的检出率较低,为 5%~50%[8,13]。鼻后三角(见图 19.9e)可以使用 2D 或 3D 超声成像,获得胎儿面部的前冠状视图。鼻后三角的顶点由两块鼻骨组成,两侧是上颌骨的腭

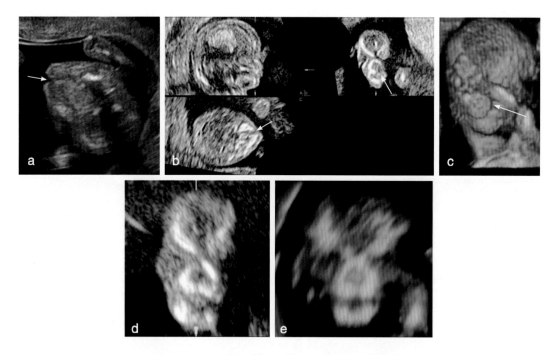

图 19.9　胎儿在 12$^{5/7}$ 周时,出现单侧左侧唇腭裂

　　(a)颈部透明层扫查时诊断为单侧唇腭裂的胎儿上唇轴切面(如箭所示)。(b)同一胎儿的 3D 正交平面。左上框:面部的矢状切面;右上框:冠状切面,显示异常的鼻后三角,在上腭左侧区域有间隙(箭所示);左下框:轴切面;箭指向缺陷。(c)单侧唇腭裂胎儿的 3D 重建(箭)。(d,e)正常鼻后三角的 2D 和 3D 厚切片。

突,三角的底部为原始腭骨[32]。在 CLP 的病例中,可以在图像中三角的底部、腭的位置(图 19.9b 右上方框)发现缺陷。鼻后三角切面可能提高 CLP 的检出率和诊断率。然而,到目前为止,还并没有大型的前瞻性研究观察鼻后三角的有效性。这一切面最近被报道为评估鼻骨是否存在的一种新方法[32-34]。

　　白内障:报道其发病率为 1~6/10 000[35]。胎儿晶体在妊娠第 6 周之前从表面外胚层发育而来[35]。胎儿白内障可能是由于非常早期的宫内胎儿感染造成的,如风疹、水痘、疱疹和巨细胞病毒,暴露于毒素(抗精神病药物,如卡马西平),特发性或遗传性。遗传因素见于 30% 的单侧病例和 50% 的双侧病例[35];遗传原因包括 Walker-Warburg 综合征和 21-、18-和 13-三体等染色体核型异常。胎儿晶体的正常超声呈环形,中央为无回声和外周有回声(图 19.10a)。有时,玻璃体动脉可视为晶体后部和视盘之间的线性结构;然而,玻璃体动脉通常在出生前退化。胎儿白内障晶体中心的无回声出现混浊;有时,伴随白内障,胎儿眼可能会缩小[36](图 19.10b)。

　　在妊娠 8-12 周左右下颌突形成下腭、嘴唇和下巴;在妊娠 13 周时,各部分将会最终融合形成下颌骨。正常的下颌骨发育可能会因遗传综合征或环境暴露而被中断[37]。小颌畸形是 100 多种遗传病的共同特征,如 Treacher-Collins、Robin 序列、胎儿运动障碍综合征、染色体异倍体(如三体 18 和 13)及染色体缺失[37,38]。正如 Paladini 在 2010年[37]所说,胎儿小颌畸形几乎总是一个不祥的发现。因此,当看到时必须进行详细扫查。使用 2D 和 3D 超声时获取胎儿侧面图,可以

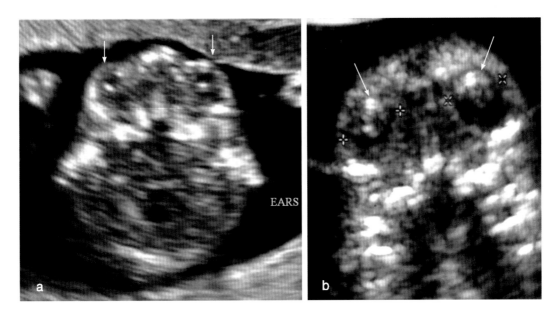

图 19.10 胎儿眼眶水平面胎儿面部的轴向剖面图

（a）正常胎儿可见眶内晶体。正常晶体的超声表现为中心透声的回声环（箭）；（b）12⁵ᐟ⁷ 周时患有常染色体显性遗传性白内障的胎儿横切面，在正常的眼眶内，晶体的环状外观消失，环状物中央充满回声，即白内障。箭指向小而后缩的下腭。

在矢状面看到正常胎儿下颌骨，下颌骨水平的轴向视图可作为面部三维图像的一部分（图 19.11a）。小下颌畸形可依赖于主观评估或使用客观方法进行诊断，如颌骨指数和下颌面部角。将这些指标应用于 11—13⁺⁶ᐟ⁷ 周的胎儿时，要记住这些指标是基于 18—20 周的胎儿发育，并且尚未被验证是否可用于孕早期[37,38]（图 19.11b）。

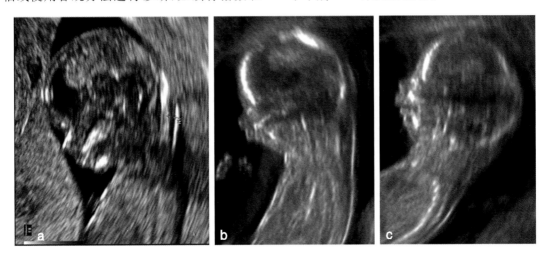

图 19.11 胎儿侧面的矢状图

（a）正常胎儿侧面；（b,c）对 13⁶ᐟ⁷ 周的小下颌畸形和厚 NT 胎儿的侧面图略有不同。该胎儿是不平衡缺失的携带者（箭＝下颌）。

脊柱

开放性脊柱裂

在胎儿 $11-13^{+6/7}$ 周时,可以在矢状面、冠状面和轴切面对胎儿脊柱进行评估,评估方式与常规进行的妊娠中期解剖机构扫查方式相似。在妊娠中期,开放性脊柱裂的诊断依赖于几个超声标志:脊柱是存在隆起或不规则;两个已确定且敏感的颅骨表现:"柠檬征"和"香蕉征"。开放性脊柱裂可在 $11-13^{+6/7}$ 周或更早的时候通过观察矢状面上脊柱和皮肤的隆起或中断进行诊断(图 19.12a,b)[39,40]。据报道,妊娠 12 周后的胎儿,超声可见"香蕉和柠檬"征象[39,41]。在妊娠 12 周或不足 12 周时,小脑可能仅表现为轻微凸出;但在第 12 周后,可以持续显示"香蕉征"的典型外观[41]。最近在这一领域的研究已经提出几个额外的头颅超声表现,这些发现专门用于筛查 $11-13^{+6/7}$ 周的胎儿,特别是开放性脊柱裂。这些征象包括:颅内透明层(IT)不显示[42](图 19.12c,d),脑干直径与脑干至枕骨的距离(BS/BSOB)的比值增加[43],小脑延髓池宽度<第 5 百分位数[44];在横切面上,双顶径(BPD)测量值小于第 5 百分位数[45,46],双顶径与腹横径之比为 $\leqslant 1$(BPD/TA)[47]。这些新的头颅超声标志"筛查阳性"的胎儿应转诊至具有早期妊娠筛查资质的中心。这些新的头颅超声征象大多数

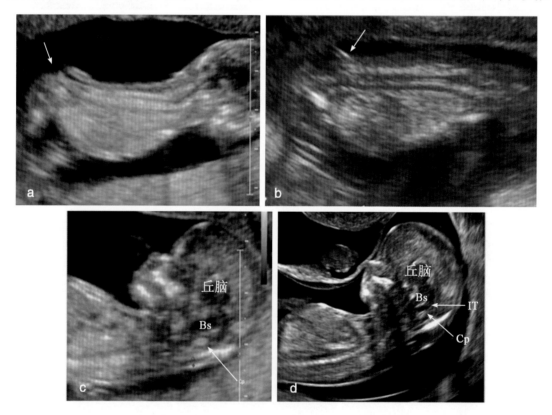

图 19.12　$12^{3/7}$ 周胎儿脊柱矢状图,伴有腰骶部开放性脊柱裂,这一发现在随后的研究和出生后都得到了证实

(a)箭所示为腰骶部脊柱缺损;(b)矢状面,略偏离中线,显示脊髓脊膜膨出囊及椎体缺损;(c)胎儿头部的矢状面,未显示颅内透明层;(d)正常胎儿的矢状图,显示正常的颅内透明层(IT)。在脑干(Bs)和脉络丛(Cp)之间可见 IT。

在胎儿面部的正中切面图中可显示,该切面与测量颈部透明层的切面相同。目前,支持使用这些新的头颅特征来诊断开放性脊柱裂的数据有限;然而,Bernard 等[45]报道,通过选择约 5% 的病例进行进一步的专家扫查,使用<第 5 百分位数的 BPD 可以检测 50% 的开放性脊柱裂病例。

心脏

心脏异常

先天性心脏病(CHD)是一种常见的异常,据报道,其在活产儿中的发病率为 8‰~10‰[48]。目前,除了几个具有早期胎儿超声心动图资质的中心外,早期妊娠 CHD 的检出率相对较低。多种因素在检测心脏异常方面起着重要作用,如胎儿超声心动图的经验、孕妇体型、设备质量及经阴道超声的使用。增厚的 NT 和 CHD 之间的关系在文献中有很好的记载[21,24]。在最近的一项 meta 分析中[25],NT>第 95 百分位数的综合敏感性、特异性、LR＋和 LR－分别为 44.4、94.5、7.49 和 0.63;对于 NT>第 99 百分位数的综合敏感性、特异性、LR＋和 LR－分别为 19.5、99.1、21 和 0.83。最近,在 11~13$^{+6/7}$ 周筛查先天性心脏缺陷时,静脉导管血流异常和三尖瓣反流已成为重要的附加超声线索。在最近的一项前瞻性研究中,当静脉导管内出现 a 波时,28.2% 的胎儿患有先天性心脏病,2.1% 胎儿无心脏病。当反向 a 波和 NT>99 百分位数同时存在时,CHD 的检出率为 38.8%,NT>95 百分位数的检出率为 47.1%[49]。在 2011 年发表的一篇文章中,32.9% 的患有心脏病的整倍体胎儿和 1.3% 的无心脏病的胎儿出现三尖瓣反流;在 57.6% 的先天性心脏病胎儿和 8% 的无心脏病胎儿中可以看到三种标志中的任一种(NT 增厚、a 波倒置、三尖瓣反流)[50]。孕早期胎儿超声心动图检查可发现的心脏异常包括左心发育不全、右心室双出口和法洛四联症;检出率范围为 50%~99%[8](图 19.13)。

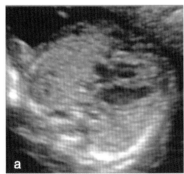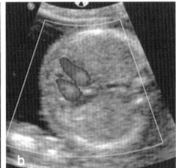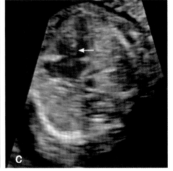

图 19.13　胎儿心脏的四腔心切面

(a)13$^{3/7}$ 周胎儿的正常四腔心切面。(b)应用能量多普勒的四腔心切面,显示通过两个房室瓣的正常血流。(c)13 周时疑似诊断为房室管(AV 管)或房室间隔缺损(AVSD)的胎儿(箭);心脏的十字交叉部位出现异常,两个瓣膜无法明确辨认。

胸部

先天性膈疝

在孕早期评估胎儿胸部时,肺野的对称性、无积液或肿块是正常胸部的重要标志。

正常心脏位于两肺之间,心尖指向左侧,约 2/3 的心脏位于胸部左侧(图 19.13a、b)。当心脏的正常位置被破坏,心脏被推到右侧或左侧时,须考虑胸部肿块的存在。在先天性膈疝中,可以在胸部横切面上看到胎儿的胃和(或)肠(图 19.14)。

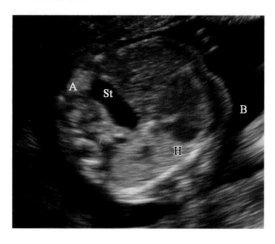

图 19.14 四腔心水平的胎儿胸部视图

可以看到心脏被挤到图像的右侧,在左侧可以看到胎儿的胃。胎儿的胃不应与心脏的四个腔(H)同时出现。如果出现这种情况,则诊断为CDH,除非证明有其他原因。

根据膈肌缺损的位置,心脏和纵隔可能轻微或显著地向右侧或左侧胸部移位。据报道,活产婴儿先天性膈疝(CDH)的患病率为 $1/2500\sim1/3500$;左膈疝较右膈疝常见,比率为 $6:1$[51]。尽管有双侧膈疝的报道,但这是致命的[51]。90%的缺损是后外侧(Bochdalek疝),9%为前内侧(Morgagni疝),其余包括不寻常形式的膈肌缺损[51]。在近 40% 患有 CDH 的胎儿中,在 $11-13^{+6/7}$ 周可以看到颈后透明层增加;NT 增加可能是胸内压迫相关肺发育不良的早期超声征象[52]。在 $11-13^{+6/7}$ 周诊断 CDH 是具有挑战性的,即使 NT 增加,检出率也约为 50%[13]。目前,大多数 CDH 是在妊娠后期诊断的,而小缺陷可能只能在产后诊断。

腹部

肾

正常胎儿肾可在 $11-13^{+6/7}$ 时时成像。在 2004 年,我们的研究小组报告了超声医师扫查不同胎儿结构的显示率[7]。11-12 周

正常肾和膀胱的显示率分别为 80% 和 93%;在 13-14 周时,分别为 91% 和 96%。与妊娠后期肾的超声表现相比,该胎龄的正常肾表现出相对高回声。通过使用彩色/能量多普勒显示肾动脉,在这个胎龄可以更好显示肾。与邻近的肾相比,此时的肾上腺相对较大,超声检查呈无回声,和妊娠后期一样。诊断单侧或双侧肾发育不良很难,孕早期的检出率 $<20\%$[13]。

巨膀胱

巨膀胱是指胎儿膀胱的纵径 $\geq7mm$(图 19.15)[19]。在 Kagan 等的研究中[19],报道的 $11-13^{+6/7}$ 周的患病率为 1/1632,伴 31% 的异倍体发生率。在染色体异倍体胎儿中,13-和 18-三体异常最常见,分别占 54.5% 和 36.4%;21-三体在所有病例中占 9.1%[19]。在大多数(68.6%)巨膀胱整倍体胎儿中,膀胱 ≤15 mm 的胎儿 90% 在 16 周时出现自行恢复,新生儿健康。有 2 例进展为梗阻性尿路疾病。其中有 4 例巨大膀胱,膀胱大小 $\geq15mm$,这些妊娠均被终止。巨膀胱在孕早期是一种相对容易诊断的,据报道,其检出率为 100%[13]。

腹壁

腹裂,脐膨出,肢体-体壁综合征,OEIS (脐膨出-内脏外翻-肛门闭锁-脊柱缺损),Cantrell 五联征

腹裂是一种腹壁缺损,通常位于脐带右侧,肠组织通过腹裂疝出(图 19.16)。腹裂可在 $11-13^{+6/7}$ 周准确诊断,报道的检出率为 $50\%\sim100\%$[8,13]。约 10% 的病例颈部透明层 >95 百分位数[13]。在最近的一项国际研究中[53],大约 85% 的腹裂病例是孤立性缺陷;染色体综合征发生率为 1.2%,其中 18-、13-三体、性染色体和 21-三体最为常见。

脐膨出是位于脐带穿入腹部的水平,腹壁中线的缺损,通过此缺损肠或肠和肝疝入腹膜囊(图19.17和图19.18)。只有在怀孕

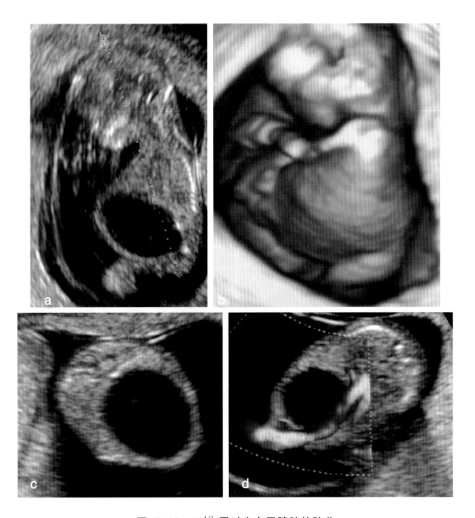

图 19.15 12^{4/7} 周时患有巨膀胱的胎儿

(a)在矢状切面上,巨膀胱占据胎儿骨盆并延伸至腹部。(b)巨膀胱胎儿的 3D 重建图。(c,d)巨膀胱水平横切面;能量多普勒显示膀胱两侧两条脐动脉,证实了诊断结果。

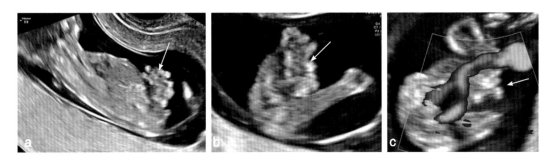

图 19.16 13^{0/7} 周胎儿腹裂

(a)矢状切面,显示下腹部游离漂浮肠管(箭);(b)腹壁缺损水平的横切面,清楚显示腹部前方的游离肠襻(箭);(c)使用能量多普勒可以看到两条脐带血管,脐带穿入的右侧可以看到腹腔外的肠管(箭所示)。

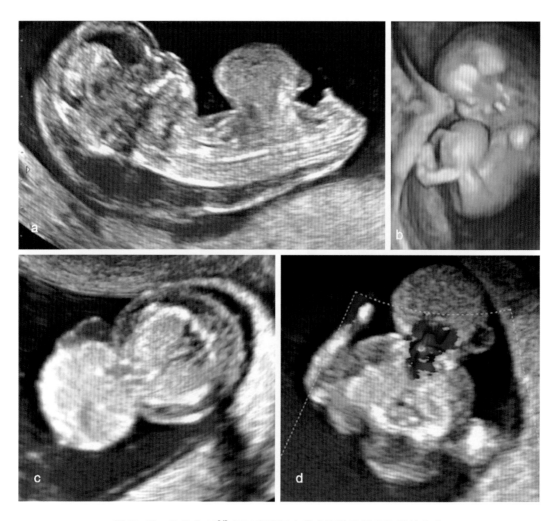

图 19.17　胎儿在 12$^{5/7}$ 周时出现巨大的含肝的脐膨出和囊性水瘤

　　(a)胎儿的矢状面,显示含有肝的大脐膨出;(b)脐膨出的 3D 渲染图;(c)脐膨出水平的腹部横切面;(d)彩色多普勒显示胎儿心脏几乎通过腹部缺损"向下拉"至脐膨出囊。

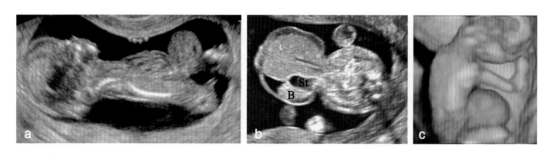

图 19.18　胎儿在 12 周时出现含肝的脐膨出

　　(a)胎儿矢状切面显示脐膨出内含肝;(b)经阴道横切面显示脐膨出囊内的肝(L)、肠道(B)和胃(St);(c)含肝脐膨出的 3D 重建。值得注意的是,与腹裂相比,该缺损被包裹在腹膜囊内,外表面光滑。

12 周后，才能准确诊断出脐膨出内有肠管。这是因为在 8—11 周时仅含肠管的脐膨出与生理性中肠疝很难区分。只有在生理性疝出的肠襻无法返回腹部时，才考虑病理性。值得注意的是，超过 20% 的胎儿在 12 周后才完成这种生理改变。这种延迟在异倍体妊娠中更为常见[54]。

在对 11—13$^{+6/7}$ 周胎儿的一项大型筛查研究中，含肠脐膨出的患病率取决于 CRL，CRL 为 45～54.9mm 时，患病率为 1:98；当 CRL 长度为 55～64.9mm 时，患病率为 1:798；当 CRL 长度为 65～84mm 时，患病率为 1:2073[19]。我们认为，CRL 较小时含肠脐膨出患病率高是由于生理性中肠疝也被误认为是脐膨出。相比之下，含肝的脐膨出的患病率为 1:3360[19]。55% 的含肠脐膨出有染色体异常，其中 18-三体(56.8%)最常见，其次是 13-三体(25.7%)、x 单体(45 XO 或 Turner 综合征)(8.1%)和 21-三体(4.1%)。在含肝脐膨出中，52.9% 出现染色体异常，其中 18-三体占 66.7%，13-三体占 33.3%。在这些病例中，尽管正常颈部透明层(NT)会出现 28% 的异倍体风险，但随着 NT 测量值的增加，异倍体发生的可能性稳步增加[19,55,56]。脐膨出还与其他畸形和综合征相关，包括 Beckwith-Wiedemann 综合征、神经管缺陷和膈肌缺陷。产后并发症不仅与异倍体类型有关，还与缺口大小及肝疝出的程度有关[57]。

肢体-体壁综合征、OEIS 综合征和 Cantrell 五联征是罕见的严重腹壁缺损。肢体-体壁综合征是一种罕见的缺陷，至少存在以下三种缺陷：露脑畸形/脑膨出伴颜面裂；胸腹裂/腹壁缺损和肢体缺损[58]。Russo 等[59]提出有两种明显不同的表型："胎盘-颅骨型"和"胎盘-腹部型"。"胎盘-颅骨缺损"以脑膨出或露脑畸形为特征，常伴有颜面裂及在颅骨缺损与胎盘之间的羊膜带。第二种表型为"胎盘腹壁缺损"，有泌尿生殖系统异常、肛门闭锁、腰骶部脑脊膜膨出和胎盘异常，如脐带过短、胚外体腔持续存在和完整的羊膜(图 19.19)。

OEIS 综合征是一种罕见的疾病，其患病率为 1:(200 000～400 000)。其发病机制不完全清楚[60]。典型表现为脐膨出、泄殖腔外翻、肛门闭锁和脊柱缺损；OEIS 常伴其他畸形，如肾、单脐动脉和肢体缺损[61]。

膀胱外翻可在孕早期确诊，表现为巨大的下腹壁囊性肿块，腹腔未见膀胱，脐带插入点较低及存在脐带囊肿[62](图 19.20)。妊娠中期末，下腹部巨大囊性肿块消失，膀胱破裂，导致下腹壁高回声隆起，腹腔内不显示膀胱。随着妊娠的进展，脐带囊肿可能会出现，也可能不会出现。也可能出现其他特征，包括异常小的阴茎和阴囊前移[63]。膀胱外翻男性比女性更常见，除了膀胱缺损外，还有腹壁、盆底和骨性骨盆缺损。由于没有相关表现，而且脐尿管囊肿很像膀胱，早期检测膀胱外翻的敏感性较低[54,64,65]。它可能与上述 OEIS 综合征或泄殖腔畸形有关。各种相关异常包括肾、神经管缺陷、脐膨出、阴道积液、脐带囊肿和耻骨分离[64-66]。

Cantrell 五联征是另一种罕见的疾病，患病率 1:(65 000～200 000)，包括五种畸形：脐上腹壁中央缺损；下部胸骨缺损；前膈缺损；横膈心包缺损；和心内缺损[67]。该序列可能导致心脏异位和脐膨出，但其他腹腔内结构也可出现在体外(图 19.21)。这种情况与常见的三体(21-、18-和 13-)有关。

四肢

手畸形，多指（趾）畸形，并腿畸形

在孕早期可以准确地识别和测量四肢的三个组成部分。上肢包括上臂(肱骨)、前臂(尺骨、桡骨)和手；下肢包括大腿(股骨)、小腿(胫骨、腓骨)和脚。其检出率超过 95%[68,69]。我们研究组报告上肢的检出率超过 97%，下肢的检出率超过 95%(图 19.22)[7]。如果肢

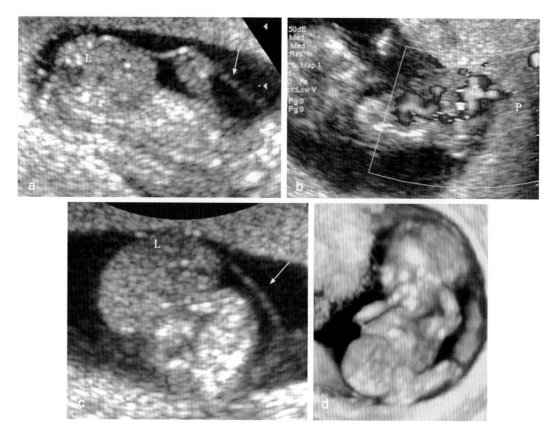

图 19.19　11^{1/7} 周胎儿肢体-体壁综合征；超声检查最符合胎盘-腹部型
（a）羊膜（箭所示）紧贴胎儿周围，与羊水过少一致；肝（L）的表面无明显膜覆盖。（b）胎儿通过极短的脐带附着在胎盘（P）上。能量多普勒显示较短的脐带。（c）腹壁缺损水平的横切面显示了胎儿体外与胎儿身体相连的肝（L）和羊膜（箭所示）。（d）3D重建显示腹壁缺损及下肢畸形。

体异常是单发的，其检出率可能很低。Gray 等[70]招募了 100 例先天性上肢短小或重复畸形患者，并回顾了他们的产前诊断记录。31% 的病例进行了产前诊断。在最近的一项研究中，Bromley 等[1]报道了在≤14 周时涉及四肢畸形检出率为 38.8%，尽管他们没有明确的成像方案。

肢体畸形的患病率约为 6/10 000 活产婴儿；上肢异常发生率较高。单侧肢体异常比双侧更常见，右侧比左侧更常见[71]。在一项关于前臂异常的研究中，66 例患者中有 9 例在 11—13 周出现前臂异常；29.7% 存在染色体非整倍体，其中 18-三体最常见；29.7%

的患者有遗传综合征，如 Cornelia de Lange 和 VATER 综合征；23% 的异常是孤立的[72]（图 19.23）。

并腿畸形（美人鱼综合征）是一种罕见的致死性疾病，病因不明；其特点是下肢融合，形成单肢。其他异常见于泌尿生殖道、胃肠道和单脐动脉（图 19.24）[73]。

胎盘

绒毛膜下血肿，胎盘附着障碍

在孕早期，绒毛膜下血肿表现为位于胎盘-蜕膜界面处的新月形无回声或低回声区。这种破裂可能是由固有的胎盘功能障碍引起

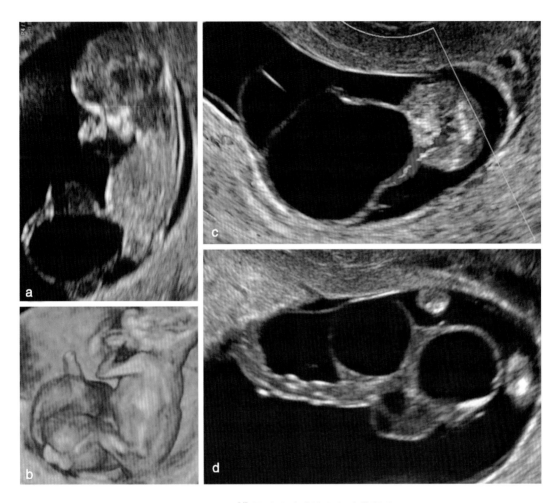

图 19.20　11$^{5/7}$ 周胎儿膀胱外翻和脐带囊肿

（a）胎儿的矢状面下腹壁可见一巨大的囊性肿块，同时可见胎儿膀胱；盆腔内未发现胎儿膀胱。（b）膀胱外翻的 3D 重建图。（c）横切面水平可见外翻和扩张的膀胱；彩色多普勒显示单脐动脉。（d）脐带显示两个脐带囊肿；脐带囊肿常伴膀胱外翻。

的，具有一定争议，但可能在一定程度上会增加胎盘早剥和早产的风险。绒毛膜下血肿在孕早期扫描中较为常见，据报道，发病率为 0.5%～22%[74]。当血肿大小大于孕囊 25% 时，流产的风险增加 2 倍[74]。此外，与边缘出血相比，胎盘后血肿的妊娠结局风险更高[75]（图 19.25）。

为了确定胎盘的异常附着或剖宫产瘢痕妊娠，评估着床部位是至关重要的。进一步讨论请参阅第 17 章。

脐带

双血管脐带

正常的脐带包含一条静脉和两条动脉，可在孕早期识别出来。通过间接推断，彩色或能量多普勒模式可识别两条动脉，盆腔横切面图像显示该血管位于胎儿膀胱壁的两侧。由于获取此图像方便、快捷，ALARA 原则不会受到影响。双血管脐带意味着单脐动脉（SUA）。这种异常是妊娠期最常见的超声

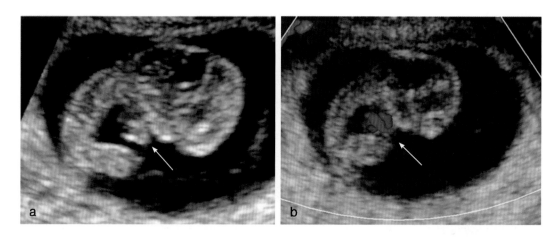

图 19.21　心脏异位和脐膨出的 $9^{1/7}$ 周胎儿

（a）胎儿的矢状面显示心脏在胎儿胸部外搏动，以及含肝的脐膨出。（b）使用彩色多普勒显示胎儿心脏突出胸部。考虑到其他异常，该胎儿可能患有 Cantrell 五联征；胎儿核型显示 16-三体。由 RDMS 的 Patricia Mayberry 提供。

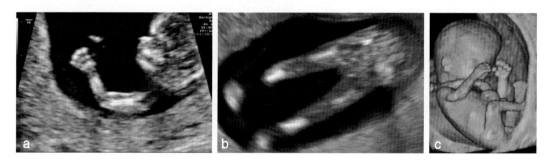

图 19.22　$12^{5/7}$ 周时的胎儿

（a）正常上肢显示了肢体的三个组成部分：肱骨、桡骨/尺骨和手；（b）双下肢可见；（c）胎儿 3D 重建显示正常的上肢和下肢。

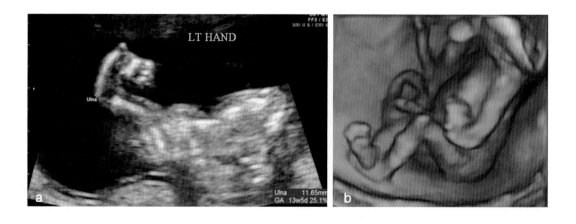

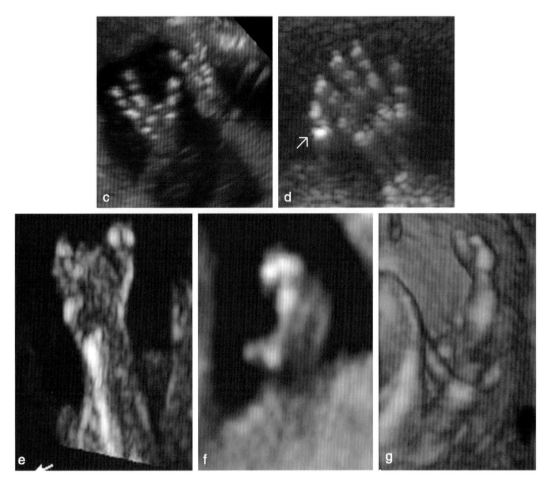

图 19.23　具有不同上肢异常的多个胎儿的合成图像

(a)胎儿在 $13^{5/7}$ 周时出现双手杵状突起,胎儿核型与 18-三体一致;(b)18-三体胎儿杵状手的 3D 重建;(c) 14 周时胎儿外展畸形(裂手);(d)14 周时胎儿轴后多指畸形;(e-g)多切面显示 11 周胎儿缺指畸形。

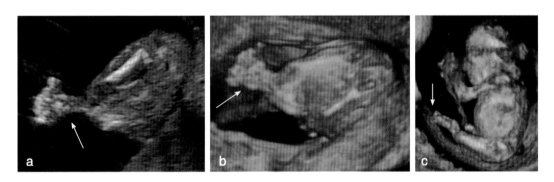

图 19.24　12 周美人鱼综合征畸形的胎儿

(a,b)为单下肢融合的目标切面;(c)美人鱼综合征的 3D 重建。

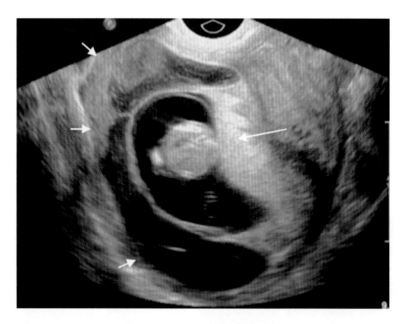

图 19.25　13 周胎儿绒毛膜下血肿
小箭所指血肿较大,但不累及胎盘(大箭)。

表现之一;孕早期 0.5%~6% 的单胎妊娠中可以看到这种情况,其敏感性为 57.1~84.2,特异性为 98.9~99.8[76-78]。双胎妊娠 SUA 的发生率会增加 3~4 倍[78,79]。在 10% 的病例中 SUA 与先天性畸形和染色体异倍体有关[80],但也与早产、生长受限和不良胎儿结局相关[78]。17% 的病例在妊娠早期扫查时发现了先天性畸形,另有 7% 在妊娠中期发现[77]。大多数与 SUA 相关的畸形本质上是泌尿生殖系统或心脏畸形,但也可能包括先天性膈疝、肌肉骨骼异常、泄殖腔序列外翻、并腿畸形或 VATER 综合征[81-83](图 19.26)。

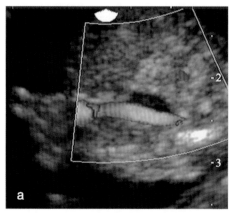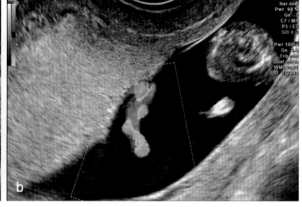

图 19.26　妊娠早期单脐动脉
　(a)在 $11^{6/7}$ 周时,使用彩色多普勒看到胎儿膀胱两侧只有一条动脉;(b)妊娠 $11^{5/7}$ 周,脐带插入胎盘处显示单脐动脉。

总结

2014 年,发表了一份关于胎儿成像的共识声明[84]。这份声明接着说美国妇产科医师学会建议在妊娠 11—13$^{+6/7}$ 周进行孕早期异倍体筛查评估。如果在孕早末期进行超声检查评估胎龄或颈后透明层,那么早期发现严重胎儿异常(如无脑畸形和肢体-体壁综合征)是合理的。在一些有经验的中心,在孕早期可以检测到其他严重胎儿畸形[84]。这项声明突出了一个事实,即可以在孕早期检测胎儿畸形。本章的目的是进一步提高认识并促成现实,即在"颈部扫查"时进行孕早期解剖扫描和检测胎儿畸形是可行的,即使在越来越多地使用无创性产前诊断的时代也应强烈考虑。重要的是要认识到大量的胎儿畸形可以得到可靠的诊断。最重要的是致死性和重大畸形有很高的检出率,在一些研究中,对如露脑-无脑畸形序列、脑膨出、前脑无裂和巨膀胱等畸形的检出率高达 100%。在"颈部扫查"过程中,不仅要正确测量 NT 和评估鼻骨,还要观察胎儿的其他部位。"寻找胎儿畸形,你会找到的。"

教学要点

- 可以在孕早期检测胎儿畸形。
- 当以系统方式寻找畸形时,检出率高达 80%。
- 经腹和经阴道超声联合应用可在孕早期增加胎儿畸形的检出率。
- 露脑-无脑畸形序列、脐膨出、腹裂和前脑无裂畸形在孕早期报道的检出率为 100%。

参考文献

[1]　Bromley B，Shipp TD，Lyons J，Navathe RS，Groszmann Y，Benacerraf BR. Detection of fetal structural anomalies in a basic first-trimester screening program for aneuploidy. J Ultrasound Med. 2014;33(10):1737-45.

[2]　Becker R，Wegner RD. Detailed screening for fetal anomalies and cardiac defects at the 11-13-week scan. Ultrasound Obstet Gynecol. 2006;27(6):613-8.

[3]　O'Keeffe DF，Abuhamad A. Obstetric ultrasound utilization in the United States：data from various health plans. Semin Perinatol. 2013;37(5):292-4.

[4]　Timor-Tritsch IE，Monteagudo A，Peisner DB. High-frequency transvaginal sonographic examination for the potential malformation assessment of the 9-week to 14-week fetus. J Clin Ultrasound. 1992;20(4):231-8.

[5]　Whitlow BJ，Economides DL. The optimal gestational age to examine fetal anatomy and measure nuchal translucency in the first trimester. Ultrasound Obstet Gynecol. 1998;11(4):258-61.

[6]　Souka AP，Pilalis A，Kavalakis Y，Kosmas Y，Antsaklis P，Antsaklis A. Assessment of fetal anatomy at the 11-14-week ultrasound examination. Ultrasound Obstet Gynecol. 2004;24(7):730-4.

[7]　Timor-Tritsch IE，Bashiri A，Monteagudo A，Arslan AA. Qualified and trained sonographers in the US can perform early fetal anatomy scans between 11 and 14 weeks. Am J Obstet Gynecol. 2004;191(4):1247-52.

[8]　Rossi AC，Prefumo F. Accuracy of ultrasonography at 11-14 weeks of gestation for detection of fetal structural anomalies：a systematic review. Obstet Gynecol. 2013;122(6):1160-7.

[9]　American Institute of Ultrasound in M. AIUM practice guideline for the performance of obstetric ultrasound examinations. J Ultrasound Med. 2013;32(6):1083-101.

[10]　Salomon LJ，Alfirevic Z，Bilardo CM，Chalouhi GE，Ghi T，Kagan KO，et al. ISUOG

practice guidelines: performance of first-trimester fetal ultrasound scan. Ultrasound Obstet Gynecol. 2013;41(1):102-13.

[11] Copp AJ, Greene ND. Neural tube defects-disorders of neurulation and related embryonic processes. Wiley Interdiscip Rev Dev Biol. 2013;2(2):213-27.

[12] Timor-Tritsch IE, Greenebaum E, Monteagudo A, Baxi L. Exencephaly-anencephaly sequence: proof by ultrasound imaging and amniotic fluid cytology. J Matern Fetal Med. 1996;5(4):182-5.

[13] Syngelaki A, Chelemen T, Dagklis T, Allan L, Nicolaides KH. Challenges in the diagnosis of fetal non-chromosomal abnormalities at 11-13 weeks. Prenat Diagn. 2011;31(1):90-102.

[14] Sepulveda W, Dezerega V, Be C. First-trimester sonographic diagnosis of holoprosencephaly: value of the "butterfly" sign. J Ultrasound Med. 2004;23(6):761-5. quiz 6-7.

[15] Sepulveda W, Wong AE. First trimester screening for holoprosencephaly with choroid plexus morphology ('butterfl y' sign) and biparietal diameter. Prenat Diagn. 2013; 33 (13):1233-7.

[16] Solomon BD, Gropman A, Muenke M. Holoprosencephaly overview. In: Pagon RA, Adam MP, Ardinger HH, Bird TD, Dolan CR, Fong CT, et al, editors. GeneReviews (R). Seattle, WA: University of Washington; 1993.

[17] Raam MS, Solomon BD, Muenke M. Holoprosencephaly: a guide to diagnosis and clinical management. Indian Pediatr. 2011; 48 (6): 457-66.

[18] Timor-Tritsch IE, Monteagudo A. Scanning techniques in obstetrics and gynecology. Clin Obstet Gynecol. 1996;39(1):167-74.

[19] Kagan KO, Staboulidou I, Syngelaki A, Cruz J, Nicolaides KH. The 11-13-week scan: diagnosis and outcome of holoprosencephaly, exomphalos and megacystis. Ultrasound Obstet Gynecol. 2010;36(1):10-4.

[20] Timor-Tritsch IE, Monteagudo A, Santos R.

Three-dimensional inversion rendering in the first-and early second-trimester fetal brain: its use in holoprosen-cephaly. Ultrasound Obstet Gynecol. 2008;32(6):744-50.

[21] Clur SA, Ottenkamp J, Bilardo CM. The nuchal translucency and the fetal heart: a literature review. Prenat Diagn. 2009; 29 (8): 739-48.

[22] Nafziger E, Vilensky JA. The anatomy of nuchal translucency at 10-14 weeks gestation in fetuses with trisomy 21: an incredible medical mystery. Clin Anat. 2014;27(3):353-9.

[23] Kagan KO, Avgidou K, Molina FS, Gajewska K, Nicolaides KH. Relation between increased fetal nuchal translucency thickness and chromosomal defects. Obstet Gynecol. 2006; 107(1):6-10.

[24] Makrydimas G, Sotiriadis A, Ioannidis JP. Screening performance of first-trimester nuchal translucency for major cardiac defects: a meta-analysis. Am J Obstet Gynecol. 2003; 189(5):1330-5.

[25] Sotiriadis A, Papatheodorou S, Eleftheriades M, Makrydimas G. Nuchal translucency and major congenital heart defects in fetuses with normal karyotype: a meta-analysis. Ultrasound Obstet Gynecol. 2013;42(4):383-9.

[26] Molina FS, Avgidou K, Kagan KO, Poggi S, Nicolaides KH. Cystic hygromas, nuchal edema, and nuchal translucency at 11-14 weeks of gestation. Obstet Gynecol. 2006; 107 (3): 678-83.

[27] Malone FD, Ball RH, Nyberg DA, Comstock CH, Saade GR, Berkowitz RL, et al. First-trimester septated cystic hygroma: prevalence, natural history, and pediatric outcome. Obstet Gynecol. 2005;106(2):288-94.

[28] Scholl J, Durfee SM, Russell MA, Heard AJ, Iyer C, Alammari R, et al. First-trimester cystic hygroma: relationship of nuchal translucency thickness and outcomes. Obstet Gynecol. 2012;120(3):551-9.

[29] Nicolaides KH. Screening for fetal aneuploi-

dies at 11 to 13 weeks. Prenat Diagn. 2011;31 (1):7-15.

[30] Dukhovny S, Wilkins-Haug L, Shipp TD, Benson CB, Kaimal AJ, Reiss R. Absent fetal nasal bone:what does it mean for the euploid fetus? J Ultrasound Med. 2013;32(12):2131-4.

[31] Mossey PA, Little J, Munger RG, Dixon MJ, Shaw WC. Cleft lip and palate. Lancet. 2009; 374(9703):1773-85.

[32] Martinez-Ten P, Adiego B, Perez-Pedregosa J, Illescas T, Wong AE, Sepulveda W. First-trimester assessment of the nasal bones using the retronasal triangle view: a 3-dimensional sonographic study. J Ultrasound Med. 2010; 29(11):1555-61.

[33] Sepulveda W, Wong AE, Martinez-Ten P, Perez-Pedregosa J. Retronasal triangle: a sonographic landmark for the screening of cleft palate in the first trimester. Ultrasound Obstet Gynecol. 2010;35(1):7-13.

[34] Adiego B, Martinez-Ten P, Illescas T, Bermejo C, Sepulveda W. First-trimester assessment of nasal bone using retronasal triangle view: a prospective study. Ultrasound Obstet Gynecol. 2014;43(3):272-6.

[35] Leonard A, Bernard P, Hiel AL, Hubinont C. Prenatal diagnosis of fetal cataract:case report and review of the literature. Fetal Diagn Ther. 2009;26(2):61-7.

[36] Monteagudo A, Timor-Tritsch IE, Friedman AH, Santos R. Autosomal dominant cataracts of the fetus:early detection by transvaginal ultrasound. Ultrasound Obstet Gynecol. 1996;8 (2):104-8.

[37] Paladini D. Fetal micrognathia:almost always an ominous finding. Ultrasound Obstet Gynecol. 2010;35(4):377-84.

[38] Rotten D, Levaillant JM, Martinez H, Ducou le Pointe H, Vicaut E. The fetal mandible:a 2D and 3D sonographic approach to the diagnosis of retrognathia and micrognathia. Ultrasound Obstet Gynecol. 2002;19(2):122-30.

[39] Bernard JP, Suarez B, Rambaud C, Muller F, Ville Y. Prenatal diagnosis of neural tube defect before 12 weeks' gestation:direct and indirect ultrasonographic semeiology. Ultrasound Obstet Gynecol. 1997;10(6):406-9.

[40] Baxi L, Warren W, Collins MH, Timor-Tritsch IE. Early detection of caudal regression syndrome with transvaginal scanning. Obstet Gynecol. 1990;75(3 Pt 2):486-9.

[41] Blumenfeld Z, Siegler E, Bronshtein M. The early diagnosis of neural tube defects. Prenat Diagn. 1993;13(9):863-71.

[42] Chaoui R, Benoit B, Mitkowska-Wozniak H, Heling KS, Nicolaides KH. Assessment of intracranial translucency (IT) in the detection of spina bifida at the 11-13-week scan. Ultrasound Obstet Gynecol. 2009;34(3):249-52.

[43] Lachmann R, Chaoui R, Moratalla J, Picciarelli G, Nicolaides KH. Posterior brain in fetuses with open spina bifida at 11 to 13 weeks. Prenat Diagn. 2011;31(1):103-6.

[44] Garcia-Posada R, Eixarch E, Sanz M, Puerto B, Figueras F, Borrell A. Cisterna magna width at 11-13 weeks in the detection of posterior fossa anomalies. Ultrasound Obstet Gynecol. 2013;41(5):515-20.

[45] Bernard JP, Cuckle HS, Stirnemann JJ, Salomon LJ, Ville Y. Screening for fetal spina bifida by ultrasound examination in the first trimester of pregnancy using fetal biparietal diameter. Am J Obstet Gynecol. 2012; 207 (4):306. e1-5.

[46] Khalil A, Coates A, Papageorghiou A, Bhide A, Thilaganathan B. Biparietal diameter at 11-13 weeks' gestation in fetuses with open spina bifida. Ultrasound Obstet Gynecol. 2013;42(4):409-15.

[47] Simon EG, Arthuis CJ, Haddad G, Bertrand P, Perrotin F. A biparietal/transverse abdominal diameter (BPD/TAD) ratio $\leqslant 1$:a potential hint for open spina bifida at 11-13 weeks scan. Ultrasound Obstet Gynecol. 2015; 45:267.

[48] Clur SA, Bilardo CM. Early detection of fetal

cardiac abnormalities: how effective is it and how should we manage these patients? Prenat Diagn. 2014;34(13):1235-45.

[49] Chelemen T, Syngelaki A, Maiz N, Allan L, Nicolaides KH. Contribution of ductus venosus Doppler in first-trimester screening for major cardiac defects. Fetal Diagn Ther. 2011;29(2):127-34.

[50] Pereira S, Ganapathy R, Syngelaki A, Maiz N, Nicolaides KH. Contribution of fetal tricuspid regurgitation in first-trimester screening for major cardiac defects. Obstet Gynecol. 2011;117(6):1384-91.

[51] McHoney M. Congenital diaphragmatic hernia. Early Hum Dev. 2014;90(12):941-6.

[52] Sebire NJ, Snijders RJ, Davenport M, Greenough A, Nicolaides KH. Fetal nuchal translucency thickness at 10-14 weeks' gestation and congenital diaphragmatic hernia. Obstet Gynecol. 1997;90(6):943-6.

[53] Mastroiacovo P, Lisi A, Castilla EE, Martinez-Frias ML, Bermejo E, Marengo L, et al. Gastroschisis and associated defects: an international study. Am J Med Genet Part A. 2007;143A(7):660-71.

[54] Prefumo F, Izzi C. Fetal abdominal wall defects. Best Pract Res Clin Obstet Gynaecol. 2014;28(3):391-402.

[55] Iacovella C, Contro E, Ghi T, Pilu G, Papageorghiou A, Thilaganathan B, et al. The effect of the contents of exomphalos and nuchal translucency at 11-14 weeks on the likelihood of associated chromosomal abnormality. Prenat Diagn. 2012;32(11):1066-70.

[56] Khalil A, Arnaoutoglou C, Pacilli M, Szabo A, David AL, Pandya P. Outcome of fetal exomphalos diagnosed at 11-14 weeks of gestation. Ultrasound Obstet Gynecol. 2012; 39 (4):401-6.

[57] Lakasing L, Cicero S, Davenport M, Patel S, Nicolaides KH. Current outcome of antenatally diagnosed exomphalos: an 11 year review. J Pediatr Surg. 2006;41(8):1403-6.

[58] Mandrekar SR, Amoncar S, Banaulikar S, Sawant V, Pinto RG. Omphalocele, exstrophy of cloaca, imperforate anus and spinal defect (OEIS Complex) with over-lapping features of body stalk anomaly (limb body wall complex). Ind J Hum Genet. 2014;20(2): 195-8.

[59] Russo R, D'Armiento M, Angrisani P, Vecchione R. Limb body wall complex: a critical review and a nosological proposal. Am J Med Genet. 1993;47(6):893-900.

[60] Smith NM, Chambers HM, Furness ME, Haan EA. The OEIS complex (omphalocele-exstrophy-imperforate anus-spinal defects): recurrence in sibs. J Med Genet. 1992;29(10): 730-2.

[61] Feldkamp ML, Botto LD, Amar E, Bakker MK, Bermejo-Sanchez E, Bianca S, et al. Cloacal exstrophy: an epidemiologic study from the International Clearinghouse for Birth Defects Surveillance and Research. Am J Med Genet C Semin Med Genet. 2011; 157C (4): 333-43.

[62] Timor-Tritsch IE, Monteagudo A, Horan C, Stangel JJ. Dichorionic triplet pregnancy with the monoamniotic twin pair concordant for omphalocele and bladder exstrophy. Ultrasound Obstet Gynecol. 2000;16(7):669-71.

[63] Tong SY, Lee JE, Kim SR, Lee SK. Umbilical cord cyst: a prenatal clue to bladder exstrophy. Prenat Diagn. 2007;27(12):1177-9.

[64] Goyal A, Fishwick J, Hurrell R, Cervellione RM, Dickson AP. Antenatal diagnosis of bladder/cloacal exstrophy: challenges and possible solutions. J Pediatr Urol. 2012;8(2):140-4.

[65] Gearhart JP, Ben-Chaim J, Jeffs RD, Sanders RC. Criteria for the prenatal diagnosis of classic bladder exstrophy. Obstet Gynecol. 1995; 85(6):961-4.

[66] Bischoff A, Calvo-Garcia MA, Baregamian N, Levitt MA, Lim FY, Hall J, et al. Prenatal counseling for cloaca and cloacal exstrophy-challenges faced by pediatric surgeons. Pediatr

Surg Int. 2012;28(8):781-8.

[67] Peixoto-Filho FM, do Cima LC, Nakamura-Pereira M. Prenatal diagnosis of Pentalogy of Cantrell in the first trimester:is 3-dimensional sonography needed? J Clin Ultrasound. 2009;37(2):112-4.

[68] Platt LD. Should the first trimester ultrasound include anatomy survey? Semin Perinatol. 2013;37(5):310-22.

[69] De Biasio P, Prefumo F, Lantieri PB, Venturini PL. Reference values for fetal limb biometry at 10-14 weeks of gestation. Ultrasound Obstet Gynecol. 2002;19(6):588-91.

[70] Gray BL, Calfee RP, Dicke JM, Steffen J, Goldfarb CA. The utility of prenatal ultrasound as a screening tool for upper extremity congenital anomalies. J Hand Surg. 2013;38(11):2106-11.

[71] Ermito S, Dinatale A, Carrara S, Cavaliere A, Imbruglia L, Recupero S. Prenatal diagnosis of limb abnormalities:role of fetal ultrasonography. J Prenat Med. 2009;3(2):18-22.

[72] Pajkrt E, Cicero S, Griffin DR, van Maarle MC, Chitty LS. Fetal forearm anomalies:prenatal diagnosis, associations and management strategy. Prenat Diagn. 2012;32(11):1084-93.

[73] Kshirsagar VY, Ahmed M, Colaco SM. Sirenomelia apus:a rare deformity. J Clin Neonatol. 2012;1(3):146-8.

[74] Tuuli MG, Norman SM, Odibo AO, Macones GA, Cahill AG. Perinatal outcomes in women with subchorionic hematoma:a systematic review and metaanalysis. Obstet Gynecol. 2011;117(5):1205-12.

[75] Bennett GL, Bromley B, Lieberman E, Benacerraf BR. Subchorionic hemorrhage in first-trimester pregnancies:prediction of pregnancy outcome with sonography. Radiology. 1996;200(3):803-6.

[76] Lamberty CO, de Carvalho MH, Miguelez J, Liao AW, Zugaib M. Ultrasound detection rate of single umbilical artery in the first tri-mester of pregnancy. Prenat Diagn. 2011;31(9):865-8.

[77] Martinez-Payo C, Cabezas E. Detection of single umbilical artery in the first trimester ultrasound:its value as a marker of fetal malformation. Biomed Res Int. 2014;2014:548729.

[78] Murphy-Kaulbeck L, Dodds L, Joseph KS, Van den Hof M. Single umbilical artery risk factors and pregnancy outcomes. Obstet Gynecol. 2010;116(4):843-50.

[79] Martinez-Payo C, Gaitero A, Tamarit I, Garcia-Espantaleon M, Iglesias GE. Perinatal results following the prenatal ultrasound diagnosis of single umbilical artery. Acta Obstet Gynecol Scand. 2005;84(11):1068-74.

[80] Budorick NE, Kelly TF, Dunn JA, Scioscia AL. The single umbilical artery in a high-risk patient population:what should be offered? J Ultrasound Med. 2001;20(6):619-27. quiz 28.

[81] Prefumo F, Guven MA, Carvalho JS. Single umbilical artery and congenital heart disease in selected and unselected populations. Ultrasound Obstet Gynecol. 2010;35(5):552-5.

[82] Gornall AS, Kurinczuk JJ, Konje JC. Antenatal detection of a single umbilical artery:does it matter? Prenat Diagn. 2003;23(2):117-23.

[83] Hua M, Odibo AO, Macones GA, Roehl KA, Crane JP, Cahill AG. Single umbilical artery and its associated findings. Obstet Gynecol. 2010;115(5):930-4.

[84] Reddy UM, Abuhamad AZ, Levine D, Saade GR. Fetal Imaging Workshop Invited P. Fetal imaging:executive summary of a Joint Eunice Kennedy Shriver National Institute of Child Health and Human Development, Society for Maternal-Fetal Medicine, American Institute of Ultrasound in Medicine, American College of Obstetricians and Gynecologists, American College of Radiology, Society for Pediatric Radiology, and Society of Radiologists in Ultrasound Fetal Imaging Workshop. Am J Obstet Gynecol. 2014;210(5):387-97.

第 20 章

孕早期侵入性手术

Mark I. Evans，Jenifer Curtis，Stephanie Andriole，and Shara M. Evans

引言

大约 20 年前，我们发表了一篇题为《遗传学和超声在产前诊断中的整合：光看是不够的》的论文[1]。我们的观点是，超声可视化是产前诊断的一个重要部分，但基本上只代表了诊断的一半，这一观点在今天仍然是正确的。在 1996 年的这项研究中，我们发现有 42% 的胎儿遗传和先天性异常是超声检测不到的。因此，在这本全面综合阐述孕早期超声的书中，这一章是关于"超声不能代表一切"这个问题的。类似地，国际妇产科超声学会（ISUOG）这种特别关注超声的组织有时也可能会忽略这样的事实，即超声只是评估的一部分。美国医学遗传学学院和国际产前诊断学会的情况正好相反，它们有时低估了超声在产前诊断中的作用。

事实上，这两个领域对于最佳胎儿评估都是至关重要的。产前诊断和生育选择是远远超出医学本身的问题。随着围绕妇女生育权利的政治斗争可能在未来几年进一步升温，可能会进一步限制妇女终止妊娠的时间，因此早期准确的孕早期诊断显得更加重要。

正如在本书的前几章中详细介绍的，超声的使用已成为现代妊娠管理的重要组成部分。随着 20 世纪 70 年代初期产前超声诊断技术的发展，20 世纪 60 年代末和 70 年代开始了直接获取胎儿组织（羊水细胞）的研究。

在没有超声引导的情况下，大多数羊膜穿刺术在 17 周以上进行，以尽量减少被盲目刺入的针尖穿刺到重要组织的可能性，但偶尔也会发生意外损伤[2]。

超声技术的进步使人们能够更好地观察胎儿的形态，这实际上创造了亲代关系的概念，即通过超声观察胎儿的形态[3]。同时还有一个心理转变，从"我怀孕了"到"我要生孩子了"。这是完全不同的情绪状态，有助于推动产前诊断和筛查从孕中期转移到孕早期。非整倍体筛查在第 8 章中有涉及，因此我们将在这章集中讨论诊断和治疗干预措施。在 20 世纪 80 年代末，我们预测在 20 世纪 90 年代大多数的诊断程序将提前至孕早期[4]。这项工作在最先进的中心如期进行，对肢体短缩畸形的恐慌阻止了患者进行绒毛膜活检（CVS），并促进了羊膜穿刺术。后者可以由更多的医师完成，且不需要将患者转诊到 CVS 中心。现在，孕早期筛查已经成为常态，预计大多数诊断程序最终将在孕早期完成。

绒毛膜活检

30 多年的经验表明，在经验丰富的医师手中，CVS 既安全又有效[5,6]，尽管在 20 世纪 90 年代初期有关于出生缺陷风险增加的指控[7,8]，但客观数据已经明确反驳了这一点（目前仍有一些人对此存在争议）。CVS 在经验丰富的操作人员手中迅速被接受，然后接受率下降，现在在产前诊断方面又重新被接受。

在 20 世纪 80 年代，一些美国和欧洲的中心开始在临床中行 CVS 检查以进行产前诊断。多个单一机构和多机构合作性的研究论文记录了其准确性和安全性[9,10]。1990 年 FDA 批准 Tropocan™ 导管（Concord/Portex；Keene，NH）用于经宫颈（TC）CVS，越来越多的美国医师开始进行这种手术。在 20 世纪 90 年代初期的肢体短缩畸形（LRD）造成的恐慌之后，Portex 撤回了导管的使用[7,8]。今天，绝大多数的 TC 手术都使用"Cook"导管进行。

在一些州，要求对非持续性妊娠进行许多操作，以获得临床应用前的经验。另一些州则没有指南或条例。这就导致了这些操作广泛和随意的引入，并且是胎儿医学基金会试图引入颈项透明层筛查以改善质量控制的前提[11]。

适应证

CVS 最常见的适应证是高龄产妇、非整倍体筛查结果异常或可分子诊断的遗传性疾病。利用阵列比较基因组杂交（aCGH）[也称为微阵列（MCA）]进行高清晰度分子核型分析的最新进展表明，与传统的细胞遗传学技术相比，在超声检查异常的患者中，aCGH 检测到重复或缺失的病理拷贝数变异（CNVs）更小，为 6%～8%[12,13]。例如，在过去 10 年中，aCGH 的发展迅速得到儿科医师的认可并占据了一定的市场份额。畸形儿童的细胞遗传学评估现在通常使用 aCGH 而不是核型，因为检出率大约是后者的 2 倍[13]。

在无病史、超声或核型异常的产前患者中，所有妊娠中明确病理性 CNVs 的最小发生率至少为 1/200[12,13]。尽管数据库还不够完整和确定，那些被认为可能是病理性的 CNV 很可能超过 1%，甚至可能超过 1.7%。因此，所有女性的风险都高于 0.5%，可归因

于 35 岁，这是过去 40 年来一直奉行的提供诊断程序的标准。

除了那些主要风险是神经管畸形的患者外，任何被认为是羊膜穿刺术候选人的患者，如果在妊娠早期被发现，都可以接受 CVS。CVS 具有早期诊断的优势，允许患者选择是否进行早期干预，并且能确保其隐私。

多胎妊娠

常规对多胎妊娠进行 CVS 检查[14,15]。与单胎相比，这要困难得多，因为需要精确显示针或导管，抽吸路径需要避开其他胎盘。然而，尽管有一定的与相邻胎盘交叉污染的风险，对于经验丰富的医师来说这项操作也是非常精确的[14,15]。根据经验，这种交叉污染已不是一个临床问题。美国目前有 3% 的妊娠是多胎妊娠，鉴于不孕人口的平均年龄高于正常生育人群的平均年龄，有不成比例的多胎妊娠患者可能需要诊断程序[15]。常规进行 CVS 检查，对染色体 13、18、21、X 和 Y 进行 FISH 分析，然后第二天进行减胎术（FR）。发现这种方法非常精确，且夫妇可以在一次就诊中进行 CVS 和 FR，而不必在两周后再来[15,16]。对于考虑 FR 的多胎妊娠患者，我们进行测试的胎儿数比他们期待保留的胎儿数多一个。这实际上确保了至少会有正常的预期胎儿数量，同时可以在特定的情况下为他们提供性别偏好选项（本章后面将详细介绍）[17]。在高达 3% 的妊娠中可能会出现"消失的双胞胎"的情况[18]，研究表明，其剩余胎盘组织的非整倍体风险增加[19]。因此，如果仅对剩余的胎儿进行评估，则在取样过程中必须小心。

过程

我们认为遗传咨询是非常重要的，特别是在过去几年中，随着诸如细胞游离 DNA 和增强分子筛选和诊断试验等新技术的出

现,患者的决策条件变得相当复杂。

我们也建议患者(没有明显的病史或超声异常),对于他们中 99% 的人来说,是否做任何检查或操作并不重要。真正的问题是"如果他们是错的,他们宁愿错在哪里?"他们是宁愿冒一点风险生一个有严重问题的孩子,还是因为他们想冒一点并发症风险?患者还必须考虑两种极端的影响,并决定"他们最害怕什么",我们可以以牺牲另一种极端为代价来最小化这种影响。

下一步是超声评估。首先,确认胎儿是存活的。大约 2% 的患者被发现有一个卵子枯萎或胚胎/胎儿死亡。这一比例在 20 年前要高得多,当时超声在孕早期还不太常用[20]。还应注意胎儿大小的差异。小于预期的胎儿,即使在孕早期,发生非整倍体的风险也会增加[21,22]。为做早期诊断,这些病例需要行 CVS 检查。

胎盘评估在正确评估患者 CVS 方面至关重要,因为它决定了该操作是经宫颈(TC)还是经腹(TA)入路。如果胎盘位于低位和后部,则适合经宫颈入路。这种情况,在上级监督下实习医师可以尝试操作。如果胎盘位于前部和底部,通常需要经腹入路。通过精确操控膀胱容积,可以将胎盘向垂直或水平方向移动,以使所需的入路更容易(图20.1)。

根据我们自己的经验,我们在大约 70% 的单胎中采用了 TC 方法。对于缺乏经验的操作人员来说,TA 方法更容易,因为它与羊膜穿刺术非常相似,因此他们的 TA 病例比例更高。TC 方法较为困难,需要有更多的经验才能胜任和保证安全。这两种方法都需要通过 2D 超声对解剖结构进行 3D 评估。我们发现,在那些能够用 3D 思维思考和行动的临床医师和超声医师与不能用 3D 思维思考和行动的临床医师和超声医师之间,存在着一条仅凭经验无法逾越的鸿沟。

我们也见过一些不进行 TC 手术的操作

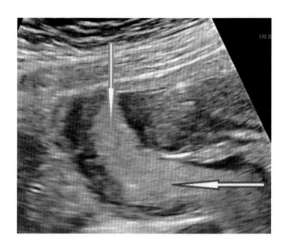

图 20.1　CVS 入路:经宫颈(红色水平箭)和经腹(绿色垂直箭)

人员通过扭曲阴道将子宫提起,使其能够通过到达腹部。我们认为这是不合适的,在给定位置采用错误的方法进行操作时,会增加操作的风险。我们认为,CVS 操作人员必须精通这两种方法。

在尝试 CVS 之前,必须考虑其他因素。患者有时有生殖器单纯疱疹病史或近期有 B 组链球菌(GBS)感染史。此类病例应个体化处理,并应与患者交代此项操作有很小或理论上存在将感染引入胎儿-胎盘组织的风险。当存在活动性 GBS,风险很大时,通常行 TA-CVS 或羊膜穿刺术,因为数据表明,如在这种情况下用 TC 方法操作,则活检后几乎全部发生子宫感染[21]。选择 TA-CVS 还是 TC-CVS 取决于经验丰富的操作人员的判断,基于之前描述的情形,结合患者已知的宫颈携带细菌/真菌的状态进行选择[14]。

安全性

在过去 30 年中,来自各个中心的多份报道证明了 CVS 术后的安全性和低流产率[22,23]。20 世纪 80 年代和 90 年代,有大量文献详细说明了 CVS 作为一种临床手术的发展过程,促使美国食品和药物管理局在 1989 年取消了对 CVS 导管使用的限制,本文对此不予广泛回顾。这些项目中的绝大多数并没有发现 CVS 比羊膜穿刺术风险高,但两种手术的实际流产率远远高于手术操作者所声称的[22,23]。

在过去的 10 年中,有三项研究对我们目前的认识非常重要。第一个是 Mujezinovic 和 Alfirevic 于 2007 年发表的 meta 分析[5]。由于孕早期的流产率较高,CVS 的总流产率预计也较高。然而,与研究背景相反,不可能精确地分析哪些流产是与手术有关的。他们报告的是,在经验丰富的中心,手术后 2 周内、24 周内和足月的流产率基本相同(表 20.1)。

表 20.1　羊膜穿刺术和 CVS 流产率[a]

流产前孕期	羊膜穿刺术(%)	CVS(%)
14 天	0.6	0.7
妊娠 24 周	0.9	1.0
总计	1.9	2.0

[a] 使用来自参考文献[5]的数据创建。

第二项研究是丹麦孕早期筛查项目的最新经验,在过去几年中,该项目保持了非常高的 Down 综合征检出率(>90%),同时将假阳性率降低了一半。作为孕早期筛查的结果,丹麦的 CVS 使用率是羊膜穿刺术的 3 倍。他们的数据表明,CVS 的手术风险与羊膜穿刺术一样低(甚至可能更低)[24]。此外,CVS 晚期并发症(如晚期胎儿死亡)的发生率明显低于羊膜穿刺术。

最近,Akolekar 发表了一项 Meta 分析,证明 CVS 和羊膜穿刺术的总体手术流产率远低于之前的研究结果,并且彼此之间的差异没有什么不同——大约为 1/500[6]。最主要的困惑是研究背景是用流产率解释这两种手术的最大区别。

总的来说,我们告知患者经验丰富的操作人员行 CVS 或羊膜穿刺术的风险为 1/400。事实上,我们完成这些操作风险可能会更低,但我们不希望患者在不考虑流产可能性的情况下轻率地做出这些决定。重要的是,对于经验不足的医师或无法以上述 3D 方式可视化解剖结构的医师而言,这两种手术的风险都相当高。因此,我们认为 CVS 和羊膜穿刺术最好由医师在经验丰富经常完成相关操作(而不是临时来完成该操作)的超声医师辅助下在"卓越的中心"进行。

绒毛膜活检并发症

出血

阴道出血在 TC 活检的患者中发生率高达 7%~10%,但在 TA-CVS 后发生率较低。点状出血更常见,可发生在近 1/3 经 TC 活检的女性身上[9,25]。在大多数情况下,出血是自限性的,妊娠结局良好。

感染

自 TC-CVS 问世以来,一直有人担心 TC-CVS 会将阴道菌群引入子宫。这一可能性通过细菌培养得到了证实,从高达 30% 的 CVS 导管中分离出细菌[26,27]。然而,在临床实践中 CVS 后绒毛膜羊膜炎的发生率很低[9,10]。已经证明 TA-CVS 后也会发生感染,至少在某些情况下,感染继发于活检针意外刺入肠管而引入的肠道菌群。

胎膜破裂

术后几天到几周发生胎膜严重破裂被认为是 CVS 术后可能的并发症。破裂可由绒毛膜的机械性或化学性损伤引起,从而使羊膜暴露于损伤或感染中。有研究小组报道了 CVS 术后迟发性胎膜破裂的发生率为 0.3%[28],Brambati 等证实了这一结果[29]。原因不明的中期羊水过少也被认为是 TC-CVS 的一种罕见并发症。

绒毛膜活检后胎儿异常的风险

在 20 世纪 90 年代早期,有人认为 CVS 可能与特定的胎儿畸形有关,特别是肢体短缩畸形(LRDs)。根据目前公布的数据,在妊娠 >70 天时进行 CVS 不会增加 LRDs 或任何其他出生缺陷的风险[30-33]。

Firth 等首次报道了 CVS 后胎儿异常风险增加的提示[7]。在这项研究中,纳入 539 例暴露于 CVS 的妊娠,TA-CVS 在妊娠 55－66 天时采集的 289 例妊娠队列中有 5 例婴儿出现严重的肢体异常。其中 4 例婴儿患有罕见的口下颌肢体发育不良(OLH)综合征,第 5 例婴儿患有终末横向 LRD。OLH 综合征在每 175 000 例活产中有 1 例发生[34],LRDs 通常在每 1690 例活产中有 1 例发生[35]。因此,在超过 1% 的 CVS 样本病例中出现这些异常,这个结果引起了高度的怀疑。随后,其他研究组报告了"早期"CVS 后 LRDs 和 OLH 的发生[36-41]。1992 年,意大利多中心出生缺陷登记处的一项病例对照研究报告,孕早期 CVS 后横向肢体异常的优势比为 11.3(95% 可信区间 5.6～21.3)[36]。然而,当按取样时的胎龄分层时,妊娠 70 天之前取样的患者横向肢体短缩畸形的风险增加 19.7%,而妊娠 70 天后取样的患者没有显著的风险增加。然而,其他病例对照研究并未发现 CVS 与 LRDs 之间存在任何关联[31,32]。

在孕早期,即肢体发育 6－7 周时进行 CVS 检查,胎儿畸形的风险是真实存在的[7,8,38]。Brambati 等完成的"在米兰执业",提及有大量人群有患 β-地中海贫血的风险。这些人群主要是天主教徒,对他们来说,任何胎龄的堕胎都是宗教禁止的。然而,为了减轻想要诊断的罪恶感,只要技术允许,他们希望越早诊断越好。他们报道了在妊娠 6 周和 7 周取样的一组患者中,严重 LRD 的发

病率为 1.6%[38]。8－9 周时取样,发生率降至 0.1%。这些数据支持以下假设:在已报道的 CVS 后 LRDs 集群中,早期妊娠取样和过度胎盘创伤可能是其病因。

在美国,对早期 CVS 最感兴趣的人群是东正教犹太人社区,他们是患 Tay Sachs 和其他德系犹太人疾病的高危人群。在虔诚的犹太社区,宗教允许怀孕后 40 天(LMP 后 7 周 5 天)内堕胎。Wapner 和 Evans 已经证明,在经验丰富的中心,即使是非常早期的妊娠 CVS 也可以安全可靠地进行[30]。在他们进行的一项研究中,正统犹太人在怀孕不到 8 周时就进行了 CVS 检查。在 82 例早期 CVS 病例中,只有 1 例出现了严重 LRDs,发生率为 1.6%。虽然这一风险比常规时间进行 CVS 要高出很多,但我们认为,与 25% 的致死性疾病风险相比,适当的遗传咨询是一对夫妇的合理决定。然而,在一个案例中,尽管患者之前有过 3 次早期的 CVS,他们还是选择起诉医师,声称他们"不知道"。由于法律曝光,几乎所有愿意进行该手术的中心都停止了该手术。

10 周后的 CVS 取样是否有可能引起更细微的畸形(如远端指骨缩短或指甲发育不全)是一个重要问题,在文献中对此进行了充分的讨论[40,42]。CVS 后 LRDs 的总体发病率估计为每 1881 例中有 1 例[(5.2～5.7)/10 000],而在一般人群中其发病率为每 1642 例中有 1 例[(4.8～5.97)/10 000][33,42];因此,没有数据证实这种担忧。如前所述,在 10 周后进行 CVS 的大多数经验丰富的中心,未观察到任何类型的肢体缺损增加[31,33,41,42]。

围产期并发症

早产、胎膜早破、小于胎龄儿、产妇发病率或其他产科并发症在取样患者中未增加[43]。尽管加拿大合作研究显示 CVS 取样患者的胎儿死亡率增加,最大差别出现在 28

周以后,但未被重复研究证实[10]。如今认为由经验丰富的操作人员在妊娠 10 周后进行 CVS,不会增加额外的产前并发症的风险。

长期婴儿发育

中国研究人员从 20 世纪 70 年代初开展胎盘活检开始,对婴儿进行了长期随访。他们评估了 53 名儿童,所有参与者健康状况良好,发育正常,学习成绩良好[44]。Schaap 等[45]收集分析了 CVS 和羊膜穿刺术后的长期随访数据,发现新生儿和儿童发病率没有显著差异。根据他们的数据,作者得出结论,与孕中期羊膜穿刺术相比,妊娠 10 周左右进行的 TC-CVS 不会增加先天性畸形发生率。

CVS 细胞遗传学结果的准确性

所有产前诊断程序的一个主要问题是产前细胞遗传学诊断与实际胎儿核型之间可能存在不一致。对于 CVS,这些差异可能来自母体组织污染,也可能来自胚胎外组织(即胎盘)和胎儿之间的真实生物学差异。幸运的是,绒毛膜绒毛的基因评估具有极高的成功率和准确性,特别是在常见的三体综合征的诊断方面[46]。在 20 世纪 80 年代末,美国合作研究显示,细胞遗传学诊断的成功率为 99.7%,其中 1.1% 的患者需要进行第二次诊断测试,如羊膜穿刺术或胎儿血液分析,以进一步解释结果[46]。根据我们自己的经验,大约 0.5% 的患者需要进行后续羊膜穿刺。

临床错误是很罕见的,然而,随着对绒毛膜绒毛特征的更多了解,对重复检测的需求持续减少。事实上,研究[23,47]已经证明 CVS 与母体细胞污染或局限于胎盘的染色体异常相关的比例很低,如下所述。例如,约 0.5% 的病例在 CVS FISH 和培养物上可以看到四倍体,并且已知的是这几乎总是与正常二倍体胎儿有关。

母体细胞污染(MMC)

含有大量母体蜕膜组织的样本污染可能会导致诊断错误,这就强调了预防这种情况发生的重要性[27,47]。一般来说,CVS 中的蜕膜污染几乎总是由于样本量小,从而较难选出合适的组织。在有经验的中心,有足够数量的组织可用,这种问题很少见,临床上 CVS 发生严重的 MCC 低于 0.5%。从样本中分离母体组织是标准方法。在显微镜下,绒毛膜的"复叶"与母体蜕膜是不同的,这使得通过仔细的剖析来去除蜕膜成为可能。

近年来,适用于 MMC 检测的分子技术取得了很大的进展,对于那些 MMC 可能会影响检测结果准确性的病例,分子诊断可以得到更准确的结果。

局限性胎盘嵌合

绒毛的核型与实际胎儿的核型之间可能存在差异,从而导致假阳性或假阴性的临床结果。虽然最初有人担心这可能会使 CVS 成为无效的产前诊断工具,但随后的研究不仅使人们对绒毛组织结果的临床解释有了更清晰的理解,同时还揭示了有关妊娠流产病因的新信息,宫内生长受限(IUGR)的可能原因,以及单亲二倍体和相关临床综合征的生物学机制。

不涉及胎儿细胞谱系的染色体畸变会产生局限性胎盘嵌合(CPM),其中滋养层和胚外中胚层可能表现为非整倍体细胞,但胎儿为整倍体。在检测到 CVS 嵌合或非嵌合体胎儿-胎盘差异的妊娠中,可能应用几种机制。

在所有 CVSs 中嵌合体现象的发生率大约是 0.5%[48,49],但只有 10%～40% 病例在胎儿中得到证实。相比之下,羊膜穿刺术的嵌合体现象仅在 0.3% 的培养物中被观察到,但当发现时,约 70% 的病例在胎儿中得到证实[50,51]。这些胎儿-胎盘差异是已知的,因为绒毛膜绒毛由不同来源的胚胎外组织组合而成,这些组织在早期发育阶段就与胚胎的组织分离。具体而言,在32—64细胞的囊胚中,只有3～4个囊胚球分化为内细胞团(ICM),形成胚胎、绒毛膜绒毛间质核、羊膜、卵黄囊和绒毛膜,而其余细胞则成为胚外组织的前体[52]。

胎儿本身出现嵌合或非嵌合三体的可能性取决于发现三体细胞系的胎盘谱系。CVS培养代表绒毛膜间充质核,因此比直接制备更能反映胎儿本身的染色体结构,而直接制备代表绒毛膜外胚层离胎儿更远。因此,如果在直接制备和长期培养中都检测到染色体嵌合畸变,则更有可能代表胎儿的真实嵌合情况[49]。然而,在妊娠期出现镶嵌三体绒毛间质(直接细胞滋养层检查中有或没有三体证据)时,我们通常采用羊膜穿刺术进一步检查胎儿核型,并进行彻底的胎儿超声扫查,以排除胎儿畸形。

单亲二倍体(UPD)是另一种可能与CPM相关的不良后果。在UPD中,给定一对的两条染色体都是从一个单亲遗传的,而不是从每个单亲遗传一条。当原始的三体胚胎因一条额外染色体的丢失而"获救"时,UPD就产生了。因为在三体胚胎中,两条染色体来自一个亲本,另一条来自另一个亲本,因此理论上剩下的两条染色体来自同一亲本的概率为1/3,从而导致UPD。如果所涉及的染色体含有印记基因,其表达因起源亲本不同而不同,或者如果其余两条染色体携带突变隐性基因,从而形成纯合状态,则可能会产生临床后果。一般来说,几乎每对染色体都有UPD的报道,尽管临床结果主要是在涉及特定染色体(即染色体2、6、7、10、11、14、15、16、20)的病例中观察到的,并且取决于起源的亲本[53]。例如,尽管2号三体和7号三体发生CPM的频率相对较高,但母亲UPD(2)和母亲UPD(7)的报道却很少[54,55]。

重要的CPM涉及15号染色体,在每10万个样本中有27个出现[56]。这与UPD(15)风险相关,UPD(15)可能导致公认的临床综合征。已知15号染色体携带的基因同时受到父系和母系印记的影响,母亲UPD(15)是由相对较常见的母亲源性15-三体引起的,可导致Prader-Willi综合征。相比之下,父系UPD(15)由获救的不常见的父系15-三体引起的,导致的Angelman综合征发生率较低。

在极少数情况下,15-三体的CPM提供了UPD可能存在于"染色体正常"胎儿的重要线索,这可能存在于患Prader-Willi/Angelman综合征的风险[57,58]。因此,如果羊水检查显示明显的整倍体胎儿,则应对CVS显示15-三体(完整或镶嵌)的病例进行UPD评估[56]。

早期羊膜穿刺术

早期羊膜穿刺术是一种时过境迁的手术。它是一种孕早期手术,即在妊娠14周之前进行(通常从11^{+0}—13^{+6}周)[59,60]。有些甚至早在9^{+0}周就进行了手术。传统的羊膜穿刺术通常在妊娠15^{+0}周后进行;14^{+0}—14^{+6}周的侵入性手术通常被认为是早期的[61]。自1987年以来,各种规模的观察性EA研究报道了与手术相关的胎儿流产率为1.4%～8.1%(见表20.1)。早期的一系列研究得出结论,EA是一种适合早期诊断的技术,但与胎儿流产率增加有关[62,63]。Assel等[64]将EA与孕中期羊膜穿刺术进行比较,发现EA术后胎儿流产率显著增加(分别为1.8%和0.4%)[65]。

Nicolaides等[66,67]的一项前瞻性部分随机研究表明,与CVS相比,EA术后胎儿流产率更高(分别为4.9%和2.1%),在妊娠10—11周时有显著意义,在妊娠12—13周时无显著意义。

CEMAT 研究比较了标准羊膜穿刺术（$15^{+0}-16^{+6}$ 周）在 11^{+0} 和 12^{+6} 周之间的 EA。这项 1916 例 EA 手术的多中心随机试验报告显示，EA 手术的总妊娠流产（术前和术后流产，包括宫内和新生儿死亡）增加（分别为 7.6％和 5.9％；$P=0.012$）[68]。

术后羊水渗漏

据报道，除了胎儿流产外，其他并发症与 EA 手术直接相关。由于感染、流产、早产/分娩和胎儿-新生儿并发症的风险，EA 术后羊水渗漏备受关注。报道的发病率为 0～4.6％。例如，CEMAT 研究报道，当 EA 与标准羊膜穿刺术进行比较时，妊娠 22 周前的漏液率增加（分别为 3.5％和 1.7％），差异具有统计学意义[68]。然而，许多报道称 EA 与先天性畸形有关。由于羊膜内容量减少，下肢对暂时性干扰的易感性增加[69]。孕中期手术则没有这种联系[70]。然而，CEMAT[68] 试验和其他几项试验表明，从妊娠 $11^{+0}-12^{+0}$ 周，EA 的足部异常率显著增加（分别为 1.3％和 0.1％；$P=001$）。Tharmaratnam 等[71] 报道固定屈曲畸形的发生率为 1.6％。研究显示羊水排出量与肌肉骨骼畸形率呈正相关[71]。

一项孕早期后期侵入性产前诊断国际随机试验被报道，该试验旨在评估羊膜穿刺术和 TA-CVS 在妊娠 11—14 周时进行的安全性和准确性[47]。在采用早期羊膜穿刺术的病例中，观察到马蹄内翻足的发生率增加了 4 倍。作者的结论是，在妊娠 13 周或之前进行羊膜穿刺术会增加这种特殊肢体缺陷的风险，并增加早期意外妊娠流产的风险。在另一项研究中，Alfirevic 等[72] 分析了来自 Cochrane 妊娠和分娩组试验注册中心及 Cochrane 对照试验注册中心的 14 项随机研究，以评估用于早期产前诊断的各种侵入性手术的安全性和准确性。根据研究结果，他们得出结论，孕早期羊膜穿刺术不是孕中期羊膜

穿刺术的安全替代方法，因为妊娠流产率增加（相对风险 1.29），马蹄内翻足发生率较高（相对风险 6.43）。早期羊膜穿刺术基本上已被完全放弃，因为 CVS 在妊娠早期和 14 周时显然是一种更安全的手术。

综上所述，对于孕早期的诊断，TA-CVS 或 TC-CVS 是临床上适用的方法。我们相信，这两种 CVS 方法是孕早期最完整、实用和安全的诊断方法。EA 具有胎儿流产和胎儿畸形的重大风险。在近 20 年的时间里，没有报道称 EA 是适合患者的方法。

减胎

自我们首次提出该课题以来，减胎（FR）在过去的 25 年中发生了相当大的变化[15,73]。在医疗技术成果、患者选择以及增多的人口和文化变迁方面的变化推动了其变革的步伐和方向。

其核心是，FR 最初是作为一种管理怀孕的方法，因为携带多个胚胎对母亲和胎儿的风险都是极端的。选择性终止（当时称之为选择性终止）一些胚胎，以提高剩余胚胎的生存能力，降低母亲的发病率和死亡率是挽救这种情况的一种迫不得已的办法。与其他许多技术变革一样，最初主要关注的生死问题最终被接受了，然后，关注点从"生与死"危机转变为生活质量问题[74,75]。

FR 是在 20 世纪 80 年代发展起来的一种临床手术，当时美国和欧洲的少数临床医师试图通过选择性终止或减少胎儿数量，以减少多胎妊娠的常见和严重不良后果。Dumez 和 Oury[20] 在欧洲首次报道，Evans 等[73] 在美国首次报道，随后 Berkowitz 等[76] 进一步报道，后来 Wapner 等[77] 描述了改善此类病例预后的手术方法。

20 世纪 90 年代的多篇论文表明，对于三胞胎或更多的胎儿来说，将胎儿数量减少至双胞胎是良好的改善措施。许多论文争

论三胞胎与减少至双胞胎相比是否有更好的结果。Yaron 等[78]比较了两组多胎妊娠中由三胞胎减少至双胞胎的数据和未减胎的三胞胎数据。数据显示，与三胞胎相比，减少至双胞胎的数据有了显著的改善。2001 年的协同系列研究和其他研究数据表明，从 12 周开始将三胞胎甚至是四胞胎减少至双胞胎的妊娠结局基本上和原生双胞胎一样好。

总的来说，在过去的 25 年里，关于减胎的统计数据有了显著的改善[14,79,80]。在 20 世纪 90 年代初期，当时一半的病例为四胞胎或四胞胎以上，流产率（24 周以内）为 13%，早产率增加了 10%。现在，总体上随着起始胎儿数的减少、超声检查的改善、对接合性认识的加深，而拥有丰富经验的从业人员数量有限，总体流产率降至 4% 左右。咨询必须根据具体的起止数目和操作人员的经验进行调整。

随着捐赠卵子供应量的迅速扩大，寻求 FR 的"老年妇女"人数急剧增加。根据我们的经验，超过 10%～15% 的寻求 FR 的患者年龄在 40 岁以上，其中近一半的患者使用的是捐献的卵子[14]。看来，随着怀孕护理方面的进步，以及降低高龄妇女生育风险的方法的发展，越来越多的高龄妇女选择生育。

目前，年龄较大的患者（其中许多人之前已经有过恋爱关系和孩子）希望再要一个孩子的愿望越来越强烈。愿意进行胎儿数量 2－1 的经验丰富的中心仍然非常有限，这是合理的。目前，我们所见的患者中，双胞胎约占 25%[14,15]。

对于那些"年长"的患者，特别是那些使用自己卵子的患者，基因诊断的问题已经变得越来越突出。2009 年，在美国接受抗反转录病毒治疗的患者中，大约 60% 的患者年龄在 35 岁以上。使用与 35 岁患者风险相当的标准，实际上约 90% 的 IVF 患者风险增加（表 20.2）[14,15]。

在过去的几十年和现在，大多数 FR 从业人员仅通过超声评估来决定保留或减少哪些胎儿。在 20 世纪 80 年代，在妊娠 9－10 周进行的大部分手术，主要是根据基本超声和胎儿位置所做出的决定[73]。对于那些适合进行基因评估的患者，我们让他们在回家几周后在家庭中心接受羊膜穿刺术[81]。我们最终改为在减胎至双胞胎后一周做 CVS，在做 FISH 分析的前一天做 CVS。在 20 世纪 90 年代中期，开始将一小部分患者减少到单胎，但比例不断增加；因此，我们似乎应该了解到，在这些情况下，有来自外地的患者（我们项目的一半）必须进行两次旅行，在这种情况下，其他人报告了 1% 错误率这一事实[82,83]。随着 FISH 技术变得可靠，我们开始连续两天进行常规检查[14-16]。在过去的 20 年里，在 FR 之前进行 CVS 的患者比例稳步上升，从 2000 年的 20% 上升到现在的 90%[14]。

表 20.2　体外受精患者非整倍体的遗传风险[a]

因素	风险	IVF 病例百分比
高龄产妇	＞0.5%	60
双胞胎或更多	年龄 30×2＝年龄 35 岁	34
卵浆内单精子注射	1%	66
种植前遗传学诊断	1% 错误率	4

[a] 美国疾病控制中心的百分比。

关于产前诊断的真正风险的论文很多，但统计数据差异很大[84]。我们相信，在倍数中，最有经验的人的净效应是零和。无论诊断过程中存在何种风险，都可以通过降低胎儿流产的风险来抵消，避免因疏忽而使有严重问题的胎儿继续存活，因为与健康胎儿相比，有问题的胎儿更可能自发流产[14,15]。

越来越常见的是同卵双胞胎与一个或多个单胎的情况[85,86]。体外受精培养技术的改变,包括囊胚移植的增加,显著增加了同卵双胞胎的发生率。例如,双绒毛膜三羊膜三胞胎(DCTA)的妊娠流产、TTTS 和早产并发症的发生率要高得多[86]。TTTS 的风险>50%,选择性 IUGR 风险约为 20%。因此,我们的方法是,如果单胎是健康的(通过 US 和 CVS 检查证实),最安全的方式是减灭双胞胎并保留单胎。如果单胎不健康,那么保留双胞胎是可以接受的。我们不能减灭双胞胎中的一个,因为死亡或神经损伤的风险高达 12%[87]。

在绝大多数情况下,决定保留或减少哪个胎儿的主要因素是染色体风险。然而,同样的原则也适用于 Mendelian 风险。例如,我们评估了一对三胞胎夫妇,他们都是囊性纤维化携带者。使用合适的探针,我们能够确定其中两个胎儿是携带者,另一个胎儿已经感染,随后将这个胎儿减灭。

作为 FISH 结果的一部分,我们还获悉了胎儿性别。从历史上看,我们发现那些感兴趣的患者对胎儿性别存在明显的偏好,他们大多偏爱男孩[87,88]。这些请求来自于传统上重男轻女的患者。因为这样的偏见,我们拒绝让性别成为一个影响因素,只有极少数具有性别相关遗传病例除外。具有讽刺意味的是,在 X 连锁疾病中,男孩处于危险之中,这使得女孩成为更安全的选择。

然而,在过去的 15 年里,我们注意到所有族裔群体的请求都发生了变化,人们的性别偏好趋于男女平等。在 21 世纪初,我们的伦理顾问 John Fletcher 博士敦促我们重新评估[16]。我们通过以下方法对 FR 决策进行优先级排序。

- 我们是否发现了一个“问题”。
- 我们是否“怀疑”任何异常,如颈项透明层有所增加(>2mm)、胎儿尺寸较小(如超过 ½ 周、孕囊尺寸较小,或胎盘问题)。
- 如果上述任何一项都不适用,仅在此

时我们才会只考虑性别偏好。

患者被告知,当我们得到结果时我们将与他们进行一次非公开的“面无表情”的讨论。然后,他们将从下面四个关于性别类别中选择他们更喜欢的。

- 那些想知道“一切”的患者。
- 那些“什么都不想知道”的人。
- 没有偏好,但想知道他们保留了什么(而不是减灭了什么)的人。
- 考虑到所有因素,确实有偏好的人(但不想知道减灭的胎儿的性别)[17]。

最近,我们公布的数据表明,现在所有种族背景和文化背景的患者都提出了这样的要求[17]。当患者确实有性别偏好时,对女性的偏好与男性相同。对于减为双胞胎的患者,更多人的偏好是一男一女;对于那些减灭到单胎的人来说,对男胎女胎的偏好基本各占一半[89]。

最近,我们还利用我们的技术将服务扩展到以前没有得到良好服务的患者。在过去的几年里,我们看到了几对男同性恋伴侣,双方都使代孕者捐献的卵子受精。通常他们想要 FR,但如果可能的话,他们要求留下一对双胞胎,将各自的基因一对一传递给这对胎儿。我们将这一需求放在与性别偏好一样的地位,也就是说,只有在没有更高的临床优先级的情况下才可以考虑。在一些案例中,我们已经能够通过 CVS 和超声来评估怀孕情况,记录正常的基因结果,进行亲子鉴定,并发现有两个胎儿的基因来自其中一名男子,而有一个胎儿的基因来自另一名男子。在这种情况下,我们将基因来自于同一男子的双胞胎中的一个进行减灭[90]。

在过去 25 年多的时间里,来自世界各地的数据表明,通过减少多胞胎胎儿的数量,妊娠结局得到了明显改善。除了保守派,所有人早就接受了 FR 对三胞胎或三胞胎以上的有效性。现在的医学数据也表明,将双胞胎减为独生子女明显改善了妊娠结局。因此,我们认为所有双胞胎孕妇都应该了解 FR,尽管我们预计绝大多数双胞胎孕妇会保留双胎。然后,这个问题转移到一个永远不会被普遍接受的道德问题上,但我们认为,从自主权和公共卫生的角度来看,FR 需要被视为一种必要的手术,但希望这种手术越来越少。

总结

虽然超声是产前诊断和筛查的重要组成部分,但仍然需要对胎儿组织进行直接评估,以确定几乎占比一半的遗传异常。与此同时,由于患者对隐私的渴望,以及对怀孕时间的限制,女性对生育的选择权越来越大,因此现在也需要加速将最终诊断转移到孕早期。在有经验的人看来,CVS 和羊膜穿刺术一样安全,甚至比羊膜穿刺术更安全,因此需要成为主要的诊断性手术。

教学要点

- 超声不能做所有的事情。需要由经验丰富的操作人员执行高质量的超声检查和诊断性手术的结合,以实现最佳的基因筛查和诊断。
- 对于经验丰富的操作者来说,绒毛膜活检和羊膜穿刺术一样安全。
- CVS 标本提供的标本比羊膜穿刺术多得多,可以更早地进行手术,更快地完成诊断。
- 不应进行早期羊膜穿刺术(<15 周)。它比 CVS 或传统羊膜穿刺术的风险大得多。
- 着床前诊断对 Mendelian 病高危夫妇很有用。对于染色体异常,它并不能提高健康婴儿率。
- PGD 病例仍需进行 CVS 或羊膜穿刺术确认。

- CVS 和减胎术结合共同显著改善多胎妊娠(包括双胞胎)中健康婴儿的结局。
- 在 FR 之前进行基因诊断,可以为患者提供第二选择,如性别偏好。

参 考 文 献

[1] Evans MI, Hume RF, Johnson MP, Treadwell MC, Krivchenia E, Zador IE, Sokol RJ. Integration of genetics and ultrasound in prenatal diagnosis: just looking is not enough. Am J Obstet Gynecol. 1996;174(6):1926-30.

[2] Evans MI, Johnson MP. Chorionic villous sampling. In: Evans MI, editor. Reproductive risks and prenatal diagnosis. Norwalk, CT: Appleton & Lange;1992. p. 175-84.

[3] Fletcher JC, Evans MI. Maternal bonding in early fetal ultrasound examinations. N Engl J Med. 1983;308;392-3.

[4] Evans MI, Drugan A, Koppitch FC, Zador IE, Sacks AJ, Sokol RJ. Genetic diagnosis in the first trimester: the norm for the 90s. Am J Obstet Gynecol. 1989;160;1332-9.

[5] Mujezinovic F, Alfirevic Z. Procedure related complications of amniocentesis and chorionic villus sampling. Obstet Gynecol. 2007;110: 687-94.

[6] Akolekar R, Beta J, Picciarelli G, Ogilvie C, D'Antonia F. Procedure related risk of miscarriage following amniocentesis and chorionic villus sampling: a systematic review and meta-analysis. Ultrasound Obstet Gynecol. 2015; 45;16-26.

[7] Firth HV, Boyd P, Chamberlain P, MacKenzie IZ, Lindenbaum RH, Huson SM. Severe limb abnormalities after chorion villus sampling at 56-66 days' gestation. Lancet. 1991;337;726.

[8] Firth HV, Boyd PA, Chamberlain PF, MacKenzie IZ, Morriss-Kay GM, Huson SM. Analysis of limb reduction defects in babies

exposed to chorionic villus sampling. Lancet. 1994;343(8905):1069-71.

[9] Rhoads GG, Jackson LG, Schlesselman SE, de la Cruz FF, Desnick RJ, Golbus MS, et al. The safety and efficacy of chorionic villus sampling for early prenatal diagnosis of cytogenetic abnormalities. N Engl J Med. 1989; 320:609.

[10] MRC Working Party on the Evaluation of Chorionic Villus Sampling:Medical Research Council European Trial of Chorionic Villus Sampling. Lancet 1991;337:1491

[11] Snijders RJM, Noble P, Sebire N, Souka A, Nicolaides KH. UK multicentre project on assessment of risk of trisomy 21 by maternal age and fetal nuchaltranslucency thickness at 10-14 weeks of gestation. Lancet. 1998;352:343-6.

[12] Wapner RJ, Martin CL, Levy B, Ballif BC, Eng CM, Zachary JM, et al. Chromosomal microarray versus karyotyping for prenatal diagnosis. N Engl J Med. 2012;367:2175-84.

[13] Shaffer LG, Dabell PM, Fisher AJ, Coppinger J, Bancholz AM, Elison JW, et al. Experience with microarray based comparative genomic hybridization for prenatal diagnosis in over 5000 pregnancies. Prenat Diagn. 2012; 32:976-85.

[14] Rosner M, Pergament E, Andriole S, Gebb J, Dar P, Evans MI. Detection of genetic abnormalities using CVS and FISH prior to fetal reduction in sonographically normal appearing fetuses. Prenat Diagn. 2013;33:940-4.

[15] Evans MI, Andriole SA, Britt DW. Fetal reduction-25 years' experience. Fetal Diagn Ther. 2014;35:69-82.

[16] Evans MI, Kaufman M, Urban AJ, Britt DW, Fletcher JC. Fetal reduction from twins to a singleton:a reasonable consideration. Obstet Gynecol. 2004;104:102-9.

[17] Evans MI, Rosner M, Andriole S, Alkalay A, Gebb J, Britt DW. Evolution of gender preferences in multiple pregnancies. Prenat Diagn. 2013;33:935-9.

[18] Landy HL, Weiner S, Carson SL. The "vanishing twin": ultrasonographic assessment of fetal disappearance in the first trimester. Am J Obstet Gynecol. 1986;155:14.

[19] Rudnicki M, Vejerslev LO, Junge J. The vanishing twin:morphologic and cytogenetic evaluation of an ultrasonographic phenomenon. Gynecol Obstet Invest. 1991;31:141-5.

[20] Johnson MP, Drugan A, Koppitch FC, Uhlmann WR, Evans MI. Postmortem CVS is a better method for cytogenetic evaluation of early fetal loss than culture of abortus material. Am J Obstet Gynecol. 1990;163:1505-10.

[21] Drugan A, Johnson MP, Isada NB, Holzgreve W, Zador IE, Dombrowski MP, et al. The smaller than expected first trimester fetus is at increased risk for chromosome anomalies. Am J Obstet Gynecol. 1992;167:1525-8.

[22] Sorokin Y, Johnson MP, Uhlmann WR, Zador IE, Drugan A, Koppitch III FC, Moody J, Evans MI. Postmortem chorionic villus sampling:correlation of cytogenetic and ultrasound findings. Am J Med Genet. 1991;39: 314-6.

[23] Brun JL, Mangione R, Gangbo F, Guyon F, Taine L, Roux D, et al. Feasibility, accuracy and safety of chorionic villus sampling:a report of 10741 cases. Prenat Diagn. 2003;23 (4):295-301.

[24] Wulff RD, Tabor A. Risks of CVS and amniocentesis. Fetal Medicine Foundation Meeting 2013.

[25] Jackson LG, Zachary JM, Fowler SE, Desnick RJ, Golbus MS, Ledbetter DH, et al. Randomized comparison of transcervical and transabdominal chorionic villus sampling. N Engl J Med. 1992;327:594-8.

[26] Brambati B, Varotti F. Infection and chorionic villus sampling. Lancet. 1985;2:609.

[27] Scialli AR, Neugebauer DL, Fabro SE. Microbiology of the endocervix in patients undergoing chorionic villus sampling. In:Fracearo M, Simoni G, Brambati B, editors. First-tri

mester fetal diagnosis. New York, NY: Springer;1985. p. 69-73.

[28] Hogge WA, Schonberg SA, Golbus MS. Chorionic villus sampling: experience of the first 1000 cases. Am J Obstet Gynecol. 1986; 154:1249.

[29] Brambati B, Tului L, Cislaghi C, Alberti E. First 10,000 chorionic villus samplings performed on singleton pregnancies by a single operator. Prenat Diagn. 1998;18(3):255-66.

[30] Wapner RJ, Evans MI, Davis DO, Weinblatt V, Moyer S, Krivchenia EL, et al. Procedural risks versus theology: chorionic villus sampling for orthodox Jews at less than 8 weeks' gestation. Am J Obstet Gynecol. 2002; 186: 1133-6.

[31] Wapner R, Jackson L, Evans MI, Johnson MP. Limb reduction defects are not increased following first-trimester chorionic villus sampling. Proceedings of the 16th annual meeting of the society of perinatal obstetricians, February 1996, Kona, Hawaii.

[32] Froster UG, Jackson L. Limb defects and chorionic villus sampling: results from an international registry, 1992-94. Lancet. 1996; 347(9000):489-94.

[33] Kuliev A, Jackson L, Froster U, Brambati B, Simpson JL, Verlinsky Y, et al. Chorionic villus sampling safety. Report of World Health Organization/EURO meeting in association with the Seventh International Conference on Early Prenatal Diagnosis of Genetic Diseases, Tel-Aviv, Israel, May 21, 1994. Am J Obstet Gynecol. 1996;174(3):807-11.

[34] Hoyme F, Jones KL, Van Allen MI, Saunders BS, Benirschke K. Vascular pathogenesis of transverse limb reduction defects. J Pediatr. 1982;101:839.

[35] Foster-Iskenius U, Baird P. Limb reduction defects in over 1,000,000 consecutive live births. Teratology. 1989;39;127.

[36] Mastroiacovo P, Botto LD, Cavalcanti DP. Limb anomalies following chorionic villus

sampling: a registry based case control study. Am J Med Genet. 1992;44(6):856-63.

[37] Dolk H, Bertrend F, Lechat MF. Chorionic villus sampling and limb abnormalities. The EUROCAT Working Group. Lancet. 1992; 339;876.

[38] Brambati B, Simoni G, Traui M. Genetic diagnosis by chorionic villus sampling before 8 gestational weeks: efficiency, reliability, and risks on 317 completed pregnancies. Prenat Diagn. 1992;12;784-9.

[39] Hsieh FJ, Shvu MK, Sheu BC, Lin SP, Chen CP, Huang FY. Limb defects after chorionic villus sampling. Obstet Gynecol. 1995; 85 (1);84.

[40] Burton BK, Schultz CJ, Burd LI. Spectrum of limb disruption defects associated with chorionic villus sampling. Pediatrics. 1993;91(5): 989-93.

[41] Brent RL. Relationship between uterine vascular clamping, vascular disruption syndrome and cocaine teratology. Teratology. 1990; 41;757.

[42] WHO/PAHO consultation on CVS. Evaluation of chorionic villus sampling safety. Prenat Diagn. 1999;19(2);97-9.

[43] Williams J, Medearis AL, Bear MD, Kaback MM. Chorionic villus sampling is associated with normal fetal growth. Am J Obstet Gynecol. 1987;157;708.

[44] Angue H, Bingru Z, Hong W. Long-term follow-up results after aspiration of chorionic villi during early pregnancy. In: Fraccaro M, Simoni G, Brambati B, editors. First-trimester fetal diagnosis, vol. 1. New York, NY: Springer;1985.

[45] Schaap AH, van der Pol HG, Boer K, Leschot NJ, Wolf H. Long-term follow-up of infants after transcervical chorionic villus sampling and after amniocentesis to compare congenital abnormalities and health status. Prenat Diagn. 2002;22(7):598-604.

[46] Ledbetter DH, Martin AO, Verlinsky Y,

Pergament E, Jackson L, Yang-Feng T, et al. cytogenetic results of chorionic villus sampling: high success rate and diagnostic accuracy in the United States collaborative study. Am J Obstet Gynecol. 1990;162:495.

[47] Philip J, Silver RK, Wilson RD, Thom EA, Zachary JM, Mohide P, et al. NICHD EATA Trial Group. Late first-trimester invasive prenatal diagnosis: results of an international randomized trial. Obstet Gynecol. 2004;103(6): 1164-73.

[48] Ledbetter DH, Zachary JL, Simpson MS, Golbus MS, Pergament E, Jackson L, et al. Cytogenetic results from the US collaborative study on CVS. Prenat Diagn. 1992; 12 (5):317.

[49] Hahnemann JM, Vejerslev LO. European collaborative research on mosaicism in CVS (EUCROMIC)-fetal and extrafetal cell lineages in 192 gestations with CVS mosaicism involving single autosomal trisomy. Am J Hum Genet. 1997;60(4):917-27.

[50] Bui T, Iselius L, Linsten J. European collaborative study on prenatal diagnosis: mosaicism, pseudomosaicism and single abnormal cells in amniotic fluid cell cultures. Prenat Diagn. 1984;4:145.

[51] Hsu LYF, Perlis TE. United States survey on chromosome mosaicism and pseudomosaicism in prenatal diagnosis. Prenat Diagn. 1984; 4:97.

[52] Markert C, Petters R. Manufactured hexaparenteral mice show that adults are derived from three embryonic cells. Science. 1978;202:56.

[53] Kotzot D. Abnormal phenotypes in uniparental disomy (UPD): fundamental aspects and a critical review with bibliography of UPD other than 15. Am J Med Genet. 1999;82:265-74.

[54] Webb AL, Sturgiss S, Warwicker P, Robson SC, Goodship JA, Wolstenholme J. Maternal uniparental disomy for chromosome 2 in association with confined placental mosaicism for trisomy 2 and severe intrauterine growth re-

tardation. Prenat Diagn. 1996;16:958-62.

[55] Langolis S, Yong SL, Wilson RD, Kalousek DK. Prenatal and postnatal growth failure associated with maternal heterodisomy for chromosome 7. J Med Genet. 1995;32:871-5.

[56] European Collaborative Research on Mosaicism in CVS (EUCROMIC). Trisomy 15 CPM: probable origins, pregnancy outcome and risk of fetal UPD. Prenat Diagn. 1998;18 (1):35-44.

[57] Cassidy SB, Lai LW, Erickson RP, Magnuson L, Thomas E, Gendron R, et al. Trisomy 15 with loss of the paternal 15 as a cause of Prader-Willi syndrome due to maternal disomy. Am J Hum Genet. 1992;51:701.

[58] Purvis-Smith SG, Saville T, Manass S, Yip MY, Lam-Po-Tang PR, Duffy B, et al. Uniparental disomy 15 resulting from "correction" of an initial trisomy 15. Am J Hum Genet. 1992;50:1348.

[59] Wilson RD. Early amniocentesis: a clinical review. Prenat Diagn. 1995;15:1259-73.

[60] Penso CA, Frigoletto FD. Early amniocentesis. Sem Perinatol. 1990;14:465-70.

[61] Wilson RD. Early amniocentesis: risk assessment. In: Evans MI, Johnson MP, Yaron YY, Drugan AD, editors. Prenatal diagnosis. New York, NY: McGraw Hill; 2006. p. 423-32.

[62] Penso CA, Sanstrom MM, Garber MF, Ladoulis M, Stryker JM, Benacerraf BB. Early amniocentesis: report of 407 cases with neonatal follow-up. Obstet Gynecol. 1990; 76: 1032-6.

[63] Hanson FW, Tennant F, Hune S, Brookhyser K. Early amniocentesis: outcome, risks, and technical problems at < 12. 8 weeks. Am J Obstet Gynecol. 1992;166:1707-11.

[64] Assel BG, Lewis SM, Dickerman LH, Park VM, Jassani MN. Single operator comparison of early and mid-second-trimester amniocentesis. Obstet Gynecol. 1992;79:940-4.

[65] Shulman LP, Elias S, Phillips OP, Greven-

good C, Dungan JS, Simpson JL. Amniocentesis performed at 14 weeks' gestation or earlier: comparison with first-trimester transabdominal chorionic villus sampling. Obstet Gynecol. 1994;83:543-8.

[66] Nicolaides K, de Lourdes BM, Patel F, Snjders R. Comparison of chorion villus sampling and early amniocentesis for karyotyping in 1,492 singleton pregnancies. Fetal Diagn Ther. 1996;11:9-15.

[67] Nicolaides KH, Brizot ML, Patel F, Snijders R. Comparison of chorionic villus sampling and amniocentesis for fetal karyotyping at 10-13 weeks' gestation. Lancet. 1994; 344 (8920):435-9.

[68] The Canadian early and Mid-trimester Amniocentesis Trial (CEMAT) Group: randomized trial to assess safety and fetal outcome of early and mid-trimester amniocentesis. Lancet 1998;351:242-7

[69] Eiben B, Hammons W, Nanson S, Trawicki W, Osthelder B, Stelzer A, et al. On the complication risk of early amniocentesis versus standard amniocentesis. Fetal Diagn Ther. 1997;12:140-4.

[70] Tbor A, Philip J, Madsen M, Bang J, Obel EB, Nørgaard-Pedersen B. Randomized controlled trial of genetic amniocentesis in 4,606 low risk women. Lancet. 1986;1:1287-93.

[71] Tharmaratnam S, Sadex S, Steele EK, Harper MA, Stewart FJ, Nevin J, et al. Early amniocentesis: effect of removing a reduced volume of amniotic fluid on pregnancy outcome. Prenat Diagn. 1998;18:773-8.

[72] Alfirevic Z, Sundberg K, Brigham S. Amniocentesis and chorionic villus sampling for prenatal diagnosis. Cochrane Database Syst Rev 2003;(3):CD003252

[73] Evans MI, Fletcher JC, Zador IE, Newton BW, Struyk CK, Quigg MH. Selective first trimester termination in octuplet and quadruplet pregnancies: clinical and ethical issues. Obstet Gynecol. 1988;71:289-96.

[74] Cohen AB, Hanft RS. Technology in American Health Care: policy direction for effective evaluation and management. Ann Arbor, MI: University of Michigan Press;2004.

[75] Evans MI, Hanft RS. The introduction of new technologies. ACOG Clin Semin. 1997;2(5):1-3.

[76] Berkowitz RL, Lynch L, Chitkara U, Wilkins IA, Mehalek KE, Alvarez E. Selective reduction of multiple pregnancies in the first trimester. N Engl J Med. 1988;318:1043.

[77] Wapner RJ, Davis GH, Johnson A. Selective reduction of multifetal pregnancies. Lancet. 1990;335:90-3.

[78] Yaron Y, Bryant-Greenwood PK, Dave N, Moldenhauer JS, Kramer RL, Johnson MP, et al. Multifetal pregnancy reduction (MFPR) of triplets to twins: comparison with non-reduced triplets and twins. Am J Obstet Gynecol. 1999;180:1268-71.

[79] Balasch J, Gratacós E. Delayed childbearing: effects on fertility and the outcome of pregnancy. Curr Opin Obstet Gynecol. 2012;24(3):187-93.

[80] Balasch J, Gratacós E. Delayed childbearing: effects on fertility and the outcome of pregnancy. Fetal Diagn Ther. 2011;29:263-73. doi: 10.1159/000323142.

[81] McLean LK, Evans MI, Carpenter RJ, Johnson MP, Goldberg JD. Genetic amniocentesis (AMN) following multifetal pregnancy reduction (MFPR) does not increase the risk of pregnancy loss. Prenat Diagn. 1998;18(2):186-8.

[82] Wapner RJ, Johnson A, Davis G, Urban A, Morgan P, Jackson L. Prenatal diagnosis in twin gestations:a comparison between second-trimester amniocentesis and first-trimester chorionic villus sampling. Obstet Gynecol. 1993;82:49-56.

[83] Brambati B, Tului L, Baldi M, Guercilena S. Genetic analysis prior to selective fetal reduction in multiple pregnancy: technical aspects

and clinical outcome. Hum Reprod. 1995;10:818-25.

[84] Tabor A，Alfirevic Z. Update on procedure-related risks for prenatal diagnosis techniques. Fetal Diagn Ther. 2010;27:1-7.

[85] Pantos K，Kokkali G，Petroutsou K，Lekka K，Malligiannis P，Koratzis A. Monochorionic triplet and monoamniotic twins gestation after intracytoplasmic sperm injection and laser-assisted hatching. Fetal Diagn Ther. 2009;25:144-7.

[86] Peeters SH，Evans MI，Slaghekke F，Klumper FJ，Middeldorp JM，Lopriore E，et al. Pregnancy complications for di-chorionic，tri-amniotic triplets:markedly increased over trichorionic and reduced cases. Am J Obstet Gynecol. 2014;210:S288.

[87] Gebb J，Dar P，Rosner M，Evans MI. Long term neurologic outcomes after common fetal interventions. Am J Obstet Gynecol. 2015;212:527.

[88] Kalra SK，Milad MP，Klock SC，Grobman WA. Infertility patients and their partners:differences in the desire for twin gestations. Obstet Gynecol. 2003;102:152-5.

[89] Evans MI，Britt DW. Selective reduction in multifetal pregnancies. In:Paul M，Grimes D，Stubblefield P，Borgatta L，Lichfield S，Creinin M，editors. Management of unintended and abnormal pregnancy. London:Blackwell-Wiley;2009. p. 312-8.

[90] Evans MI，Andriole S，Pergament E，Curtis J，Britt DW. Paternity balancing. Fetal Diagn Ther. 2013;34:135-9.

第 21 章

与早孕相关的盆腔肿块的超声检查

Chelsea R. Samson, Rochelle F. Andreotti,
Rifat A. Wahab, Glynis Sacks, and Arthur C. Fleischer

临床意义

孕早期超声检查可以在子宫增大移位和遮盖邻近结构之前显示盆腔解剖结构。对于许多年轻孕妇来说，这可能是她们的第一次影像学检查。以前触诊无法发现的无症状或小的病灶能被超声检查发现，并影响后续的临床决策。超声检查结果有助于鉴别诊断，并对恶性肿瘤具有高度特异性。偶然发现的肿块可能需要及时治疗，改变分娩计划，或需要进一步影像学检查。美国放射学会发布的最新产科超声联合指南恰当地反映了孕早期全面超声检查的必要性，检查包括"子宫、宫颈、附件和陷凹"及妊娠内容物[1]。这确保了任何局部不适症状都不会被误认为是正常的妊娠不适。

遗漏的非产科异常可导致严重的并发症，尽管其细胞学检查通常为良性。怀孕的激素效应和子宫周长增加可导致平滑肌瘤增大、囊肿破裂、附件肿块扭转和恶性肿瘤生长。孕早期尽早发现的异常有助于手术治疗，如有必要，可以在妊娠中期进行手术。妊娠中期自然流产和早产的风险最低，而且手术视野仍然是足够的。尽管较小的具有良性超声特征的偶发性肿块能够随访观察[2]，但对于较大（直径＞7cm）的肿块、发生扭转和（或）可疑恶性的肿块通常会进行干预。超声可准确区分良性和恶性肿块的结构模式，并确定哪些与卵巢扭转风险增加有关[3-6]。

技术

识别经腹产科超声检查的偶然发现、无法显示附件或宫颈、肥胖患者的检查，可能都需要通过经阴道进行进一步检查[1,3]。这项技术通常对患者来说是完全可以接受的，既避免胎儿辐射，又避免皮下组织的信号衰减。此外，与常用的经腹探头相比，经阴道探头频率更高，能在较浅的焦距内包含感兴趣的解剖结构，因此可提供更高分辨率的盆腔病变图像。

3D超声已被证明对子宫和附件的成像特别有用。当探头保持静止时，经阴道探头适用于收集整个感兴趣区的多幅连续2D图像。3D超声创建了一个不依赖用户、逼真的容积，可以在冠状平面上进行操作和重建。冠状平面通常不能通过2D经阴道超声获得，但在评估子宫畸形时能增加非常重要的信息。

2D和3D超声都有彩色多普勒成像。尽管妊娠的生理性血流动力学变化使分析复杂化，但评估偶然发现必须考虑局部血管树。一般来说，血管紊乱、低阻力、高流量是诊断恶性的特征[3]。在孕早期，胚胎最容易受到外界致畸因素的影响，致畸因素理论上包括脉冲频谱多普勒产生的热能和机械能[7]。因此,美国医学超声研究所建议仅在胚胎或胎儿有明确诊断受益的情况下才使用多普勒超声,同时应尽量减少胚胎暴露时间和强度[8]。

子宫肿瘤

平滑肌瘤

平滑肌瘤是一种通常被称为"肌瘤"的良性平滑肌肿瘤,是妊娠和非妊娠女性最常见的妇科疾病。它们通常在孕早期超声检查中被偶然发现[4,5]。与周围肌层相比,这些持续、圆形、边界清晰的肿块呈等回声或稍低回声,彩色多普勒超声显示血管分布在肿块周围。当退行性变时,肌瘤可能包含钙化声影和囊性变区域(图 21.1)。

子宫肌瘤对雌激素高度敏感,雌激素可促进子宫肌瘤在孕早期的生长和成熟。它们甚至可能长得过大,以至于使它们的血液供应不堪重负,从而导致疼痛的退行性改变,包括回声改变和周围血管分布变模糊。血液供应的缺失可能导致各种类型的变性:透明样变性或黏液样变性、钙化、囊性变性或红色(出血性)变性。红色或出血变性是一种继发于肿瘤周围静脉血栓形成或肿瘤内动脉破裂的出血性梗死。在孕早期利用超声检查来识别那些因大小和位置而具有临床意义的肌瘤至关重要。黏膜下肌瘤可能增加早孕流产的风险。如果躲过了孕早期流产,直到妊娠晚期才发现这些良性肿块可能会产生的严重危害。大的肌瘤引起的胎盘着床失败和占位效应与胎儿生长相竞争,如果位于子宫下段,则可能阻碍胎儿和胎盘的分娩[5,9]。在分娩过程中,低位肌瘤上方压力的增加加剧了子宫破裂和胎儿死亡的风险。尽管有这些并发症,但在分娩之前通常不需要干预,通常在产后进行干预。

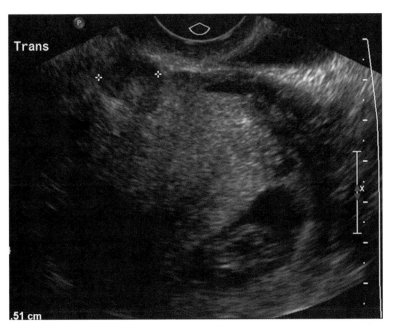

图 21.1　浆膜下肌瘤

经阴道子宫横切面灰阶图像显示一个圆形的不均质肿块,宽 0.51cm(＋),突出于子宫轮廓之外。可见有胚胎的孕囊。

遍布的肌瘤会给医学影像专家带来意想不到的挑战。被妊娠子宫推到卵巢附近的浆膜下型肌瘤很难与实性卵巢肿瘤区分。这种肌瘤的退行性改变可能使诊断更加复杂。通常 3D 超声能更好地区分,显示独立的卵巢能排除一侧卵巢肿瘤。彩色多普勒可能也有助于显示连接子宫和肌瘤的血流。如果超声检查不能确定,可能需要进一步的 MRI 成像。

附件肿瘤

妊娠期附件肿瘤的传统处理方法是手术,但手术会给胎儿和母体带来风险。超声评估的目的是确定什么时候非手术治疗和观察是合适的。在育龄期女性中,任何大小的单纯性囊肿和典型的出血性囊肿都不大可能是恶性病变。只有当 >5cm 时,才建议进行随访或进一步评估。有报道显示,超声检测恶性潜能的准确性很高。Schmeler 等和 Kumari 等报道了正确诊断孕妇偶发性附件肿块是恶性肿瘤的研究[6,10]。

黄体

一项对 18 000 多名孕妇进行的超声检查的回顾性述评发现,附件肿瘤的患病率为 2.3%;大多数是小的(<5cm)单纯性囊肿,在妊娠期间没有并发症[11]。这些囊肿大多数可能起源于妊娠期间最常见的附件囊性肿块——黄体[4]。黄体是卵泡排出的卵子受精后形成的。它们能产生黄体酮,并维持早期妊娠。黄体内充满液体,壁厚而光滑,在怀孕早期末达到最大。胎盘的内分泌作用,黄体的内分泌功能逐渐下降,通过超声检查黄体在妊娠中期逐渐缩小能反映出来。

孕妇的黄体寿命比正常的月经周期长,而且更容易长大;因此,孕妇更容易发生黄体破裂、扭转和出血等并发症(图 21.2a,b)。然而,这一生理现象是偶然发现的,没有必要进行干预和进一步检查,在黄体酮产生的至关重要的前三个月不应进行干预和进一步检查。

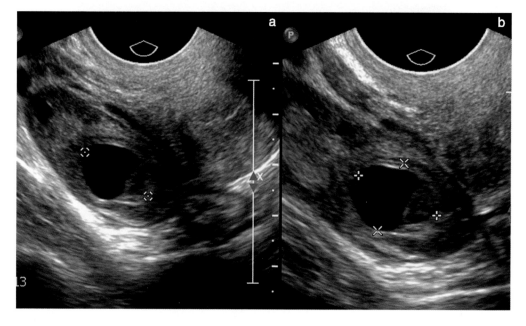

图 21.2　黄体

经阴道卵巢横切面(a)和矢状面(b)灰阶图像显示以无回声为主的囊肿,内含不均质低回声,代表陈旧积血。

黄体囊肿

持久性黄体可在卵巢内封闭外部,并继续在内部集聚液体,形成单房黄体囊肿。由于囊肿中含有液体,因此它是呈无回声的伴穿透性增强,但如果囊肿持续到妊娠中期并充满血液,则可能会表现为薄壁絮状回声[5]。囊肿的大小是其自行消退能力的一个强有力的预测因素,几乎所有直径<5cm 的囊肿在没有干预的情况下都能完全消退[12]。放射科医师协会关于未妊娠女性超声检查的最新指南(2010)不建议对<5cm 的单纯性囊肿进行超声随访,而对于较大的囊肿,尽管恶性可能性较低,也应考虑每年进行超声检查[13]。标准的产科超声检查安排为跟踪整个妊娠期黄体囊肿生长提供了机会。在彩色多普勒成像上,黄体和黄体囊肿均可见周边"火环"血管分布(图 21.3a-c)。这些血管在频谱多普勒上表现为低阻力和舒张期高速血流。通常有很少或没有内部实性组织。附件中异位妊娠类似于黄体囊肿,因为它们也是由囊肿周围的血管环提供营养(图 21.4a,b)。关键的区别在于确定附件肿块是卵巢旁还是卵巢

内。异位妊娠在检查者施加压力的情况下会与卵巢分开,单独移动。在检查卵巢内黄体囊肿时,没有这种"滑动征",黄体囊肿与卵巢保持一致运动。在一项回顾性研究中,对 78 例孕早期出现异位妊娠症状的妇女进行了盆腔超声检查,27 例表现出"器官滑动征"的患者中,放射科医师能够正确鉴别出 23 例异位妊娠。虽然不是一个很强的鉴别点,但与卵巢实质相比,异位妊娠往往比黄体囊肿更复杂、回声更强[14]。

异位妊娠总是会出现症状,与异位妊娠不同,黄体囊肿通常是无症状的,特别是当它们体积相对较小时。然而,大囊肿可以破裂、扭转和出血[12]。对于异位妊娠,必须进行干预,>7cm 的囊肿和良性肿块,也建议进行干预,但不建议对小的黄体囊肿进行干预[13]。

出血性黄体囊肿

出血性黄体囊肿的临床表现是以单侧疼痛加重为特征。疼痛的缓解与出血性囊肿的消失无关,出血性囊肿可在随后的几个月内演变发展[15]。超声检查显示急性期出血内部回声非常高(图 21.5a,b)。随着血液沉淀,囊

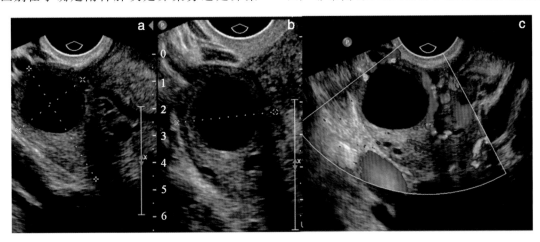

图 21.3 妊娠黄体囊肿

经阴道卵巢的矢状面(a)和横切面(b)灰图像显示为无回声的圆形结构,壁薄;(c)矢状面彩色多普勒图像显示外周血管呈"火环"状。

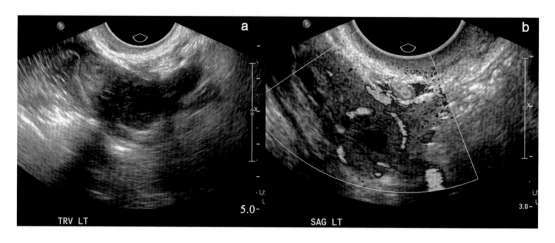

图 21.4　异位妊娠

(a)左侧附件的横切面显示一个厚的回声环;(b)矢状切面彩色多普勒显示周围血管分布。

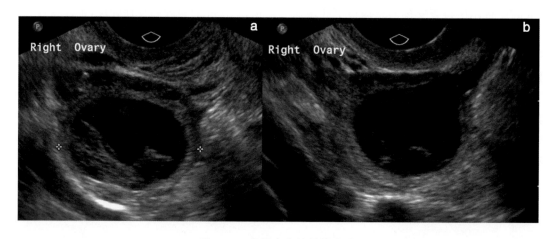

图 21.5　妊娠出血性黄体囊肿

经阴道卵巢横切面(a)和矢状切面(b)灰阶图像显示无回声囊肿内的异质性回声物质,代表黄体囊肿出血。

肿表现出更多的异质性,出现稀薄的纤维分隔,没有彩色多普勒血流显示。血凝块收缩至囊肿壁,呈实心或网状高回声结构。在整个过程中,囊肿应始终保持清晰的边界,由于以非血性囊性液体为主而导致后方回声增强。如果囊肿不完整,患者有症状,盆腔有游离液体,则支持囊肿破裂的诊断。

由于一些出血性黄体囊肿缺乏特异性,适合进行影像学检查随访。需要持续监测其增长情况。厚分隔和壁结节伴有相应的滋养血管,怀疑是肿瘤时,应考虑手术干预。另外,磁共振成像可能有助于进一步区分(图21.6a-c)。在孕中期行解剖结构扫查时,真正的功能性出血性囊肿应该已经消退。

蜕膜化的子宫内膜异位症

超声对子宫内膜异位症有很高的诊断敏感性和特异性,最常见的是异位到卵巢。这

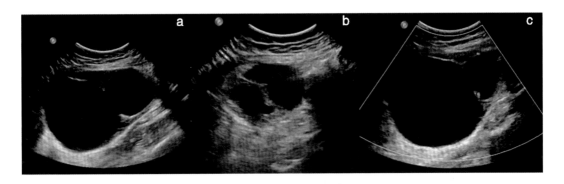

图 21.6　卵巢交界性黏液性肿瘤

经腹卵巢矢状切面(a)和横切面(b)灰阶图像显示囊性为主的肿块,间隔较厚;(c)彩色多普勒成像显示间隔内有血流。

些圆形的低回声囊性肿块具有典型的超声表现,囊壁厚而规则,壁内缘可能有小的回声灶。子宫内膜异位症内均匀的低回声类似于出血性黄体囊肿;然而,后者在妊娠中期会逐渐退化,而前者则不会(图 21.7)。正如妊娠期间子宫内膜在黄体酮的影响下发生蜕膜化一样,约 12% 的卵巢子宫内膜异位症也会发生蜕膜化[16]。其良性外观转变与交界性卵巢肿瘤极为相似(图 21.8a,b)。它们能迅速发展形成囊内实性乳头状赘生物和不规则囊

壁。这些赘生物可能存在血管,表现为低阻力血流。由于卵巢的子宫异位症比发生在性腺外的子宫内膜异位症更容易发生恶变,虽然恶变在患有小子宫内膜异位症的育龄妇女中不常见,但在妊娠期间诊断尤其复杂,正确诊断是至关重要的。

蜕膜化的子宫内膜异位症的特点是在分娩后易于复发,因此尽管手术干预有风险,但大多数女性依然选择在妊娠期间手术切除[16]。

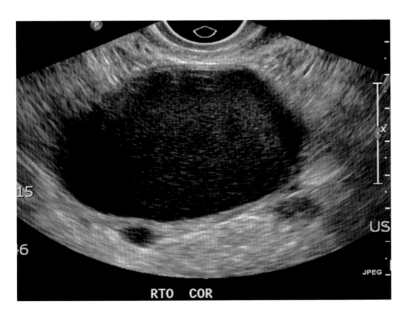

图 21.7　子宫内膜异位症

经阴道冠状切面显示右侧附件有一个大的厚壁均匀的低回声肿块。

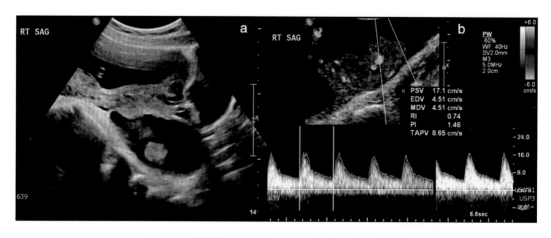

图 21.8 蜕膜化的卵巢子宫异位症,类似交界性肿瘤

(a)右侧附件的矢状切面图像显示一个囊性肿块,内部有不规则的实性组织,17 周宫内妊娠可见;(b)彩色多普勒成像显示赘生物内血流阻力低。

尽管很困难,但超声检查仍然是鉴别蜕膜化卵巢子宫内膜异位症和恶性肿瘤的最佳方法。值得注意的是,子宫内膜异位症在整个妊娠期会变得稍小或大小保持稳定,而恶性肿瘤则会增大。子宫内膜异位症囊壁的超声表现应与子宫内膜相似。MRI 并没有增加显著的诊断价值,并且由于使用造影剂而应用受限,但可能有助于进一步比较子宫内膜组织或排除出血性黄体囊肿。血管分布分析并没有显示稳定的时间、形态或流动性差异[17]。如果推迟手术干预,建议每月进行超声随访[17]。

皮样囊肿

虽然"皮样囊肿"是最常用的术语,但这类肿瘤的正确医学术语是"成熟畸胎瘤"。超声是诊断良性卵巢皮样囊肿的一种有价值的方法。在一项对 1066 例附件肿瘤超声检查的前瞻性研究中,影像科医师对皮样囊肿的正确诊断率为 86%,并从未将其误诊为恶性[18]。早前的一项研究,对妊娠中期和妊娠晚期 131 个直径>4cm 的附件病变进行超声检查,皮样囊肿的正确诊断率为 95%[2]。自后一项研究发表以来,经阴道超声技术的进步和产前筛查的变化提高了对较小皮样囊肿的早期检测。考虑到皮样囊肿是妊娠期发现的最常见的复杂盆腔肿块,妊娠期筛查皮样囊肿很重要,否则有 10% 的皮样囊肿患者会延误很久才被诊断出来[4,5]。

鉴于皮样囊肿表现的多样性,经验丰富的医学影像专家的准确诊断尤其令人赞叹(图 21.9,图 21.10a、b 和图 21.11a、b)。几乎所有的皮样囊肿都是来源于卵巢的边界清楚的复杂异质性肿块。它们由多个生殖细胞谱系(如脂肪、钙化、毛发和皮脂)分化良好的组织组成,在皮样和主回声区内形成明显的高回声线性标记(线和点),产生强烈阴影("冰山一角征")。这种表现只显示靠近探头表面的部分,可能会被误认为是附近含有气体的肠道。虽然不太常见,但脂液分层征和面团征几乎是皮样囊肿的特征性表现。

良性囊性畸胎瘤在妊娠期间大小不会改变,但却是孕妇卵巢扭转的常见原因[5]。彩色多普勒上显示卵巢静脉流出受限,由于水肿和血管充血导致盆腔出现游离液体。卵巢的主要血管可能出现扭曲,部分血流可由子宫侧支进入卵巢。伴随着扭转暂时消退和继续,患者可能会经历反复发作的疼痛缓解和疼痛

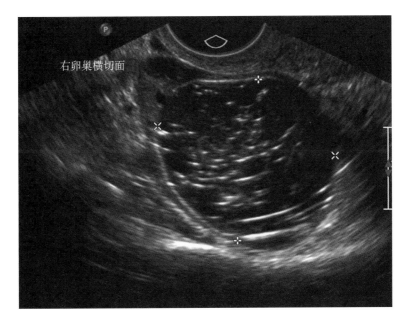

图 21.9　皮样囊肿

经阴道卵巢横切面灰阶图像显示一个不均匀的圆形肿块,其内有点状和线状的回声,代表一缕缕头发。

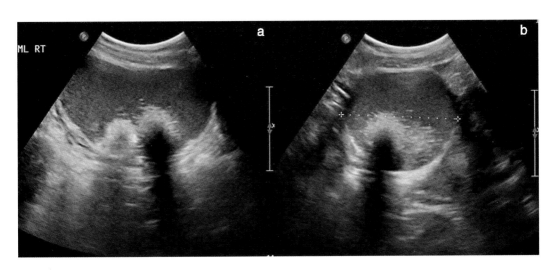

图 21.10　皮样囊肿

(a)卵巢的矢状切面;(b)横切面灰阶图像显示均匀回声为主的肿块,内伴有回声区和钙化后的声影。

发作;因此,扭转可能无法在单次超声检查中发现。带蒂皮样囊肿特别容易自发性扭转和破裂从而出现急腹症[12]。在这些情况下,由于可能会出现坏死和急性腹膜炎,应进行手术治疗。反之,小的皮样囊肿适宜保守观察。

卵巢癌

据估计,在产前超声发现的所有持续存

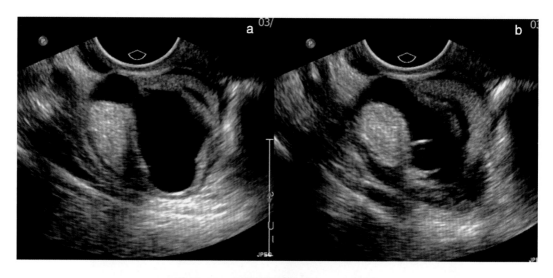

图 21.11　成熟囊性畸胎瘤和 Brenner 瘤

经阴道卵巢矢状切面(a)和横切面(b)灰阶图像显示一个不均质肿块,内伴有囊性无回声和实性回声成分。

在的附件肿块中,有 3.6% ～ 6.8% 为恶性[3]。令人欣慰的是,妊娠期附件肿块的总体患病率较低,但存在的少数癌症是明确的"不能漏诊"。孕早期超声检查为早期发现无症状的癌症提供了机会,因此可以在更早阶段得到诊断。如前几节所述,尽管良性肿瘤有时可能与恶性肿瘤相似,但超声在恶性肿瘤的诊断上具有很高的准确性。如果超声检查结果不确定,MRI 可能会增加特异性,但 MRI 可能受到钆造影剂在孕妇使用限制而应用受限。

与妇科癌症相关的肿瘤标记物在怀孕期间生理性升高。尽管只有一半患有卵巢癌Ⅰ期女性的 CA-125 存在不同程度的升高[3],但 CA-125 仍然是非妊娠女性卵巢癌的最佳实验室检测方法。然而,健康孕妇的 CA-125 水平较高,在孕早期平均达到 55U/ml(正常上限为 35U/ml)[19]。CEA、AFP 和 β-hCG 水平也升高。因此,影像学检查仍然是妊娠期卵巢癌的最佳诊断工具。

美国卫生和公共服务部发表了一篇 14 年的文献系统综述,比较了多种影像学检查方法鉴别良性和恶性附件肿瘤的能力。该报告得出"没有证据支持任何单一检查方式的优越性"的结论,并认为超声、MRI 和 CT 几乎等效,而 FDG-PET 诊断效能不足[20]。然而,经验丰富的影像专家使用国际卵巢肿瘤分析研究学会提出的标准对超声图像的解读仍然优于肿瘤标记物和数学预测模型[21]。在妊娠患者中,这种安全且侵入性最小的方式是首选。

超声检查人员首先必须通过经阴道探头观察是否存在"滑动征",以确认可疑肿瘤是否位于卵巢内。大而复杂的附件肿块需引起警惕[11]。基于肿块形态的整体评估,一些简化的评分系统能量化恶性肿瘤的可能性[3]。肿块内厚而不规则的间隔、壁结节或乳头状突起非常值得关注。浆液性囊腺癌比黏液性囊腺癌可见更多的无回声区域,但从不会以单房囊肿形式存在[5,12]。无论如何,仔细评估整个囊壁是非常重要的,因为交界性浆液性或黏液性囊腺癌可能几乎完全是单房的,除了有一个或多个壁结节,通常彩色多普勒能显示结节的血管分布(图 21.12a,d)。

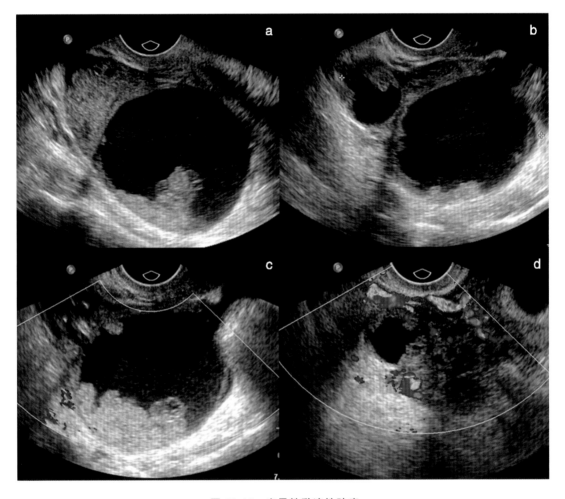

图 21.12　交界性黏液性肿瘤

经阴道卵巢矢状切面(a)和横切面(b)灰阶图像显示一个巨大的低回声囊性肿块,伴有高回声乳头状突起。彩色多普勒图像(c)显示乳头状突起内有少量血管分布。(d)第二处病变有中等量血管分布。

实性肿瘤可能是转移瘤,通常来自胃肠道(如 Krukenberg 肿瘤),或卵巢原发性实性肿瘤。这些肿瘤有各种各样的超声表现,但以实性成分为主伴少许囊性成分的通常预后最差。实性肿瘤分为上皮型、生殖细胞型和性索-间质型,独特的流行病学史可辅助诊断。卵巢上皮性肿瘤,包括囊腺癌,是最常见的卵巢恶性肿瘤,好发于绝经后妇女。与之相反的是生殖细胞肿瘤,包括畸胎瘤,好发于年轻女性。性索-间质肿瘤(如纤维瘤、卵泡膜细胞瘤、颗粒细胞瘤)有时存在家族遗传性,好发于中年女性。

一般来说,彩色多普勒显示恶性肿瘤的实性成分,血管分布紊乱。频谱多普勒可能表现为低阻性搏动指数,代表肿瘤的高血流量。腹腔内的游离液体可能表明肿瘤扩散引起的母体腹水。为了保护患者和胎儿,建议手术切除可疑肿块。如果在妊娠中期或晚期进行手术,并发症的发生率较低,大多数婴儿都能足月分娩。

腹部相关病变

因为阑尾位于右侧卵巢附近,阑尾炎的表现与复杂的右侧附件肿瘤相似。典型表现为急性上腹部疼痛转移到右下腹,伴有恶心、呕吐和厌食。在整个妊娠期间,增大的子宫使阑尾略高于 McBurney 点(通常位于右髂前上棘至脐的连线的 1/3 处),但这种变化在孕早期并不明显。与非孕妇相比,孕妇也更容易出现消化道或泌尿系统方面的不适,与正常妊娠症状相似。

CT 常用于非妊娠妇女急性阑尾炎的诊断。然而,对于那些怀孕并出现右侧腹部疼痛的患者,超声检查是避免辐射的一个很好的选择。当超声不确定时,MRI 也可以作为解决问题的工具。发炎的阑尾表现为大的(>6mm)梭形盲端结构,壁厚且充血。阑尾是不可压缩的,如果阑尾穿孔,周围会有少量液体。有时会发现高回声阑尾粪石阻塞阑尾腔。

如果阑尾穿孔,阑尾壁将不完整,肠腔内液体(如粪便、脓液)聚集在破口处。如果液体不停留在局部,有毒液体会刺激子宫,导致早产率和胎儿流产率升高。对孕妇手术干预的延迟会进一步加剧这种情况。阑尾炎的超声诊断必须在孕早期排除宫外孕、异位妊娠和卵巢扭转,孕晚期排除胎盘早剥。肾盂肾炎和圆韧带疼痛仍然是临床诊断。

怀孕会引起泌尿系统的变化,包括输尿管和集合系统的扩张。虽然激素对输尿管平滑肌的影响可导致双侧输尿管扩张,但由于增大的子宫右旋导致右肾盂扩张和输尿管扩张更为明显。以前无症状的位于骨盆下方的异位肾可因膀胱输尿管反流和逆行性尿路感染引起"侧位"疼痛。这种疼痛可能与附件源性相似。超声检查可显示位于卵巢附近的盆腔肾有积水,并通过尿液分析证实有感染。

总结

在孕早期进行全面的盆腔超声检查,可以有一些偶然发现,这些病变与生长中的子宫共享空间。虽然本章讨论的大部分病变也可发生于非妊娠女性,但妊娠期独特的激素环境可能引发并发症,或使其他良性肿瘤看起来可疑。超声检查仍然是检查附件肿瘤和鉴别肿瘤良恶性的首选方式,因此在妊娠期安全时,或可能出现扭转等并发症时可以进行早期干预。超声在妊娠期的作用超过了肿瘤标记物,超声有助于理清因解剖结构移动而困惑的体格检查。超声检查在确定子宫肌瘤的危害方面也有优势,子宫肌瘤是着床、胎儿生长和后期分娩的严重潜在障碍。随着 3D 成像应用率的增加,超声在孕早期的重要作用也将持续增加。

教学要点

- 孕早期超声检查可以更早地发现小肿瘤,否则这些肿瘤只有在出现症状或晚期时才会被诊断出来。早期检查应包括盆腔的全面检查。

- 安排的定期产科超声检查为追踪和随访孕早期偶然发现的病灶的生长或并发症提供了机会。

- 虽然在孕早期发现的大多数盆腔肿物是良性的,但偶尔也会发现恶性肿瘤。超声检查结合彩色多普勒有助于区分。

- 子宫肌瘤是妊娠和非妊娠妇女最常见的妇科肿瘤。2D 和 3D 超声都可以用于定位和测量子宫肌瘤,以确定它们是否会影响妊娠和分娩。

- 超声在附件肿瘤的定性和确定其发生扭转的可能性方面具较高的准确性。妊娠期间超声检查是非常有用的,妊

娠期囊肿更容易破裂或出血，囊性或
实性肿块更易导致卵巢扭转。
- 在妊娠期卵巢癌检测中，超声检查优
于肿瘤标志物。

参 考 文 献

[1] American College of Radiology，American Congress of Obstetricians and Gynecologists，American Institute of Ultrasound in Medicine，Society of Radiologists in Ultrasound. Practice guideline for the performance of obstetrical ultrasound. J Ultrasound Med. 2013；32：1083-101.

[2] Bromley B，Benacerraf B. Adnexal masses during pregnancy：accuracy of sonographic diagnosis and outcome. J Ultrasound Med. 1997；16(7)：447-52.

[3] American Congress of Obstetricians and Gynecologists. Practice bulletin No. 83：Management of adnexal masses. Obstet Gynecol. 2007；110(1)：201-14.

[4] Elhalwagy H. Management of ovarian masses in pregnancy. Trends Urol Gynecol Sex Health. 2009；14(1)：14-8.

[5] Fleischer A，Manning F，Jeanty P，Romero R，editors. Sonography in obstetrics and gynecology：principles and practice. 6th ed. China：McGraw-Hill Professional；2001.

[6] Schmeler K，Mayo-Smith W，Peipert J，Weitzen S，Manuel M，Gordinier M. Adnexal masses in pregnancy：surgery compared with observation. Obstet Gynecol. 2005；105(5，Part 1)：1098-103.

[7] Abramowicz J. Fetal Doppler：how to keep it safe? Clin Obstet Gynecol. 2010；53(4)：842-50.

[8] American Institute of Ultrasound in Medicine. Statement on the safe use of Doppler ultrasound during 11-14 week scans (or earlier in pregnancy). 2011. Available from：http://www. aium. org/official Statements/42

[9] Lee H，Norwitz E，Shaw J. Contemporary management of fibroids in pregnancy. Rev Obstet Gynecol. 2010；3(1)：20-7.

[10] Kumari I，Kaur S，Mohan H，Huria A. Adnexal masses in pregnancy：a 5-year review. Aust N Z J Obstet Gynaecol. 2006；46(1)：52-4.

[11] Bernhard L，Klebba P，Gray D，Mutch D. Predictors of persistence of adnexal masses in pregnancy. Obstet Gynecol. 1999；93(4)：585-9.

[12] Chiang G，Levine D. Imaging of adnexal masses in pregnancy. J Ultrasound Med. 2004；23(6)：805-19.

[13] Levine D，Brown D，Andreotti R，Benacerraf B，Benson C，Brewster W，et al. Management of asymptomatic ovarian and other adnexal cysts imaged at US：society of radiologists in ultrasound consensus conference statement. Radiology. 2010；256(3)：943-54.

[14] Blaivas M，Lyon M. Reliability of adnexal mass mobility in distinguishing possible ectopic pregnancy from corpus luteum cysts. J Ultrasound Med. 2005；24(5)：599-603.

[15] Benacerraf B，Goldstein S，Groszmann Y. Corpus luteum and hemorrhagic cyst. In：Benacerraf B，Goldstein S，Groszmann Y，editors. Gynecologic ultrasound：a problem-based approach. 1st ed. Philadelphia，PA：Saunders；2014. p. 43.

[16] Pateman K，Moro F，Mavrelos D，Foo X，Hoo W，Jurkovic D. Natural history of ovarian endometrioma in pregnancy. BMC Womens Health. 2014；14：128.

[17] Groszmann Y，Howitt B，Bromley B，Feltmate C，Benacerraf B. Decidualized endometrioma masquerading as ovarian cancer in pregnancy. J Ultrasound Med. 2014；33(11)：1909-15.

[18] Sokalska A，Timmerman D，Testa A，Van Holsbeke C，Lissoni A，Leone F，Jurkovic D，Valentin L. Diagnostic accuracy of transvaginal ultrasound examination for assigning a spe-

cific diagnosis to adnexal masses. Ultrasound Obstet Gynecol. 2009;34(4):462-70.

[19] Spitzer M，Kaushal N，Benjamin F. Maternal CA-125 Levels in pregnancy and the puerperium. J Reprod Med. 1998;43(4):387-92.

[20] Myers E，Bastian L，Havrilesky L，Kulasingam S，Terplan M，Cline K，et al. Evidence Report No. 130：Management of Adnexal Mass. 2006. Available from：http://archive.

ahrq. gov/downloads/pub/evidence/pdf/adnexal/adnexal. pdf

[21] Timmerman D，Ameye L，Fischerova D，Epstein E，Melis G，Guerriero S，et al. Simple ultrasound rules to distinguish between benign and malignant adnexal masses before surgery：prospective validation by IOTA Group. Br Med J. 2010;341:c6839.